骨科康复学

Rehabilitation in Orthopedic Surgery

（第 2 版）

(Second Edition)

主　编　（德）安德烈亚斯 · B. 伊姆霍夫（Andreas B. Imhoff）

（德）克努特 · 贝策尔（Knut Beitzel）

（德）克努特 · 斯塔摩尔（Knut Stamer）

（德）埃尔克 · 克莱因（Elke Klein）

（美）古斯 · 马佐卡（Gus Mazzocca）

主　译　张长杰　孔　瑛

北方联合出版传媒（集团）股份有限公司

辽宁科学技术出版社

First published in English under the title
Rehabilitation in Orthopedic Surgery (2nd Ed.)
edited by Andreas B. Imhoff, Knut Beitzel, Knut Stamer, Elke Klein and Augustus D. Mazzocca

图书在版编目（CIP）数据

骨科康复学：第 2 版 /（德）安德烈亚斯・B. 伊姆霍夫（Andreas B.Imhoff）等主编；张长杰，孔瑛主译 .— 沈阳：辽宁科学技术出版社，2024.9

ISBN 978-7-5591-3275-8

Ⅰ. ①骨… Ⅱ. ①安… ②张… ③孔… Ⅲ. ①骨疾病—康复医学 Ⅳ. ①R680.9

中国国家版本馆CIP数据核字（2024）第028108号

出版发行：辽宁科学技术出版社
（地址：沈阳市和平区十一纬路25号　邮编：110003）
印 刷 者：辽宁新华印务有限公司
经 销 者：各地新华书店
幅面尺寸：210 mm × 285 mm
印　　张：17
插　　页：4
字　　数：420千字
出版时间：2024年9月第1版
印刷时间：2024年9月第1次印刷
责任编辑：吴兰兰　赫　昊
封面设计：顾晓娜
版式设计：袁　舒
责任校对：黄跃成

书　　号：ISBN 978-7-5591-3275-8
定　　价：228.00 元

投稿热线：024-23284363
邮购热线：024-23284502
E-mail:lnkj_hehao@163.com
http://www.lnkj.com.cn

编者名单

University Professor Andreas B. Imhoff M.D.
Chairman of the Department of Orthopaedic Sportsmedicine
Hospital Rechts der Isar, Technical University of Munich
Ismaningerstreet 32
81675 Munich, Germany

Associate Professor Knut Beitzel, M.D. M.A.
(Sports Science)
Department of Orthopaedic Sportsmedicine
Hospital Rechts der Isar, Technical University of Munich
Ismaningerstreet 32
81675 Munich, Germany

Knut Stamer (Physiotherapist/Osteopathist)
Medical Park Bad Wiessee St. Hubertus GmbH & Co. KG
Sonnenfeldweg 29
83707 Bad Wiessee, Germany

Elke Klein (Physiotherapist)
Medical Park Bad Wiessee St. Hubertus GmbH & Co. KG
Sonnenfeldweg 29
83707 Bad Wiessee, Germany

Professor Gus Mazzocca M.S, M.D.
Chairman of the Department of Orthopaedic Surgery
University of Connecticut
Farmington, CT 06034, USA

Andreas Voss M.D.
Department of Orthopaedic Surgery
University of Connecticut
Farmington, CT 06034, USA
and
Department of Orthopaedic Sportsmedicine
Hospital Rechts der Isar, Technical University of Munich
Ismaningerstreet 32
81675 Munich, Germany

David Lam
Department of Orthopaedic Surgery
University of Connecticut
Farmington, CT 06034, USA

主编简介

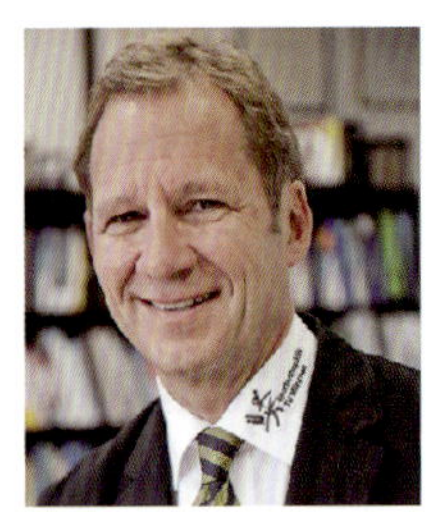

Andreas B. Imhoff，大学教授

慕尼黑工业大学附属伊萨尔医院骨科运动部主任，骨科、创伤学以及运动医学方面的专家。

直到 2014 年，他一直是德国骨科和骨科外科协会（DGOOC）的执行委员会成员（管理委员会的第一秘书）及德国骨科和创伤协会（DGOU）的执行委员会成员。

还担任以下职位：1999—2013 年担任德国关节镜和关节外科协会（AGA）董事会成员，1999—2003 年担任该协会主席，自 2013 年以来，他一直是该协会荣誉会员。2007—2011 年，担任国际关节镜、膝关节外科和骨科运动医学学会（ISAKOS）项目委员会主席。目前是北美关节镜协会（AANA）、阿根廷肩关节协会、智利骨科和创伤协会（SCHOT）、智利运动骨科协会和美国肩关节协会（ASES）的荣誉会员，德国骨科研究协会（AFOR）和德国膝关节协会（DKG）的董事会成员。同时他还获得了马来西亚联邦荣誉勋章（P. J. N）“拿督”。

他是以下协会或学会的成员：欧洲运动创伤协会，膝关节外科和关节镜学会（ESSKA），欧洲肩肘外科学会（SECEC），美国骨科运动医学协会（AOSSM），巴伐利亚运动医学协会，德国运动医学协会，德国创伤学会（DGU），瑞士骨科学会（SGO），德国肩关节外科协会（DVSE）。

他是《儿童关节手术》和《骨科和创伤手术》的主编，《肩肘外科手术杂志》和《美国运动医学杂志》的助理编辑。此外，他还是以下期刊的顾问：《体育骨科 / 体育创伤学》《德国时代医学杂志》《骨科和创伤外科档案》《欧洲创伤和急诊外科杂志》《骨科手术技术》《膝关节外科》《运动创伤学》《关节镜检查》。

曾获得以下奖项：AGA 关节镜手术讲师（1990 年），ASG 旅行奖学金（美国、加拿大和英国）（1991 年），AGA 科学奖（1993 年），AGA 教育和研究奖学金（1994/1995 年），卡帕三角洲青年研究员奖（AAOS/ORS）（1996 年），2001 年提名莱布尼茨奖，卓越中心“最佳护理”奖（2002—2014 年），美国骨科研究协会（AFOR）科学奖（2002 年），AGA-medi 奖（2013 年，《标枪运动员肩关节的结构和生物力学变化——作为预防性运动方案概念证明的多模式评估》）。

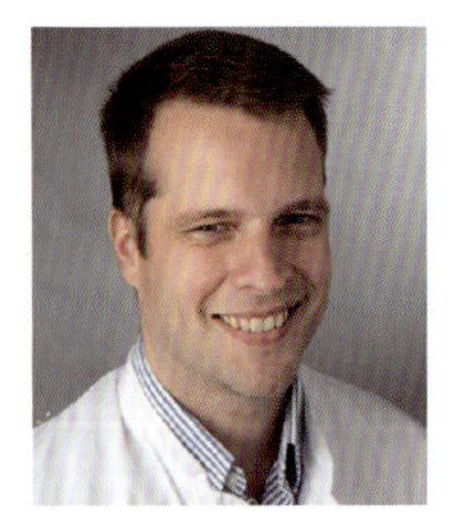

Knut Beitzel，运动医学硕士，副教授

他是骨科、创伤学、物理治疗和正骨专家，也在慕尼黑工业大学附属伊萨尔医院骨科运动医学系担任骨科 / 创伤外科医生。在接受急诊外科的进一步培训之前，他在康涅狄格大学的运动骨科领域担任了 1 年的研究员。曾在慕尼黑工业大学的运动骨科康复中心和综合诊所担任住院医师。在波恩大学获得了医学和运动医学的双学位。

他是以下协会或学会的成员：欧洲运动创伤协会，膝关节外科和关节镜学会（ESSKA），关节镜和关节外科协会（AGA），德国肩关节外科协会（DVSE），德国运动医学和预防医学协会（DGSP），瑞士骨科创伤运动医学协会（GOTS）。他是《骨科运动医学杂志》的编辑委员会的成员和《美国运动医学杂志》的审查委员会的成员。2013 年他和伊姆霍夫教授因《标枪运动员肩关节的结构和生物力学变化——作为预防性运动方案概念证明的多模式评估》的论文获得了 AGA-medi 奖。

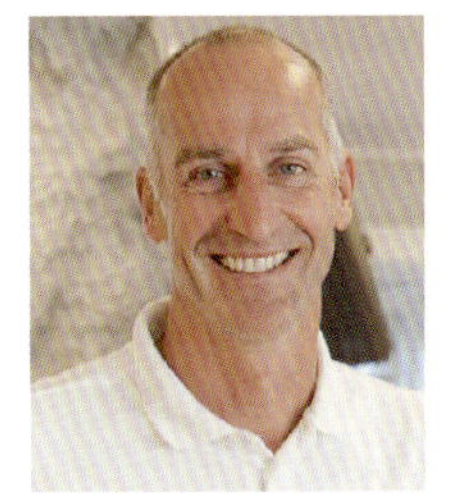

Knut Stamer，德国巴特维塞医学院，物理治疗师 / 骨科专家

他是巴特维塞医学院的物理治疗师和物理治疗负责人。他在奥尔登堡洛格斯的私立物理治疗学校完成了培训。随后，他通过了奥格斯堡中心诊所 1 年的试用期后，开始在他的私人康复中心工作，之后在奥格斯堡的一个门诊康复中心负责指导奥格斯伯格黑豹队（DEL 冰球），并承担奥格斯堡足球俱乐部的运动康复和护理工作。自 1998 年以来，他一直担任巴特维塞医学院的物理治疗负责人。此外，他还在 2008 年的北京奥运会上负责德国游泳队员的物理治疗相关工作。自 2009 年以来，他一直为中国国家女子田径队的铁饼、铅球和链球项目提供康复治疗建议和咨询服务。Knut Stamer 擅长以下领域：手法治疗、运动物理治疗、运动康复训练、医学训练治疗、骨科康复、神经功能障碍康复、颅下颌功能障碍康复、应用运动学、肌内效贴、Terapi 大师训练系统（吊带运动系统）和功能运动筛查。他是 Schleip 博士筋膜专家团队的一员。

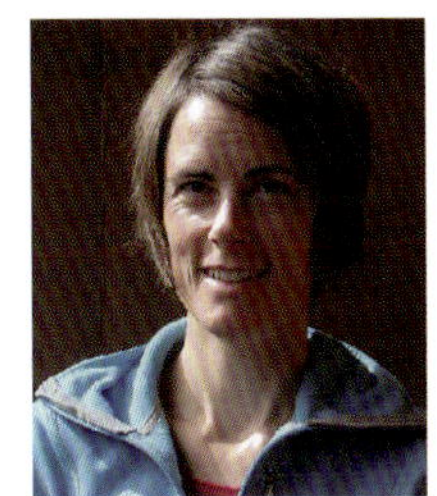

Elke Klein，德国巴特维塞医学院，物理治疗师 / 骨科专家

她是巴特维塞医学院的物理治疗师，自 2007 年以来一直担任巴特维塞医学院主任。她负责巴伐利亚奥林匹克训练中心、德国滑雪协会和拜仁足球俱乐部的运动员的康复治疗。她曾在慕尼黑工业大学的运动骨科康复中心和综合诊所担任物理治疗师。她在慕尼黑路德维希 - 马克西米利安 - 慕尼黑大学的物理治疗学院完成了她的康复治疗学业。她在运动物理治疗、手法治疗、PNF、肌内效贴和 Terapi 大师训练系统等领域进行了进一步的学习和培训，随后，在国际骨病学会（德国）进行了 5 年的骨科研究。

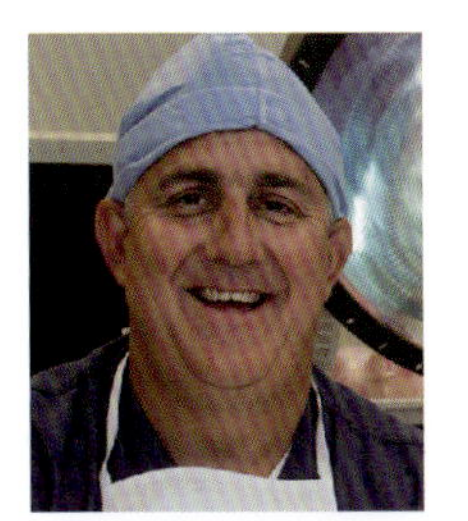

Gus Mazzocca，美国康涅狄格大学，医学博士，教授

担任康涅狄格大学肌肉骨骼研究所的主任和康涅狄格大学健康中心骨外科系主任。同时，他也是康涅狄格大学人类软组织研究实验室主任，该实验室由整合细胞和分子生物学、组织学、生物力学和临床结果研究的综合转化实验室组成。他还是康涅狄格大学生物技能实验室的主任。他在哈特福德大学工程技术和建筑学院土木、环境和生物医学工程系担任联合教员。

教育和研究方面的国际合作是 Mazzocca 博士的首要任务，他经常与巴西、日本、奥地利、德国、意大利、法国等国家的相关机构和学者合作。其在以下领域的工作成绩非常突出：肱二头肌肌腱固定术，肘关节远端肱二头肌的损伤治疗，解剖性肩锁骨重建治疗慢性肩锁分离，以及使用浓缩骨髓和富血小板血浆对肩袖修复失败的生物增强。这些方面的研究被 69 个图书章节、130 篇“摘要”和 133 篇同行评议的期刊文章引用。

他还担任以下职位：曾担任 2015 年国际会议上美国骨科运动医学协会（AOSSM）的项目主任，并在 2014—2015 年担任 AOSSM 提名委员会的成员。2014 年在国际上肢项目委员会任职。

自 2009 年以来一直是美国肩关节协会（ASES）继续教育委员会的成员，2015 年和 2016 年是闭门会议委员会的成员。自 2010 年以来，他也是北美关节镜协会（AANA）研究委员会的成员。他是新英格兰肩关节和肘关节协会（NESES）的创始人之一，自 2003 年该协会成立以来，他一直是该协会执行董事会的成员。他同时是 AOSSM、ASES、AANA、NESES 以及以下协会或学会的委员：美国骨科医师学会（AAOS），国际关节镜、膝关节外科和骨科运动医学学会（ISAKOS），美国骨科协会（AOA），骨科研究学会（ORS），欧洲肩肘关节外科学会（ESSE），美国运动医学会（ACSM），康涅狄格科学与工程学院

（CASE）。

他担任多个骨科出版物的编辑、编委等，包括:《今日骨科：基础科学与技术》的编辑（2014 年），《今日骨科》的编委（2013 年至今），《肩关节外科技术》的编委（2010 年至今），《骨与关节外科杂志——肩关节》的副主编（2011 年至今）。2011 年负责《AAOS 骨科知识更新（第 4 版）》的关节镜学部分的编辑工作，2011 年担任《AAOS 近端二头肌肌腱疾病》这本专著的联合编辑。

他还获得了多个奖项，包括：2005 年获得 ISAKOS 的 Richard B Caspari 奖（国际最佳上肢相关论文），2009 年获得 Albert Trillat 青年研究者奖和 ISAKOS 的最佳科学论文奖，2014 年获得美国骨科医师学会杰出志愿者服务奖。他是一位杰出的肩关节外科医生和专家：“美国最佳医生”荣誉（2014 年），*Hartford* 杂志最佳医生（2008—2015 年），康诺利城堡顶级医生（2012—2015 年）。

译者名单

主　译：张长杰　孔　瑛

副主译：兰纯娜　侯　轶　樊永梅　刘　洋

参译人员（按姓氏汉语拼音排序）：

邓　泰　胡慧灵　李　婧　李　彦　刘　浩　彭文娜　文晓佳　杨莉婷
余浩铭　曾　诚　张黎昕　张弯弯　周罗智非　朱纯姣

主译简介

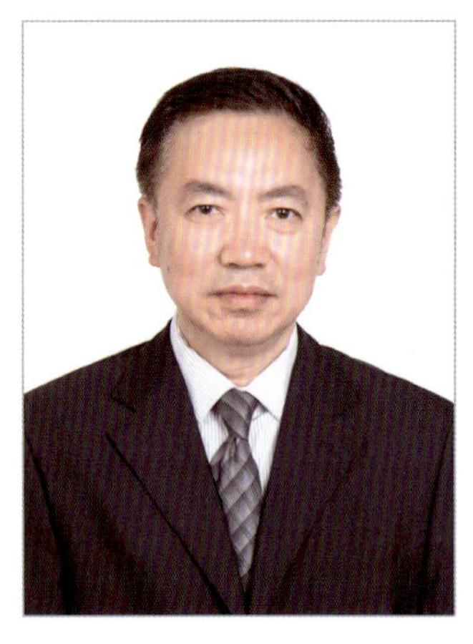

张长杰，主任医师，医学博士。

中南大学湘雅二医院康复医学科学术带头人，国家临床重点专科负责人。

从事康复医学临床、教学 40 年，擅长骨与关节康复、神经康复。主编教材《肌肉骨骼康复学》第 1、2 版和《康复医学》第 2 版。担任《中国伤残医学》杂志副主编、《中华物理医学与康复杂志》、《中国康复医学杂志》编委。培养研究生 60 余名。

学术任职：中华医学会物理医学与康复学分会常务委员、骨科康复学组组长，中国康复医学会肌骨康复专业委员会副主任委员、手功能康复专业委员会副主任委员，湖南省医学会物理医学与康复学专业委员会候任主任委员，湖南省残疾人康复协会会长，湖南省康复医学会副会长。

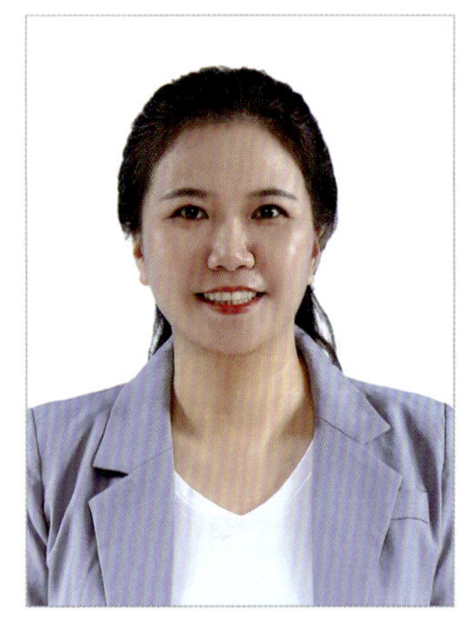

孔瑛，主任医师，医学博士。

中南大学湘雅二医院康复医学科主任，硕士研究生导师。

从事康复医学临床、教学 20 年，擅长肌骨康复、神经康复。主持国家自然科学基金 2 项、省部级课题 4 项、长沙市科技重大专项项目 1 项，授权发明专利 2 项，获得湖南省科技进步奖三等奖 1 项。

学术任职：中国医疗保健国际交流促进会康复医学分会副主任委员，中国残疾人康复协会健康与残疾预防科学普及工作委员会副主任委员，中国医师协会康复医师分会委员，中华医学会物理医学与康复学专业委员会青年学组委员，湖南省康复医学会常务理事，湖南省康复医学会运动疗法专业委员会主任委员，湖南省残疾人康复协会社区康复专业委员会主任委员。

序言

这本书的写作想法产生于许多年前，源于与物理治疗师对骨科手术后早期患者的日常合作。我们想编写一本经过尝试和测试的图书，以一种简单、容易理解和演示的方式，简要介绍相关的手术步骤以及主要的康复物理和运动治疗手段，并利用图像进行演示。

在一个由康复治疗师、运动医学专家、社会教育工作者和医生组成的团队中，需要为所有相关人员及患者提供可理解的适用于所有骨科术后患者的指南性的康复治疗过程；因此，我们主要介绍最重要和最常见的上肢、下肢以及脊椎术后的康复治疗。

我们与来自巴特维塞医学院康复专科医院的物理治疗师和医生密切合作，积累了丰富的经验，奠定了这本书的基础。Springer 出版社前总编 Trudi Volkert 博士和圣赫伯图斯诊所前首席医生 Hubert Hörterer 博士在一开始再次为我们提供了重要的支持，并鼓励我们，使这项独特的工作得以完成，我们衷心感谢两位前辈的帮助。我们在编书和专业方面也得到了相当多的专家的支持，如圣赫伯图斯诊所现任医疗主任 Thomas Wessinghage 教授及他的同事 Knut Stamer 和 Elke Klein。同时，我们也感谢巴特维塞医学园慷慨的财政捐助以及 Medi 股份有限公司的贡献。

感谢我们的摄影师 Burkhard Schulz，我们的模特 Kathrin Schöffmann 女士，以及我们的插图老师 Rüdiger Himmelhan。我们还要感谢 Maximilian Rudert 教授和 Michael Ulmer 博士，他们为一些特定的章节贡献了专业知识；同时也感谢运动医学专家 Klaus Remuta，感谢他帮助我们编写了关于“第Ⅳ阶段”的实用指南。

这本书可作为一本有价值的工具书和指南，为所有康复治疗团队成员和不同术后阶段的患者提供支持。当然外科医生的建议和治疗师的个人经验也不能忽视。同时，我们很高兴能够在这本书第 2 版中做出一些更新。

我们也非常有幸请到来自康涅狄格大学的 Gus Mazzocca 教授、Andreas Voss 博士和 David Lam 博士帮助我们编辑和翻译了我们这本书的第 2 版。

Andreas B. Imhoff 和 Knut Beitzel
慕尼黑，2015 年秋季

目录

第一章　引言

Andreas B. Imhoff, Knut Beitzel, Knut Stamer, Elke Klein

1.1 序言

这本书的编写目的是提供个性化、简明、全面的有关骨科术后康复的概述。

关于骨科术后康复的重要性，人们早已达成共识。不断改进手术方法和应用技术很重要，而术后康复也必须根据最新进展，持续地进行评估、调整和改进。只有通过高度准确的诊断、完美的手术和最佳的康复，才能达到最佳的治疗效果，从而使患者重新获得日常生活自理能力，甚至更佳的运动表现。

为了做到这一点，需要患者、医生、治疗师、护理人员和参与治疗的其他康复团队成员之间的密切合作（图 1.1）。慕尼黑工业大学的运动骨科康复中心和巴德韦斯康复诊所一直致力于骨科术后康复的跨学科团队合作。这本书正是两者合作的成果，从而构筑了康复治疗策略的基础，给我们带来了多位专家多年来的成功治疗经验。

这本书旨在为使用者提供跨学科治疗中的一些必要的诊疗措施，它试图将所有直接参与诊疗的专业团体汇集成一个团队，以便于在康复进程中提供相应的指导。这意味着在整个康复过程中要始终秉承一个观念，那就是要对目前的治疗情况进行分类，并规划下一步的康复治疗。这并不是为了取代单一专业诊治作为治疗措施的基础，而是作为康复的建议和指导。主要目标是，将现有的治疗经验推广到我们的日常诊疗过程中。

1.2 康复：物理治疗—运动康复—运动能力

作为康复进程的一部分，选择一种整合了许多观念和方法且适用广泛的治疗措施，并根据具体的诊断来实施治疗是非常重要的。本书重点将聚焦诊断和康复阶段。

我们康复治疗的重点为物理治疗和运动康复（MTT）领域的治疗（图 1.2），此外还辅以人体工程学、物理因子治疗（按摩、水疗、电疗等）和相应的心理治疗措施。由于财政和基础设施方面的原因，往往不可能将来自所有领域的成员组合成一个康复团队。在这种情况下，负责术后治疗的治疗师（通常是物理治疗师）就承担了不同治疗领域的角色，并允许将尽可能广泛的治疗内容作为联合治疗的一部分。

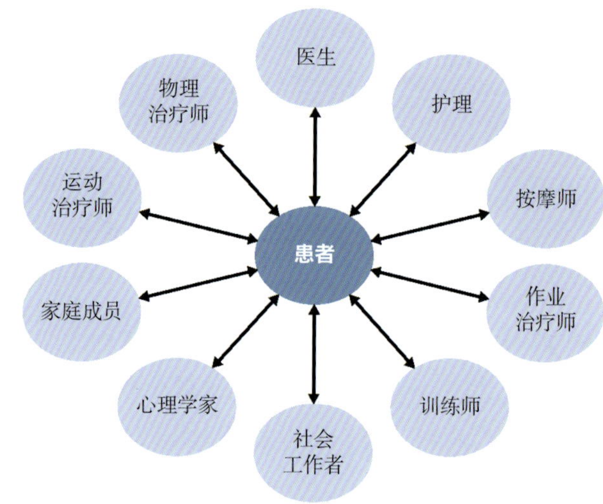

图 1.1 康复团队的组成

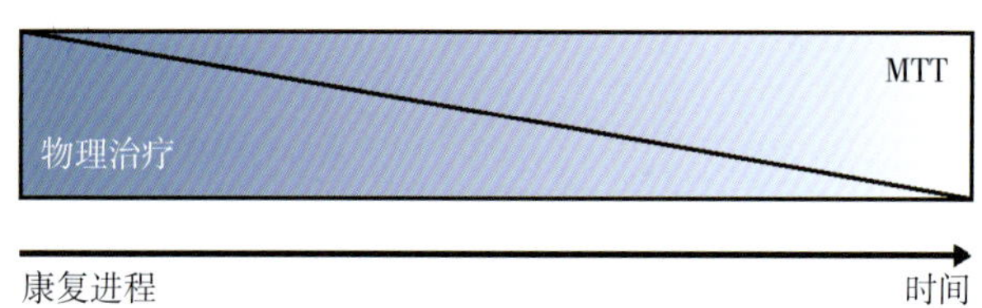

图 1.2 康复治疗进程

在康复进程的开始阶段，物理治疗及其措施的应用是最广泛的。之后，传统物理治疗、人体工程学治疗和物理治疗的应用比例减少，运动康复（MTT）的措施比例增加，而且具有更重要的意义。这使得整个康复进程中有一个流畅的过渡，然后完成特殊的运动训练或者回归工作和社会。

1.2.1 康复进程

康复进程的结构

康复进程的结构请见图 1.3。

康复进程的原则

- 医疗术后康复指南中与时间相关的日程安排是根据患者的特点（继发疾病、运动经验等）和手术（技术、材料、并发症等）等因素确定的。
- 最重要的因素是持续的健康评估，实际情况与治疗内容的适应情况的比较。
- 在康复进程中，何时以及何种情况下增加负荷和关节活动度，要根据医生的康复指导确定。
- 必须不断审查康复标准，特别是涉及增加负重时！

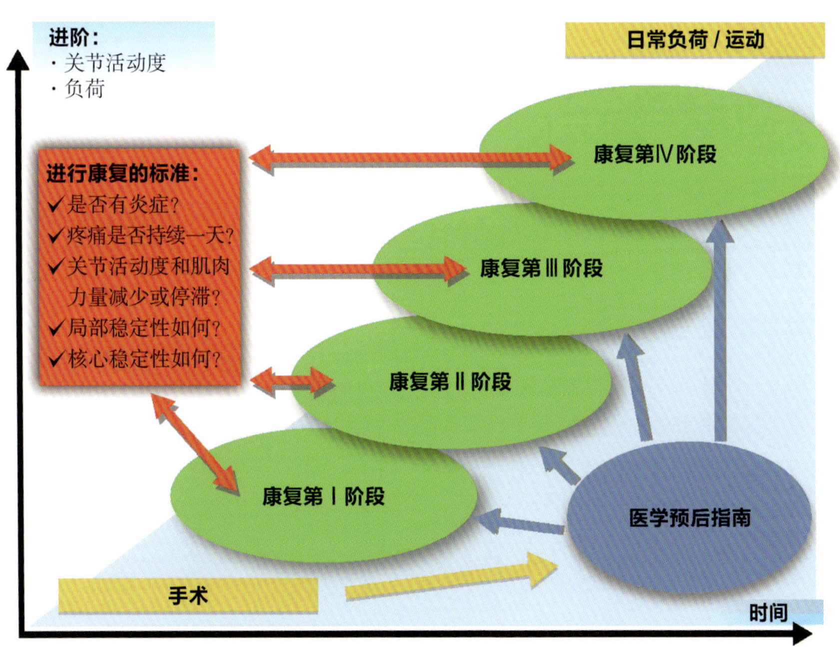

图 1.3 康复进程的结构

- 使用国际功能分类（ICF）标准，为康复的每个阶段确定具体的目标，并对其完成情况进行评估。
- 在个性化康复阶段涉及的治疗，必须与医疗术后指南密切一致。

不同康复阶段的特征

表 1.1 提供了各个康复阶段特征的概述。

1.2.2 物理治疗

治疗措施管理的第一条原则（即首要原则）是遵守医生制定的个人负荷限制策略，通常是基于伤口和组织愈合的阶段（表 1.2）以及手术方法的生物力学特性。

第二条原则是持续监测炎症迹象（面色苍白、肿块、发红、发热和功能丧失，这些迹象都表明患者现有负荷过大），以及过度训练或过度高强度治疗导致的疲惫和负荷过度的一般迹象（劳累、虚弱、失去动力等）。同时注意，出现上述症状意味着必须考虑并在必要时排除是否发生感染。

由于肌体对损伤、退行性损伤和术后复杂的反应和代偿策略，在整个康复进程中，应特别注意因果链下导致的继发性功能障碍。我们把他视为第三条原则，因为每一个初始的身体功能障碍都会通过这个链条对身体的其他部位产生影响。

表 1.1 不同康复阶段的特征

阶段	特征
第Ⅰ阶段	术前急性期
第Ⅱ阶段	逐步增加关节活动度和负重（连续）
第Ⅲ阶段	
第Ⅳ阶段	允许的活动和负荷范围

表 1.2 治疗措施基于伤口和组织愈合的阶段

伤口和组织愈合的阶段	治疗重点
急性期	休息，抬高患肢，自主神经疗法，营养
炎症期	自主神经疗法，局部血液循环刺激，疼痛↓，基质负荷（靶向炎症因子和细胞外基质成分促进伤口再生），手法治疗阶段Ⅰ，本体感觉训练，营养
愈合期	氧气↑，加大负荷松动，手法治疗阶段Ⅱ、Ⅲ，协调，本体感觉，运动康复
重塑期	功能性活动，松动，特定的负荷，强化运动康复，专项训练

定期观察这些情况，并在适当的情况下加入治疗手段是很重要的。一些常见的因果链的病例在第 7.3.1 节和第 15.3.1 节可以找到。

第四条原则，整个术后康复阶段另一个重要因素是姿势。最佳的核心肌肉稳定性构成了沿动力链的最佳力量分布，这使肢体被正确和有力地使用成为可能。末端的力量来源于核心肌力。因此，姿势训练和改善以及提高协调性和力量，应该被融合到每个康复阶段。

与患者和康复团队内部就治疗方法、治疗过程、疾病发生率和相关的活动限制进行持续沟通是第五条原则。这一原则包括不断向患者解释和教育他 / 她的现状和所用治疗手段。

物理治疗的五条基本原则

- 外科医生处方和个人负荷限制。
- 炎症和过度负荷的标志。
- 因果链。
- 姿势。
- 沟通和教育。

除基本原则外，还应特别注意以下治疗原则，尤其是应用个性化物理治疗措施时。

物理治疗的一般原则

- 患者主观感受。
- 患者依从性。
- 缓解疼痛的姿势。
- 不要在痛阈范围外运动（VAS 最高等级为 3~4）。
- 对施加于组织的运动，要给组织适应时间让机械作用发挥效果，以便于组织做出反应。
- 抑制 / 松动 / 稳定。
- 血管调节和淋巴 / 静脉引流。
- 治疗引起的从远端到近端的神经疼痛症状。

1.2.3 运动康复（MTT）

除了物理治疗中已经指定的注意要点外，MTT 还要基于一般训练方法的原则。训练负荷处方的刺激由下面几个部分组成：

运动康复部分构成

- 强度。
- 密度。
- 持续时间。
- 范围。
- 频率。

除了以上组成部分，MTT 中动作的质量是增加负荷时的首要标准。只有在达到动作的最佳质量时，才能增加负荷（缓慢、节奏和动作完成程度）。

此外，首先增加动作强度和持续时间，然后增加负荷强度和密度。运动康复的主要组成部分是协调技巧的转换。患者需要重新学习或改善他 / 她创伤前省力和协调的运动。任何预先存在的缺陷都可以得到纠正，也可以避免其复发。

个性化治疗应该基于每一部分之上，并促进进展，从而带来有效的负荷刺激。在适当的休息之后，这些会带来超代偿的肌体的适应。下面这些原则是进行 MTT 时不带来损伤的先决条件：

运动康复的原则

- 如果有炎症信号或者出现炎症，就停止训练。
- 在无痛范围内训练。
- 在自由活动度范围内训练。
- 在无弹响音范围内训练。
- 第Ⅲ阶段起才能进行预拉伸的训练。
- 避免剪切负荷。
- 调整负荷重量（当心过载）。
- 禁止急速或者爆发性的动作（直到并包括第Ⅲ阶段）。
- 训练必须至少稳定维持 3 天，只有这样才能增加负荷。

考虑这些原则，按照以下训练原则增加负荷：

一般训练原则

- 由易到难。
- 由简单到复杂。
- 完整关节活动度（ROM）限制。
- 由大支撑面到小支撑面。

- 由稳定表面到不稳定表面。
- 由短杠杆到长杠杆。
- 由慢到快。
- 由单维度到多维度。
- 由一般到专项。

除了被动和主动的应用和训练类型外，器械支持的训练可以扩展训练内容和刺激。患者可以根据引导和持续的监督，在特定的器械上独立完成他们的训练。此外，高度重复次数使动作流程自动化。然而，在训练理论规律的基础上，定期监督和进一步发展是必不可少的。运动康复的重点应该落在功能性、多维度的训练形式上，这些也给患者的协调性提出了更高的要求。除此之外，核心肌力参与的闭链训练是首选，并且应该尽可能多地使用。开链训练则是日常和专项训练中功能性方法的补充。

在使用器械支持训练时，必须考虑以下几个方面：

器械支持训练的基本方面

- 治疗学和生物力学方面。
- 抗阻的位置。
- 患者正确的轴向排列。
- 制定负荷组成处方。
- 减少伴随损伤的动作。
- 动作轨迹的选择。
- 起始位置的选择。
- 按照康复阶段的训练内容进行功能指导。

这里列出的原则仅代表了康复治疗中最重要的基本组成。我们需要在其他物理治疗及运动康复的图书中将这些特定的观点继续扩展和完善。在这本书中，仅对这些原则提供了一个简短概述。

1.2.4 运动能力

体育运动对健康和幸福感的重要性现在是无可争议的。许多骨科患者想要恢复受伤前或者退行性损伤前的运动能力，并享受体育运动。在康复课程中，我们经常会被问到是否或者何时能够恢复运动能力的问题。

尽管体育运动是被推荐的，尤其是在做假体康复的情况下，但仍需在综合考虑患者自身需求、外科手术过程和康复情况之后才能给出答案。在这方面，康复小组间密切的沟通被证明非常有帮助，特别是在关于疾病/损伤的类型、手术效果、任何可能出现的并发症和任何其他原因疾病等方面。另外，同等重要的是患者是否希望开始他/她曾经高强度练习的特定类型运动，或者他/她是否希望进行首次尝试（对于职业运动员/业余运动员/初学者）。这些对患者是否适合开展某项运动训练有重要的影响。

始终牢记，一项运动也可以用改正过的方式（滑雪时更轻松的技巧、打高尔夫时调整挥杆、不参加竞赛等）进行。

在我们日常训练中，下面这些关于预期训练效果的补充标准被证明是可靠的：

恢复运动能力的标准

- 炎症和过度负荷信号消失。
- 植入物、固定物或重建物的预期稳定性。
- 足够的无痛被动运动和主动运动范围。
- 足够的肌肉和韧带稳定性（没有躲避动作）。
- 足够的条件要求（尤其是协调、力量、耐力）。
- 解决继发性疾病恢复体育活动的一般能力。
- 适应患者的要求和理解所有潜在的风险和限制的预期运动类型（比如，假体内固定术）。

患者通常把准备好恢复体育运动的时间视为最重要的因素，但这应该是次要的。达到特定的标准才是最重要的，同时考虑恢复体育运动的最佳时间。这就尽可能地降低了与疾病相关的受伤风险。

在完美的情况下，康复团队将支持患者，直到她/他准备开始运动专项训练并重新加入训练。即使对于休闲运动者和业余运动员，康复效果是否成功也符合 The Medical Park ReSPORTS® 的概念（图 1.4）。在这个概念中，经过特殊训练的治疗师、教练和医生将为患者分配特定的运动（滑雪、高尔夫球等）。通过密切的信息处理措施、具体的适应技术的示范、最佳环境条件的准备和精神支持，即使是较少运动的患者也有可能学习一种新的运动或恢复旧的运动。

以下的分级建议适用于这里提出的术后康复

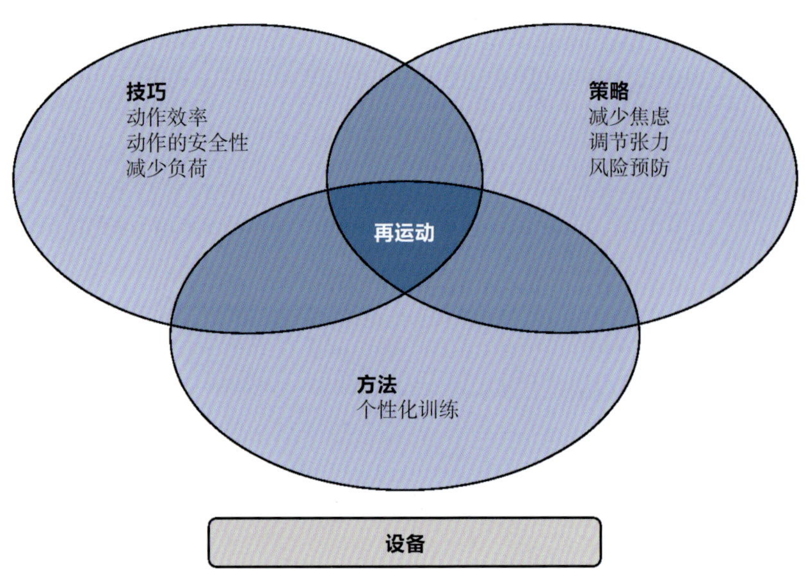

图 1.4 The Medical Park ReSPORTS® 概念的特征

指南。一旦达到了完全负重，就可以恢复跑步、游泳和骑自行车等运动，也包括专项负荷类型的训练。在这方面，在保护接受过手术或修复技术的身体部位的前提下，可以练习或重新学习特定的运动类型。只有在患者完全恢复训练能力后，才能增加负荷。

高风险运动指的是导致受伤风险增加的运动，包括与对手有身体接触的运动（手球、足球等），也包括滑雪。这些应该应用在后半部分的康复进程中，并且需要调整过的专项训练作为强化初步治疗。

1.3 ICF 模型：康复进程的目标和计划

运动医学的术后康复的目标是尽可能地恢复患者的日常生活和运动能力。因此，康复计划的首要目标在于创造一种环境，在这种环境中，伤口尽可能地愈合，所有负面和阻碍因素都可以被消除。

从我们的观点来说，康复进程的目标和计划的确定基于初步诊断和治疗决策。因此，治疗和康复的目标是在康复团队成员和患者（作为一个重要的团队成员）的密切协作下确定的。通过解释，患者的期望和要求应适应预期治疗或康复预后。

世界卫生组织于 2001 年提出了国际功能分类（ICF），并将其作为康复目标的基础。ICF 将康复进程作为一个整体，包括身体功能 / 结构、活动和参与等领域（图 1.5）。在这种情况下，康复的目标不应仅仅局限于受伤或进行手术的身体部分，而应将患者作为一个整体，从而优化治疗。

实际的清晰明确的康复目标，应在 ICF 的基础上结合潜在疾病 / 损伤、患者期望、可实现的手术结果和可用资源来确定。根据康复进程的阶段性，目标被分为长期目标和中期目标。另外，可以为个别治疗措施确定具体的短期目标。

医疗术后康复指南对计划和目标的制定具有决定性影响。术后康复指南规定了促进生理愈合的过程，以及避免过度负荷的时间框架。术后康复的过程不仅基于时间相关的要求，而且还取决于个人的康复潜力和患者的能力和技能。

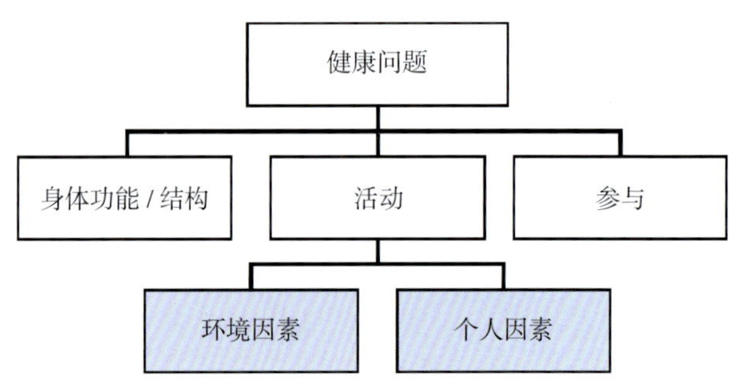

图 1.5 国际功能分类（ICF）的结构

出于这个原因，我们更偏好基于时间和基于症状相结合的方法。根据确定的目标和实际情况，康复进程应根据症状不断进行评估，并适时做出调整，使康复进程更加个性化。这种方法要求团队成员之间和患者之间要密切地沟通交流。

由于术后康复指南是根据手术过程和具体特征由治疗医生确定的，因此任何调整都必须咨询该医生。

我们认为在各个阶段应有必要的相应目标和建议标准，可以在康复概念和术后康复指南中看到。它们应被视为一种建议，并根据个人要求加以调整。

1.4 诊断原则

诊断原则可以概述的形式呈现如下。此外，还参考了当前的参考书（见“参考文献”），以及各专业协会的相关培训课程。

检查应该在让患者感到舒适的氛围下进行。隐私应始终得到保障。应向患者解释检查的过程和目的。检查时患者应采取尽可能放松无痛的体位。

物理治疗功能检查可以辅助医学诊断。功能诊断可分为主观检查和客观检查。因此，不仅要查明当前的问题，还要查明可能加剧或影响患者不适的原因。还应记录心理和社会方面（基于ICF）的信息。然后提出一个可行的假设，并与患者商定目标。

诊断应该始终以标准化的方式进行，如下所述。这些例行检查是确保结果的可比性和可靠性的必要方法。

病史

当前和一般健康状况，对可能引起不适的情况进行初步疑似诊断或鉴定。

a. 当前病史。

b. 一般病史。

- 药物摄入：哪种？为什么摄入？
- 不适 / 疾病：
  训练器材？
  心脏 / 心血管？
  肺 / 呼吸？
  消化系统？
  泌尿系统？
  内分泌系统？
- 创伤：何时及何事？
- 手术：何时及何种？持续的不适？
- 职业和爱好。
- 身高、体重。
- 兴奋剂和饮食习惯。

c. 特殊病史。

d. 疼痛。

- 何时？何处？何种？什么方式？伴随什么？
- 疼痛位置。
- 疼痛时间。
- 疼痛特点。
- 激发疼痛。
- 疼痛改善。
- 伴随的情况。

关于患者可能被转诊给医生以进一步讨论症状的信息：疼痛的进展，持续疼痛，夜间疼痛，负重时立即疼痛。

检查

a. 日常活动（穿脱衣服，提举和搬运，步行）。

b. 皮肤的改变。

c. 身体适应的变化（瘢痕、筋膜痉挛、肌肉萎缩、水肿、肿胀、结缔组织按摩区）。

d. 姿势变化（泌尿外科术后）。

- 旋转型：水平偏差。
  参考点：跟骨，髂后上棘，肩胛骨。
- 横向弯曲类型：额状面偏差。
  参考点：想象中的垂直矢状结构——肩胛骨内缘 – 棘突 – 臀褶。
- 伸 / 屈类型：矢状面偏差。
  参考点：外耳道垂直线——肩膀 – 骨盆 – 膝关节 – 外踝。
- 脊柱：矢状面和额状面的脊柱形态，胸形，头颈部位置，竖脊肌和棘肌间的肿胀，皮肤改变。
- 肩：肩膀高度，翼状肩胛，肩胛骨的旋转位置，胸椎侧凸，胸椎的平背或后凸，肩带的牵拉，肱骨头的前方位置。
- 髋：骨盆位置，腿 – 骨盆角，肌肉缓解。
- 膝：髌骨位置，肿胀，积液，肌肉萎缩，胫骨扭转，前倾角，大腿轴。
- 足：足弓形状，足跟骨轴，前足和脚趾位置，内外踝位置，循环紊乱，肿胀，老茧，趾甲。

触诊

a. 皮肤节段刺激。
b. 结缔组织改变：CTM 区域，神经淋巴反射点，神经血管点，头区。
c. 肌肉张力的变化：扳机点，压痛点，肌肉整体张力的变化。

触诊时要注意肿胀、张力或者疼痛。对于疼痛，应考虑它的放射性（与皮肤相关或不相关）、性质、严重程度和持续时间。还应确定疼痛是否会持续。

触诊时对所有明显的症状都应该进行精确的检查和相应的治疗，因为这些结构可能是不适或加重不适的潜在原因。

功能性测试

对骨骼、关节、肌肉、韧带、关节囊等结构进行主动运动检查和被动运动检查。

a. 轴系统。
- 头部关节。
- 椎体关节。
- 肋椎关节。
- 骶骨和骶尾骨关节。

脊柱的测试：
- 站立位腹股沟－骨盆－髋关节检查。
  - 站立位屈曲－伸展范围。
  - 站立位伸展－屈曲范围。
  - 侧弯。
  - 向前屈曲现象：进一步检查骶髂关节的旋转、内收外展、骶骨病变、上下滑移情况。
    坐位。
    俯卧位、仰卧位、侧卧位。
  - 俯卧位：弹跳试验或者后－前向松动。
- 胸椎和肋骨检查。
  - 坐位。
  - 俯卧位、仰卧位、侧卧位。
- 颈椎的检查。
  - 坐位。
  - 仰 / 俯卧位。

自主神经系统和内脏系统之间的连接见第 19.2.1 节。

关于运动丧失、肿胀、移位等异常发现可分为群病变（某一方向至少 3 个椎节）或单个病变（1 个椎节）。

若为群病变，则先治疗相关脏器、血管、肌肉等。如仍有必要，可随后纠正群病变。内脏筋膜技术只有在运动受限时才使用。

若为单个病变，必须先清除病变。

神经张力测试：Slump 试验，SLR 试验，PNB 试验，是否有病史提示（沿神经走向检查）。

b. 四肢。

运动测试组成如下：
- 主动运动和被动运动（包括终点），牵拉时的疼痛。
- 关节不稳和挤压。
- 肌肉功能测试。
- 关节活动度检查。

诱发试验

疼痛提示问题；诱发试验可用于排除潜在诊断或确认先前的疑似诊断。

通过以下方式诱发：
- 收缩（主动运动）。
- 挤压（被动运动）。
- 牵引（被动运动）。
- 拉伸（主动运动或被动运动）。
- 汇聚（主动运动或被动运动）。

神经和血管检查

- 反射。
- 敏感性检查。
- 动作技巧。
- 协调和自主神经紊乱。
- 步行距离。
- 风险因素：年龄，吸烟，肥胖，代谢紊乱，缺乏体力活动，血管病变，家族史。
- 皮肤温度。
- 脉搏状态。

功能性试验

腰椎：
- 活动控制测试：
  - “侍者鞠躬”。
  - “骨盆倾斜”。
  - “向前摇”。
  - “向后摇”。
  - 俯卧位屈膝。

- 坐位伸膝。

肩胛骨：

- 激活模式：
  - 斜方肌 / 肩胛提肌的擦拭（上下旋）运动。
  - 肱二头肌收缩活动激活胸大肌。
- 抬高肩胛骨水平的情况下，评估肩胛骨的向上 / 向下运动。
- 静态稳定：

靠墙平板支撑或四足姿势，评估前锯肌的力量。

下肢 / 全身：

- 步态分析：
  - 步态。
  - 上下楼。
  - 内侧塌陷试验。
  - 步行速度测试。

■ 特殊试验

- 单腿站立时控制核心稳定性。
- 撞击试验符合 Neer 和 Hawkins 标准。
- 不稳定性测试：
  - 前后恐惧测试。
  - 负荷和碾磨试验。
  - 迁移测试。
- 亚不稳定性检查：出现“沟征”。
- SLAP 稳定性测试：仰卧位屈曲阻力测试。
- 功能性动作筛查。

参考文献

[1] Akuthota V, Nadler SF (2004) Core strengthening. Arch Phys Med Rehabil 85 (3 Suppl 1):86–92.

[2] Barral JP, Mercier P (2002) Lehrbuch der viszeralen Osteopathie, vol. 1. Urban & Fischer/Elsevier, Munich.

[3] Barral JP, Croibier A (2005) Manipulation peripherer Nerven. Osteopathische Diagnostik und Therapie. Urban & Fischer/Elsevier, Munich.

[4] Berg F van den (1999) Angewandte Physiotherapie, vol. 1–4. Thieme, Stuttgart.

[5] Buck M, Beckers D, Adler S (2005) PNF in der Praxis, 5th edition Springer, Berlin Heidelberg.

[6] Butler D (1995) Mobilisation des Nervensystems. Springer, Berlin Heidelberg.

[7] Chaitow L (2002) Neuromuskuläre Techniken. Urban & Fischer/Elsevier, Munich.

[8] Cook G (ed) (2010) Functional movement systems. Screening, assessment, and corrective strategies. On Target Publications, Santa Cruz (CA).

[9] Fitts PM (1964) Perceptual-motor skills learning. In: Welto AW (ed) Categories of human learning. Academic Press, New York.

[10] Götz-Neumann K (2003). Gehen verstehen. Ganganalyse in der Physio therapie, 2nd edition, Thieme, Stuttgart.

[11] Hinkelthein E, Zalpour C (2006) Diagnose- und Therapiekonzepte in der Osteopathie. Springer, Berlin Heidelberg.

[12] Janda V (1994) Manuelle Muskelfunktionsdiagnostik, 3rd, revised edition Ullstein Mosby, Berlin.

[13] Kapandji IA (1999) Funktionelle Anatomie der Gelenke, vol. 2: Lower extremity. Enke, Stuttgart.

[14] Kapandji IA (1999) Funktionelle Anatomie der Gelenke, vol. 1: Upper extremity. Enke, Stuttgart.

[15] Kasseroller R (2002) Kompendium der Manuellen Lymphdrainage nach Dr. Vodder, 3rd edition Haug, Stuttgart.

[16] Kendall F, Kendall-McCreary E (1988) Muskeln – Funktionen und Test. G. Fischer, Stuttgart.

[17] Liem T (2005) Kraniosakrale Osteopathie, 4th edition Hippokrates, Stuttgart.

[18] Meert G (2007) Das venöse und lymphatische System aus osteopathischer Sicht. Urban & Fischer/Elsevier, Munich.

[19] Mitchell FL Jr, Mitchell PKG (2004) Handbuch der MuskelEnergie Techniken, vol. 1–3. Hippokrates, Stuttgart.

[20] Mumenthaler M, Stöhr M, Müller-Vahl H (Hrsg) (2003) Kompendium der Läsionen des peripheren Nervensystems. Thieme, Stuttgart.

[21] Myers T (2004) Anatomy Trains: Myofasziale Leitbahnen. Elsevier, Munich.

[22] Paoletti S (2001) Faszien: Anatomie, Strukturen, Techniken, Spezielle Osteopathie. Urban & Fischer/Elsevier, Munich.

[23] Ramsak I, Gerz W (2001) AK-Muskeltests auf einen Blick, AKSE, Wörthsee.

[24] Schwind P (2003) Faszien- und Membrantechniken. Urban & Fischer/Elsevier, Munich.

[25] Scott M, Lephart DM, Pincivero JL, Fu G, Fu FH (1997) The role of proprioception in the management and rehabilitation of athletic injuries. Am J Sports Med 25:130. doi: 10.1177/036354659702500126.

[26] Travell JG, Simons DG (2002) Handbuch der Muskeltriggerpunkte, 2 volumes, 2nd edition Urban & Fischer/Elsevier, Munich.

[27] Weber KG (2004) Kraniosakrale Therapie. Resource-oriented treatment concepts. Springer, Berlin Heidelberg.

[28] Wingerden, B van (1995) Connective tissue in rehabilitation. Scipro, Vaduz.

第一部分　上肢

■ 上肢康复策略（第Ⅰ～Ⅳ阶段）

- 保障手术结果：
  - 患者教育。
  - 解剖学、生物力学、病理生理学和神经生理学知识（伤口愈合阶段，组织再生时间）。
  - 外科手术程序了解程度。
  - 患者/运动员依从性。
- 提高肩和肩锁关节以及周围结构的灵活性。
- 抑制不正确的肌肉代偿。
- 肩胛骨情况（“静态控制”和“动态控制”）。
- 肱骨头中心。
- 感觉运动功能/协调/手眼协调能力。
- 核心稳定性。
- 协调整个肩带肌肉组织和核心参与的整条运动链。
- 训练：整个肩带/核心的力量、耐力和速度（第Ⅳ阶段）。
- 扔，踢。
- 一般训练和运动专项训练。

不同阶段的各治疗的权重			
	第Ⅱ阶段	第Ⅲ阶段	第Ⅳ阶段
物理治疗	35%	15%	5%
感觉运动训练	25%	30%	25%
力量训练	10%	25%	35%
运动专项训练	10%	10%	25%
稳定性训练	20%	20%	10%

■ 上肢运动康复的训练内容

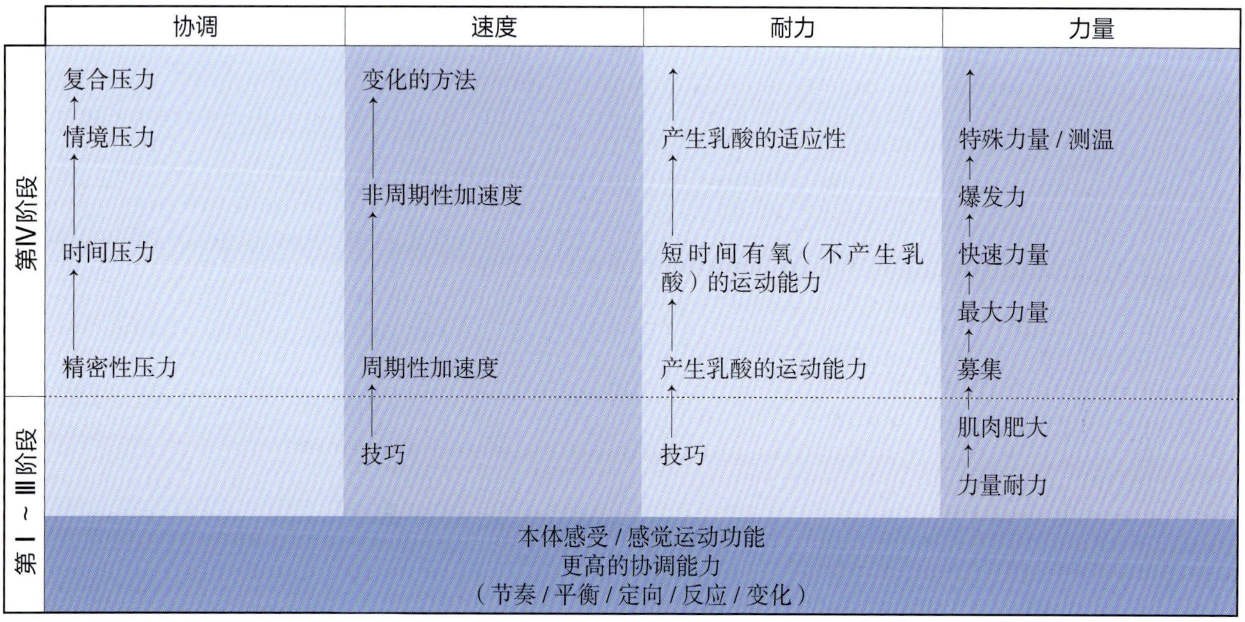

	协调	速度	耐力	力量
第Ⅳ阶段	复合压力 ↑ 情境压力 ↑ 时间压力 ↑ 精密性压力	变化的方法 ↑ 非周期性加速度 ↑ 周期性加速度	↑ 产生乳酸的适应性 ↑ 短时间有氧（不产生乳酸）的运动能力 ↑ 产生乳酸的运动能力	↑ 特殊力量/测温 ↑ 爆发力 ↑ 快速力量 ↑ 最大力量 ↑ 募集
第Ⅰ～Ⅲ阶段		↑ 技巧	↑ 技巧	↑ 肌肉肥大 ↑ 力量耐力
	本体感受/感觉运动功能 更高的协调能力 （节奏/平衡/定向/反应/变化）			

- 内容分为协调、速度、耐力、力量等4个领域。
- 每个领域都从本体感觉或感觉运动功能开始，经历所有阶段后结束。可能的话，不能跳过任何节点。
- 此外，领域间是平行联系的，即力量的内容要和同水平的耐力、协调和速度的内容一起进行。

第二章　肩部：外科手术 / 术后康复

Andreas B. Imhoff, Knut Beitzel, Knut Stamer, Elke Klein

2

2.1 肌肉 / 肌腱修复

2.1.1 肩袖重建

原则上，不同位置的肌腱缺损重建采用相同的手术技术。但可根据肌腱缺损的大小和位置进行适当改良。其区别在于肌腱是部分撕裂还是全层撕裂。全层撕裂是指肌腱从关节侧到滑囊侧完全撕裂（本文没有关于撕裂大小的介绍）。损伤的部位可分为前部、前上部、上部、后上部。

手术指征

- 急性创伤所致的肩袖损伤（RC）[包括冈上肌（SSP）、冈下肌（ISP）、小圆肌（TM）、肩胛下肌（SSC）]。
- 肩袖肌腱的退行性变。
- 创伤性肩关节脱位致肩袖损伤。

手术方法

- 采用全身麻醉和经斜角肌插入导管局部镇痛（持续用到约术后 3 天）。
- 建立标准的后方入路进行关节镜检查，评估目前的关节病变。镜下处理 SSC 病变：清理损伤的肌腱，根据肌腱损伤程度使用缝合线锚钉重新固定。如果合并有肱二头肌长头肌腱病变，用骨锚或肌腱固定螺钉行关节镜下肌腱固定术。
- 清理狭窄的肩峰下间隙、增生滑膜和施行去神经支配、电凝止血及刨刀清理以进行肩峰下减压术（对于Ⅲ型肩峰）。
- 探查滑囊侧肩袖肌腱病变、清理变性肌腱、松解粘连的肌腱及清理肱骨大、小结节止点，以便于置入铆钉。

  （在小型开放术中，这一步是通过在三角肌中间切开一个长约 4 cm 的皮肤切口入路进行操作的。）
- 使用骨锚牵拉损伤的肌腱于缝合处并固定。
- 采用双排技术通过外排骨锚额外固定重建的肌腱以增加固定区域（图 2.1）。
- 合并肱二头肌长头肌腱病变：用骨锚固定先前近端已分离的肌腱（LBS 固定术），或在结节间沟内缝合肌腱（软组织肌腱固定术），或在肱二头肌长头起点离断肌腱（LBT 腱切断术）。

术后康复

有关术后康复的内容见表 2.1~ 表 2.3。

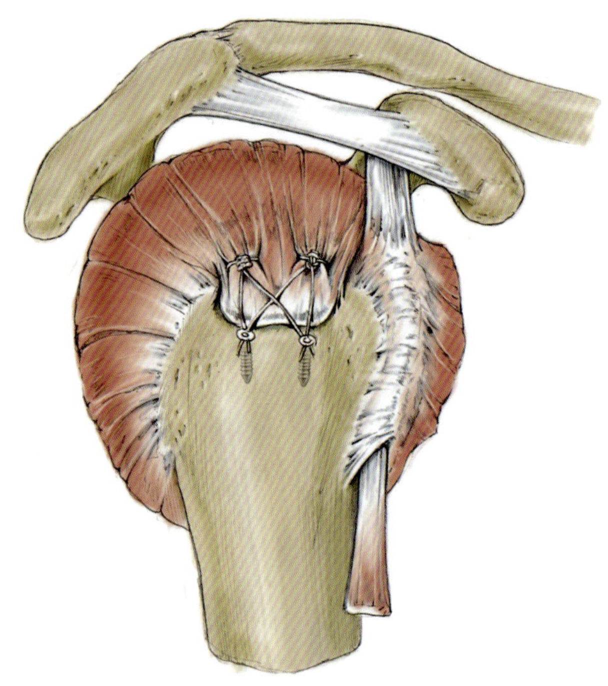

图 2.1 采用缝合桥技术修复冈上肌和冈下肌

2.1.2 背阔肌转位术

手术指征

- 年轻、活跃的患者存在不可修复的上部和后上部肩袖撕裂，存在显著的功能和活动受限（但无肩关节病，肩胛下肌功能完好）。

手术方法

- 前外侧皮肤切口，在三角肌前部和内侧部之间切开。
- 清理冈上肌、冈下肌及固定 LBT 肌腱。
- 第二切口在肩关节后方，自背阔肌前缘沿后腋窝 Z 形向上切开。
- 将背阔肌止点从原部位分离并留作备用。
- 肩关节处于外展外旋位，在三角肌后束和肱三头肌肌腱之间的间隙，使用骨锚将转位的背阔肌固定在原病变区域于肱骨大结节的止点上。（图 2.2）。

术后康复

有关术后康复的内容见表 2.4。

表 2.1　肩袖前部（SSC）损伤重建术后康复。肩外展矫形器（如 medi® SAS15）固定在外展 15°位，维持 4~6 周

阶段		活动度和允许的负荷
Ⅰ	术后第 1~3 周	被动外展 / 内收：90° /15° /0° 被动前屈 / 后伸：90° /15° /0° 被动 IR/ER：无受限 /0° /0° 主动辅助 ER：至 0°
Ⅱ	术后第 4~6 周	主动辅助外展 / 内收：90° /15° /0°（被动：无受限） 主动辅助前屈 / 后伸：90° /15° /0°（被动：无受限） 被动 IR/ER：无受限 /0° /0° 主动辅助 ER：至 0°
Ⅲ	术后第 7 周开始	主动辅助运动无受限
	术后第 9 周开始	主动运动无受限
	约术后第 12 周开始	慢跑
Ⅳ	约术后 4 个月	骑自行车、游泳（不得进行上举过头的动作，如自由泳或蝶泳）
	约术后 6 个月	根据医生建议选择运动专项训练（如开始高尔夫球、网球 / 滑雪）
	约术后 9 个月	竞技性和高风险运动
缩写：IR，内旋；ER，外旋		

表 2.2　肩袖前上部（SSC 和 SSP）损伤重建术后康复。肩外展矫形器（如 medi® SAK）固定在外展 30°位，维持 4~6 周

阶段		活动度和允许的负荷
Ⅰ	术后第 1~3 周	被动外展 / 内收：90° /30° /0° 被动前屈 / 后伸：90° /30° /0° 被动 IR/ER：无受限 /0° /0° 主动辅助 ER：至 0°
Ⅱ	术后第 4~6 周	被动外展 / 内收：无受限 /30° /0° 主动辅助外展 / 内收：90° /30° /0° 被动前屈 / 后伸：无受限 /30° /0° 主动辅助前屈 / 后伸：90° /30° /0° 被动 IR/ER：无受限 /0° /0° 主动辅助 ER：至 0°
Ⅲ	术后第 7 周开始	主动辅助运动无受限
	术后第 9 周开始	主动运动无受限
	约术后第 12 周开始	慢跑
Ⅳ	约术后 4 个月	骑自行车、游泳（不得进行上举过头的动作，如自由泳或蝶泳）
	约术后 6 个月	根据医生建议进行运动专项训练（如高尔夫球）
	约术后 9 个月	竞技性和高风险运动（如网球）

表 2.3　肩袖上部、后上部（SSP 和 ISP）损伤重建术后康复。肩外展矫形器（如 medi® SAK）固定在外展 30°位，持续 4~6 周

阶段		活动度和允许的负荷
Ⅰ	术后第 1~3 周	被动外展 / 内收：90° /30° /0° 被动前屈 / 后伸：90° /30° /0° 在外展 30°位被动 IR/ER：无受限
Ⅱ	术后第 4~6 周	被动外展 / 内收：无受限 /30° /0° 主动辅助外展 / 内收：90° /30° /0° 被动前屈 / 后伸：无受限 /30° /0° 主动辅助前屈：至 90° 主动辅助 IR/ER：在外展位：无受限
Ⅲ	术后第 7 周开始	主动辅助运动无受限
	术后第 9 周开始	主动运动无受限
	约术后第 12 周开始	慢跑
Ⅳ	约术后 4 个月	骑自行车、游泳（不得进行上举过头的动作，如自由泳或蝶泳）
	约术后 6 个月	运动专项训练（遵循医生建议，如高尔夫球、网球）
	约术后 9 个月	竞技性和高风险运动

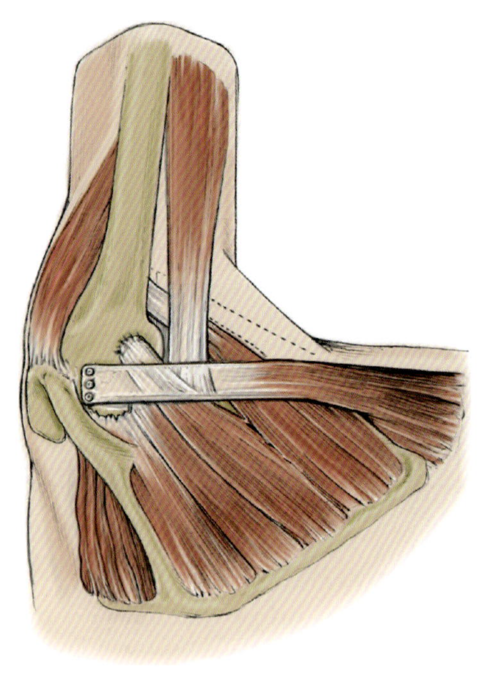

图 2.2 不可修复肩袖损伤的背阔肌转位术

2.1.3 胸大肌转位术

手术指征

- 不可修复的肩袖前部或前上部撕裂。

手术方法

- 采用三角肌与胸大肌之间手术入路，将肩胛下肌于肱骨小结节止点及胸大肌在肱骨处的止点进行术前准备。
- LBT 的肌腱固定。
- 分离胸大肌上半部分留作转位，分离胸大肌于锁骨和胸骨区域的纤维，长度为 10 cm 以上。
- 引导分离的肌肉断端从肱二头肌肌腱短头和胸小肌后方穿过，同时避免损伤肌皮神经。
- 用骨锚将肌肉断端固定在肱骨小结节上（前上部肩袖撕裂时，也可固定在肱骨前部、肱骨大结节上）。
- 冈上肌如果有撕裂将同时缝合（见上文）。

术后康复

有关术后康复内容见表 2.5。

2.1.4 关节镜下肩锁关节切除术（ARAC）

手术指征

- 肩锁（AC）关节骨性关节炎（也作为肩袖重建的联合手术）。
- AC 关节脱位伴有创伤性关节炎。

手术方法

- 通过标准后侧入路置入肩关节镜对 AC 关节病变进行检查评估。
- 转为肩峰下区域，去神经支配，清理增生滑膜及暴露肩锁关节下表面。
- 在 AC 关节前方建立辅助手术入路。进行止血和去神经支配（如使用 OPES®），使用剃须刀三角形切除 AC 关节。

（保留锁骨肩锁韧带装置的颅侧和背侧部分。）

表 2.4 背阔肌转位术术后康复。肩关节外展石膏或外展夹板固定在外展 45°、前屈 45°、内旋 45°位 6 周

阶段		活动度和允许的负荷
Ⅰ	术后第 1~3 周	单纯淋巴引流 石膏固定下仅被动物理治疗（轻微地活动，外展位被动内旋至 0°，被动外旋不受限，关节盂水平被动外展 / 内收：90° /45° /0° ）
Ⅱ	术后第 4 周开始	疼痛耐受范围内：主动辅助外展 / 内收：90° /45° /0° 被动内旋：外展体位下至 0° 外旋：被动运动无受限（缺陷：需要在各个水平进行肘关节活动）
	至术后 6 周末	拆除石膏，调整肩外展抱枕，加强物理治疗
Ⅲ	从术后第 6 周开始	主动辅助外展 / 内收：90° /0° /0° 主动辅助内旋 / 外旋：30° /0° / 无受限（缓慢增加）
	从术后第 8 周开始	活动无受限（在医生监督下）
	约术后第 12 周开始	慢跑
Ⅳ	约术后 4 个月	骑自行车、游泳（不得进行上举过头的动作，如自由泳或蝶泳）
	约术后 6 个月	运动专项训练
	约术后 9 个月	竞技性和高风险运动

表 2.5 胸大肌转位术术后康复。肩关节吊带（如 medi® 吊带）固定 6 周		
阶段		活动度和允许的负荷
Ⅰ	术后第 1~6 周	被动外展 / 内收：90° /0° /0° 被动前屈 / 后伸：90° /0° /0° 被动 IR/ER：无受限 /0° /0°
Ⅱ	术后第 7~8 周	被动外展 / 内收：无受限 /0° /0° 主动辅助外展 / 内收：90° /0° /0° 被动前屈 / 后伸：无受限 /0° /0° 主动辅助前屈 / 后伸：90° /0° /0° 主动辅助 IR/ER：无受限 /0° /0°
Ⅲ	术后第 9 周开始	主动辅助活动无受限
	术后第 12 周开始	主动运动无受限
	约术后第 12 周开始	慢跑
Ⅳ	约术后 4 个月	骑自行车、游泳（不得进行上举过头的动作，如自由泳或蝶泳）
	约术后 6 个月	运动专项训练
	约术后 9 个月	竞技性和高风险运动

术后康复

有关术后康复内容见表 2.6。

2.2 稳定性

根据潜在的病理变化，可以进行肩关节前下方、后方或联合关节镜的肩关节稳定术。

2.2.1 关节镜下肩关节前下方稳定术

手术指征

- 年轻患者创伤性肩关节脱位。
- 慢性创伤后肩关节不稳。
- 复发性肩关节半脱位和脱位。

手术方法

- 采用标准后方手术入路置入肩关节镜，对损伤部位进行评估。
- 另建立前上手术入路，对前盂唇进行观察，清理病变。
- 用 Bankart 锉刀将关节囊盂唇复合体剥离。
- 用 Bankart 锉刀清理创面（有新鲜血流出），并在前盂唇边缘标记出损伤范围（取决于缺损的程度）。
- 建立前下手术入路（5:30 方向）。
- 在关节盂唇前下方的骨槽钻孔并置入第一枚生物可吸收锚钉。
- 用圆缝合针缝合关节囊盂唇复合体。
- 通过打滑结推入驱动器至手臂所需的旋转位置（如果有骨性 Bankart 损伤，也可以采用同样方式固定）。采用相同的方法在盂唇上部进行锚钉固定（图 2.3）。
- 单纯关节囊转位（关节囊折叠）：对前关节囊盂唇复合体进行 W 形折叠，并使用 PDS 线进行缝

表 2.6 AC 关节切除术（ARAC）术后康复。肩关节吊带（如 medi® 吊带）固定 24 h，接下来 3 周夜间和长时间步行或活动期间佩戴		
阶段		活动度和允许的负荷
	术后 6 周	不做水平内收
Ⅰ	术后第 1~2 周	主动辅助前屈 / 后伸：60° /0° /0° 主动辅助外展 / 内收：60° /0° /0° 旋转无受限
Ⅱ	术后第 3~6 周	主动前屈 / 后伸：90° /0° /0°，以及无痛范围内；主动外展 / 内收：90° /0° /0°（屈肘，肩关节上举，靠近关节）
Ⅲ	约术后第 6 周开始	慢跑
Ⅳ	约术后 12 周	骑自行车、游泳（不得进行上举过头的动作，如自由泳或蝶泳）
	约术后 4 个月	运动专项训练
	约术后 6 个月	竞技性和高风险运动

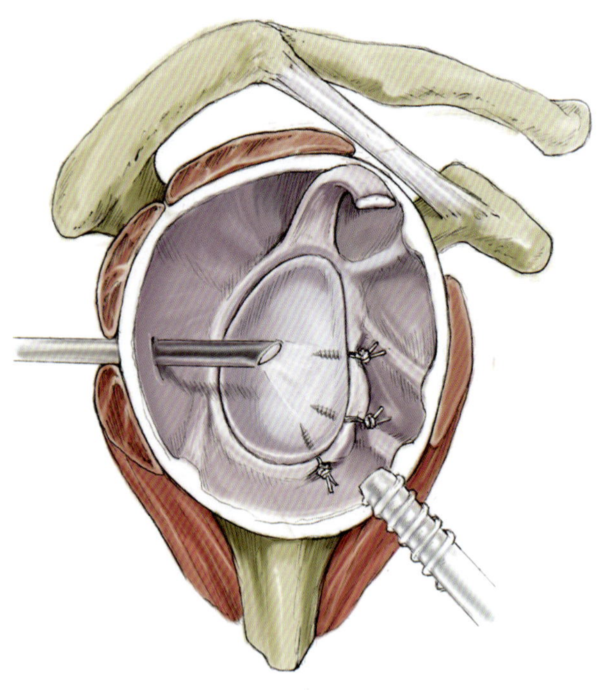

图 2.3 对于前下盂唇损伤，关节镜下于前下方骨道置入 3 枚生物可吸收锚钉固定

合固定，无须锚钉固定。

术后康复

有关术后康复内容见表 2.7 和表 2.8。

2.2.2 关节镜下肩关节后方稳定术

手术指征

- 创伤性肩关节后脱位。
- 慢性创伤后肩关节后方不稳。
- 复发性肩关节后方半脱位和脱位。

手术方法

- 采用标准后方手术入路置入肩关节镜，对损伤部位进行评估。
- 肩关节后关节盂相关准备。
- 用 Bankart 锉刀将关节囊盂唇复合体剥离。
- 用 Bankart 锉刀清理创面（有新鲜血流出），并在后盂唇边缘标记出损伤范围（取决于缺损的程度）。
- 在关节盂唇后下方的骨槽钻孔并置入第一枚生物可吸收锚钉。
- 用圆缝合针缝合关节囊盂唇复合体。
- 通过打滑结推入驱动器至手臂所需的旋转位置（如果有骨性 Bankart 损伤，也可以采用同样方式固定）。采用相同的方法在盂唇上部进行锚钉固定。
- 单纯关节囊转位（关节囊折叠）：对后关节囊盂唇复合体进行 W 形折叠，并使用 PDS 线进行缝合固定。

术后康复

有关术后康复的内容见表 2.9 和表 2.10。

2.2.3 SLAP 修复

根据 Snyder 和 Maffet 的研究，SLAP 病变可分为 7 种亚型：

表 2.7 关节镜下肩关节前下方稳定术术后康复。肩关节吊带（如 medi® 吊带）固定 24 h，接下来 4 周夜间和长距离步行或活动期间佩戴

阶段		活动度和允许的负荷
Ⅰ	术后第 1~3 周	主动外展 / 内收：45° /0° /0° 主动前屈 / 后伸：45° /0° /0° 主动 IR/ER：80° /30° /0°
Ⅱ	术后第 4~6 周	主动外展 / 内收：90° /0° /0° 主动前屈 / 后伸：90° /0° /0° 主动 IR/ER：80° /0° /0°
	术后第 7 周开始	活动无受限
Ⅲ	约术后第 7 周开始	慢跑
	约术后 3 个月	骑自行车
Ⅳ	约术后 4 个月	游泳（不得进行上举过头的动作，如自由泳或蝶泳）
	约术后 6 个月	运动专项训练
	约术后 9 个月	竞技性和高风险运动（如手球、冰球）

表 2.8　关节镜下前下关节囊折叠术术后康复。肩关节吊带（如 medi® 吊带）固定 3 周，接下来 3 周夜间佩戴

阶段		活动度和允许的负荷
Ⅰ	术后第 1~3 周	被动外展 / 内收：30° /0° /0° 被动前屈 / 后伸：30° /0° /0° 被动 IR/ER：80° /45° /0°
Ⅱ	术后第 4~6 周	主动辅助外展 / 内收：45° /0° /0° 主动辅助前屈 / 后伸：45° /0° /0° 主动辅助 IR/ER：80° /30° /0°
Ⅲ	术后第 7~9 周	主动外展 / 内收：90° /0° /0° 主动前屈 / 后伸：90° /0° /0° 主动 IR/ER：无受限 /0° /0°
	约术后第 7 周开始	慢跑
	术后第 10 周开始	活动无受限
	约术后 12 周	骑自行车
Ⅳ	约术后 4 个月	游泳（不得进行上举过头的动作，如自由泳或蝶泳）
	约术后 6 个月	运动专项训练
	约术后 9 个月	竞技性和高风险运动

表 2.9　关节镜下肩关节后方稳定术术后康复。肩关节吊带（如 medi® 吊带）0° 中立位固定 3 周，接下来 3 周夜间佩戴

阶段		活动度和允许的负荷
	术后 6 周	不做水平内收和手摸后背动作
Ⅰ	术后第 1~3 周	主动辅助外展 / 内收：45° /0° /0° 被动前屈 / 后伸：30° /0° /0° 主动 IR/ER：30° /0° /60°
Ⅱ	术后第 4~6 周	主动辅助外展 / 内收：90° /0° /0° 主动辅助前屈 / 后伸：60° /0° /0° 主动 IR/ER：45° /0° /75°
Ⅲ	术后第 7~8 周	主动外展 / 内收：90° /0° /0° 主动前屈 / 后伸：60° /0° /0° 主动 IR/ER：60° /0° / 无受限
	术后第 9 周开始	活动无受限
	约术后第 7 周开始	慢跑
	约术后 3 个月	骑自行车
Ⅳ	约术后 4 个月	游泳（不得进行上举过头的动作，如自由泳或蝶泳）
	约术后 6 个月	运动专项训练
	约术后 9 个月	竞技性和高风险运动（如冰球）

SLAP 病变（根据 Snyder 和 Maffet 的研究）

- Ⅰ型：上盂唇退行性改变。
- Ⅱ型：上盂唇及肱二头肌长头腱自肩胛盂撕脱。
- Ⅲ型：上盂唇“桶柄样”撕裂，但肱二头肌长头腱仍紧密附着在肩胛盂上。
- Ⅳ型：上盂唇撕脱并累及肱二头肌长头腱。
- Ⅴ型：SLAP Ⅱ型合并 Bankart 损伤。
- Ⅵ型：SLAP Ⅱ型合并不稳定瓣状撕裂。
- Ⅶ型：SLAP 损伤延续到盂肱关节中部。

手术指征

- Ⅰ型：保守治疗。
- Ⅲ型：关节镜下盂唇切除。
- Ⅱ型、Ⅳ ~ Ⅶ型：关节镜下再固定术。

手术方法

- 采用标准后方手术入路置入肩关节镜，对损伤部位进行评估。
- 另建立前上方手术入路。
- Ⅲ型病变：切除撕脱的盂唇。
- Ⅱ型、Ⅳ ~ Ⅶ型：根据盂唇损伤的位置和范围，清理相应关节盂边缘，并通过第二个外侧入路

表 2.10 关节镜下肩关节后方和前方稳定术合并关节囊转位术术后康复。肩关节吊带（如 medi® 吊带）0°中立位固定 6 周

阶段		活动度和允许的负荷
	术后 6 周	不做水平内收和手摸后背动作
Ⅰ	术后第 1~3 周	主动辅助外展 / 内收：45° /0° /0° 被动前屈 / 后伸：30° /0° /0° 主动 IR/ER：30° /0° /0°
Ⅱ	术后第 4~6 周	主动辅助外展 / 内收：90° /0° /0° 主动辅助前屈 / 后伸：60° /0° /0° 主动 IR/ER：45° /0° /0°
Ⅲ	术后第 7~8 周	主动前屈 / 后伸：90° /0° /0°，其他无受限
	术后第 9 周开始	肩关节活动无受限
	约术后第 7 周开始	慢跑
	约术后 3 个月	骑自行车
Ⅳ	约术后 4 个月	游泳（不得进行上举过头的动作，如自由泳或蝶泳）
	约术后 6 个月	运动专项训练
	约术后 9 个月	竞技性和高风险运动

置入锚钉系统（图 2.4）。

- Ⅴ型：采用前方入路应用上述技术进行额外的前方稳定。

术后康复

有关术后康复的内容见表 2.11 和表 2.12。

2.2.4 AC 关节重建术

手术指征

- 急性 AC 关节脱位Ⅳ ~ Ⅵ型（根据 Rockwood 分型）。

手术方法

- 通过标准后方手术入路进行关节镜下盂肱关节检查，评估和治疗合并伤（如 SLAP 损伤）。
- 前外侧手术入路进入，剥离附着软组织，暴露喙突基底部。
- 在锁骨远端约 1/3 处切开皮肤约 2 cm 长，并通过关节镜引导装置在喙肩韧带与锁骨的附着点处钻孔，制造韧带隧道。
- 在关节镜引导下插入双束 Tight-Rope 系统（Arthrex）并固定。对于肩锁关节慢性损伤，可采用胭绳肌腱移植加强固定。
- 拉紧 Tight-Rope® 并使用关节镜和放射学重新定位检查（图 2.5）。

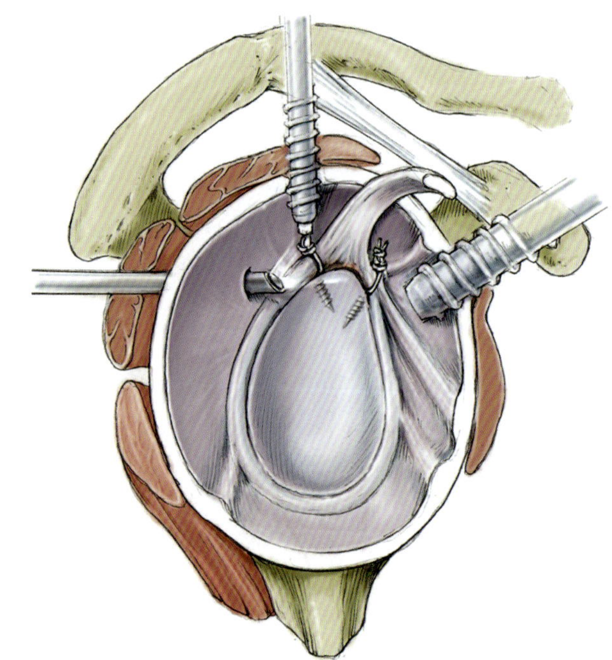

图 2.4 SLAP Ⅱ型损伤关节镜下用两枚可吸收锚钉固定

术后康复

有关术后康复的内容见表 2.13。

表 2.11 SLAP Ⅱ型修补术术后康复。肩关节吊带（如 medi® 吊带）每天佩戴，共 6 周（除了每天做治疗时取下）

阶段		活动度和允许的负荷
	术后 6 周	不做主动的肱二头肌训练
Ⅰ	术后第 1~3 周	主动外展 / 内收：45° /0° /0° 被动前屈 / 后伸：45° /0° /0° 主动 IR/ER：80° /0° /0°
Ⅱ	术后第 4~6 周	主动外展 / 内收：60° /0° /0° 被动前屈 / 后伸：90° /0° /0° 主动 IR/ER：80° /0° /0°
	术后第 7 周开始	关节活动度无受限
Ⅲ	约术后第 7 周开始	慢跑
	约术后 3 个月	骑自行车
Ⅳ	约术后 4 个月	游泳（不得进行上举过头的动作，如自由泳或蝶泳）
	约术后 6 个月	运动专项训练
	约术后 9 个月	竞技性和高风险运动（如手球）

表 2.12 SLAP Ⅳ ~ Ⅶ型修补术术后康复。肩关节吊带（如 medi® 吊带）每天佩戴，共 6 周（除了每天做治疗时取下）

阶段		活动度和允许的负荷
	术后 6 周	不做主动的肱二头肌训练
Ⅰ	术后第 1~3 周	主动外展 / 内收：45° /0° /0° 被动前屈 / 后伸：45° /0° /0° 主动 IR/ER：80° /30° /0°
Ⅱ	术后第 4~6 周	主动外展 / 内收：60° /0° /0° 被动前屈 / 后伸：90° /0° /0° 主动 IR/ER：80° /0° /0°
	术后第 7~8 周	主动外展 / 内收：90° /0° /0° 被动前屈 / 后伸：无受限 主动 IR/ER：无受限
Ⅲ	术后第 9 周开始	活动无受限
	约术后第 7 周开始	慢跑
	约术后 3 个月	骑自行车
Ⅳ	约术后 4 个月	游泳（不得进行上举过头的动作，如自由泳或蝶泳）
	约术后 6 个月	运动专项训练（如投掷运动）
	约术后 9 个月	竞技性和高风险运动（如手球）

2.3 内置假体

2.3.1 全置换假体（TEP）、不置换关节盂假体（HEP）和肱骨头置换假体（如 Eclipse®）

手术指征

- 肩袖完好的原发性或继发性肩关节骨性关节炎（伴有或不伴有关节盂损伤）。
- 肱骨头坏死。
- 年轻患者的肩关节骨性关节炎。

手术方法

- 切开皮肤，采用三角肌之间或三角肌与胸大肌间隙手术入路。
- 分离肩胛下肌留作准备。
- 暴露肱骨头，进行相应肱骨截骨并试模。
- 需要进行关节盂置换时，需对关节盂进行清理和相关准备。
- 插入假体，观察软组织平衡以及假体头与柄的匹配并调整假体，最后用骨水泥固定或螺钉固定。

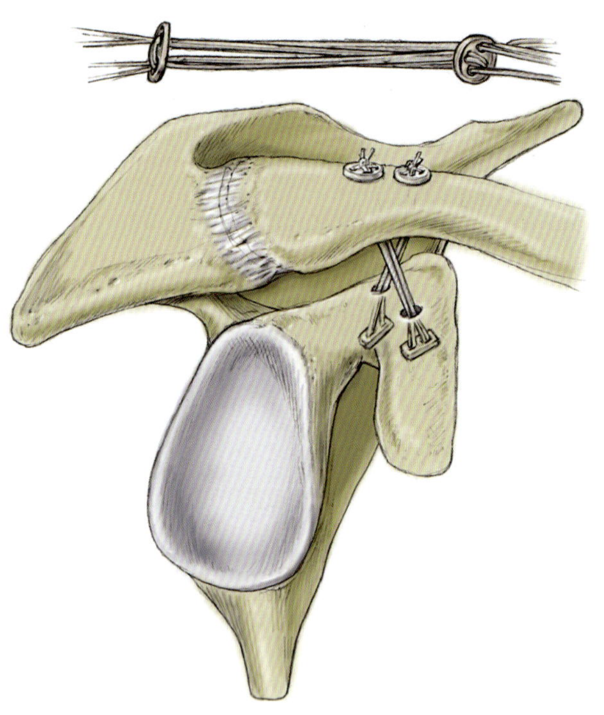

图 2.5 关节镜下 AC 关节重建使用双束 Tight-Rope®（Arthrex）

- 肩胛下肌再缝合固定。
- 逐层缝合切口（图 2.6 和图 2.7）。

术后康复

有关术后康复的内容见表 2.14。

2.3.2 反式肩关节假体

手术指征

- 肩袖撕裂后继发肩关节病（关节缺损）。
- 不可修复的肩袖损伤。

手术方法

- 切开皮肤，采用三角肌与胸大肌间隙手术入路。
- 肩胛下肌的制备和分离（如果肩胛下肌存在）。
- 暴露肱骨头，进行相应肱骨截骨并试模。
- 清理关节盂并做准备。
- 调整假体，观察软组织平衡，用骨水泥固定假体柄，或用空心螺钉固定关节盂球（关节盂基底和反式肱骨头）。
- 重新固定分离的肩胛下肌。
- 逐层缝合切口（图 2.8）。

术后康复

有关术后康复的内容见表 2.15。

2.4 关节松动术

关节镜下肩关节松动术

手术指征

- 冻结肩 3 期和 4 期（保守治疗无效）。

表 2.13 AC 关节重建术后康复。肩关节吊带（如 medi® 吊带）每天佩戴，共 6 周

阶段		活动度和允许的负荷
Ⅰ	术后第 1~2 周	主动外展 / 内收：30° /0° /0° 被动前屈 / 后伸：30° /0° /0° 被动 IR/ER：80° /0° /15°
Ⅱ	术后第 3~4 周	主动助动外展 / 内收：45° /0° /0° 主动辅助前屈 / 后伸：45° /0° /0° 主动辅助 IR/ER：80° /0° /15°
	术后第 5~6 周	主动外展 / 内收：60° /0° /0° 被动前屈 / 后伸：60° /0° /0° 主动 IR/ER：无受限
Ⅲ	术后第 7 周开始	活动无受限
	约术后第 7 周开始	慢跑
	约术后 3 个月	骑自行车（可根据地形调整）
Ⅳ	约术后 4 个月	游泳（不得进行上举过头的动作，如自由泳或蝶泳）
	约术后 6 个月	运动专项训练（如投掷运动）
	约术后 9 个月	竞技性和高风险运动

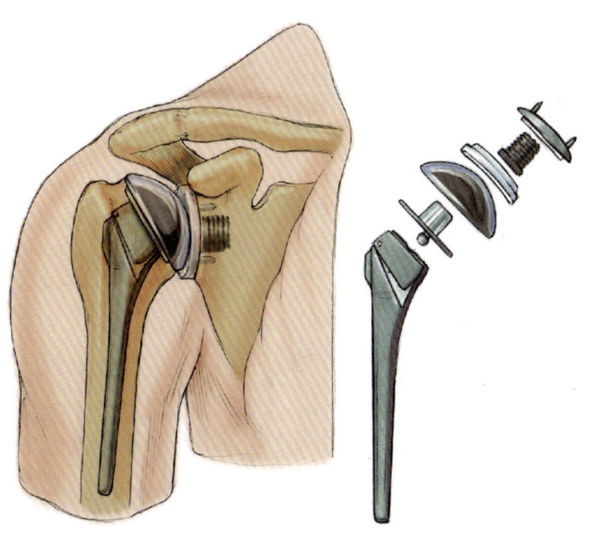

图 2.6　全肩关节置换（Univers® variety，Arthrex）

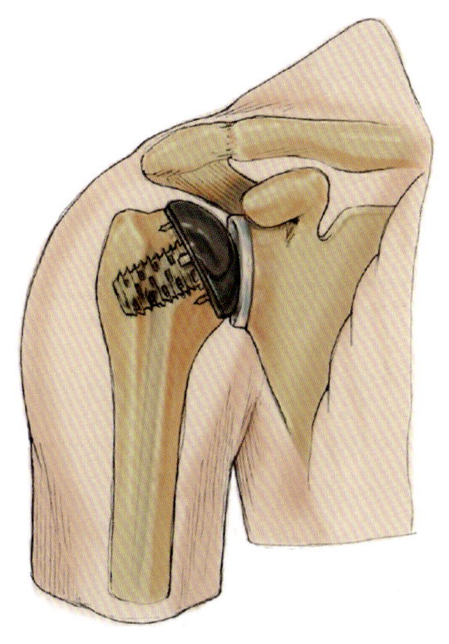

图 2.7　肱骨头置换合并关节盂置换（type Eclipse®，Arthrex）

表 2.14　肩关节假体（TEP、HEP、肱骨头置换假体）植入术术后康复。肩外展矫形器（如 medi® SAS comfort）固定在外展 15°位，维持 6 周

阶段		活动度和允许的负荷
Ⅰ	术后第 1~3 周	被动外展 / 内收：90° /0° /0° 被动前屈 / 后伸：90° /0° /0° 被动 IR/ER：80° /0° /0°
Ⅱ	术后第 4~6 周	主动辅助外展 / 内收：90° /0° /0° 主动辅助前屈 / 后伸：90° /0° /0° 被动 IR/ER：无受限 /0° /0°
Ⅲ	从术后第 7 周开始	遵循临床医生建议及影像学检查：允许活动
	约术后第 7 周开始	慢跑 / 行走
Ⅳ	约术后 3 个月	骑自行车、游泳
		一般不推荐进行竞技性和高风险运动 / 个人治疗建议

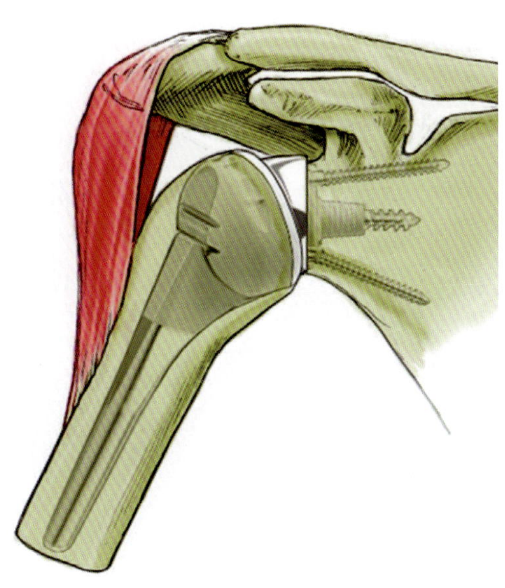

图 2.8　反式肩关节置换（Univers®，Arthrex Inc.）

手术方法

- 经斜角肌全麻。
- 肩关节后方及前上方置入关节镜。
- 电热分离清理关节囊前部及后部增生组织至肩关节各方向活动无明显受限（关节镜和器械入口交替使用）。
- 电热分离松解肩胛下肌可能粘连增生的部分。
- 逐层缝合切口。

术后康复

有关术后康复的内容见表 2.16。

2

表 2.15 反式肩关节假体植入术术后康复。肩外展矫形器（如 medi® SAS comfort）固定在外展 15°位，维持 3 周

阶段		活动度和允许的负荷
	术后 6 周	不做主动内旋，不做被动外旋＞0°
Ⅰ	术后第 1~2 周	主动辅助外展 / 内收：60° /0° /0° 主动辅助前屈 / 后伸：60° /0° /0° 被动 IR/ER：80° /0° /0°
Ⅱ	术后第 3~4 周	主动辅助外展 / 内收：90° /0° /0° 主动辅助前屈 / 后伸：90° /0° /0° 被动 IR/ER：80° /0° /0°
	从术后第 5 周开始	关节活动无受限
Ⅲ	约术后第 7 周开始	慢跑 / 行走
Ⅳ	约术后 3 个月	骑自行车
		一般不推荐进行竞技性和高风险运动 / 个人治疗建议

表 2.16 关节镜下肩关节松动术术后康复。术后最初几天交替使用改良 Gilchrist 吊带

阶段		活动度和允许的负荷
Ⅰ	术后立刻开始	住院期间（每 2 h）使用改良 Glichrist 吊带于外展 90°位交替进行内旋及外旋训练 无限制性活动。强化末端的被动运动（每天多次） 在指导下进行独立活动
Ⅱ		在充分控制肩部的情况下，逐步过渡到主动运动练习，并进行肩胛带肌群的向心性 / 离心性训练，以及指导独立训练
Ⅲ	约术后第 4 周开始	慢跑 / 行走，骑自行车，游泳，运动专项训练
Ⅳ	约术后 3 个月开始	竞技性和高风险运动

参考文献

[1] Cohen BS, Romeo AA, Bach B Jr (2002) Rehabilitation of the shoulder and rotator cuff repair. Oper Tech Orthop 12(3):218–224.

[2] Cools AM et al. (2007) Rehabilitation of scapular muscle balance: which exercises to prescribe? Am J Sports Med 35:1744, originally published online July 2, 2007.

[3] Gibson JC (2004) Rehabilitation after shoulder instability surgery. Curr Orthop 18:197–209.

[4] Hauser-Bischof C (2002) Schulterrehabilitation in der Traumatologie und Orthopädie. Thieme, Stuttgart.

[5] Hochschild J (2002) Strukturen und Funktionen begreifen, vol. 2: LWS, Becken und Untere Extremität. Thieme, Stuttgart.

[6] Imhoff AB, Baumgartner R, Linke RD (2014) Checkliste Orthopädie. 3rd edition. Thieme, Stuttgart.

[7] Imhoff AB, Feucht M (Hrsg) (2013) Atlas sportorthopädisch-sporttraumatologische Operationen. Springer, Berlin Heidelberg.

[8] Ludewig PG, Cook TM (2000) Alterations in shoulder kinematics and associated muscle activity in people with symptoms of shoulder impingement. Physical Therapy 80(3):277.

[9] Maenhout et al. (2010) Electromyographic analysis of knee push-up plus variations: what is the influence of the kinetic chain on scapular muscle activity? Br J Sports Med 44:1010-1015, originally published online September 14, 2009.

[10] Rubin BD, Kibler WB (2002) Fundamental principles of shoulder rehabilitation: conservative to postoperative management. Arthroscopy 18(9, Nov-Dec Suppl 2):29–39.

第三章　肩部：康复治疗

Andreas B. Imhoff, Knut Beitzel, Knut Stamer, Elke Klein

3.1 第Ⅰ阶段

目标（依据 ICF）

第Ⅰ阶段目标（依据 ICF）
- 生理功能 / 身体结构：
  - 缓解疼痛。
  - 促进（炎症）吸收。
  - 保持 / 改善关节活动度。
  - 调节受损的自主神经及神经肌肉功能。
  - 增强关节稳定性。
  - 避免功能和结构的受损。
  - 提高感觉运动功能。
  - 了解肩胛骨最佳位置，并将肱骨放在中心位置。
- 活动 / 参与：
  - 对术后手臂进行日常减压。
  - 提高活动能力（维持和改变身体姿势，步行和运动，托举，搬运物品）。
  - 打破影响活动参与的障碍（焦虑……）。

物理治疗

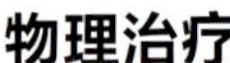

患者教育

- 与患者讨论治疗的内容和目标。
- 以无痛为目标的疼痛管理（生理性疼痛处理）。
  - 在无痛中进行治疗。
  - 保持无痛的体位，尤其在夜间（如在手臂背侧或两侧用垫子支撑手臂）。
- 姿势控制：手臂置于身体前侧肩胛骨水平，肘关节弯曲置于身体前侧。当平躺时，上臂肱骨下方用垫子支撑（图 3.1）。
  - 背阔肌转位。严格限制胸廓外展石膏固定 6 周后，检查准确的位置 / 插入尤为重要。手臂有良好的支撑并且没有受其他压力，肩部和颈部肌肉尽可能放松。
  - 关节松动术。良好的患者依从性和充分的镇痛尤为重要，应尽可能在最小疼痛感的情况下进行治疗，并且让患者能够不断地独立锻炼。关节松动时，肩关节的起始位置从 90° 外展位，然后交替进行内外旋（提示：使用沙袋改善姿势）（图 3.2）。
- 告知患者其肩关节病情。利用视觉教具（镜子、肩部模型等）、触觉支持和语言反馈，如果患者了解到自己肩关节的问题，他们就会更有动力，更愿意配合治疗！
- 告知患者术前的注意事项：
  - 避免抬高手臂。
  - 避免负重。
  - 避免用手或肘部支撑自己。
  - 避免快速、突然地运动。

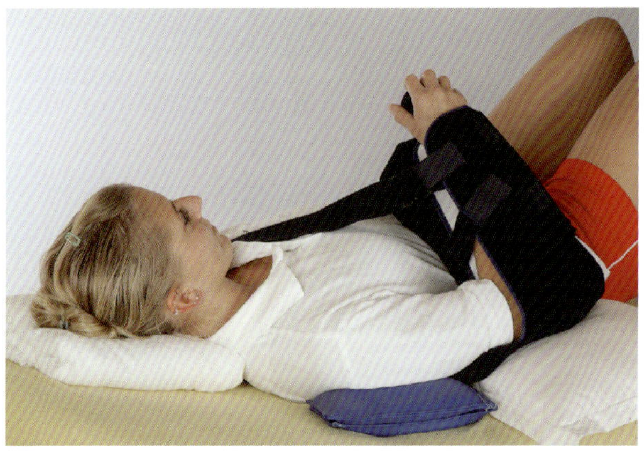

图 3.1 不断检查手臂的位置

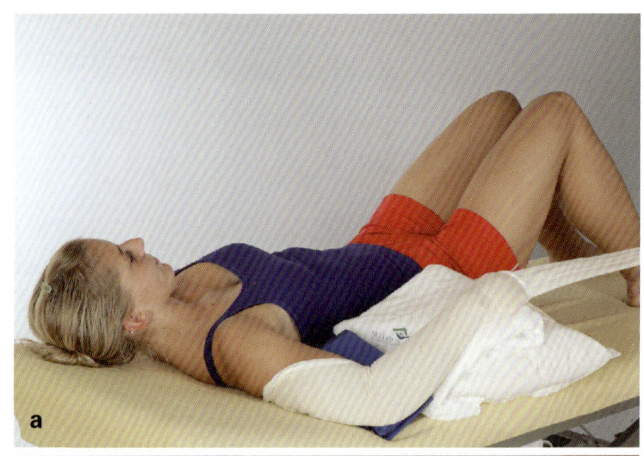

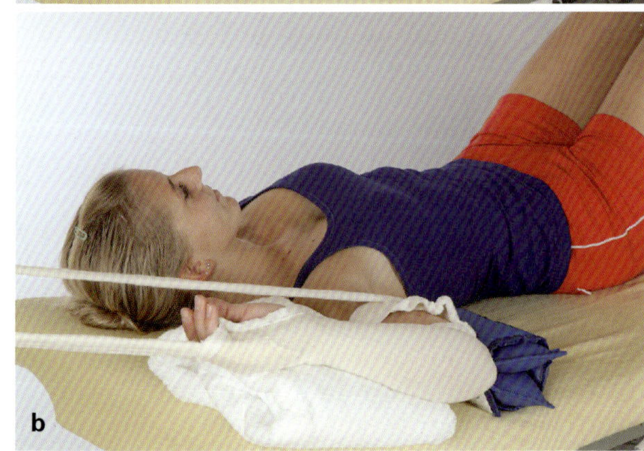

图 3.2 a、b. 使用沙袋改善姿势

预防性治疗

- 预防肺炎和血栓。
  - 尽早下床活动。
  - 指导持续最大容积吸气（SMI）训练，深呼吸活动，如缩窄鼻腔，进行吸气，呼气控制。以第二间隔在踝关节中进行主动终端运动，即踝泵运动，间隔时间为 2 s。
  - 进行有氧局部耐力锻炼：手掌的抓握与伸展，在允许的关节活动范围内，进行肘关节屈伸运动，通过这些运动来激活肌肉泵，每小时 1 次。

促进吸收

- 通过手掌的抓握与伸展来激活肌肉泵。
- 肘关节的主动运动（SLAP 再固定术和 LBT 腱鞘术）。
- 手臂有良好的支撑并高于心脏。
- 手法淋巴引流技术。
- 热敷该部位。

改善运动

- 根据手术，被动运动，主动运动，助力运动。可用悬吊进行无重力 / 减重活动。
- 保留活动能力：通过肩胛骨的运动来活动盂肱关节。
  - 坐着或侧卧时的肩胛骨运动。
  - 在侧卧位的动态活动，如在内旋位内收。
- 改善邻近关节的活动能力：手和肘部。
- 依据检查结果进行人工治疗措施：对枕 – 寰枢椎复合体（OAA）、颈椎、胸椎、肩锁关节、胸锁关节、肋骨关节进行治疗。
- 基于功能动力学方法的反承重动员，即抗重力运动（Suppé，2007）（图 3.3）。
- 通过肌肉能量技术（MET）、整合性神经肌肉抑制术（INIT）、交互抑制、功能性按摩、等长收缩后松弛术（PIR）等技术对以下肌肉软组织进行治疗。
  - 肩胛提肌。
  - 斜方肌下降部分。
  - 胸肌。
  - 肱二头肌。
  - 背阔肌。
  - 肘部伸肌组。
  - 枕部肌肉。

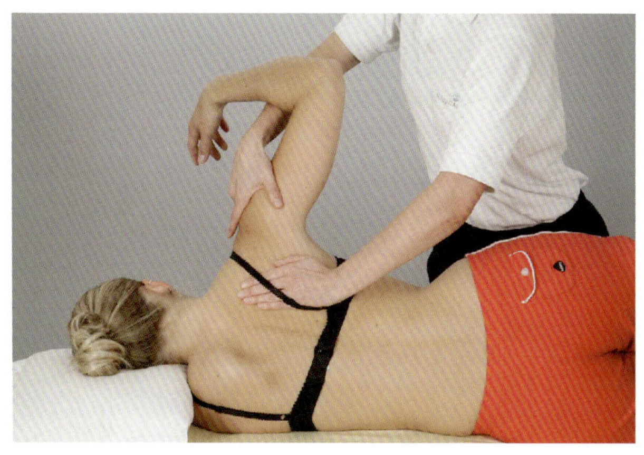

图 3.3 抗重力运动

- 独立活动指导：所有的独立练习都要求患者在休息和运动时能够控制肩部位置。
  - 肩部稳定：为了主动控制肩胛骨的位置，患者可以用肩胛骨顶住一个网球，在允许的活动范围，自主移动手臂或在协助下做屈伸和旋转（图 3.4）。
  - 肩袖修复，假体：使用滑轮进行活动，接受手术的手臂被动地进行屈曲 – 外展运动。患者坐在板凳前进行擦拭动作练习：双手放在毛巾上，然后前后移动，也可以使用木棍（图 3.5）。
  - 肩部关节松动：患者在仰卧位、侧卧位（图 3.6）用木棍调动肩关节。

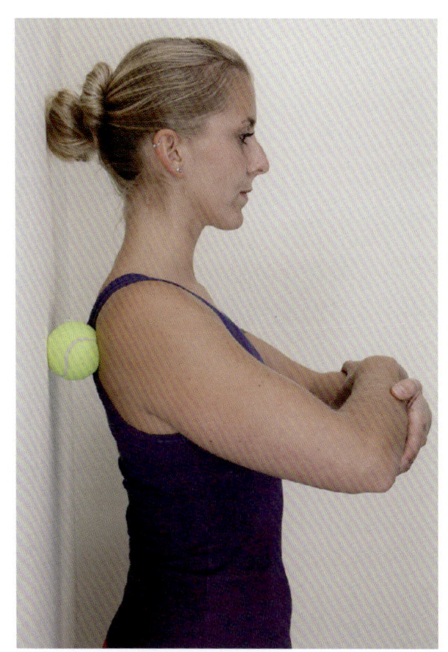

图 3.4 用网球稳定肩部结构

3

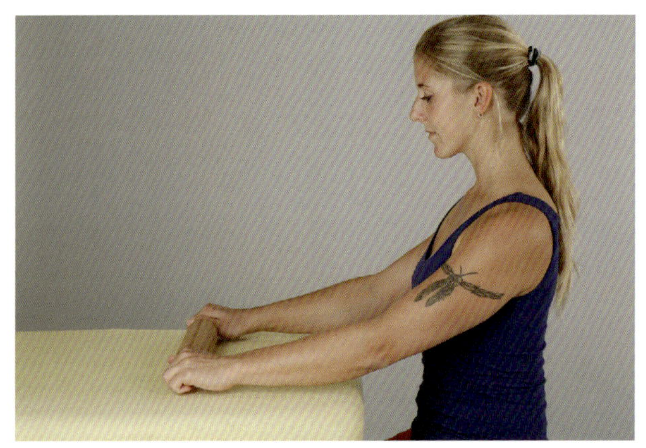

图 3.5 坐在凳子前用木棍进行擦拭动作练习

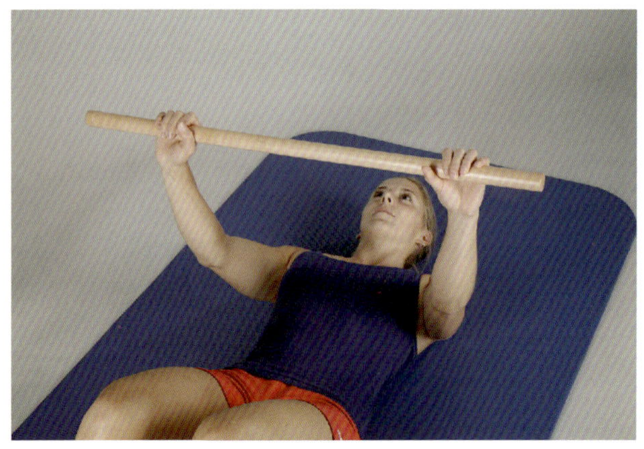

图 3.6 用木棍运动肩部

> **实用提示**
>
> 在关节松动的情况下，建议采用有针对性的徒手关节活动技术，以改善关节囊的弹性（MT 3 级，抗阻力）。为患者提供足够的镇痛剂是很重要的，特别是在治疗期间。

- 在训练池中的低举运动方案。患者站在水中，借助放在骨盆周围的橡胶缰绳来稳定。通过将患者水平地向前倾斜，手臂变得越来越高。进阶：在水中保持水平位置，脚放在墙上，使用呼吸管和潜水镜。

调节自主神经和神经肌肉的功能

- 正交感神经和副交感神经起源区 T1~T8、OAA 复合体的治疗：
  - 手法治疗（MT），调节胸椎，调节肋骨关节。
  - 物理治疗：按摩、热敷、电疗等。
- 在无痛范围内的被动运动，MT 的牵伸和徒手压可对关节囊滑膜再生产生刺激。
- 肩臂肌肉 C5~C8 的神经起源区的手法治疗。

改善感觉运动功能

- 来自 MT 的最小牵引和压迫 1 级作为传入的感觉运动输入。
- 对未曾经过手术的核心和四肢采用本体感觉神经肌肉促通技术（PNF 技术），例如坐位下的肩胛骨运动模式（图 3.7）。

> **实用提示**
>
> **抬高手臂**
>
> - 举臂的运动过程被分为几个序列，而各个运动部分是独立进行的。
>   - 例如：首先是通过将手臂保持在肩胛骨水平实现肱骨头的静态居中，然后再进行动态锻炼（如在滑轮上的负重）。
> - 然后它被整合到“举臂”的整个运动过程中。

稳定和加强

- 稳定肩胛骨（静态控制），作为生理运动的稳定基础，加入感知训练：触觉、视觉（在镜子前）和语言的辅助。使用肌电图。

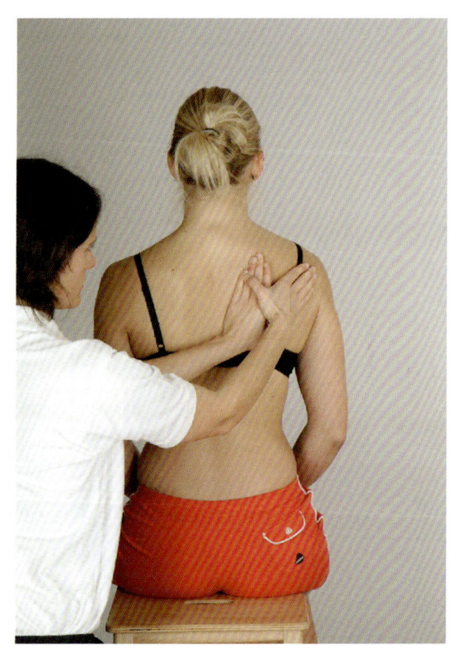

图 3.7 坐位时的肩胛骨运动模式

- 肱骨头起始位置定位（见第 3.2.1 节）。
- 在坐位时，治疗师用手法或接触患者引导动作，改善肱骨头向尾端的滑动。
- 促进肱骨头的生理性居中，可通过以下方式：
  - 对侧手臂 / 肩胛骨的屈曲 – 外展 – 外旋运动模式（图 3.8）。
  - 屈曲 – 内收 – 外旋中的下肢运动模式（对侧下肢自由活动有利于促进同侧的上臂活动）。
- 激活肩胛骨稳定肌，尤其是斜方肌的上行和横向部分、前锯肌、菱形肌在不同的起始位置，尽可能快地进入垂直状态。
- 加强核心稳定性。
- 使用滑轮或弹力带（医用弹力带）对未受影响的肢体进行练习。

肩胛骨位置

坐位或站位时左肩胛骨在胸腔上的最佳位置（图 3.9）

- 肱骨头不应超过肩峰前方的 1/3。
- 肩胛骨的内侧缘与棘突平行。
- 肩胛骨的脊柱在 T4 水平交叉。
- 下角位于 T7 的高度。
- 肩胛骨水平从额部水平向腹侧方向旋转 30°，胸椎保持中立。

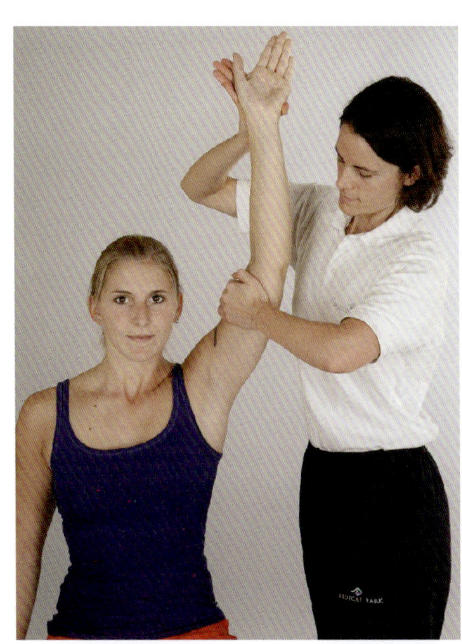

图 3.8 通过在对侧进行屈曲 – 外展 – 外旋的手臂 / 肩胛骨模式来促进肱骨头的生理性居中

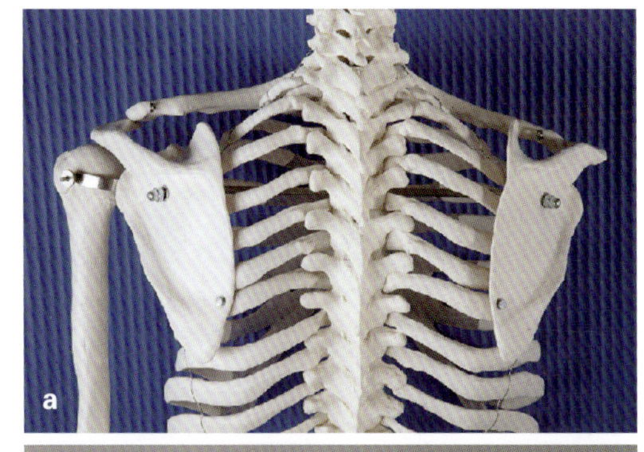

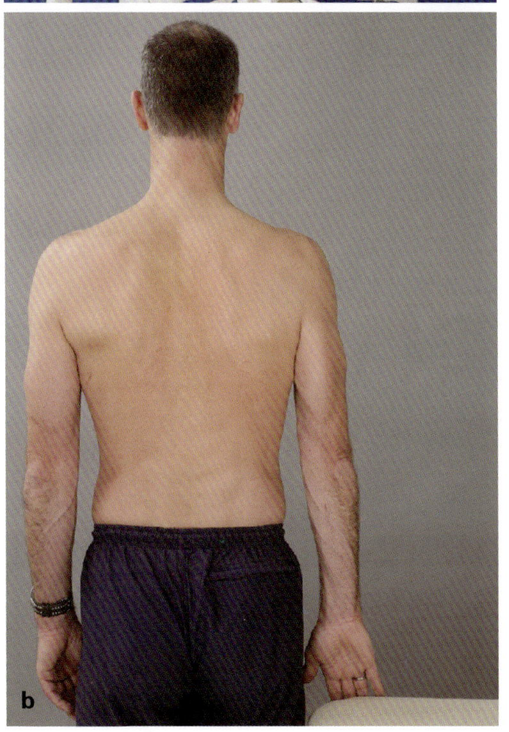

图 3.9 a、b. 肩胛骨的位置。a. 坐位时左肩胛骨在胸部的最佳位置。b. 低位等长

物理措施

- 热敷。
- 按摩，特别是肩颈部肌肉的按摩。
- 手法淋巴引流技术（MLD）。
- 用冰袋或者冰袖带做温和的冷敷。
- 低温动力学。
- 持续被动运动（CPM）在允许的运动范围内：每天运动约 6 h（图 3.10）。

> **在进行 CPM 的过程中，患者必须以直立的脊柱姿势控制肩胛骨的位置，患者意识上应跟随做被动运动。**

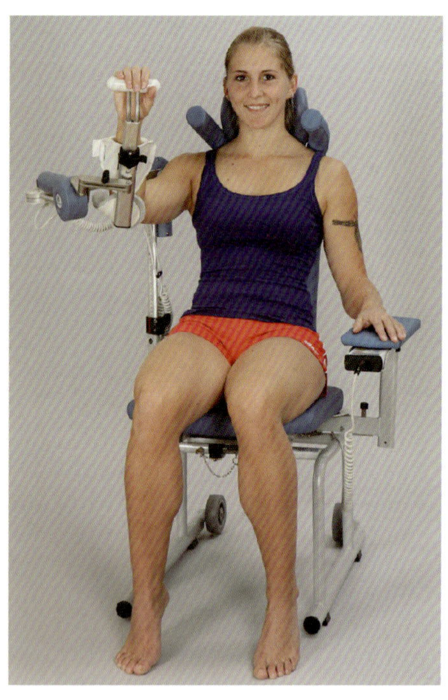

图 3.10 肩部 CPM

3.2 第Ⅱ阶段

目标（依据 ICF）

第Ⅱ阶段目标（依据 ICF）
- 生理功能 / 身体结构：
  - 促进再吸收。
  - 保持 / 改善关节活动能力。
  - 改善关节稳定性。
  - 改善感觉和运动功能。
  - 调节受损的自主神经 – 肌肉功能。
  - 缓解疼痛。
  - 增强肌力。
  - 避免功能和结构的损害。
  - 学习肩胛骨设置并使肱骨头居中。
- 活动参与：
  - 进行日常工作（做家务、保持个人卫生、获得基本生活用品）。
  - 纠正姿势（培养符合人体工程学的姿势 / 工作姿势）。
  - 活动能力（行走、搬运 / 举起物体、手臂 / 手的使用）。
  - 参与社区的生活。
  - 独立自主参与家庭培训计划。

3.2.1 物理治疗

患者教育
- 与患者讨论治疗的内容和目标。
- 使患者了解并在允许的运动范围进行活动。
- 以无痛为目标的疼痛管理（生理性疼痛处理）。
  - 治疗 / 运动应在无痛范围内进行。
  - 保持无痛体位，特别是在夜间（如用垫子支撑手臂的背侧位置）。
- 姿势控制：
  - 背阔肌转位：监测石膏内的手臂（密切观察石膏固定的患肢）。肩带肌肉能否放松？是否存在麻痹或压痛点？
- 告知患者手术的注意事项：
  - 避免抬高手臂。
  - 避免负重。
  - 避免用手或肘部支撑重量。
  - 避免快速、突然地运动。
- 告知患者其肩关节病情，利用视觉教具（镜子、肩部模型）、触觉支持和语言反馈。如果患者了解问题，他们会更有动力，更愿意遵守运动的要求。

术后对运动的限制常常也是由于对运动的恐惧和肌肉的反射性保护性紧张而产生的。

- 患者独立穿脱衣服、保持个人卫生和进食应该是可以的，不会使肩部有受伤的危险（与患者一起练习活动，以建立医患间的信任）。同时，告诉患者有关伤口愈合阶段身体结构上的负荷变化。激励患者坚持负重和锻炼计划，也要在可行的限度内运动。

实用提示

在有关节炎的情况下，应与患者讨论治疗目标。如果每天没有坚持锻炼，就有可能使肩部再次僵硬！

预防性治疗
- 肺炎和血栓预防（取决于患者的一般状况）。

促进吸收
- 通过手的抓握与伸展来激活肌肉泵。

- 肘关节的主动运动。Cave：在 SLAP 固定和 LBT 固定的情况下，6 周内不能活动！
- 手法淋巴引流技术。
- 观察静脉流出路线，并有可能对瓶颈进行处理：松解斜方肌和胸小肌，活动第一肋骨、锁骨。

改善运动

- 在无痛范围内进行被动运动、助力运动或主动运动，考虑肩关节活动范围内的三维运动。
- 在不同的起始位置对肩关节进行活动，如根据 Klein-Vogelbach 的方法，侧卧位下，在肩部主动向后沉肩的情况下，做改良抗重力活动，同时由治疗师对手臂进行被动抬高或外展。手臂预设成各种不同的屈曲和外展位置下，做肩胛骨内旋活动。
- 手法治疗：小心地将肱骨头向尾部和背侧滑动（关节松动术）。Cave：稳定！
- 应用可免移位 / 减移位动员的吊索台（悬吊台用于提升 / 减少运动）。
- 维持邻近关节的活动性：手和肘关节。
- 根据调查结果，通过手法治疗来改善关节活动度［OAA，颈椎（图 3.11 a），胸椎（图 3.11 b），ACG，胸锁关节，肋骨关节］。
- 软组织治疗：
  - 肌肉使用 MET、交互抑制、功能性按摩、INIT（图 3.12 a、b）、摆位放松术、PIR 等技术。
    - 肩胛骨肌肉。
    - 斜方肌的下部。
    - 斜角肌。

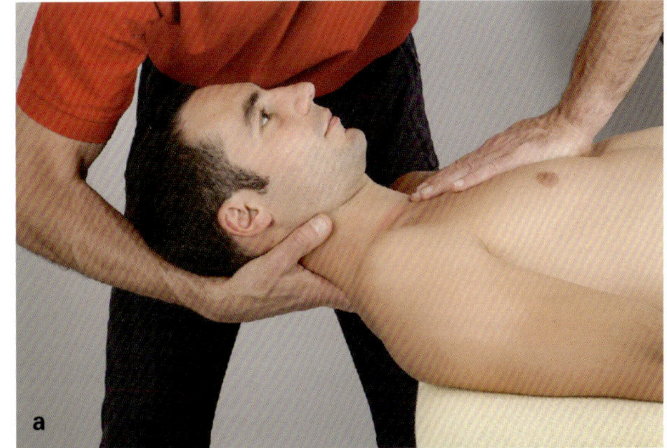

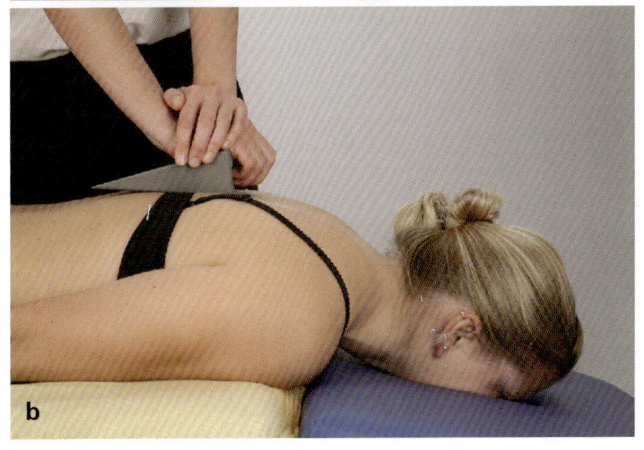

图 3.11　a、b. 改善关节活动度。a. 颈椎。b. 胸椎

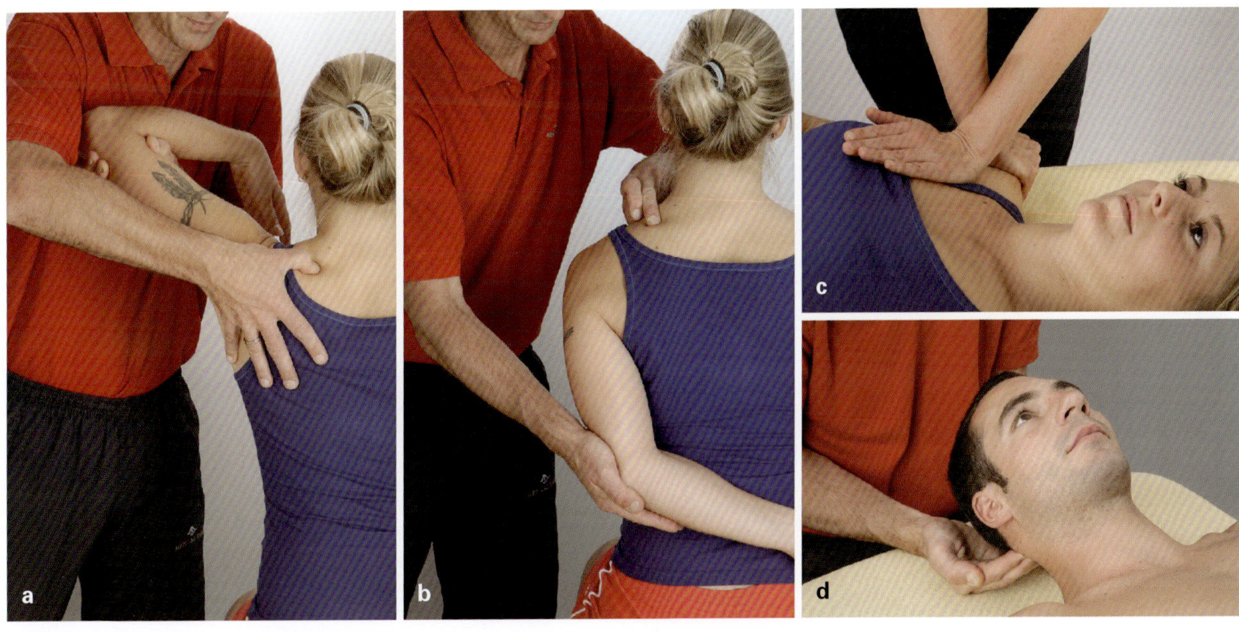

图 3.12　a~d. 使用 INIT 技术的软组织治疗（a、b），胸肌（c）、胸锁乳突肌和枕部肌肉（d）的治疗

- 胸肌（图 3.12 c）。
- 肱二头肌。
- 背阔肌。
- 胸锁乳突肌和枕部肌肉（图 3.12 d）。
- 筋膜治疗，包括松解技术、压力和拉伸疗法。
  - 根据资料显示，可对胃、肝或脾脏筋膜或横膈膜产生治疗作用。
  - 活动颈部和肩部筋膜（图 3.13）。
- 指导独立主动运动。
  - 仰卧位开始：通过横杆或双手十指相扣（Bobath 握手）进行辅助性屈伸（图 3.14）。
- 站在凳子前面，前臂靠在凳子上：站在凳子前面，在固定端和移动端（现在是肩胛骨）之间切换，以屈曲活动（图 3.15）。
- 用滑轮来练习屈曲、外展和外旋。
- 用木棍进行主动运动（图 3.16）。
- “One-Armed Bandit”外旋运动（图 3.17）。
- 在仰卧位或坐位上使用可调节垫子自主活动胸椎。
- 居家：在后背放两个网球，放在需要活动的脊柱节段下面（图 3.18）。
  a. 阻断腰椎（激活腿部）以防止进一步运动（防止腰椎代偿）。
  b. 进行接触。
  c. 最小范围运动，与关节面平行，背侧向头端移动。

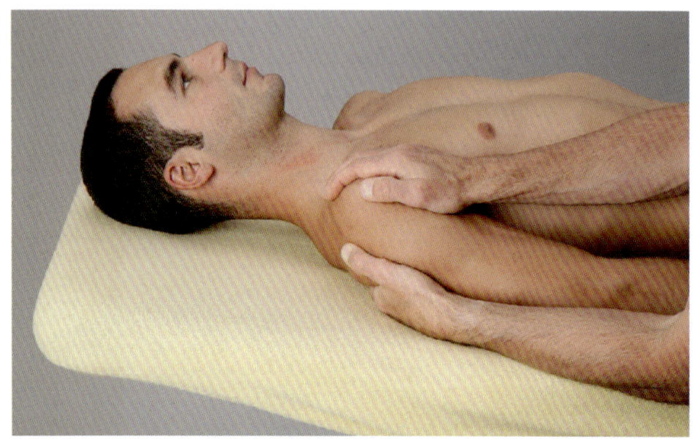

图 3.13 筋膜治疗：肩部筋膜的调动

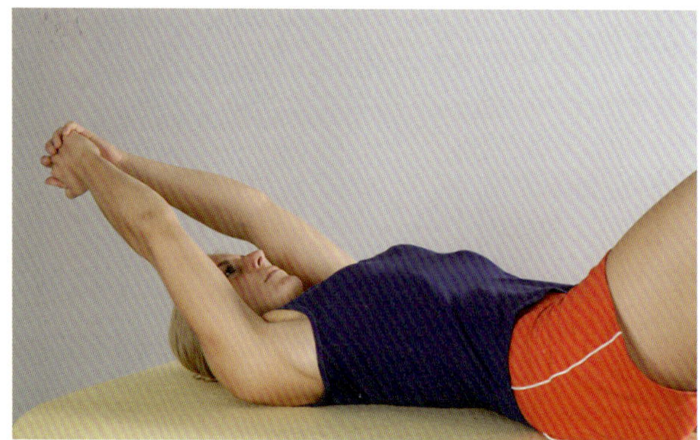

图 3.14 指导独立移位：通过 Bobath 握手进行辅助性屈伸

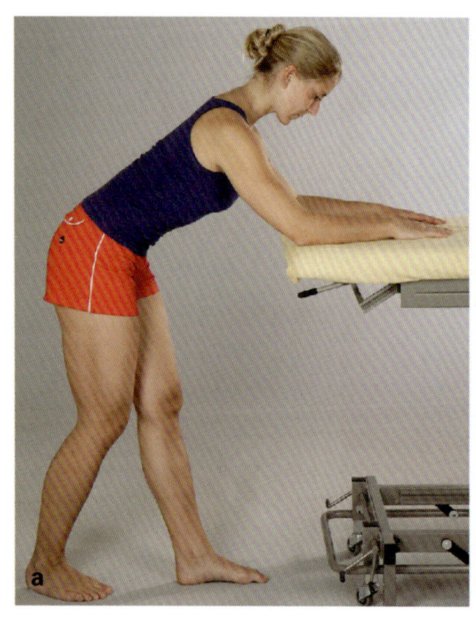

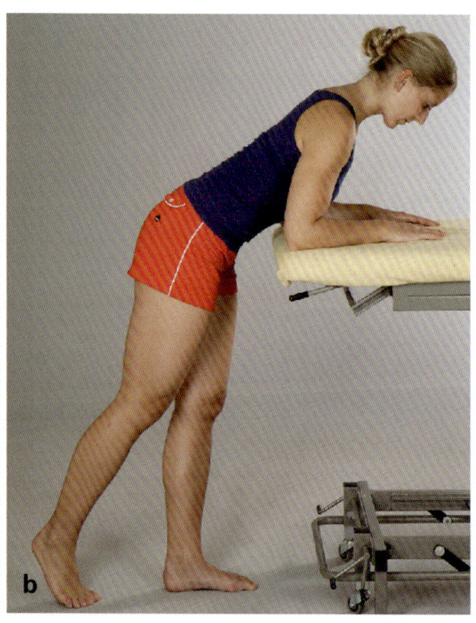

图 3.15 a、b. 指导患者主动运动：站在长凳前，在固定端（a）和移动端（b）（现在是肩胛骨）之间切换，以屈曲活动

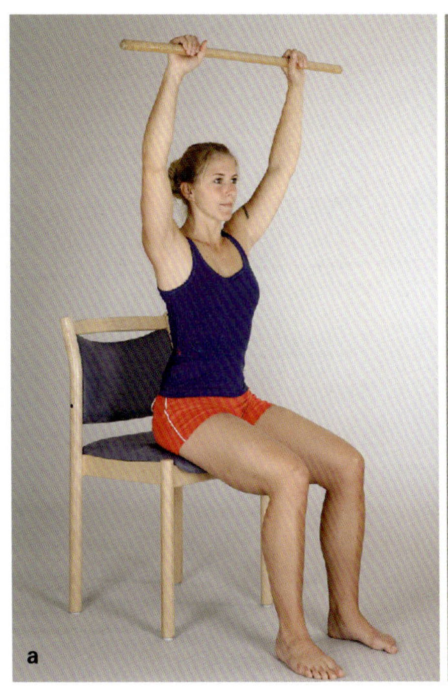

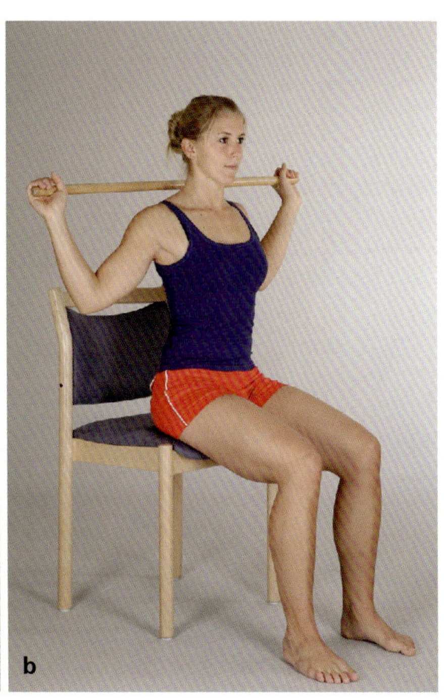

图 3.16 a、b. 用木棍进行主动运动

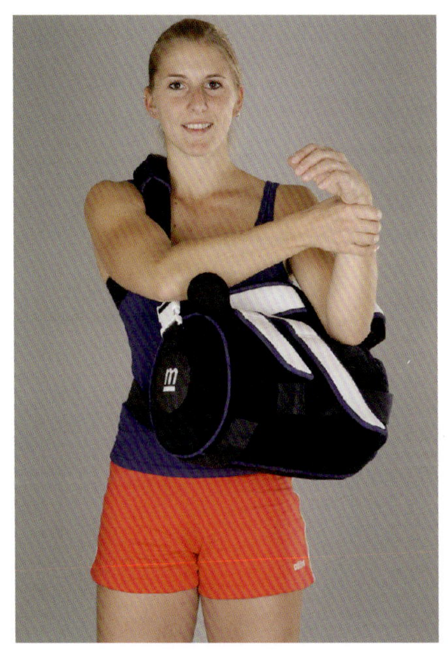

图 3.17 “One-Armed Bandit”外旋的方法

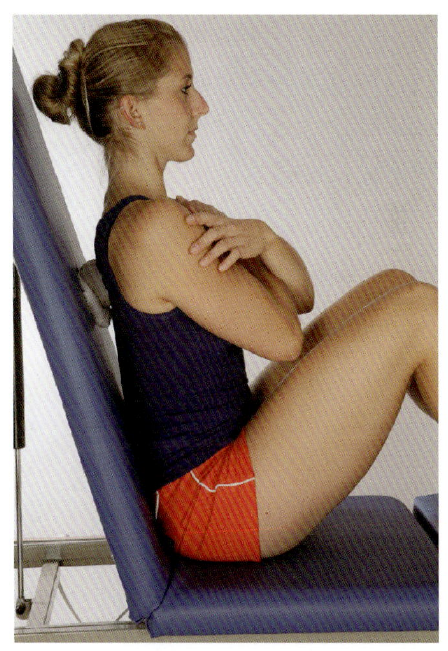

图 3.18 胸椎主动运动

实用提示

在发生关节松动的情况下，建议通过牵引和压迫以及平移和角度移动运动对盂肱关节进行强化的、有针对性的治疗（图 3.19），以改善关节囊的弹性。MT 3 级（抗阻力），Maitland 4 级。在这种情况下，避免疼痛是不可能的！治疗前应给予患者足够的止痛药。

Cave：这里要考虑的是肩关节的三维运动。

3

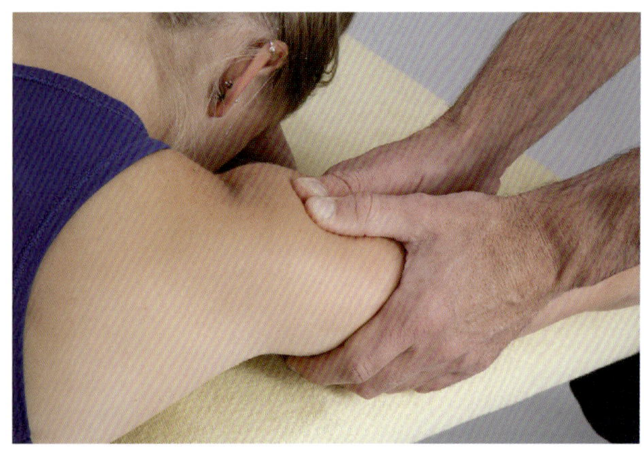

图 3.19 在发生关节松动时对盂肱关节进行有针对性的活动

调节自主神经和神经肌肉的功能

- 功能障碍治疗重点区域。
  - OAA 复合体（枕－寰枢椎复合体）。
  - 颈胸椎过渡区。
  - 椎骨 T1~T5；第 1~5 肋骨。
  - 胸腰部过渡区。
- 交感区和副交感区（T1~T8，OAA 复合体）的治疗。
- 活动第 1~5 肋骨。
- 颈胸椎过渡区的平移运动。
- 臂丛神经区域（C5~C8）手法治疗。
- 用符合 Simons/Travel 或 INIT 的技术治疗潜在的触发点：斜方肌、肩胛下肌（在肩胛下肌重新构建的情况下不适用）。
- 神经淋巴和神经血管反射点的治疗：
  - 冈上肌。
  - 小圆肌。
  - 肩胛下肌。
  - 前锯肌。
  - 背阔肌。

实用提示

通过触诊周围组织找出需要治疗的神经淋巴反射点。它们通常是疼痛的，感觉是面团状的、水肿的和肿胀的。

- 治疗方法：在没有太大痛苦的情况下，对该区域进行按摩，至少 30 s。对于非常疼痛的部位，开始时要轻柔地按压，并逐渐在皱褶处加压。治疗后，敏感度应有所下降。

神经血管反射点在触诊时不像 NLR 那样明显，但可以被治疗师发现。

- 治疗方法：用 2 个或 3 个指尖确定 NVR，并在不同方向轻轻移动。在张力最大的方向，或可以检测到脉动的地方，保持 30 s。

改善感觉运动功能

- MT 的最小牵引和压迫 1 级作为传入的感觉运动输入。
- PNF 概念：对身体核心和未手术的四肢采用 PNF 技术的延伸和促通技术。
- 通过以下方式感知肩胛骨和肩部位置以及躯干位置。
  - 用镜子进行视觉监测。
  - 触觉协助。
  - 学会纠正自己的动作。
- 重新定位：治疗师规定手臂的位置，患者必须闭着眼睛调整位置。
- 抑制在运动过程中由于术前肌肉环路的病变而引起的不正确的肌肉（如胸大肌和胸小肌、背阔肌和斜方肌）募集。然后，通过以下方式加强拮抗肌：
  - 通过镜子进行视觉检查。
  - 通过表面 EMG 的生物反馈（图 3.20）。
  - 通过手部接触提供触觉帮助。
  - 使用肌内效贴进行运动来促进肌肉（如前锯肌）活动。
- 练习支持功能，即在封闭系统中，无须负重：促进肩袖和肩胛固定肌群的共同激活。
  - 开始位置：坐在凳子前面，手臂支撑在肩胛骨水平。治疗师在腕骨上提供引导性接触，或者患者的手可以靠在长椅上、球上或墙上。重点是控制肩胛骨的位置和肱骨头的中心位置。
  - 从悬空的俯卧位上开始：在 Pezzi 球上做平板支撑运动（图 3.21）。
- 通过对腕骨的引导性接触，促进肩袖和肩胛骨固定肌的共同激活（图 3.22）。
- 练习抓取功能（图 3.23）。

在胸大肌转位的情况下

- 激活肌肉功能。

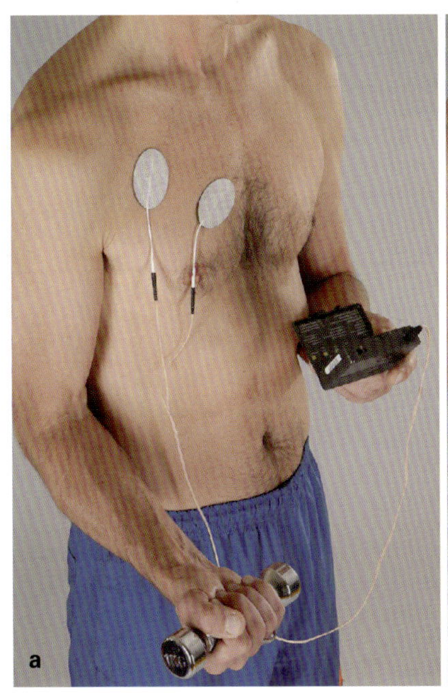

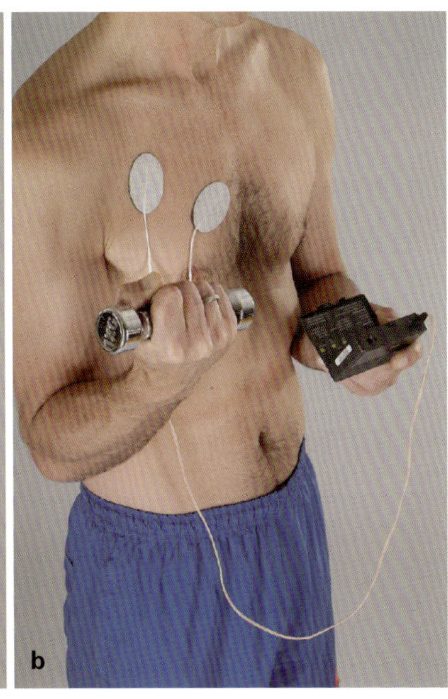

图 3.20　a、b. 通过表面 EMG 的生物反馈加强拮抗肌

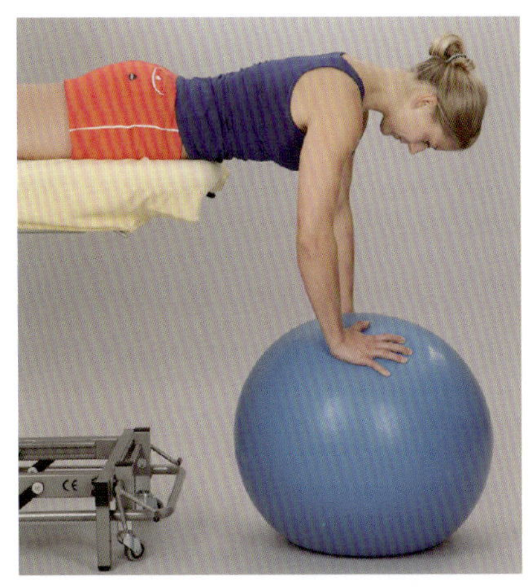

图 3.21　用 Pezzi 球练习支撑功能。起始俯卧位在悬空处

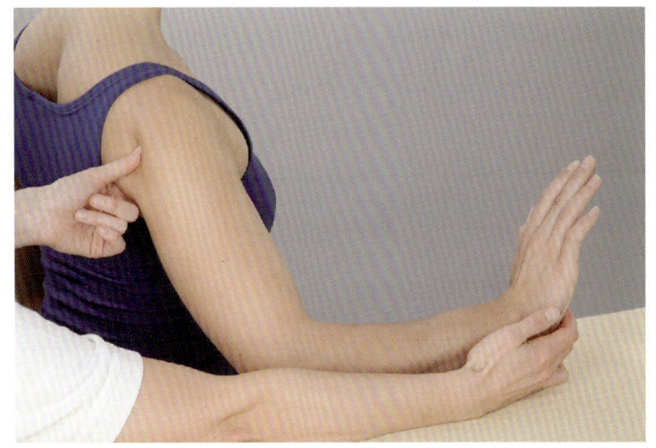

图 3.22　通过对腕骨的引导性接触，促进肩袖和肩胛骨的共同活动

- 心理训练作为神经支配训练 – 肌肉的功能变化（运动学习过程中的认知阶段）。

在背阔肌转位的情况下

- 将肌肉功能从内收肌 / 内旋肌重新定义为外展肌 / 外旋肌。
- 作为神经支配训练的心理训练（运动学习过程中的认知阶段）。
- 核心和肩部的意识训练。
  - 抑制由于术前病变引起的不正确的肌肉（如胸大肌、背阔肌和斜方肌）募集。

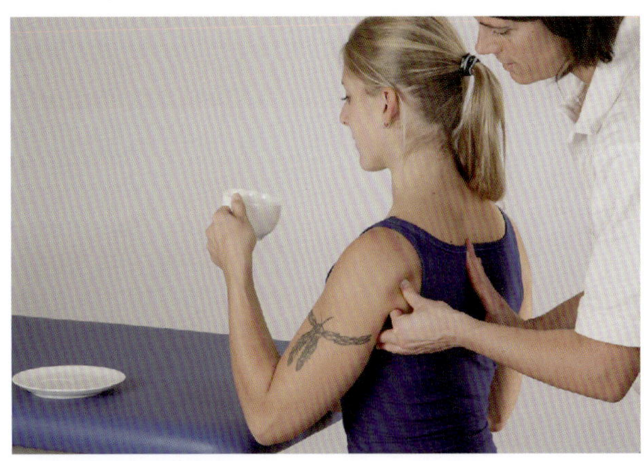

图 3.23　练习抓取功能

- 通过镜子进行视觉检查。
- 通过表面 EMG 进行生物反馈。
- 触觉协助。
- 肌内效贴。

以目标为导向的运动使主要稳定肌肉（稳定肌）的前馈神经得以实现。因此，运动练习应在日常生活下进行。

在关节松动的情况下

- 闭链运动锻炼。
  - 从俯卧位开始。
    - 趴在皮球上做平板支撑。
  - 从四足姿势开始。
    - 在不稳定的支撑面上进行平板支撑（图 3.24）。
    - 交替抬起四肢。
    - 四点跪位，以类似熊的姿势在 Posturomed 上做平板支撑。
  - 从站立姿势开始。
    - 单手或双手在所有层面上，静态和移动时，都可以使用 Propriomed/Bodyblade。
    - 进阶：站在不稳定的支撑面上。
- 做 4 个俯卧撑。
- 禅柔（图 3.25）。
- 悬吊系统中保持的稳定。

稳定和加强

- 进一步加强肩胛骨设置（静态控制），作为生理运动的稳定基础，用触觉、视觉（如镜子）和语言辅助的感知训练。
- 如果对休息位的肩部位置有足够的意识和足够的运动觉，则可以过渡到动态肩胛骨稳定，例如在坐着时减轻重量。

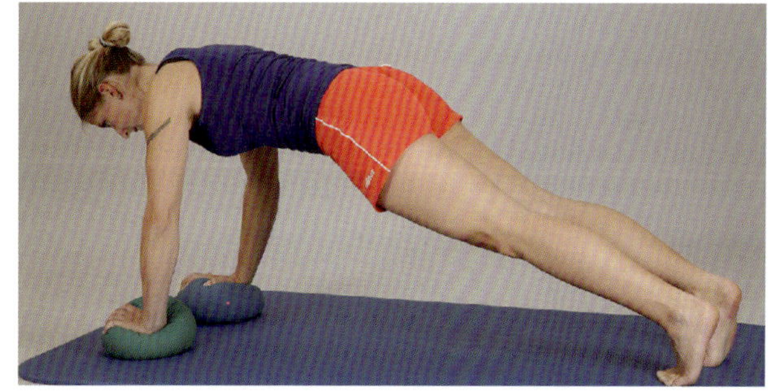

图 3.24 关节松动情况下在不稳定的支撑面上进行平板支撑

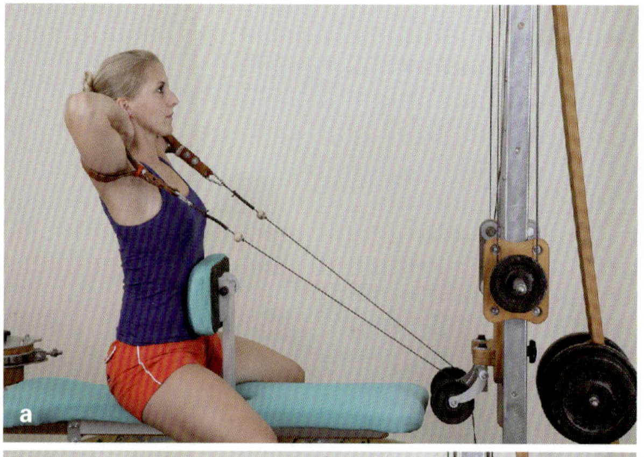

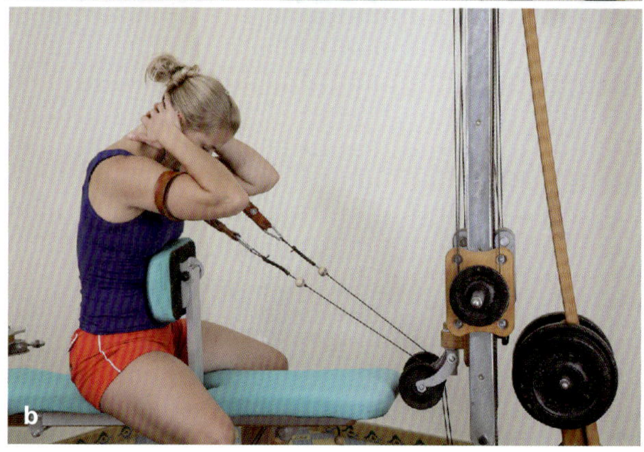

图 3.25 a、b. 禅柔

- 在凳子前面，前臂或手放在滑板上：控制屈伸。
- 手放在球上：通过向后和向前滚动球，屈伸到中立位（图 3.26）。

在动态肩胛骨稳定中，肩胛骨和躯干之间的肌肉环的平衡具有特别重要的意义，以便在活动盂肱关节时，能保证肩胛骨在躯干上的最佳位置或协调的肩胛骨运动。

肌肉环路和它们的运动方向

- 肩胛提肌－斜方肌的上升部分：控制上提/下降。
- 前锯肌－斜方肌的横向部分：控制外展/内收。
- 胸小肌－斜方肌的下降部分：控制背侧/腹侧的移位。
- 菱形肌－前锯肌：控制旋转（Hochschild，2002）。

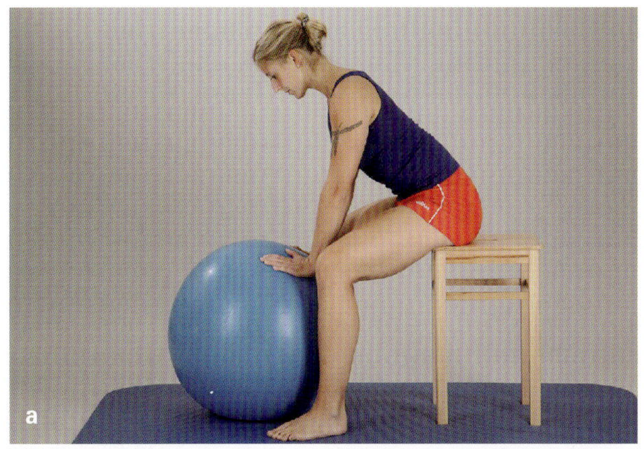

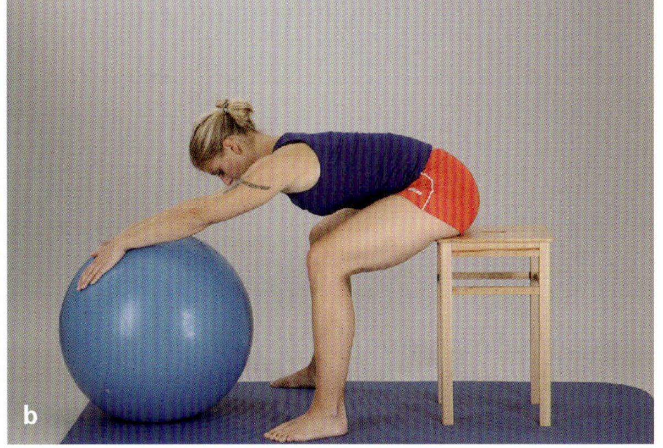

图 3.26　a、b. 稳定和加强。屈曲（a）和前后滚动球（b）保持中立位

- 训练肩肱节律开始位置：坐位，手臂与肩胛骨水平，靠在长椅上。
  - 从意识到姿势、肩部和肩胛骨的位置开始，用镜子进行视觉检查，显示实际和目标位置。
  - 增加触觉输入，以控制上升的部分。抬高时，斜方肌在脊柱三角区的位置。患者沿着触觉刺激的方向激活肌肉。

（1）静态：患者的手臂处于肩胛骨水平。

（2）动态：患者在协助下 / 主动地引导手臂抬高（想象：手臂是一个开着的门，而肩胛骨则是在门末端的配重并且正在下降。当手臂被引导上升时，肩胛骨仍在胸腔处）。

- 控制前锯肌的触觉支持，沿着下角的外侧的肌肉肩胛骨的侧向旋转（触觉支持在肩胛骨外侧旋转时，沿肩胛骨外侧控制前锯肌）（图 3.27）。

- 支持训练计划。
  - 靠墙压。
  - 俯卧撑。

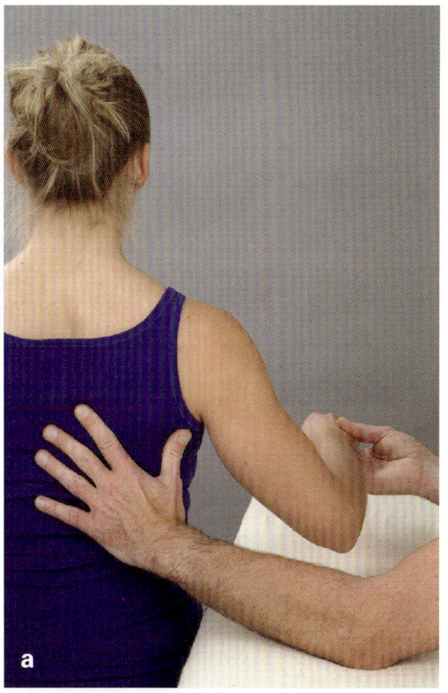

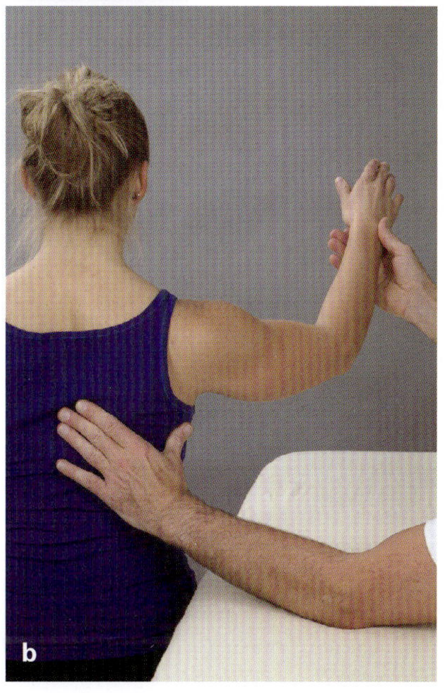

图 3.27　a、b. 动态肩胛骨稳定。触觉支持在控制前锯肌沿外侧的位置。肩胛骨侧旋的下角

  - 单臂俯卧撑。
  - 卧推（带肩胛骨伸展的卧推）。

反馈是由治疗师提供的。太多的纠正会阻碍学习过程。给患者时间做练习，在运动学习模型中，这与联想阶段相对应。个体运动成分与成功和失败有关，应保留或相应地修改；患者制定解决任务的策略（感觉运动区和运动区都很活跃）。

自我控制是学习的真正目标。在执行动作时不再需要刻意地控制。

- 源自 PNF 概念的治疗方法。
  - 不同起始姿势的肩胛骨运动模式与"等张组合"技术（以一种在动态向心、动态离心和静态肌肉活动之间变化的激动模式改善肌肉/肌间协调和募集运动单位）。
  - 动态旋转技术的手臂模式（交替进行主动肌和拮抗肌的向心收缩锻炼）。
  - 患者居家主动训练：在光滑的桌子上用木棍或茶巾做双手擦拭的动作。在茶盘上稳住咖啡杯，训练连接肩胛骨和核心的动作（图 3.28）。
  - 从坐位开始，站立：以 PNF 模式练习对侧手臂的屈伸 – 外旋→导致同侧行走时肩胛骨自动附着在核心部位（斜方肌的上升部分、前锯肌的活动）。
  - 肩胛骨附着肌肉的静态和动态训练（图 3.29）。
  - 使用滑轮或弹力带进行不受影响的四肢练习。
  - 使用不稳定的支撑表面，如坐在 Pezzi 球或具有额外阻力的球垫上。

肩胛骨协调运动的重要因素：
- **肌肉环路中的平衡性共激活。**

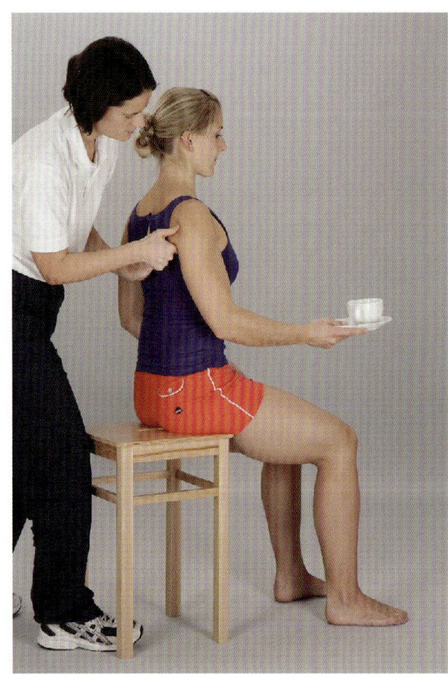

图 3.28 通过在碟子上平衡咖啡杯来连接肩胛骨和核心部位

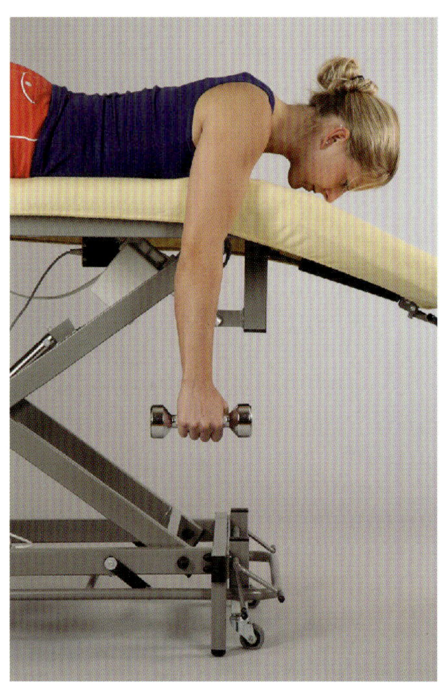

图 3.29 肩胛骨附属肌肉的静态和动态训练

- **肩胛骨旋转肌活动的正确训练。**
- **运动时相应肌肉被激活的程度。**

- 肱骨头定位。
  - 如果中心位置可以在肩胛骨水平上保持静态，患者可以转移到中心位置，这样就可以转换各种体位。还有一个更好的选择是将保持中心位置进行静态治疗，给患者增加任务。

实用提示

肱骨头居中的先决条件：
- 矫治颈椎和胸椎。
- 肩胛骨的设置：见"第 I 阶段"（第 3.1 节）。
- 盂肱关节有足够的活动能力。

方法：
- 起始位置：在肩胛骨水平上支撑手臂（最佳激活肩袖位置）。
- 肱骨头上的手动引导接触肱骨背侧向尾侧（图 3.30 a）。
- 另一种方法。用双手在肱骨近端或沿肱骨轴纵向与肩胛骨水平成 90° 角，形成牵引力 1 级。患者应想象他/她的肩胛盂是一个吸尘器的喷嘴，他/她可以用它来把肱骨头吸到关节腔内（图 3.30 b）。这里的胸大肌和背阔肌不应紧张。

进阶：

- 在关节活动允许范围内以不同的关节位置握住手臂。从静态开始，如果患者能够很好地保持他 / 她的平衡，则转入动态练习。杠杆原理！（通过对侧手臂的额外任务，同时将肱骨头保持在一个中心位置）。

- 增强核心稳定性（图 3.31）。
  - 加强腹部和背部的肌肉，单独以及在运动链中（图 3.32）。
  - 分段稳定 HWS/LWS（第 19.2.1 节）。
  - 通过激活深层颈部屈肌实现稳定（第 17.2.1 节）。

需要一个稳定的核心作为基础才能进一步地康复肩部功能。从背部的角度来看，肩胛骨与核心的连接对于将下肢产生的能量传输到手臂的远端很重要。腹侧肌肉组织，尤其下腹部肌肉，为骨盆提供了必要的稳定性。

- 纠正姿态。特别注意脊柱的位置或节段稳定性。肩关节病变往往伴随着核心稳定性不足。
- 加强腹斜肌以稳定核心部位的肋骨（图 3.33）。
- 仰卧位开始：在悬吊系统中稳定颈椎 / 胸椎，并对肩关节进行等长稳定性训练。

在关节松动的情况下

- 训练肩肱节律：如果患者对自己的肩部位置在静止状态下的感觉和运动感足够好，就可以过渡到动态肩胛骨稳定。
  - 滑轮：健侧带动患侧主动辅助牵引到屈曲或外展。
  - 加强腹部肌肉肌力。
  - 从推力模式的侧位开始。较高的手臂支撑在治疗师身上或墙上。患者将骨盆向腹侧和背侧滚动。
  - 从前臂平板和脚尖开始：将整个身体向头部和尾部方向来回移动。
  - 从功能动力学的概念出发。

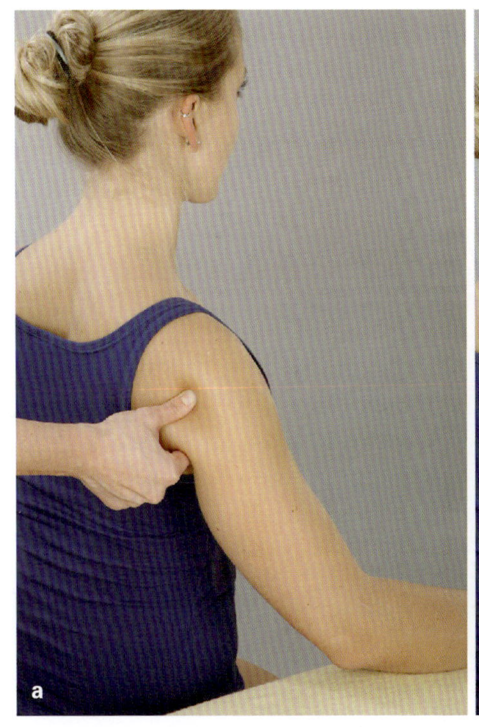

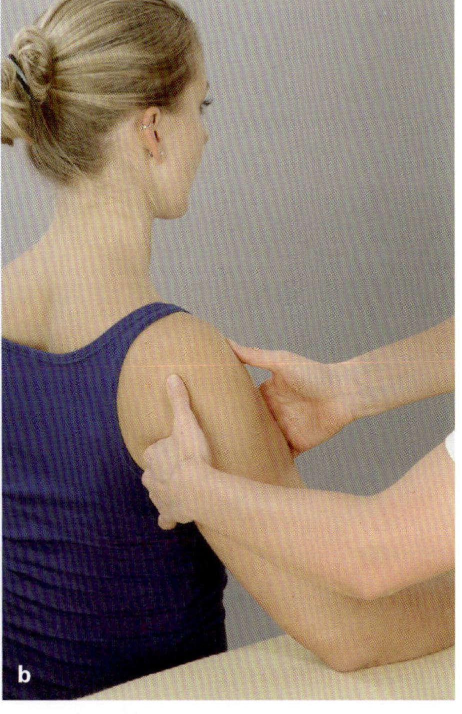

图 3.30　a、b. 肱骨头居中。a. 手动引导接触肱骨头背侧。b. 替代方案。用双手将 1 级牵引力与肩胛骨水平成 90° 角，靠近肱骨头或沿肱骨轴的方向。患者应想象他 / 她的肩胛盂是一个吸尘器的喷嘴，他 / 她可以用它来把肱骨头吸到关节腔内。这里的胸大肌和背阔肌不应紧张

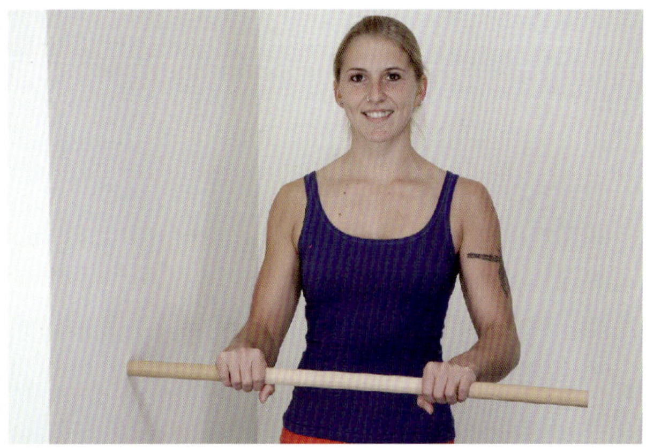

图 3.31 发展核心稳定性

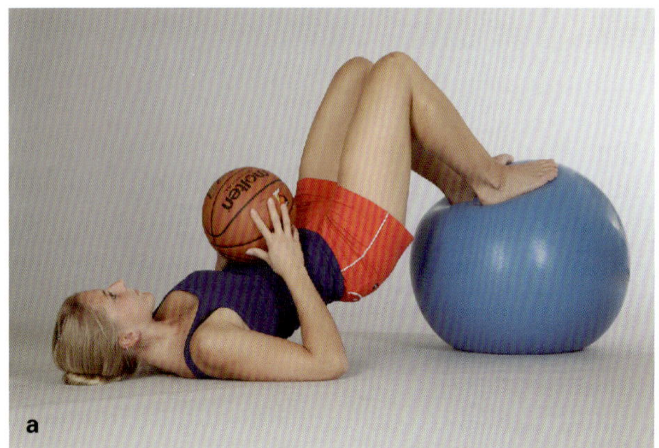

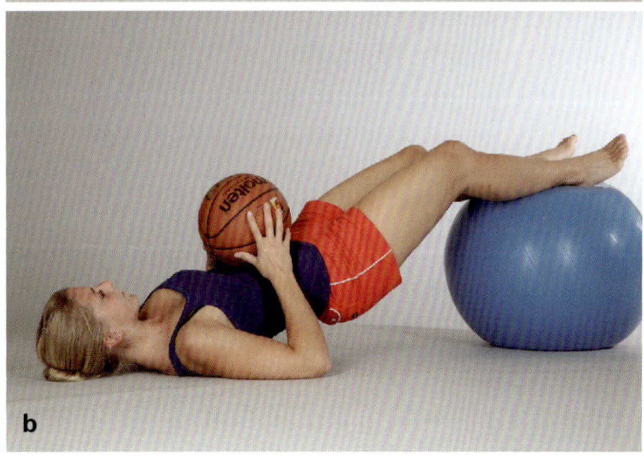

图 3.32 a、b. 加强腹部和背部的肌肉组织。a. 单独加强。b. 在运动链中加强

- 在 Pezzi 球上从俯卧姿势开始：上体保持；下蹲。
- 协调性：用一只或两只手在所有层面上，静态和动态地进行。进阶：在不稳定的支撑面上站立。
- 通过技术对动作的三维调整进行链式工作。有节奏地站立，动态转身（短臂模式，侧身和坐着时的非终结位置）。
- 加强与肩胛骨相连的肌肉。
- 训练以肱骨头为中心的肌肉组织。
  - 用电缆滑轮练习外旋（图 3.34）。
  - 从侧卧姿势开始。外旋。
  - 从俯卧位开始。外旋 90° 外展状态。

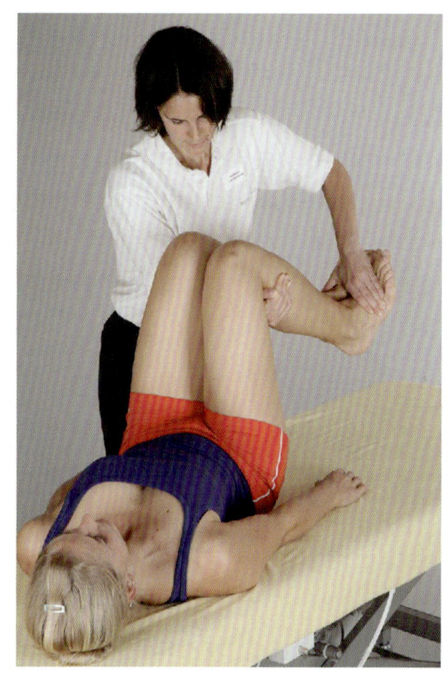

图 3.33 加强腹肌、斜方肌，使肋骨在核心部位保持稳定

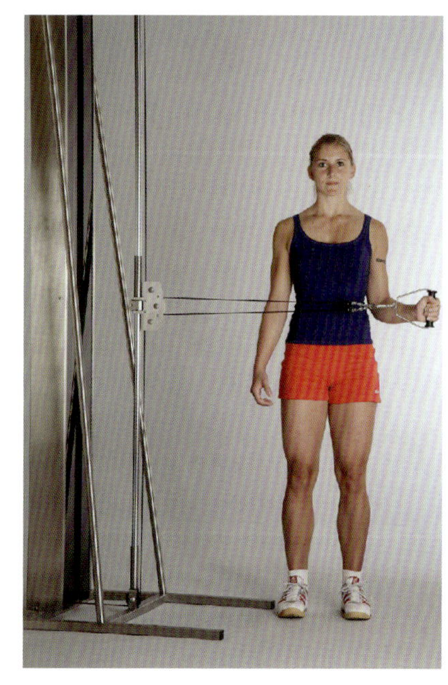

图 3.34 训练肱骨头中心的肌肉组织，以应对关节断裂的情况：用电缆滑轮训练外旋

在有内固定装置的情况下

- 在有反向内固定装置的情况下，三角肌的所有 3 个部分训练从一开始就形成了重点。在这个阶段，在无痛范围内进行对抗重力的锻炼。

物理措施

- 热敷，如在交感神经供应区，以改善新陈代谢状况。
- 按摩肩颈部肌肉和清除肩胸关节的粘连物。
- 手法淋巴引流技术。
- 低温动力学。
- 用冰敷或冰袖带做温和的冷却。
- 通过电疗（直流电、超声波、按摩、磁热）刺激局部血液循环（Cave：内固定器）。
- 拔罐疗法：沿着淋巴管道移位，以缓解充血状况。
- 在允许的运动范围内进行 CPM 肩部运动：每天活动约 6 h。

如果出现运动过量反应的指征，应审查治疗强度和措施：

- **24 h 疼痛行为。**
- **肿胀 / 渗出。**
- **发红 / 过热。**
- **运动范围的减少或停滞。**
- **力量的减少或停滞。**

3.2.2 运动康复

- 同时进行的一般训练包括通过健身和自行车进行核心和腿部肌肉的耐力训练：压腿、屈伸腿、仰卧起坐。

感觉运动功能训练

- 在规定的运动范围内启动局部稳定肌群（RM）。
  - 仰卧位开始：手臂支撑，双手持杆向左 / 右推（图 3.35）。
  - 从事日常活动：刷牙洗脸，手眼协调，如叠杯子等。
  - 攀登时的抓握力。
  - 无阻力负荷的精细协调，如写作（Cave：肱二头肌长头腱）。
  - 肩胛骨的设置：重复（练习）从物理治疗和肌肉训练中学到的东西。前锯肌：卧推（图 3.36）；菱形肌：上半身斜躺床上（Cave：允许的运动范围和负荷）。
  - 核心：在 Posturomed、平衡垫、平衡板上进行单杠训练（单腿或双腿）。
  - 板凳上的支持。

自动化

- 在电缆滑轮一侧从站立姿势开始：通过从上面

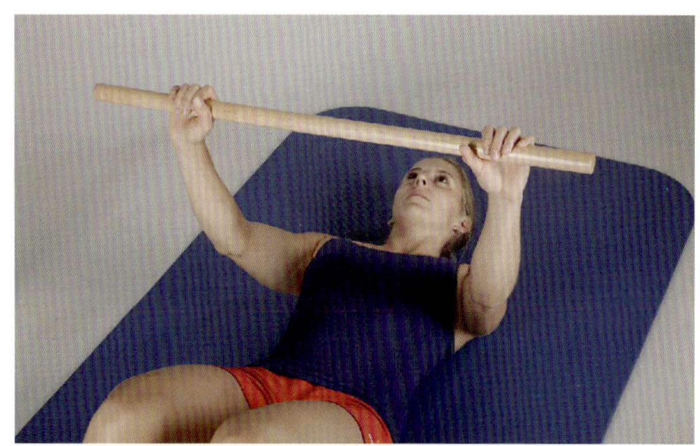

图 3.35　从仰卧位开始启动局部稳定器。手臂支撑，两手握杆向左 / 右推送

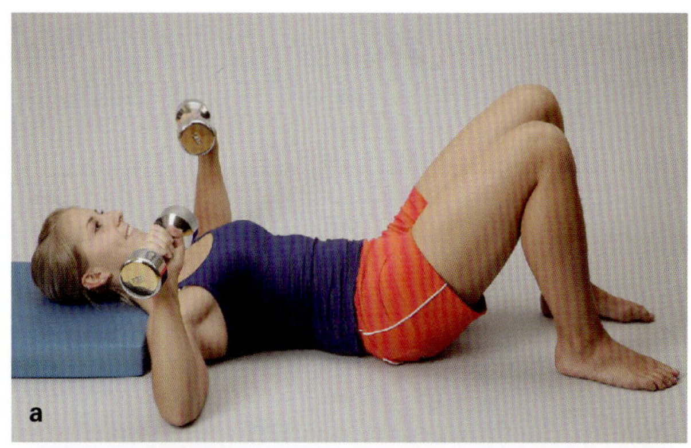

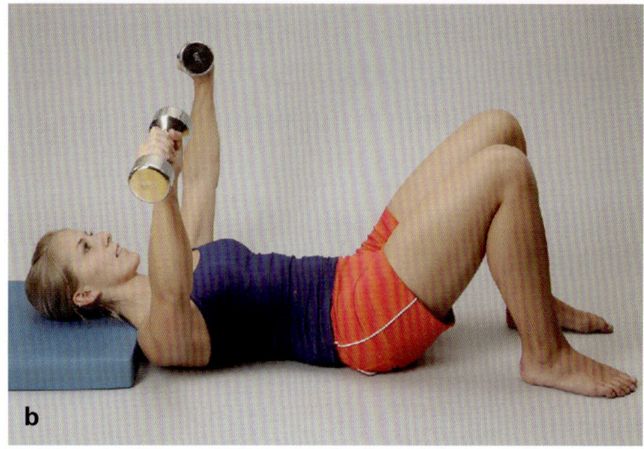

图 3.36　a、b. 肩胛骨设置。训练前锯肌卧推加压

的牵引来承担肩胛骨水平上的外展和屈曲的重量（图 3.37）。
- 在工作台上向各个方向滚动球，或在坐着时滚动治疗球（图 3.38）。
- 胸椎松动术（图 3.39）。

力量训练

- 通过等长收缩进行肌肉内激活：位置要保持 8~10 s。
  - 开始位置：坐在 Pezzi 球旁边；受试者对球施

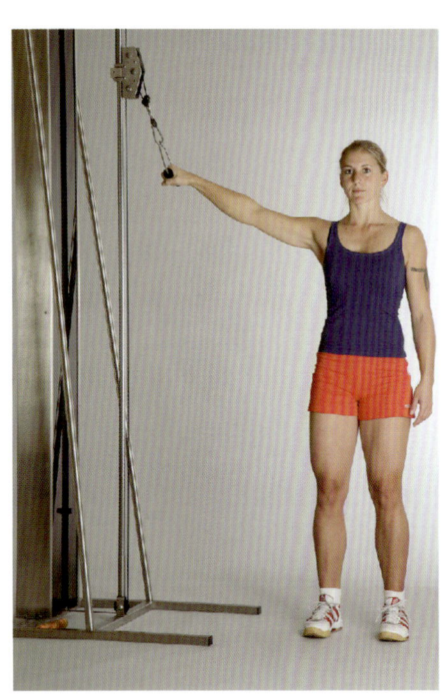

图 3.37 自动固定：在电缆滑轮一侧从站立姿势开始，从上方牵引以承担肩胛骨水平的外展和屈曲的重量

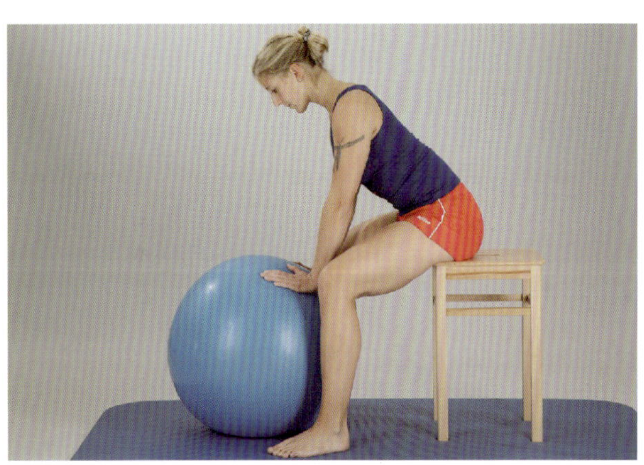

图 3.38 自动固定：坐位，滚动治疗球

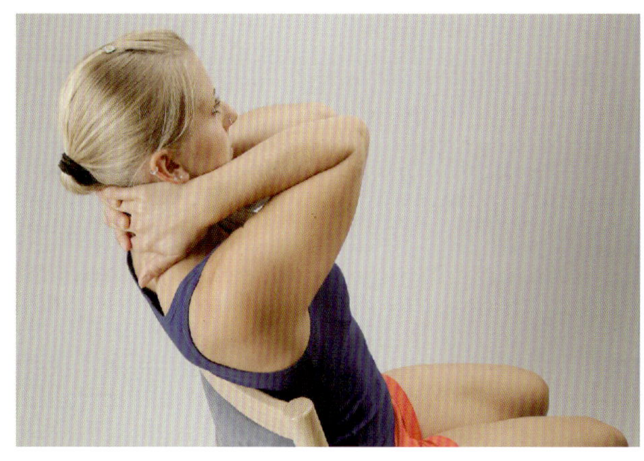

图 3.39 使用椅背进行胸椎活动

加向下的压力，使肱三头肌活动。
  - 起始位置：站在墙杆旁；抓住杆并向下、向侧方、向后推。
- 内收、后退的力量耐力训练，4 × 30 次。
- 通过对侧进行屈 / 伸方向的运动训练；内收 / 外展；内旋 / 外旋；4 × 20 次（电缆滑轮训练缓慢地集中和偏心）；患臂保持在肩胛骨设置和肱骨头中心的最佳位置。

等速运动学

- CPM 模式（图 3.40）。

在所有的练习之前，要设置肩胛骨和肱骨头的中心位置。在进行 CPM 的过程中，患者必须以直立的脊柱姿势控制肩胛骨的设置，并在心理意念上跟随做被动运动。

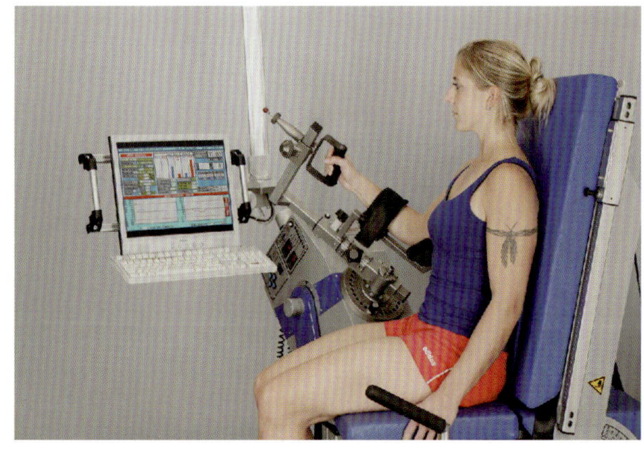

图 3.40 持续被动运动模式。在此过程中，患者必须保持直立的脊柱姿势控制肩胛骨的位置，并在心理意念上跟随做被动运动

治疗性攀登

- 不同方向的握力固定训练。
- 站立时身体重量动态转移的握力固定训练。

3.3 第Ⅲ阶段

目标（依据 ICF）

第Ⅲ阶段目标（依据 ICF）
- 生理功能 / 身体结构。
  - 改善影响感官和运动的功能。
  - 恢复关节活动能力。
  - 恢复关节的稳定性。
  - 恢复肌肉力量 / 肌肉耐力。
  - 恢复生理运动模式。
- 活动 / 参与。
  - 在日常生活 / 工作 / 运动中保持良好的姿势。
  - 行动能力（手臂的使用，驾驶车辆）。
  - 重新建立对运动的信心和肩部的稳定性。
  - 恢复有偿就业。
  - 参与社区的生活。
  - 独立遵循家庭训练计划。

3.3.1 物理治疗

患者教育

- 与患者讨论治疗的内容和目标。
- 疼痛管理，目标是无痛（生理性疼痛处理）。
- 解释并让患者了解他 / 她的疾病的概念。
- 向患者提供更多有关伤口愈合程度及手术限制性方面的信息。
  - 避免手臂高举过头，如将货物提举到高架上等。
- 避免不良姿势的提示。
- 日常生活和工作环境改造的相关咨询。
- 恢复体育活动的建议和提示。

改善循环

- 神经结构（ULNT Ⅰ ~ Ⅲ）的松动。
- 间歇性的拉伸和运动。
- 通过牵引和压迫，通过对肱骨的平移和关节松动技术，对盂肱关节进行被动运动。
- 向背侧滑动（图 3.41）。

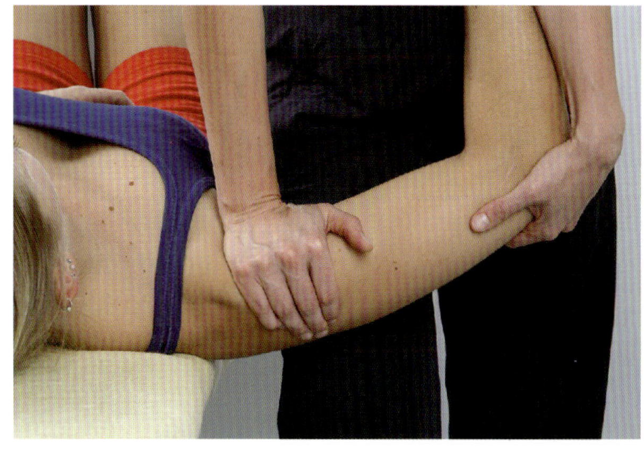

图 3.41　向背侧滑动

- 通过肩胛骨杠杆手法活动盂肱关节，以实现肩部的最终自由活动，例如，在侧位时，初始时将肱骨设置在不同的屈伸和旋转位置。

> **抬高时肩胛骨设置的参考点：在盂肱关节的最大限度的抬高中，肩胛骨下角位于腋毛生长边缘的水平。此外，运动的终末端应包括横向 / 尾部旋转肩胛骨。**

- 调查结果显示，通过手法治疗能改善关节活动度：OAA、颈椎、胸椎（图 3.42），肋骨，肋骨关节。

> **肩胛骨上对抗（拮抗）肌群的不平衡导致肩胛骨在胸部的非生理位置或肩胛骨运动障碍。肩胛骨运动障碍是指肩胛骨在进行肩胛骨运动时，肩胛骨的正常位置和运动发生改变。**

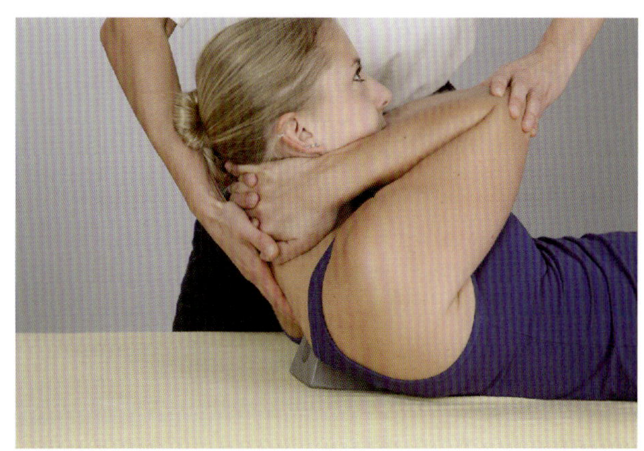

图 3.42　改善关节活动度：胸椎的治疗

它通常与肩关节的损伤和不适有关。这会导致肩胛骨稳定肌肉的抑制和协调性差。

- **例子：在肌张力高、菱形肌收缩的情况下，前锯肌也不能向外侧旋转肩胛骨。**

3

- 软组织治疗。
  - 肌肉技术：
    - 交互抑制：肩胛骨形态静态或动态地处于后部凹陷状态。
    - 摆放放松术。
    - 肌肉能量技术（MET）。
    - 横向拉伸（图 3.43）。
    - 功能性按摩。
  - 筋膜松动：
    - 释放技术。
    - 压力和拉伸（颈部和肩部筋膜）。
      根据研究结果，可用于治疗胃筋膜（图 3.44 a）、肝 / 脾筋膜或横膈膜（图 3.44 b）。
- 增加主动运动：从短杠杆开始，如果有足够的稳定性，在不同的起始位置（坐位、俯卧位、站立位）用长杠杆进行锻炼，同时注意肩胛骨和核心。
- 为患者提供独立练习。
  - 从站立或坐姿开始：用手爬上墙壁。
  - 从四点位姿势开始：双臂以最大限度的屈曲姿势滑动。
  - 开始位置：在要活动的肩膀的侧位（肩关节位于 90°屈曲角），以 90°屈曲角保持的肘部被用作杠杆，在另一只手的帮助下，进行内旋和外旋（图 3.45）。

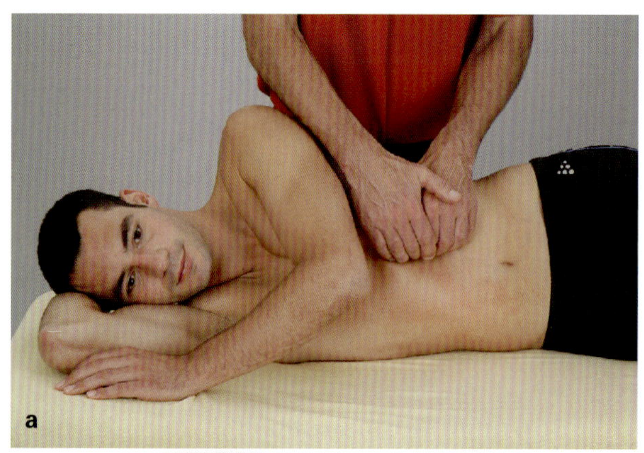

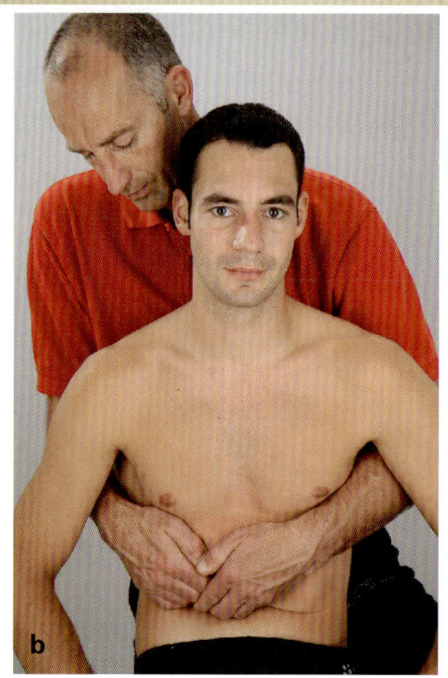

图 3.44 a、b. 筋膜松动：治疗胃筋膜（a）、横膈膜（b）

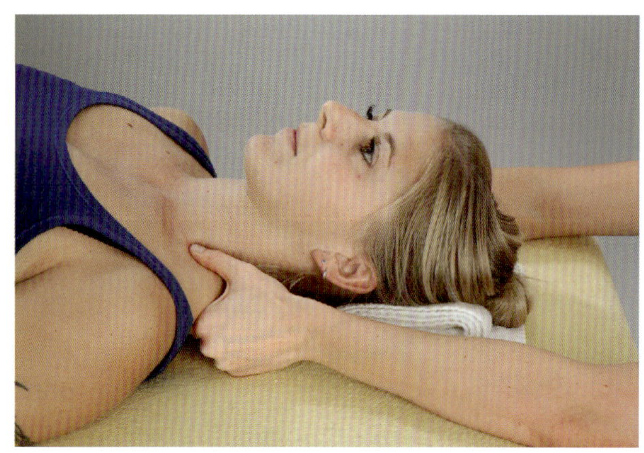

图 3.43 通过横向拉伸进行软组织治疗

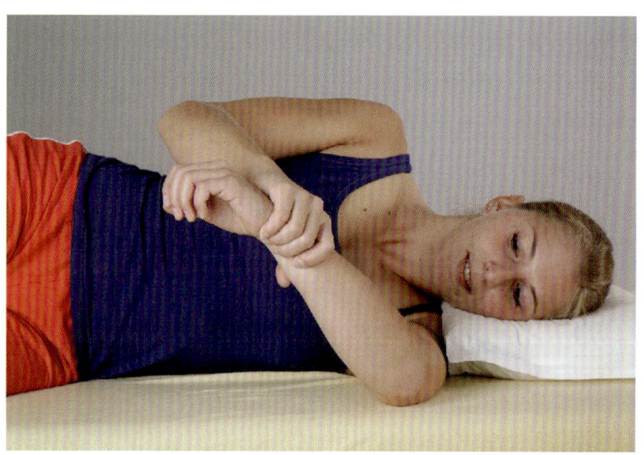

图 3.45 独立练习：从侧卧位开始，待动员（活动）的肩部（位于 90°屈曲角）；以 90°屈曲角的肘部作为杠杆，在另一只手的帮助下做内旋和外旋

- 从站立位置开始，背对墙壁。患者用肩胛骨将网球固定在适当的位置，主动移动手臂或协助手臂在允许的运动范围内进行屈伸和旋转，从短杠杆开始。
- 通过一个可调动的楔块或将两个网球放在袜子里，放在需要松动的部位下面，对胸椎进行独立动员，从仰卧或坐姿开始。
  a. 腰椎的阻塞。
  b. 进行接触。
  c. 平行于水平面的最小移动。

注意鉴别诊断。

- **胸腔出口综合征（压迫臂丛，可能累及锁骨下动脉和静脉）。**
- **肩胛骨综合征（斜角肌综合征）（压迫在前部［胸锁乳突肌和肩胛骨前肌（前斜角肌）之间］或后部［肩胛骨前肌和中肌（前斜角肌和中斜角肌）之间］的肩胛骨孔（斜角肌裂孔）。**
- **肋骨锁骨综合征（锁骨和第一肋骨之间的压迫）。**
- **胸小肌综合征（胸小肌和第一肋骨之间的压迫）。**

调节自主神经和神经肌肉的功能

- 在交感神经原发区的松动，T1~T8。
- 枕－寰枢椎复合体（OAA）的动员（图 3.46）。
- 手法治疗 C5~C8 支配的肌肉。
- 神经淋巴和神经肌肉反射点的治疗。
  - 冈上肌。
  - 冈下肌 / 小腿肌肉。
  - 肩胛下肌。
  - 腓肠肌。
  - 前锯肌。
  - 三角肌。
- 神经松动（图 3.47）。

改善感觉运动功能

- 以目标为导向的工作，例如，在中枢神经系统的运动练习握力功能：在锻炼时给患者一个物体，让他们握在手里或瞄准。
- 开链：
  - 从仰卧位、俯卧位、侧卧位和坐位开始，患者将其肩胛骨保持在最佳位置，同时在不同的外展、内旋、外旋和屈曲位置保持或动态地移动手臂。开始时没有阻力，用小哑铃增加，再转到垂直的起始位置。

以目标为导向的运动使主要的稳定肌肉（稳定肌）得到前馈性的支配。在进行运动练习时，要与日常生活中的实际情况相联系，以帮助患者学习。

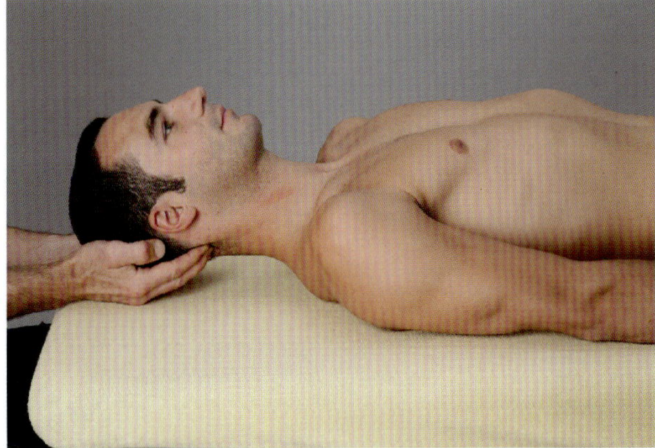

图 3.46　枕－寰枢椎复合体（OAA）的调动

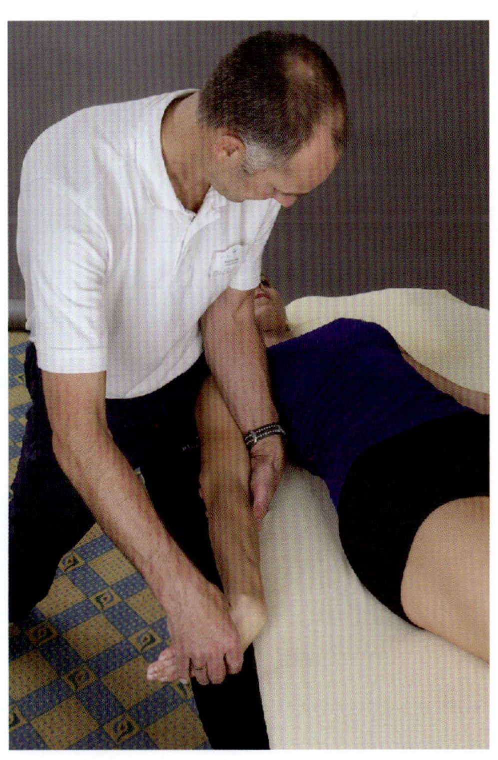

图 3.47　神经松动

- 在闭链中：
  - 四肢着地，肩胛骨处于最佳位置（高阶：单臂）。
  - 凳子上从俯卧位开始：俯卧撑姿势（90°屈曲），双手放在地上。核心部位得到的支持越少，就越难控制位置：静态控制前锯肌肌腱（举起：单臂）。
  - 按照 Maenhout 的说法，从四点跪位开始（图 3.48）。
  - 从四足姿势开始：患者在不稳定的支撑面上支撑自己（图 3.49）。
  - 在 Flowin 垫子上的平板支撑改变（图 3.50）。
  - 靠墙推举。

按照运动链进行训练（Maenhout 等，2010）。
- **四肢着地，然后同侧腿抬起，能更多地激活前锯肌。**
- **抬起对侧腿可更多地激活下斜方肌。**

- 通过上肢的参与，最佳地激活前锯肌和斜方肌的上部：拉伸同侧的腿（图 3.51）。

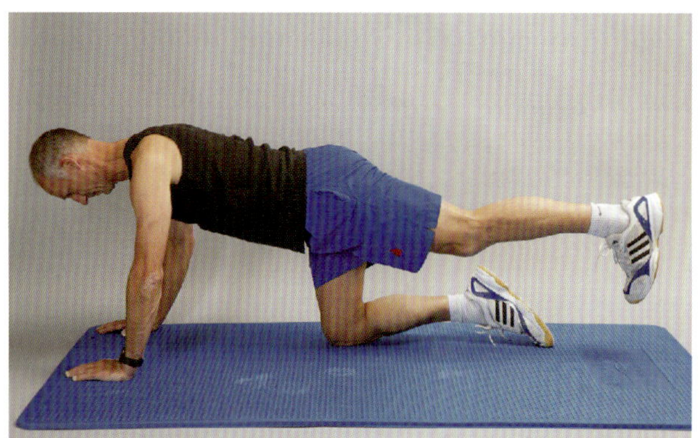

图 3.48 按照 Maenhout 等建议的方法，从四点跪位的姿势开始

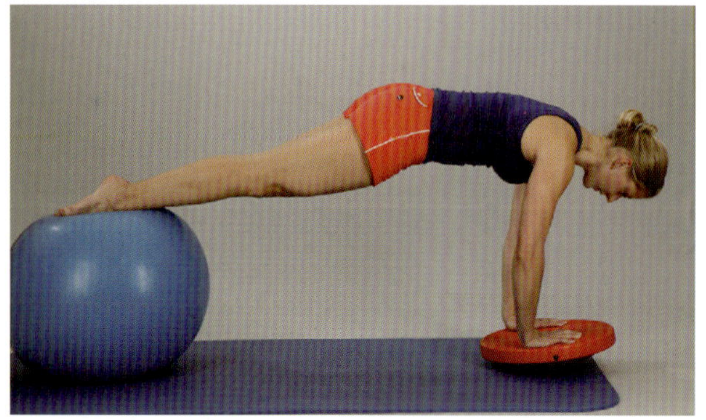

图 3.49 从四足姿势开始：患者在 Pezzi 球和平衡板的不稳定的支撑面上支撑自己

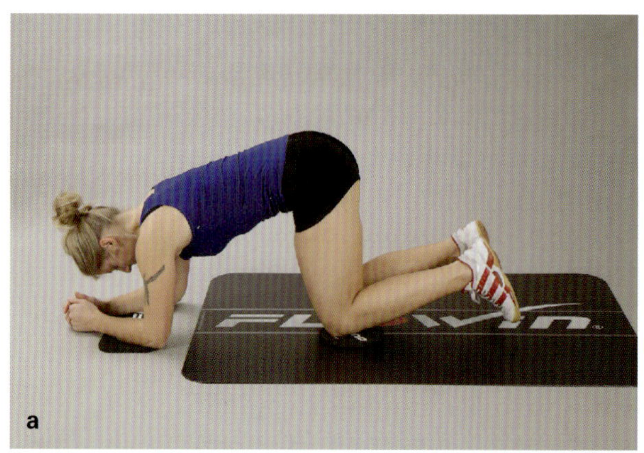

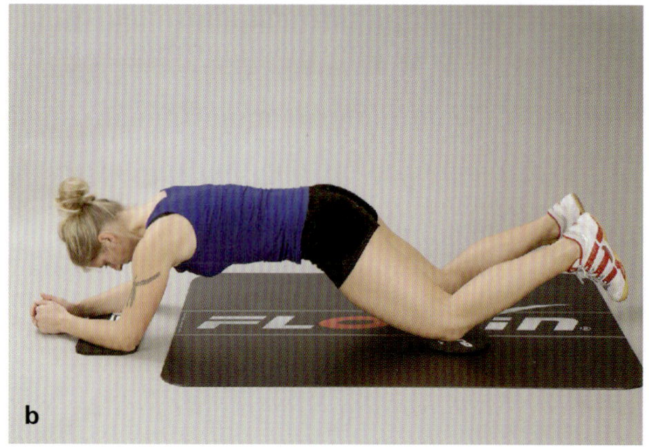

图 3.50 a、b. Flowin 垫子上的支撑变体（平板支撑改变）

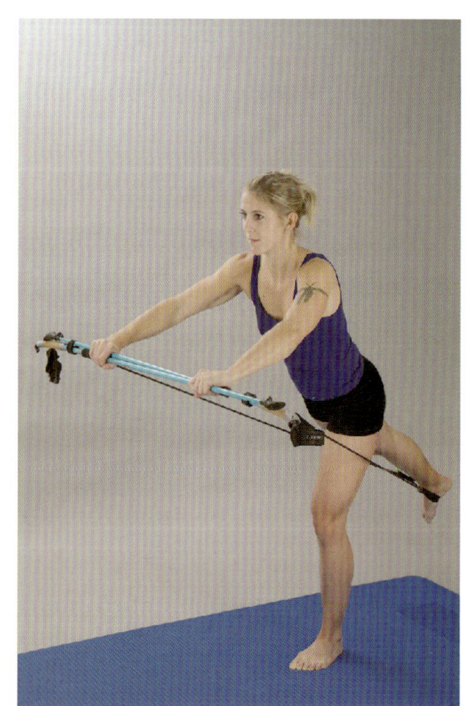

图 3.51 通过上肢的参与使前锯肌和斜方肌得到最佳的激活：拉伸同侧的腿

在关节松动的情况下

- 在闭链中：
  - 肩胛骨控制下的前臂侧平举。
  - 开始位置：站立。患者用手臂支撑在 Pezzi 球上，Pezzi 球由治疗师扶在墙上。静态稳定在不稳定的支撑表面上进行更高阶的练习，并增加 ADL 练习的任务（拿着手机）。在不稳定的支撑面上进行更高级的练习，并有额外的 ADL 训练任务（拿着手机）。
  - Haramed 上的俯卧撑（图 3.52）。
- 反应性训练。
  - 对墙运球。
  - 借助电缆滑轮保持稳定或接球，打羽毛球时的击球动作（图 3.53）。
  - 软垫子上的跌倒训练（图 3.54）。
  - 治疗师让石块落下，患者在不同的角度位置用肩膀接住石块。在视觉控制下抬起，然后不抬（然后无视觉控制）（图 3.55）。
- 抑制由于术前病变（如胸大肌、背阔肌和斜方肌）引起的不正确的肌肉筹集。
  - 通过镜子进行视觉检查。
  - 通过表面肌电图进行生物反馈。
  - 触觉支持。
  - 肌内效贴。

在胸大肌调动（转位）的情况下

- 激活肌肉功能（同时控制肩胛骨）。

（1）内旋时肩胛骨水平的静态张力。

（2）肩关节各层面的静态张力。

（3）从中立位到腹腔内旋转的动态运动。

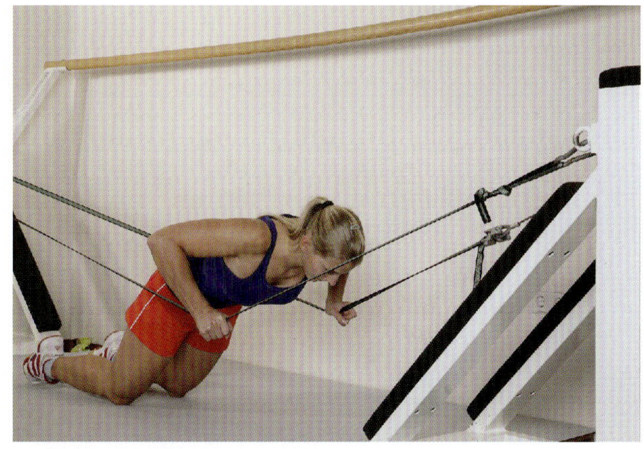

图 3.52 Haramed 上的俯卧撑

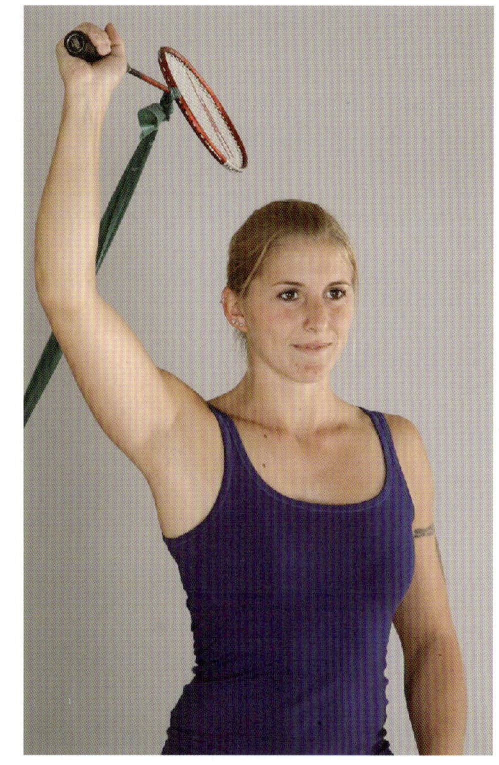

图 3.53 借助电缆滑轮做稳定的羽毛球击球动作

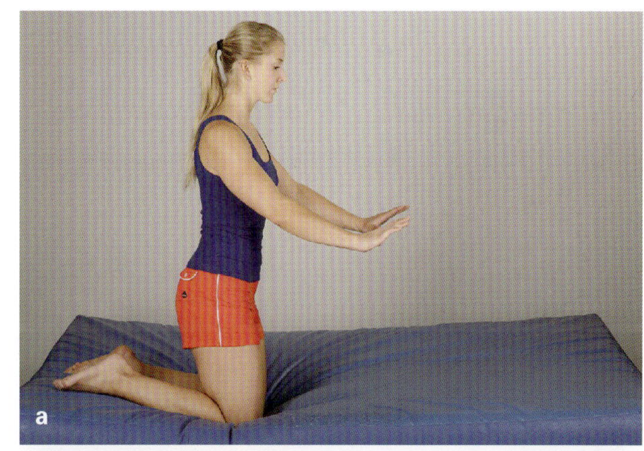

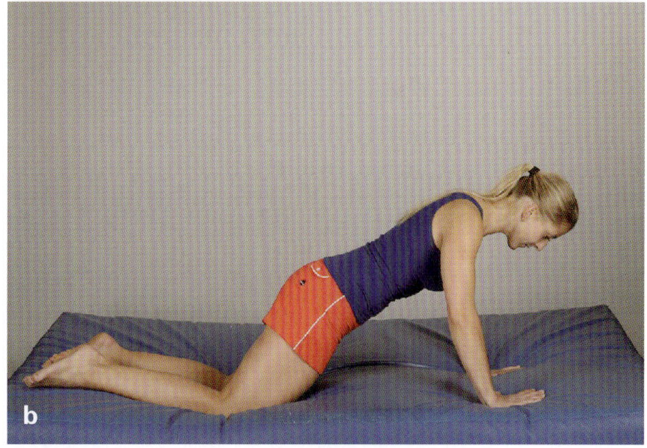

图 3.54 a、b. 软垫上的跌倒训练

3

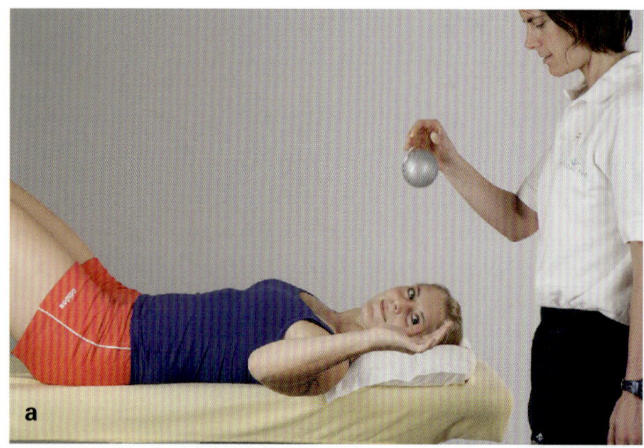

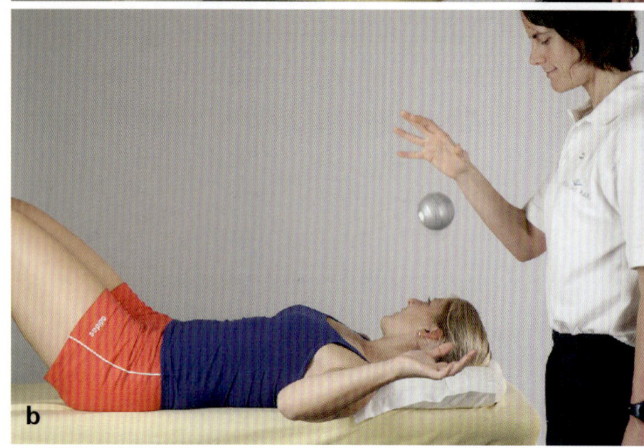

图 3.55 a、b. 治疗师让球掉下来，患者试图用他 / 她的肩膀在不同的角度位置接住。在视觉控制下接（a），无视觉控制（b）

在背阔肌调动（转位）的情况下

- 内旋 / 外旋 / 外展的肌肉功能重新协调。
  （1）外旋时肩胛骨水平的静态张力。
  （2）肩关节各层的静态张力。
  （3）从外旋到 30° 内旋的动态运动（从第 8 周开始自由活动）。

稳定和加强

> **所有的肩胛骨练习都需要一个最佳的肩胛骨定位并固定肱骨头的中心位置。**

- 源自 PNF 概念的技术。
  - 用有节奏的稳定、稳定旋转的技术对手臂运动进行三维调整，例如，从侧位和坐位开始的非终端位置的短臂模式。
  - 在仰卧位、俯卧位、侧卧位和坐位的起始姿势下，进行屈曲和抬举的动作组合，以锻炼核心肌肉。
  - 例子：从悬空的俯卧位上开始，提升腹部斜肌的核心（图 3.56）。
- 训练以肱骨头为中心的肌肉组织，对抗重力和相应的阻力（图 3.57）。
  - 俯卧撑。
  - 侧面木板改良器（图 3.58）。
  - 悬吊。
- 在激活手臂的同时稳定颈部深层肌肉，例如在仰卧位 / 坐位时。
- 发展动态控制。这要求患者的肩部有足够的活动能力，并且能够很好地静态控制肩胛骨。
- 加强肩部肌肉，向心和离心交替进行，沿整个功能链进行，并有核心参与。
- 加强肩胛骨稳定器：斜方肌、斜方肌、背阔肌、前锯肌、肩胛骨外翻肌群。
  - 从俯卧位开始。在双臂靠身体伸展的情况下，使肩关节回缩 / 下压，另外增加重量。
  - 从俯卧位开始。双臂抬高至肩胛骨水平，胸骨与地面保持接触；外旋，同时保持腹肌前

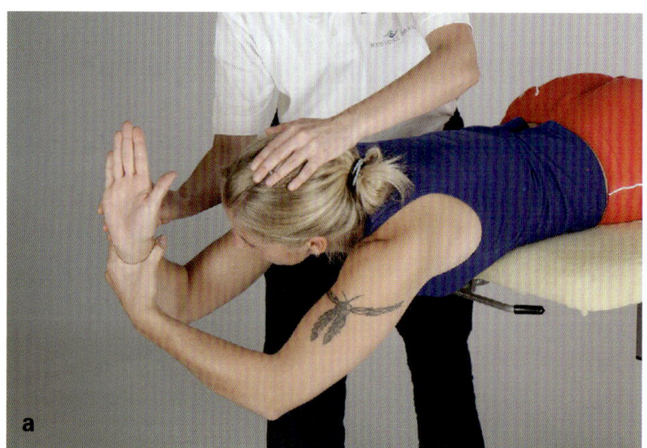

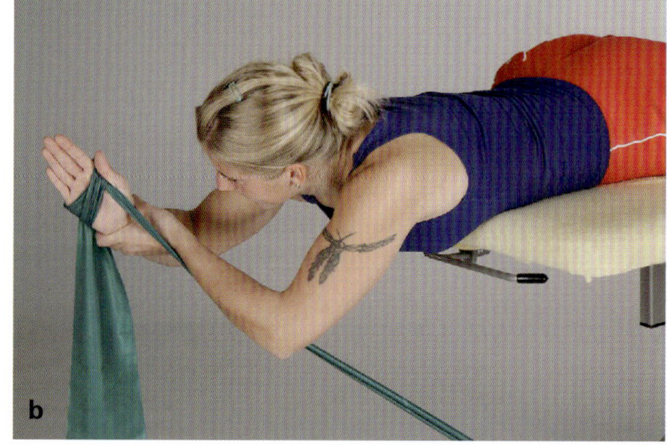

图 3.56 a、b. 从悬空的俯卧位上开始。a. 提升腹部的斜抬升。b. 患者独立用弹力带做练习

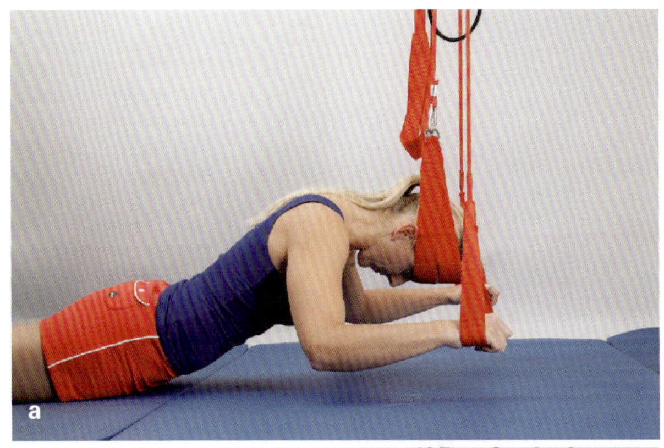

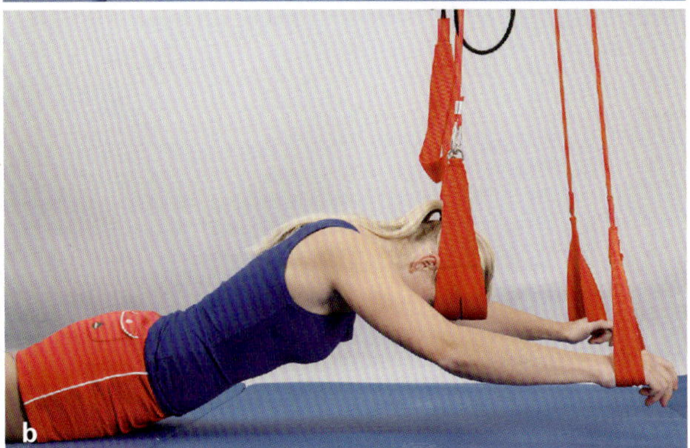

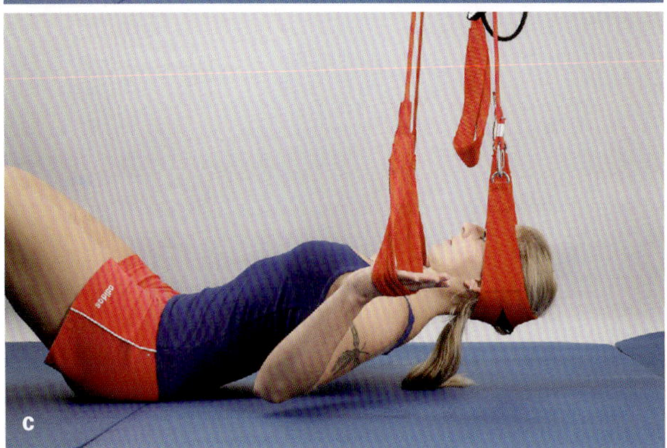

图 3.57　a~c. 训练核心的肌肉组织。用头对抗重力和相应的阻力

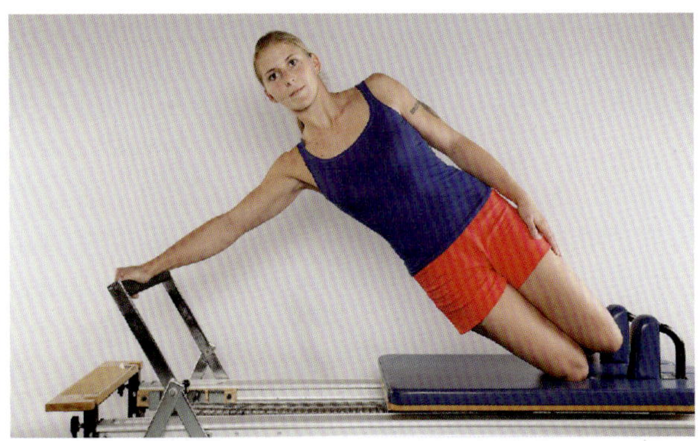

图 3.58　侧面木板改良器

部的张力（图 3.59）。

注：根据 Cools 等（2007）的建议。

有肩峰撞击的患者，斜方肌内侧和下侧的活动有限，前锯肌的活动有限。

- 以下练习对上 / 中斜方肌的活动和上 / 下斜方肌有良好的效果。

从侧卧位开始：水平屈曲（图 3.60）。

从俯卧位开始：水平外展和外旋（图 3.61）。

从俯卧位开始：俯卧位后屈伸（图 3.62）。

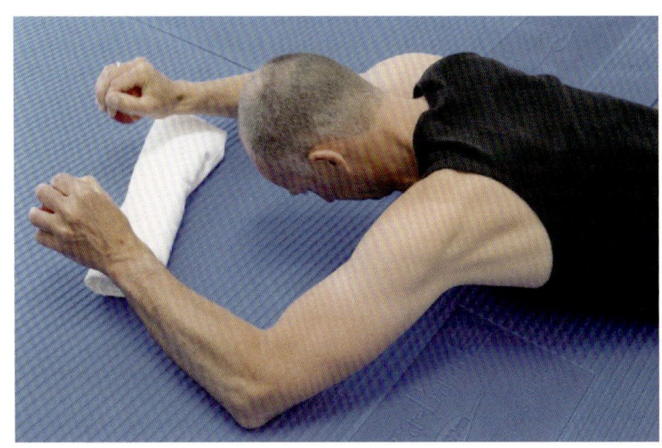

图 3.59　从俯卧位开始：双臂抬高至肩胛骨水平，胸骨与地面保持接触；在保持前锯肌紧张的同时进行外旋运动

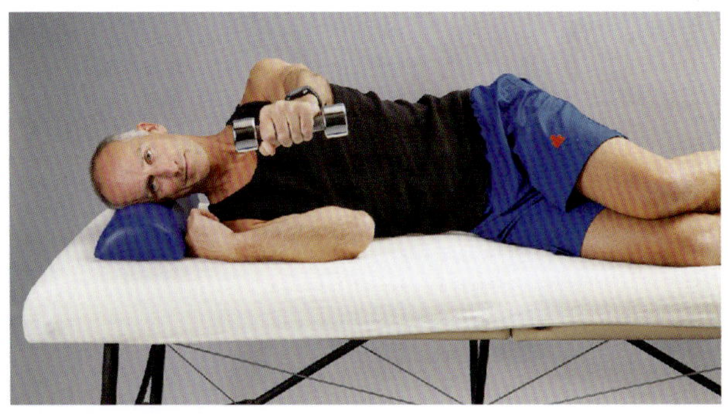

图 3.60　从侧卧位开始：水平屈曲

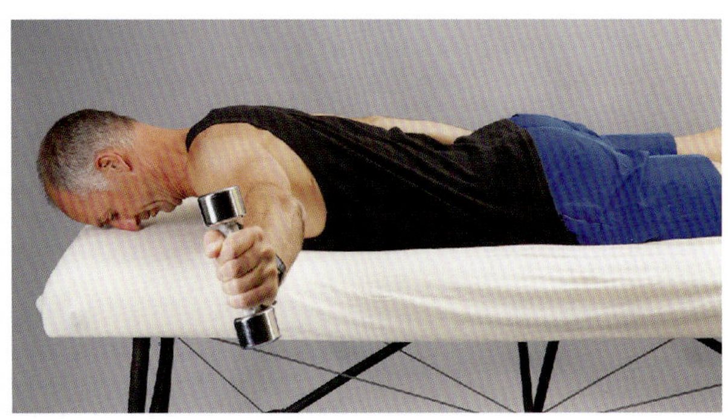

图 3.61　从俯卧位开始：水平外展和外旋

普拉提。
电缆滑轮（图 3.63）。
体刃训练，也是在不稳定的支撑面上，如加速震动训练器（图 3.64）。
训练肩胛胸肌和肩袖，让躯干的核心肌肉参与进来（图 3.65）。

背阔肌的无力有利于斜方肌上部的收缩。

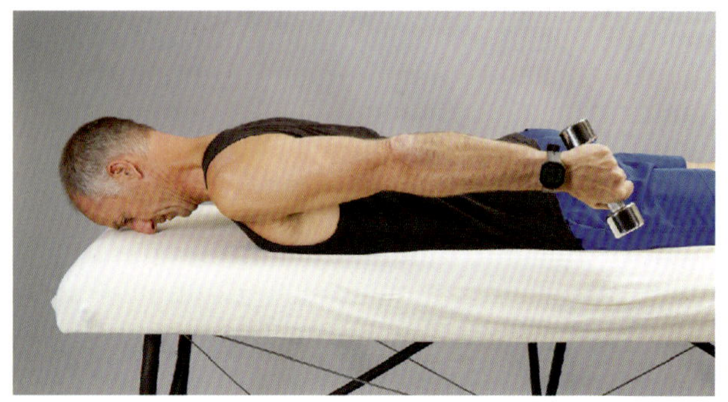

图 3.62 从俯卧位开始：俯卧位后屈伸

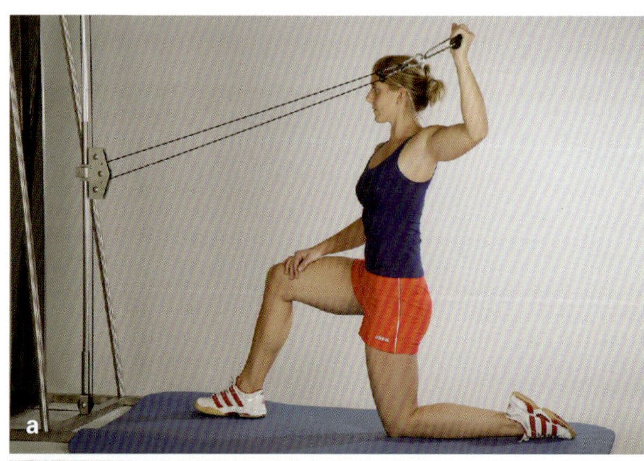

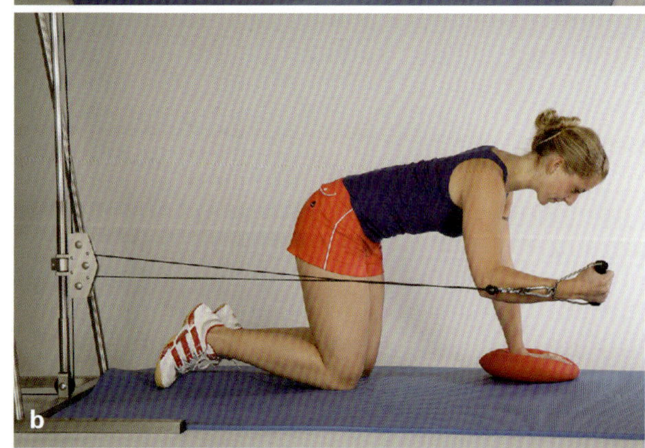

图 3.63 a、b. 使用电缆滑轮加强肩胛骨稳定器

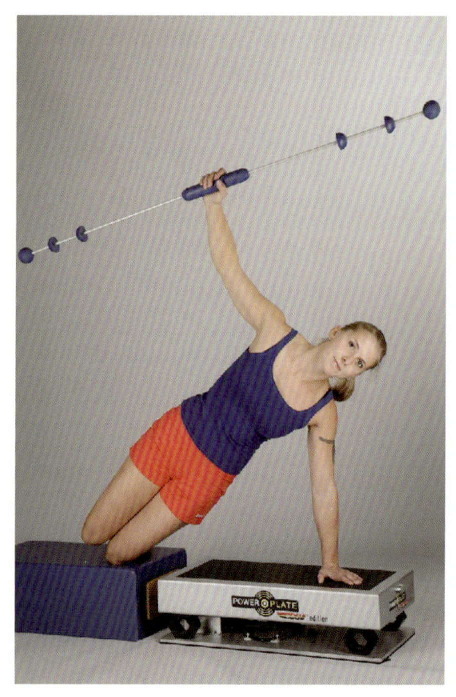

图 3.64 也是在不稳定的支撑表面上，如加速震动训练器

- 在开链和闭链中训练肩胸节律。
  - 使用电缆滑轮向中对齐（图 3.66）。

内固定装置

- 在各种日常的起始位置（坐着和站着）增加短杠杆的主动运动，同时注意肩胛骨和核心的目标运动。
- 独立练习。
  开始位置：背对墙壁站立，用肩胛骨稳稳地抱住网球。在同一时间，根据所允许的活动度活动，主动移动手臂或在允许的运动范围内协助手臂进行的屈曲、外展和旋转运动。
- 起始的姿势。坐在 Pezzi 球的前面，患者靠着 Pezzi 球。随后患者开始屈曲或静态对抗治疗师的阻力并保持肩胛骨稳定良好且居中。
- 从坐姿开始。下臂置于在一个球垫上，患者在对侧工作。用弹力带（或用哑铃）做 PNF 模式。
- 在允许的运动范围内，训练以肱骨头为中心的肌肉组织对抗重力和相应的阻力［如从健侧卧位、从坐位开始，肘部弯曲 90° 的外旋，从 80° 内旋到中立位，对抗重力（肌肉功能测试值 2~3，图 3.67）］。
  - 在开链的平板支撑中加强前锯肌。
  - 肩胛骨抬高（抬高到关节盂水平），抗或不抗

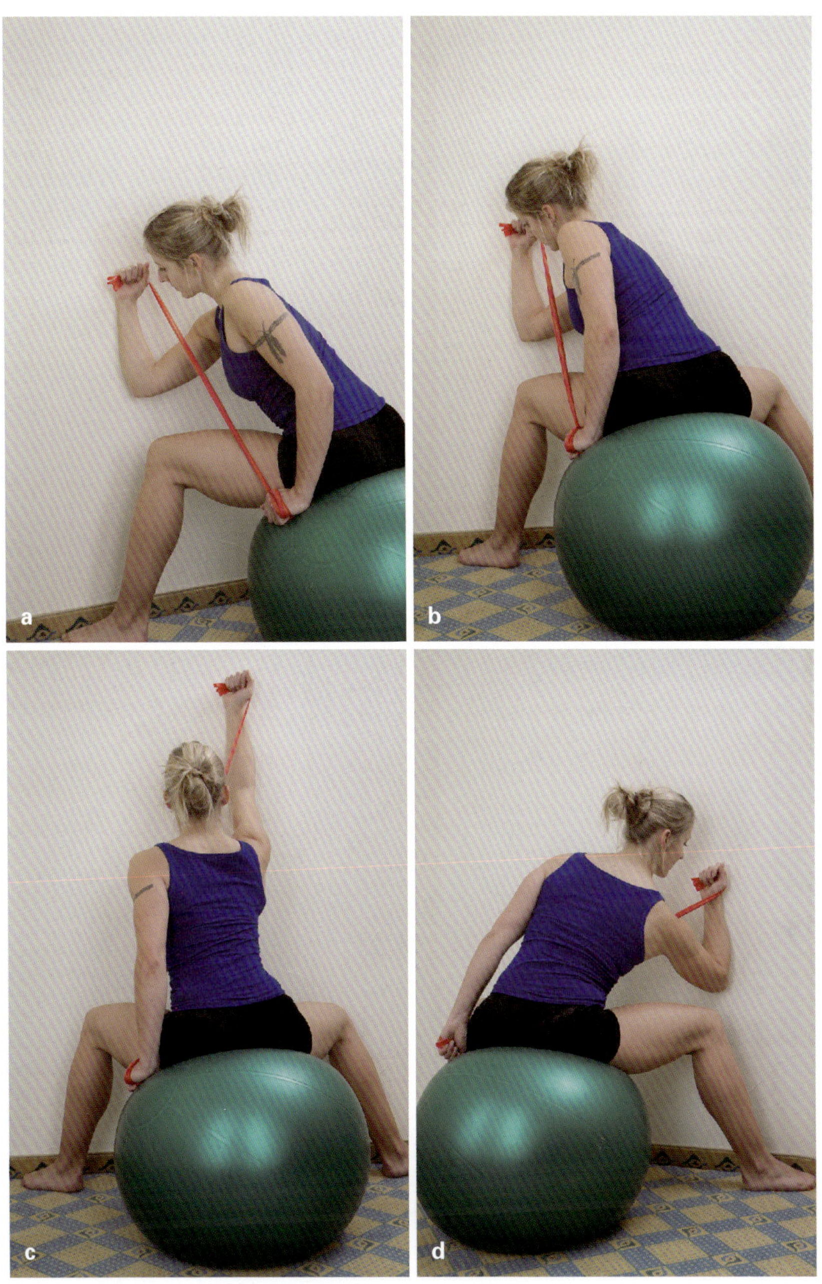

图 3.65 a~d. 在躯干核心肌肉的参与下，训练肩胛胸肌和肩袖；“绘画”练习

阻力（图 3.68）。
- 仰卧位 / 站立位。在中立位将弹力带缠绕在双手上（肘关节屈曲 90°）。右旋时双手紧绷，内旋时双臂对称抬起，前臂在整个运动过程中保持平行和垂直（图 3.69）。
- 站在墙前：患者双手持球，置于身体正前方居中外旋位。当球在壁上向上滚时，前臂应尽可能保持彼此平行（图 3.70）。

- 加强肩袖肌群和肱骨两端的肌肉。

物理措施

- 按摩：消除肩胸关节的粘连。
- 胃和肝的头部区：定位在锁骨下沟和肩峰上方的左 / 右。
- 低温动力学。
- 用冷敷袋或冷疗做温和的冷却。
- 手法淋巴引流技术。
- 结缔组织按摩。
- 足部反射疗法按摩。

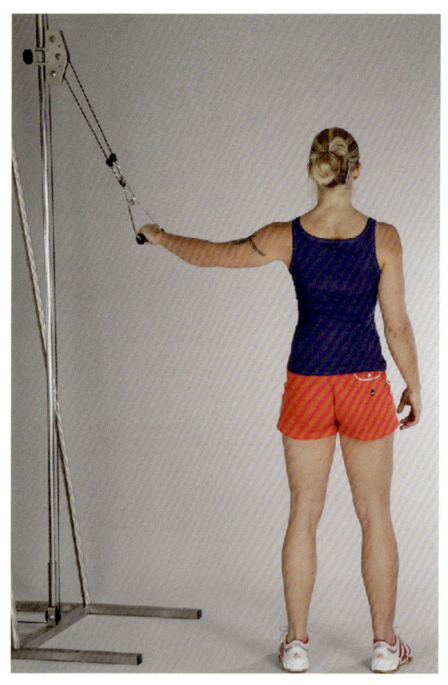

图 3.66 在开链和闭链系统中训练肩胸节律：使用电缆滑轮向中对齐

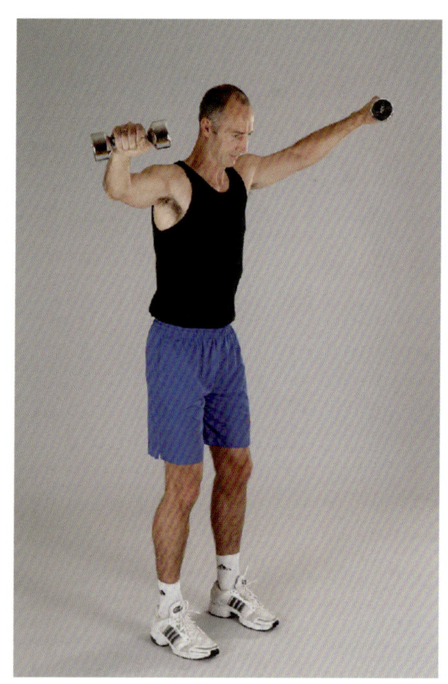

图 3.68 肩胛骨抬高（抬高至关节盂水平），有重量

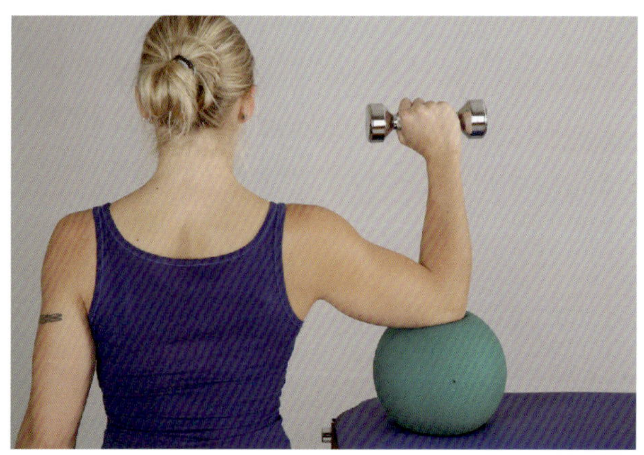

图 3.67 从坐姿开始，肘部弯曲 90° 的外旋，从 80° 内旋到中立位，对抗重力

- 针灸按摩。
- 按摩。
- 电疗：高电压（与植入物无相互作用）。
- 热敷，例如，局部用于缓解肌张力或用于上肢交感支持区的反射治疗。
- 应用治疗泥（泥疗）。

3.3.2 运动康复

- 一般伴随着耐力的训练，训练核心和腿部肌肉。

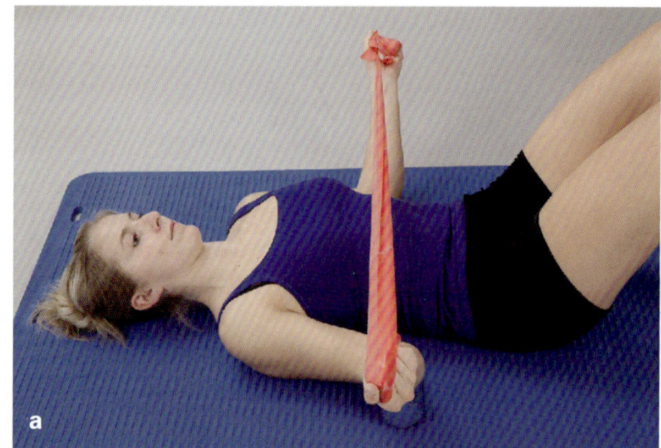

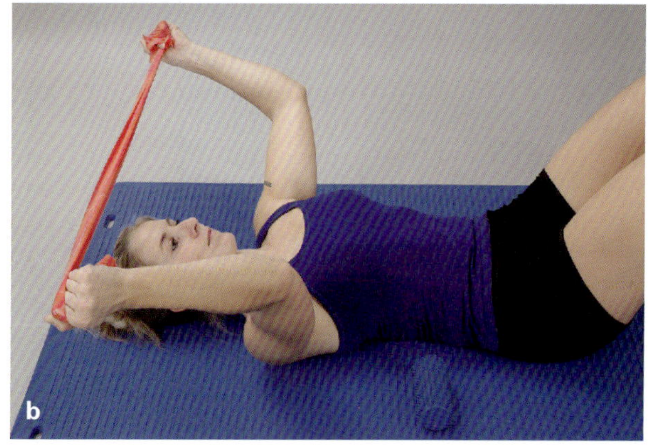

图 3.69 a、b. 仰卧位开始。a. 在中立位（肘关节屈曲 90°）将弹力带缠绕在双手上。b. 双手伸直，外旋时对称地抬起手臂。前臂保持相互平行，在整个运动过程中保持垂直

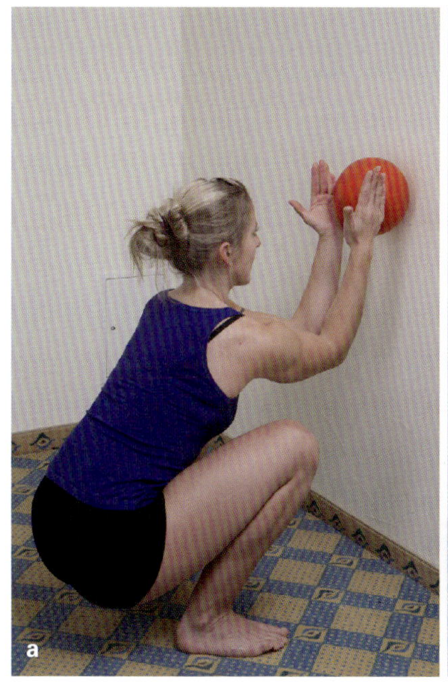

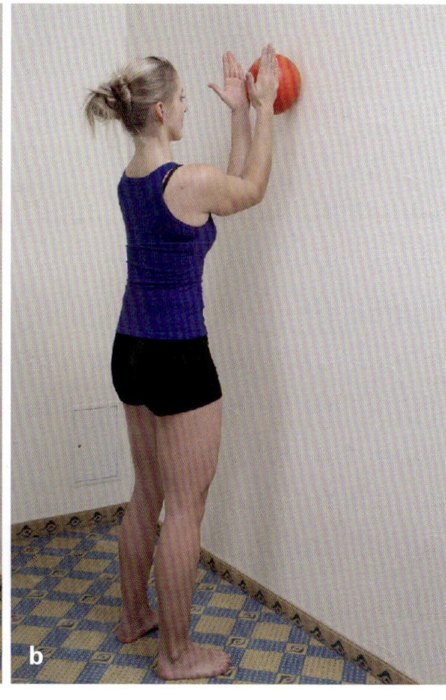

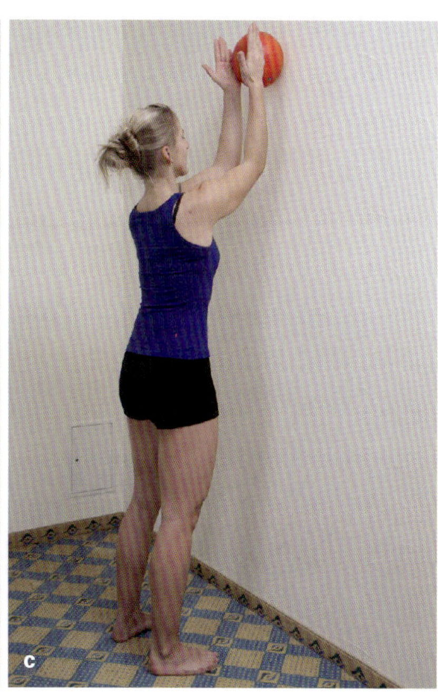

图 3.70　a~c. 站在墙前：患者双手持球，置于身体正前方居中，呈外旋姿势。当球在墙上向上滚动时，前臂应尽可能保持彼此平行

感知运动功能训练

- 在允许的运动范围内控制局部稳定肌。
  - 在允许的运动范围内，使用带哑铃（重量为 200~500 g）的电缆滑轮进行 5 次内旋 / 外旋。
- 练习平板支撑，悬挂，拉动，推举。
  - 以四点跪位姿势支撑，在两手之间转移重量（图 3.71）。
  - 在墙杆上的反向推举。
  - 引体向上。
  - 负重引体向上。
- 核心：站在平衡板上，再额外压紧一个卷轴（图 3.72）。
- 负荷或速度的精细协调（如杂耍、平衡杆等）。
- 不稳定的环境（例如，在 Pezzi 球上的支撑，在 Aerostep 上的前臂支撑）（图 3.73）。
- 练习精确控制（精确控制动作的能力），例如，在不同的高度 / 距离、不同的重量上抓取单杠。

提高活动度

- 使用电缆滑轮从上面横向牵引，在减重状态下进行外展 / 屈曲。
- 胸椎松动。

力量训练

- 热身时局部稳定器的力量耐力训练：内旋 / 外展（图 3.74）。

> **实用提示**
>
> **前锯肌训练**
>
> 进行以下练习。
>
> - 俯卧撑。
> - 前锯肌出拳击打（推压）。
> - 动态拥抱。
> - 弹射器。

- 训练肩胛骨固定肌：卧推（图 3.75）。
- 肩胛下肌的训练：在功能上将肌肉分为上半部分和下半部分，对这两部分进行训练。
  - 俯卧撑（俯卧撑动作结束时伸展肩带）（图 3.76）。

前锯肌的无力会导致肩胛骨的旋转和伸展减少。肱骨头可以向外 / 向上方平移，从而导致继发性撞击。

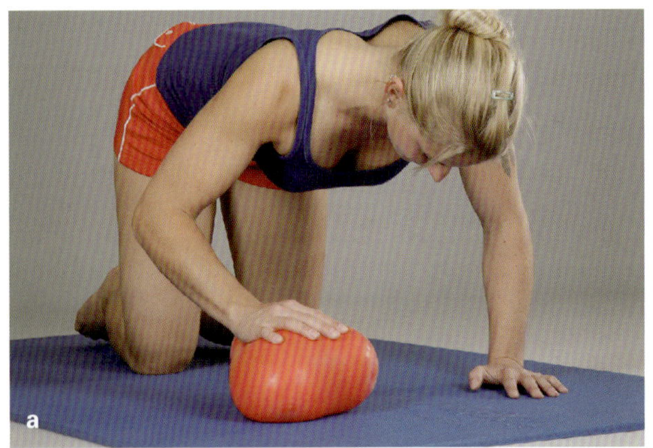

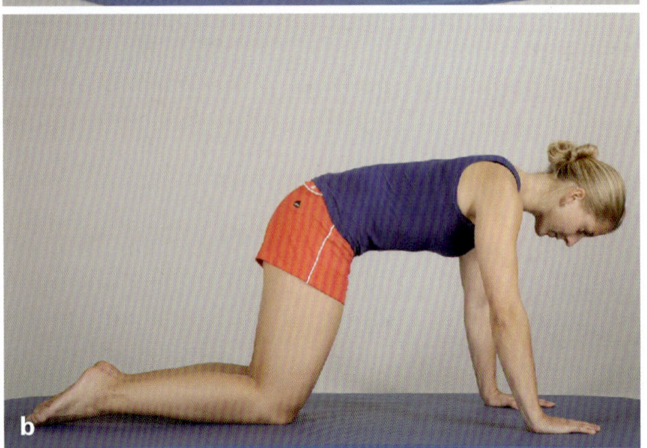

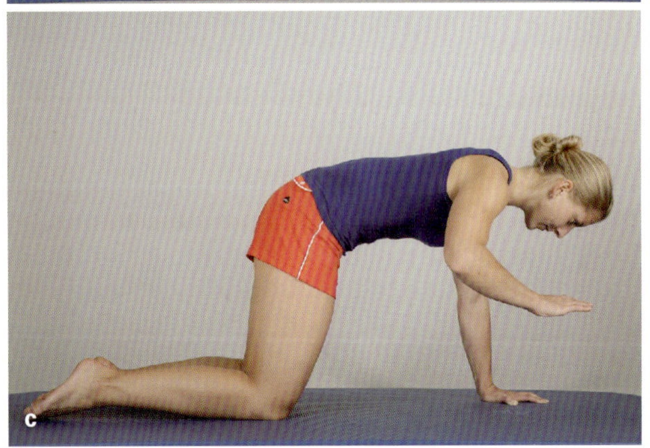

图 3.71 a~c. 跪姿的支撑，在两手之间重心转移

- 平板支撑：从易到难的功能系列（第 Ⅲ 阶段的开始到第 Ⅲ / Ⅳ 阶段的结束）（图 3.77）。
  - 对角线练习（背对电缆滑轮向前迈步）。
    起始位置：肩关节 90°外展 + 外旋，肘关节微屈完成位置：肩关节内收 / 外展牵引方向：直到手柄位于对侧髂前上棘的高度上。
  - 上半部分的训练。
    - 滑轮：外展角度越大，激活率越高。
  - 下半部分的训练。
    - 滑轮：内旋和 45°的外展。

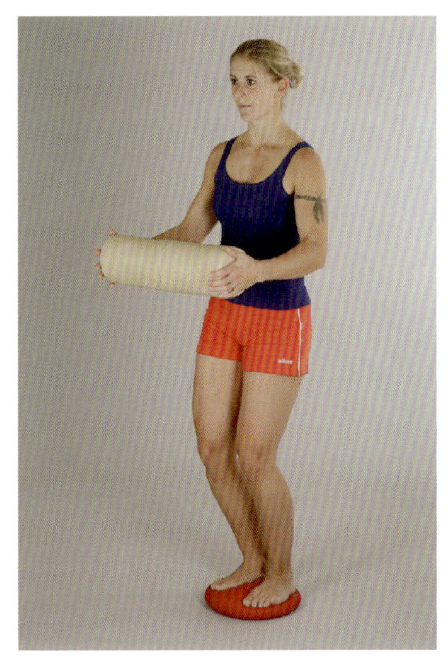

图 3.72 站在平衡板上，再额外压紧卷轴

- 患者的肌肉训练：背阔肌、三角肌、斜方肌、肱三头肌、胸肌［卧推，俯卧撑，划船（图 3.78），俯卧撑，背阔肌牵引机，肱三头肌，肱二头肌］（Gave：LBT 腱固定术）。
- 中等幅度的肌肉膨胀训练（在完全无痛的范围内）：4~6 周，6 × 15 次或以金字塔形式训练：18/15/12/12/15/18。
- 肌肉内协调训练：4~6 周，3~5 次，平均运动范围。
- 肌肉膨胀训练：6 × 15 次或以金字塔形式训练：18/15/12/12/15/18；通过对侧的过度延伸（图 3.79）。

治疗性攀登

- 不同方向的握力变化训练（在短时间内以指定的运动方向准确地握住 3~4 个不同的手柄，例如，只能向上 / 向下）。
- 靠墙动态转移身体重量的握力固定训练：在原地握住两个把手，双腿移动位置，保持肩部稳定位置。
- 在攀登区进行不同方向的握力固定训练（图 3.80）。

3.4 第Ⅳ阶段

第 Ⅳ 阶段的训练目标是使患者能够恢复体育活动。肩关节术后第 Ⅳ 阶段康复的运动治疗内容见第 5.4 节中对整个上肢进行的总结。

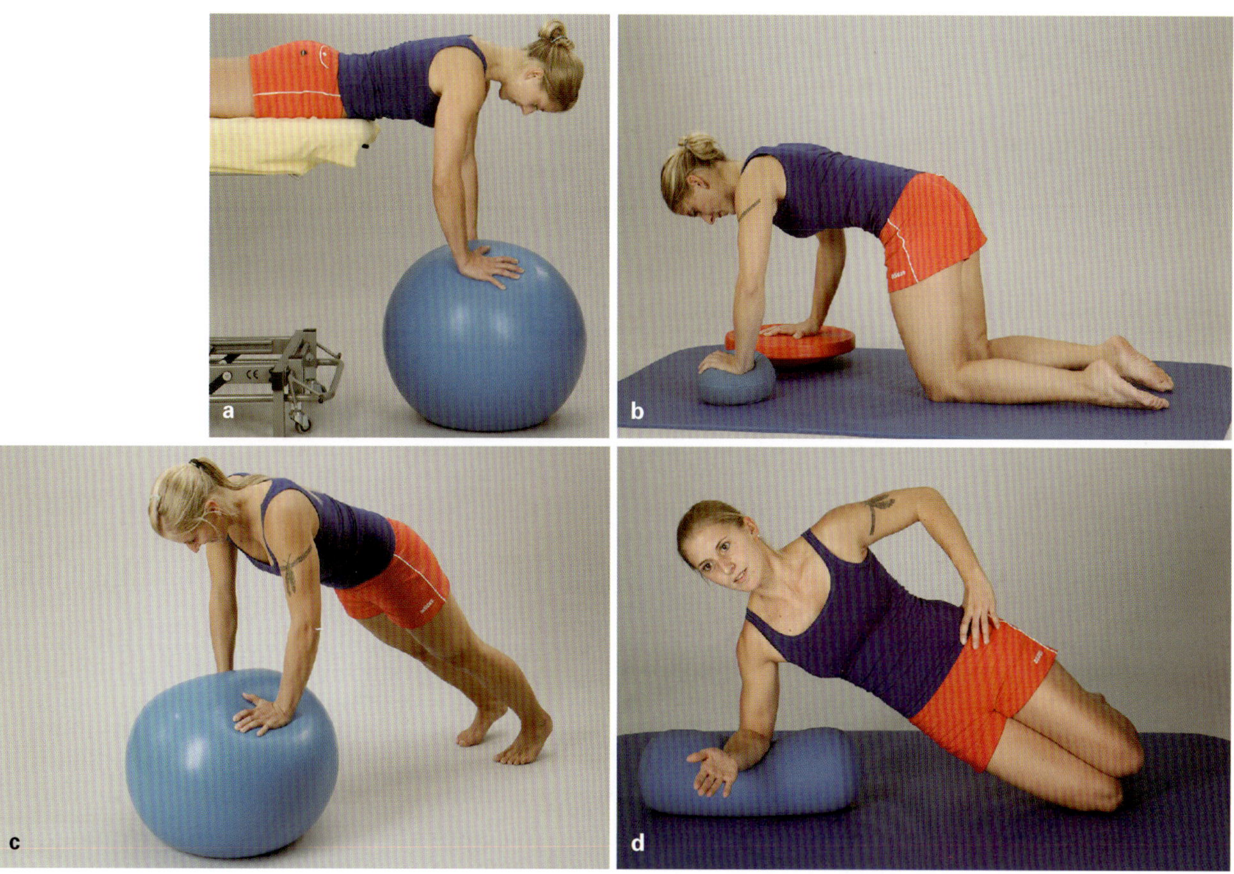

图 3.73 a~d. 不稳定的环境。a. 在 Pezzi 球上做平板支撑，支持核心。b. 在不稳定的支撑面上做四足支撑。(c、d) 全身训练

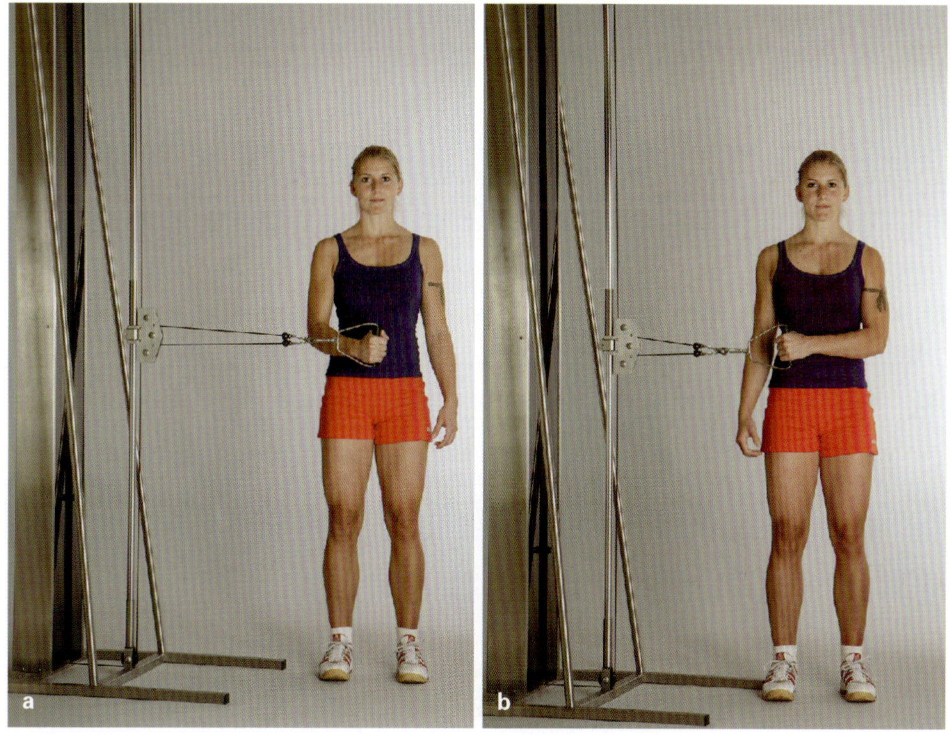

图 3.74 a、b. 热身时局部稳定器 (肌群) 的力量耐力训练。a. 内旋。b. 外展 (外旋)

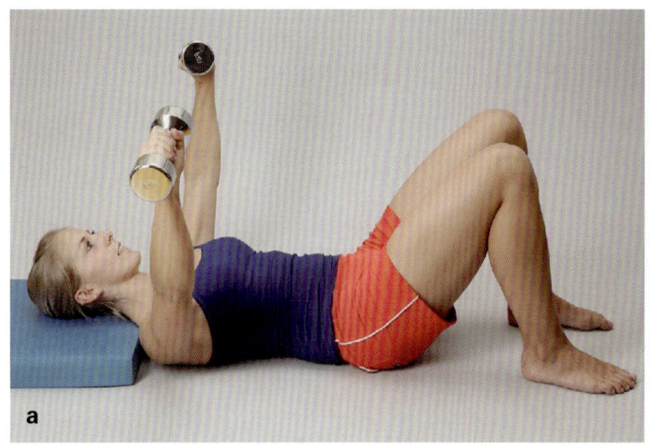
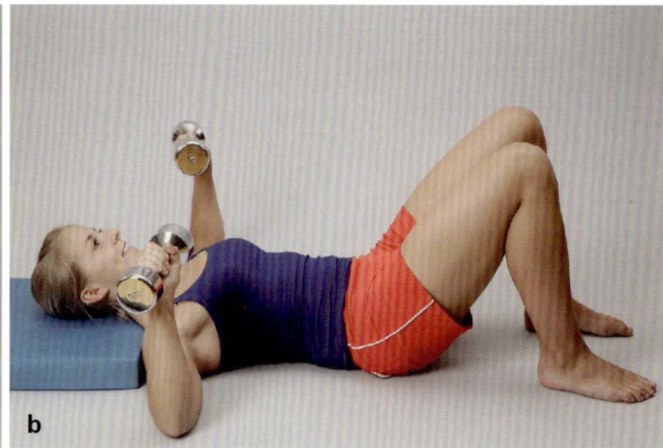

图 3.75 a、b. 训练肩胛骨固定肌：卧推

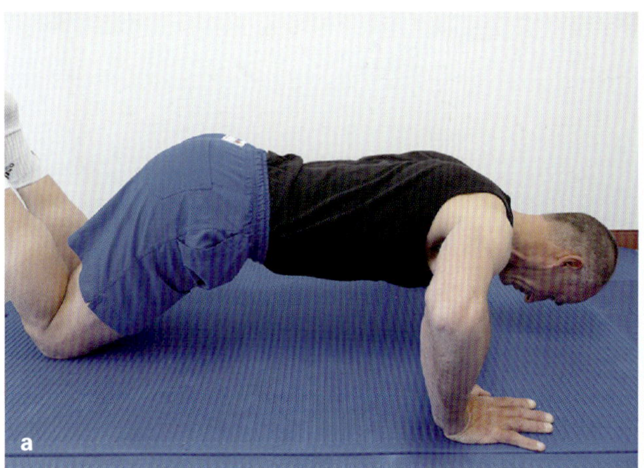
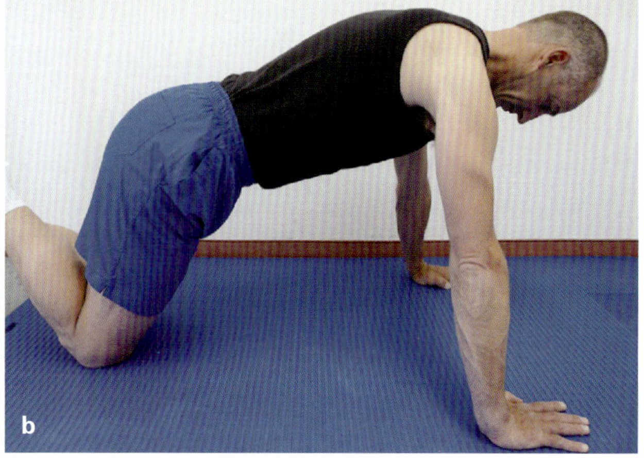

图 3.76 a、b. 俯卧撑：俯卧撑动作，在动作结束时，肩带有一定的拉伸

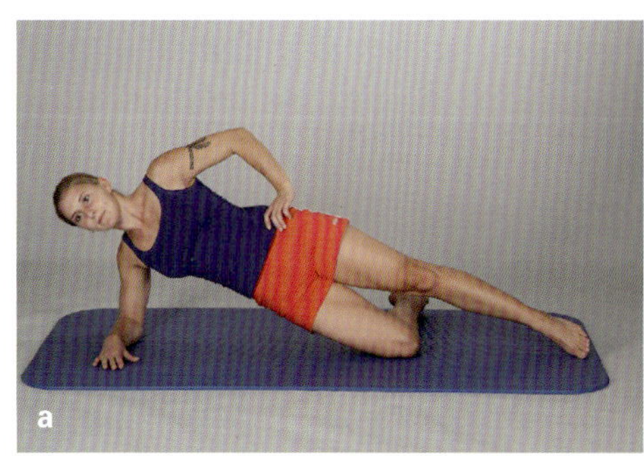
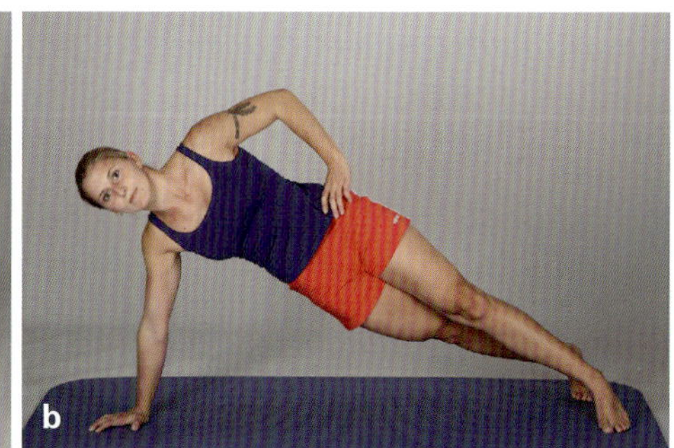
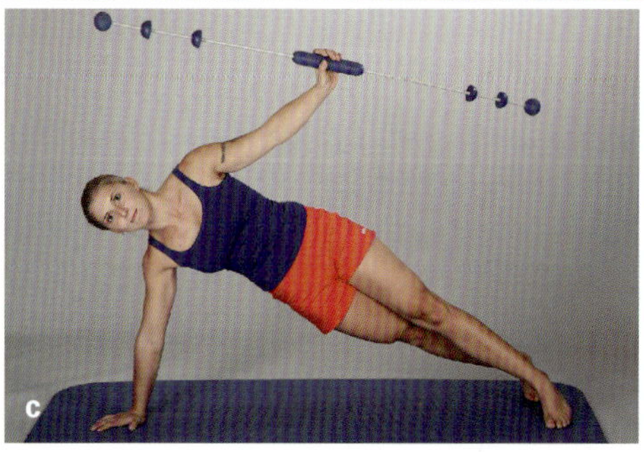

图 3.77 a~c. 平板支撑。从易到难的功能系列（第 Ⅱ 阶段的开始到第 Ⅲ / Ⅳ阶段的结束）

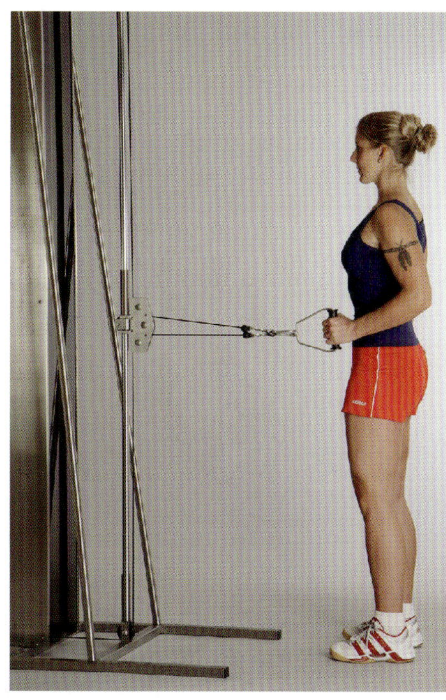

图 3.78　运动肌的训练：通过划船动作训练背阔肌、三角肌、斜方肌、肱三头肌

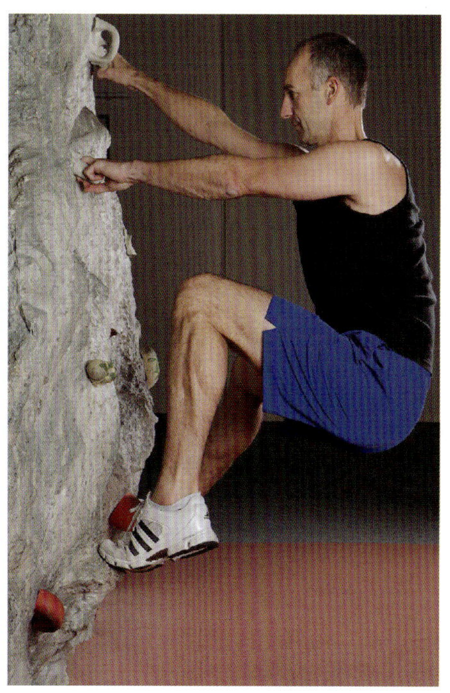

图 3.80　握力固定训练

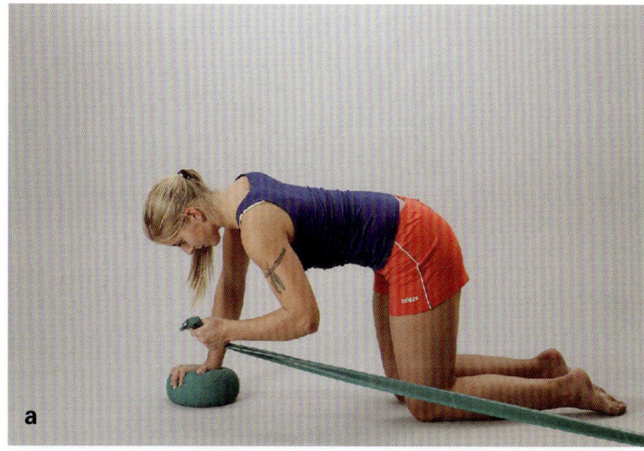

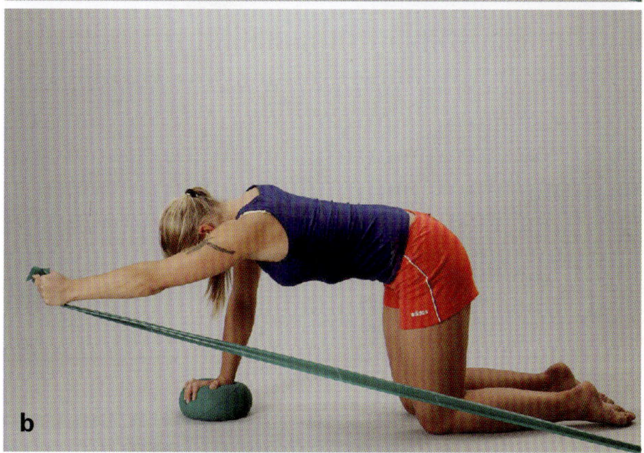

图 3.79　a、b. 肌肉膨胀训练：通过对侧的过度延伸

参考文献

[1] Cohen BS, Romeo AA, Bach B Jr (2002) Rehabilitation of the shoulder and rotator cuff repair. Oper Tech Orthop 12(3):218–224.

[2] Cools AM et al. (2007) Rehabilitation of scapular muscle balance: which exercises to prescribe? Am J Sports Med 35:1744, originally published online July 2, 2007.

[3] Fitts PM: Perceptual-motor skills learning. In: Welto AW (ed) Categories of Human Learning. Academic Press 1964, New York.

[4] Gibson JC (2004) Rehabilitation after shoulder instability surgery. Curr Orthop 18:197–209.

[5] Hauser-Bischof C (2002) Schulterrehabilitation in der Traumatologie und Orthopädie. Thieme, Stuttgart.

[6] Hochschild J (2002) Strukturen und Funktionen begreifen, vol. 2: LWS, Becken und Untere Extremität. Thieme, Stuttgart.

[7] Imhoff AB, Baumgartner R, Linke RD (2014) Checkliste Orthopädie. 3rd edition. Thieme, Stuttgart.

[8] Imhoff AB, Feucht M (Hrsg) (2013) Atlas sportorthopädisch-sporttraumatologische Operationen. Springer, Berlin Heidelberg.

[9] Ludewig PG, Cook TM (2000) Alterations in shoulder kinematics and associated muscle activity in people with symptoms of shoulder impingement. Physical Therapy 80(3):277.

[10] Maenhout et al. (2010) Electromyographic analysis of knee push-up plus variations: what is the influence of the kinetic chain on scapular muscle activity? Br J Sports Med 44:1010-1015, originally published online September 14, 2009.

[11] Rubin BD, Kibler WB (2002) Fundamental principles of shoulder rehabilitation: conservative to postoperative management. Arthroscopy 18(9, Nov-Dec Suppl 2):29–39.

[12] Suppé B (2007) FBL Klein-Vogelbach. Functional Kinetics. Die Grundlagen. Springer, Berli10,1.

第四章　肘部：外科手术 / 术后康复

Andreas B. Imhoff, Knut Beitzel, Knut Stamer, Elke Klein

4.1 稳定化

肘关节不稳定时的关节囊 / 韧带重建

适应证

- 创伤性肘关节脱位。
- 复发性肘关节脱位。

治疗方法

- 检查循环、运动功能、感觉功能及放射影像。
- 闭合复位、固定及 X 线检查。
- 手术指征：关节不稳定、骨折、血管神经损伤。

手术方法

- 切开内侧或外侧皮肤（根据病变情况）。
- 骨折复位固定（如果需要）。
- 急性关节不稳定时：肌腱缝合、肌腱再悬吊、关节囊再悬吊（可能使用缝合锚定系统）。
- 慢性关节不稳定时：可能通过肌腱移植进行韧带修复手术。
- 移植物固定在内上髁或外上髁解剖切除的部位。
- 逐层缝合关闭伤口。

术后康复

术后康复的总结概括见表 4.1 和表 4.2。

4.2 软骨手术

同种异体骨软骨移植（OATS）

适应证

- 局灶性骨软骨损伤。
- 骨坏死（如潘纳尔病）。

手术方法

- 关节镜标准入路评估病变。
- 根据损伤部位选择内侧或外侧入路。
- 用取骨器在损伤处打孔，并确定移植软骨的尺寸。
- 移除相应的柱状软骨，从股骨外侧髁向髌骨外侧切开 3 cm 长的切口。
- 在控制高度与部位的情况下利用推进器将移植软骨植入损伤处。
- 逐层缝合关闭伤口。

表 4.1　肘关节脱位术后康复。石膏固定（屈肘 90°）1 周（允许拆除石膏进行锻炼）

阶段		活动度和允许的负荷
Ⅰ	术后第 1 天	活动范围无限制，6 周内不可负重
Ⅱ	术后约第 7 周	慢跑、步行、游泳、骑自行车
Ⅲ	术后约 3 个月	运动专项训练
Ⅳ	术后约 4 个月	具有身体接触的运动和高风险运动

表 4.2　肘关节脱位后的关节囊 / 韧带修复术后康复。石膏绷带固定 4~5 天，术后第 5 天改用 EpicoROM 夹板（外固定至少 6 周）

阶段		活动度和允许的负荷
Ⅰ	第 1~2 周	伸 / 屈：0° ~20° ~90°，不可旋前 / 旋后
	第 3~4 周	伸 / 屈：0° ~10° ~110°，可任意旋前 / 旋后
	第 5~6 周	在 EpicoROM 夹板范围内任意活动
	术后第 1~6 周	物理治疗：根据疼痛情况确定患者的被动运动范围
Ⅱ	术后第 7 周开始	慢跑、步行
Ⅲ	术后 3 个月	游泳、骑自行车
Ⅳ	术后 6 个月	运动专项训练
	术后 9 个月	具有身体接触的运动和高风险运动

4

表 4.3 肘关节骨软骨自体移植术术后康复。石膏绷带外固定 4~5 天，术后第 1 天即可在取下石膏后进行锻炼，术后第 5 天即可转换用 EpicoROM 夹板（外固定总共 6 周）

阶段		活动度和允许的负荷
		6 周内无负重（尤其是轴向支撑负重），可自由进行旋前和旋后动作
Ⅰ	术后第 1~2 周	伸 / 屈：0° ~10° ~110°，不可旋前 / 旋后
Ⅱ	术后第 3~6 周	辅助下主动屈伸：无角度限制
Ⅲ	术后第 7 周开始	主动运动无角度限制（慢跑、步行）
	术后约 2 个月	游泳
Ⅳ	术后约 3 个月	骑自行车，运动专项训练
	术后约 6 个月	具有身体接触的运动和高风险运动

术后康复

术后康复的总结概括见表 4.3。

4.3 假体植入术

肘关节假体植入术

适应证

- 保守治疗失败的晚期原发性和继发性骨关节病。
- 类风湿性关节炎。
- 骨折愈合不当。

手术方法

- 在肘关节背侧皮肤围绕尺骨鹰嘴尖 / 峰做约 12 cm 的弧形切口。
- 分离并保护尺神经，分离带有肱三头肌肌腱的骨片。
- 通过切除模板切除骨块并调整假体（图 4.1）。
- 假体放入定位处（耦合或非耦合）并监测肘关节运动范围。
- 骨水泥固定假体。

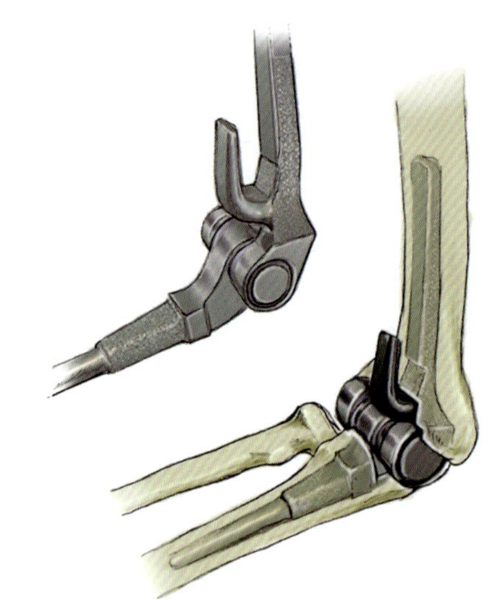

图 4.1 连接的全肘关节假体

- 逐层缝合并关闭伤口。

术后康复

术后康复的总结概括见表 4.4。

表 4.4 肘关节假体植入术术后康复。石膏绷带固定 4~5 天，术后第 5 天可转换用 EpicoROM 夹板固定（总固定时间至少 6 周）

阶段		活动度和允许的负荷
Ⅰ	术后第 1~2 周	被动屈 / 伸：活动范围无限制
Ⅱ	术后第 3~6 周	辅助下主动屈 / 伸：活动范围无限制
Ⅲ	术后第 7 周开始	主动运动范围无限制
Ⅳ		慢跑、步行、无患肢划水动作的游泳（可能需要佩戴辅具） 小心：进一步地增加负荷需要一个特定的治疗方案，不推荐进行具有身体接触的运动和高风险的运动

表 4.5　肘关节松动术术后康复。可能需要运用 Quengel 矫形器或者在石膏框架中变换姿势

阶段		活动度和允许的负荷
I II	术后第 1~4 周	立即开始进行密集的运动练习，活动不受限制，密集的关节活动范围终末端的被动运动（每天多次），关于独立锻炼的说明
III IV	术后约第 4 周开始	慢跑 / 步行、骑自行车，游泳，运动专项训练，具有身体接触的运动和高风险运动

4.4 关节松动术

肘关节松动术

适应证

- 保守治疗效果欠佳的关节活动明显受限。

手术方法

- 在尺侧和桡侧建立入路插入关节镜。
- 用电刀松解部分关节囊，去除潜在的骨赘和关节内的游离体，在控制达到目标关节活动度的同时注意保护神经。
- 逐层缝合关闭伤口。

术后康复

术后康复的总结概括见表 4.5。

参考文献

[1] Cohen BS, Romeo AA, Bach B Jr (2002) Rehabilitation of the shoulder and rotator cuff repair. Oper Tech Orthop 12(3):218–224.

[2] Cools AM et al. (2007) Rehabilitation of scapular muscle balance: which exercises to prescribe? Am J Sports Med 35:1744, originally published online July 2, 2007.

[3] Gibson JC (2004) Rehabilitation after shoul der instability surgery. Curr Orthop 18:197–209.

[4] Hauser-Bischof C (2002) Schulterrehabilitation in der Traumatologie und Orthopädie. Thieme, Stuttgart.

[5] Hochschild J (2002) Strukturen und Funktionen begreifen, vol. 2: LWS, Becken und Untere Extremität. Thieme, Stuttgart.

[6] Imhoff AB, Baumgartner R, Linke RD (2014) Checkliste Orthopädie. 3rd edition. Thieme, Stuttgart.

[7] Imhoff AB, Feucht M (Hrsg) (2013) Atlas sportorthopädisch-sporttraumatologische Operationen. Springer, Berlin Heidelberg.

[8] Ludewig PG, Cook TM (2000) Alterations in shoulder kinematics and associated muscle activity in people with symptoms of shoulder impingement. Physical Therapy 80(3):277.

[9] Maenhout et al. (2010) Electromyographic analysis of knee push-up plus variations: what is the influence of the kinetic chain on scapular muscle activity? Br J Sports Med 44:1010-1015, originally published online September 14, 2009.

[10] Rubin BD, Kibler WB (2002) Fundamental principles of shoulder rehabilitation: conservative to postoperative management. Arthroscopy 18(9, Nov-Dec Suppl 2):29–39.

第五章　肘部：康复治疗

Andreas B. Imhoff, Knut Beitzel, Knut Stamer, Elke Klein

5.1 第Ⅰ阶段

目标（依据 ICF）

第Ⅰ阶段目标（依据 ICF）
- 生理功能 / 身体结构：
  - 缓解疼痛。
  - 促进水肿吸收。
  - 调节受损的自主神经和神经肌肉功能。
  - 预防功能和结构损伤。
  - 保持 / 提高关节活动度。
  - 提高关节稳定性。
  - 改善影响感觉运动功能的功能。
  - 学习肩胛骨调节 / 放置。
- 活动 / 参与：
  - 进行日常活动时注意减轻手术患肢的压力。
  - 独立地锻炼肌肉泵。
  - 提高灵活性（保持和改变身体姿势、行走和向前移动）。
  - 打破阻碍参与的障碍（焦虑）。

物理治疗

患者教育

- 与患者讨论治疗的内容和目标。
- 姿势：为了促进静脉回流，手臂应在不施加压力的情况下放在高于心脏平面的位置上；手高于肘部，肘部高于肩膀。
  - 关节松动术：手臂在 Quengel 夹板中交替保持在最大的屈曲和伸直位置，每 2 h 改变 1 次姿势，如果患者能够耐受，可以更频繁地变换姿势。同时使用止痛剂进行动员和支持。
- 患者告知：应告知患者手术及其相关的局限性，以便能够通过患者的行为来促进组织愈合。

肘关节术后第Ⅰ阶段禁止以下行为：
- **用患肢提起和承托重物。**
- **用患侧手或手肘支撑自身体重。**
- **患肢快速、突然地运动。**

- 行关节松动术后，患者的依从性尤其重要。为了防止再度发展为僵硬，患者还需要独立自主地活动、牵伸和支撑关节。

为了确保手术的效果，应考虑以下限制：
- **限制外翻应力：不可在抗阻情况下进行肩关节内收或内旋。**
- **限制外翻应力：不可在抗阻情况下进行肩关节外展或外旋。**

预防性治疗

- 早期下床运动。
- 持续最大容积吸气（SMI）训练的指导，深呼吸技巧如缩窄鼻腔，鼻吸气，呼吸控制。
- 踝关节的主动运动。注意踝泵运动的速度为每秒钟一次，以便于显著提高血流速度。
- 在肘关节可活动的范围内主动进行各个方向和角度的运动（运动需规律地进行，理想情况下，每小时一次，由患者独立进行）。
- 步行。

促进吸收

- 通过有力地张开与握紧拳头来激活肌肉泵。
- 用垒球进行肌肉泵运动。
- 抬高。
- 轻柔地按摩手指向肩膀方向。
- 手法淋巴引流技术。
- 等长收缩。
- 观察静脉回流的路径，治疗潜在的回流阻碍，降低斜角肌与胸小肌的张力，松动第一肋骨（图 5.1）及锁骨。

提高活动度

- 保持邻近关节的活动度：手，肩，远端桡尺关节，颈椎，胸椎。
- 软组织治疗：
  - 根据 Simons/Travel 技术处理潜在的扳机点。
  - 运用肌肉能量技术（MET）、整合性神经肌肉抑制术（INIT）、拮抗松弛术、功能性按摩、交互抑制、源自 PNF 的放松技术处理肌肉：
    - 肱二头肌。
    - 肱三头肌。
    - 喙肱肌。
    - 肱肌。
    - 下臂伸肌和屈肌群。
    - 肘关节的旋后与旋前肌群。
    - 胸小肌和胸大肌。

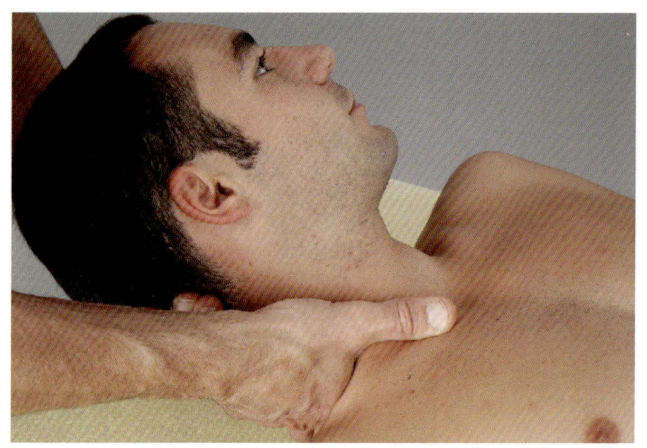

图 5.1 松动第一肋骨，调控静脉回流路径

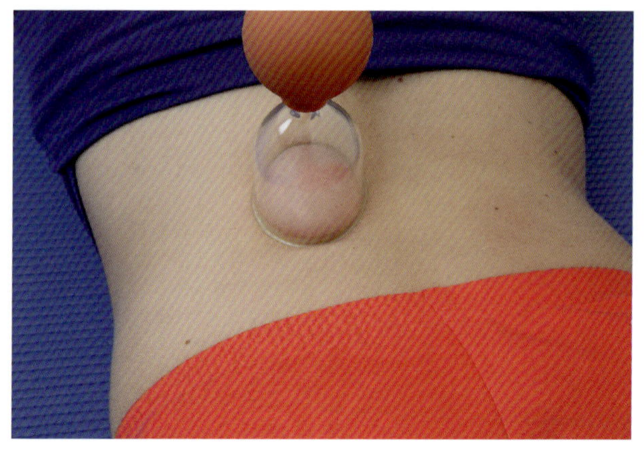

图 5.2 拔罐治疗

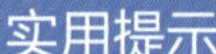

实用提示

对于长时间治疗，交替应用 8~10 min 的冰敷可以放松肌肉。

小心：不要直接将冰敷于皮肤或组织，因为有冻伤的风险。

- 冰敷后可在无疼痛范围内被动或主动辅助运动肘关节和下臂关节。

常见并发症

肘部损伤后经常出现以下并发症：

- 骨化性肌炎。
- 关节挛缩。
- 尺神经病变。

在关节松动的情况下

- 使用针对性的关节松动技术提高关节囊弹性：MT（Kaltenborn）3 级手法（抗阻），Maitland 4 级手法。

调节自主神经和神经肌肉的功能

- 肩臂肌肉（C5~C8 起源的）神经区域的手法治疗。
- 电疗法。
- 热毛巾卷。
- 拔罐治疗（图 5.2）。
- 根据 Simons/Travel 技术或 INIT 技术处理潜在的扳机点。
- 治疗起源于 T1~T5 的交感神经，因为它们会影响手臂的动脉血供。

改善感觉运动功能

- 使用 MT 1 级手法进行最小的牵伸和施压作为传入感觉输入刺激机械感受器。
- 等长收缩（图 5.3）。
- 通过 Vojta 技术、E- 技术、PNF 技术激活运动链，整合受损的肌肉。举例：从远端方向建立压力（在 PNF 链中，给予手臂远端静态张力与对抗接触激活的手臂模式一致，如使用节律稳定技术）。

稳定和加强

- 利用弹力带锻炼健侧肢体，确保正确的姿势。

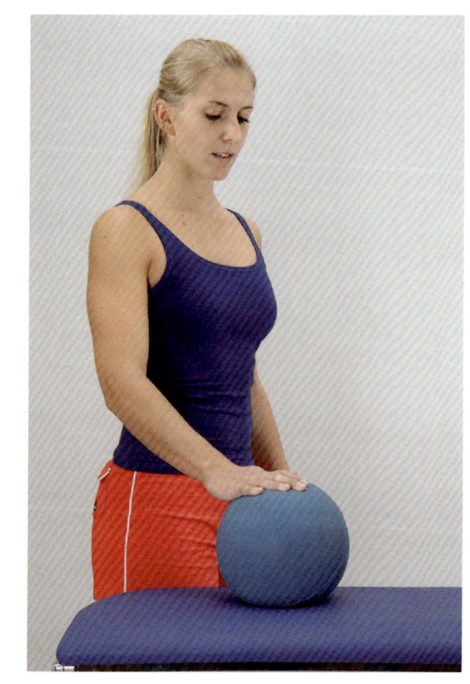

图 5.3 通过等长收缩来改善感觉运动功能

- 在软组织负荷范围内的等长收缩（在无痛范围内的 1 级手动治疗）。
- 核心稳定。

物理措施

- 按摩肩颈部肌肉。
- 手法淋巴引流技术。
- 冷疗后运动。
- 用冷敷袋或加压冷疗做温和的冷疗。
- 使用 CPM 夹板。

5.2 第 Ⅱ 阶段

目标（依据 ICF）

第 Ⅱ 阶段目标（依据 ICF）

- 生理功能 / 身体结构：
  - 缓解疼痛。
  - 促进水肿吸收。
  - 提高关节活动度。
  - 改善感觉运动功能。
  - 调节受损的自主神经和神经肌肉功能。
  - 提高关节稳定性。
- 活动 / 参与：
  - 进行日常活动时注意减轻手术患肢的压力。
  - 独立地锻炼肌肉泵。
  - 提高灵活性（保持和改变身体姿势，注意手 – 手臂的使用）。
  - 打破阻碍参与的障碍（焦虑）。

5.2.1 物理治疗

患者教育

- 与患者讨论治疗的内容与目标。
- 患者告知：应告知患者手术及其相关的局限性，以便能够通过他的行为促进组织修复。
  - 用患肢提起和承托重物。
  - 抗阻推动。
  - 用手或手肘支撑自身体重。
  - 快速、突然地运动。
  - 内侧不稳定：不可给予外翻应力。
  - 外侧不稳定：不可给予外翻应力。
- 如果出现疼痛症状，如红肿、功能 / 感觉丧失，立即寻求外科医生的诊治。

在关节松动术后，患者在独立运动、牵伸及维持方面的依从性显得尤为重要。

促进吸收

- 通过以下方式激活肌肉泵：
  - 用力地张开与握紧拳头。
  - 揉捏垒球。
- 抬高。
- 手法淋巴引流技术。
- 等长收缩。
- 肘关节和手腕的被动或主动辅助运动。
- 揉捏垒球。
- 观察静脉回流的路径，治疗潜在的回流阻碍，降低斜角肌与胸小肌的张力，松动第一肋骨及锁骨。

提高活动度

- 在允许的活动范围内松动肘关节。
- 保持邻近关节的活动度：手，肩，肩胛带，颈椎。
- C5~C8 起源的神经区域的手法治疗。
- 软组织治疗：
  - 处理颈筋膜前方及内侧，上臂与前臂筋膜（图 5.4），肩部筋膜。
  - 通过以下技术处理张力高短缩的肌肉（肱二头肌、肱三头肌、喙肱肌、肱肌、前臂伸肌和屈肌组、肘部旋后肌和旋前肌、胸小肌和胸大肌）：
    - 功能性按摩。
    - MET。
    - 拮抗松弛术。
    - 整合性神经肌肉抑制术（INIT）。

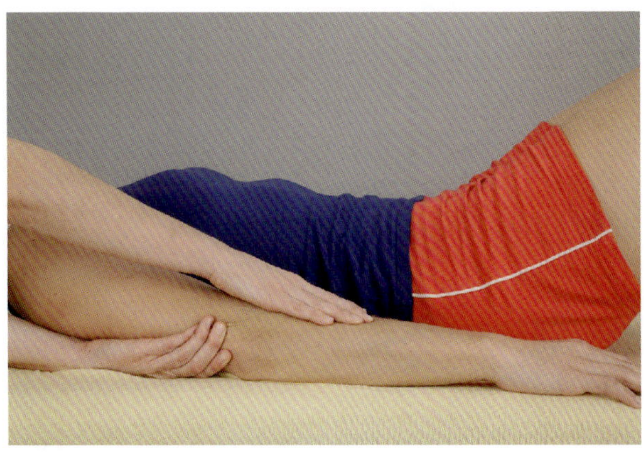

图 5.4　处理上臂与前臂筋膜

- 源自 PNF 概念的放松技术：保持放松（纯静态肌肉张力和随后的放松）和交互抑制（拮抗肌抑制）。
- 使用 CPM 夹板。
- 术后肘关节和下臂关节在无痛范围内的被动或主动辅助运动（图 5.5）。
- 动态关节松动（在休息位及运动时的手法治疗）。
- 在远端或近端手臂区域（手或肩 / 颈椎）内通过滑动技术改善神经组织的活动能力。

在关节松动的情况下

- 有针对性的关节松动技术，以提高关节囊的弹性：MT 3 级手法（对抗阻力），Maitland 4 级手法。
- 在休息位及运动时使用或不使用关节压缩的动态关节松动技术。
- 保持相邻关节的灵活性。
- 肘关节和腕关节的被动或主动辅助运动。

调节自主神经和神经肌肉的功能

- 治疗交感神经和副交感神经的起源区域（T1~T8），枕 – 寰枢椎复合体（OAA）：
  - 手法治疗。
  - 热毛巾卷。
  - 电疗（注意内置假体是否可以接受高频电疗）。
  - 拔罐。
- 关键区域功能障碍的治疗：
  - OAA。
  - 颈胸移行处。
  - 胸椎（1~5）、肋椎关节（1~5）。
- 根据 Simons/Travel 技术或 INIT 技术处理潜在的扳机点。
- 通过在远端或近端手臂区域内的局部或滑动技术来改善神经组织的活动性。

改善感觉运动功能

- 最小的牵引和压缩交替作为传入感觉输入。
- 在封闭的系统中进行共激活的练习。
- 关节位置感知练习（肢体动作的复制 / 放置 / 移动技术）。
- 改善深感觉：使用倾斜仪、激光指针或等速运动进行角度重现。
- 通过复制 / 放置技术来感知关节的位置。
- 改善肌肉内部和肌肉之间的协调性：
  - 在向心运动与离心运动之间切换：在患者手中放置匙子结合抓握功能进行锻炼（图 5.6）。

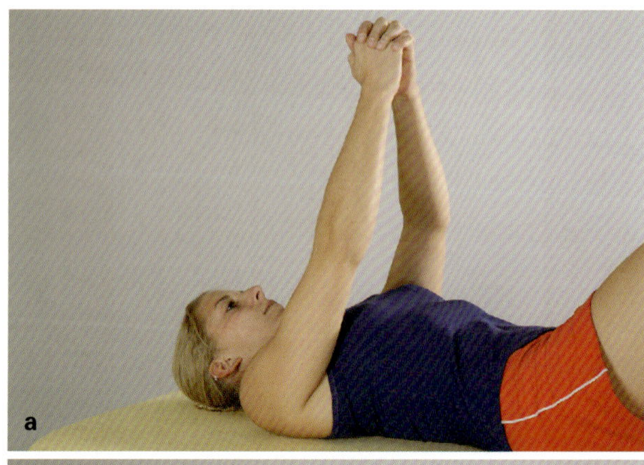

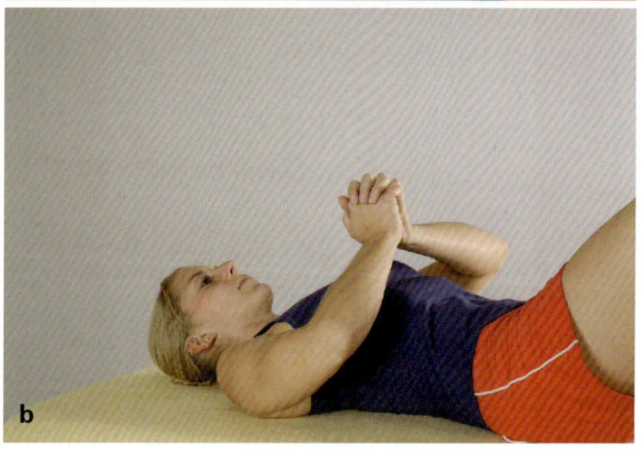

图 5.5 a、b. 手术后肘关节和下臂关节在无痛范围内的主动辅助运动

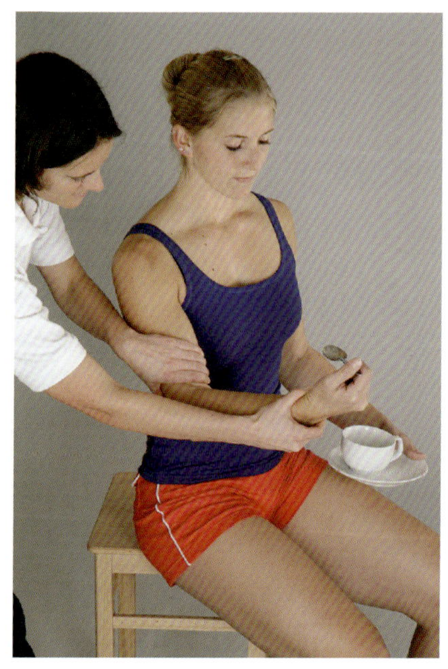

图 5.6 在向心运动与离心运动之间切换：在患者手中放置匙子结合抓握功能进行锻炼

- 在指导接触下通过动态旋转进行肘关节屈伸训练。
- 当旋转运动被允许时，则是使用PNF技术强化较弱肌群的时机。例如：手臂屈曲内收外旋模式并强调旋后时，可提高肌肉内及肌肉间的协调性。

- 提高深感觉：使用倾斜仪、激光指针或等速运动进行角度重现。
- 利用螺旋扭转连接进行意识练习和运动训练：
  - 螺旋屈曲：
    起始姿势：仰卧位，手臂贴近身体，肩关节内旋，肘关节90°屈曲＋旋后。
    结束姿势：肩关节90°屈曲＋外旋，肘关节伸直＋旋前。
  - 螺旋伸直（肩关节在负重前屈、外展、外旋的同时进行肘关节旋前及伸直运动）（图5.7）：
    起始姿势：坐位，手掌放置在大腿上（肘关节伸直＋旋前）。
    结束姿势：手掌放置于面前（肘关节屈曲＋旋后）。
- 在指导下利用动态反转使肘关节在无痛范围内进行屈伸运动。
  PNF：对手臂使用节律稳定技术（图5.8）。

稳定和加强

- 从远端方向建立压力——在PNF链中，给予手臂远端静态张力导致的手臂模式与节律稳定技术中对抗接触的手臂模式一致。
- 如果允许肱二头肌和肱三头肌活动，则可依据PNF概念进行动态反转。
- 稳定颈深部屈肌，例如：使用压力反馈训练工具/使用稳定肌群（第16.2节）。

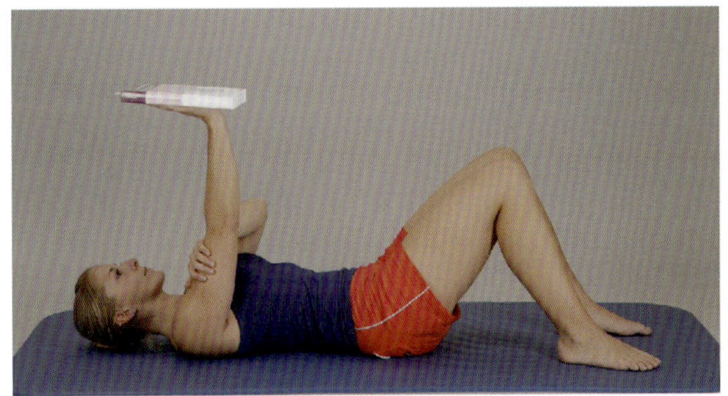

图5.7　螺旋伸直：肩关节在负重前屈、外展、外旋的同时进行肘关节旋前及伸直运动

- 强化肩胛骨固定肌和肩袖肌。
  小心：在外旋时，控制施加在前臂的重量从而控制肘关节的内翻应力，而在内旋时注意控制肘关节的外翻应力。
- 开启攀登时所需的支撑和抓握功能训练。
- 闭链运动（无负重）：前臂近端或上臂远端在旋转阻力下的静态运动（图5.9）。
- 不稳定支撑面上的稳定性训练（图5.10）。

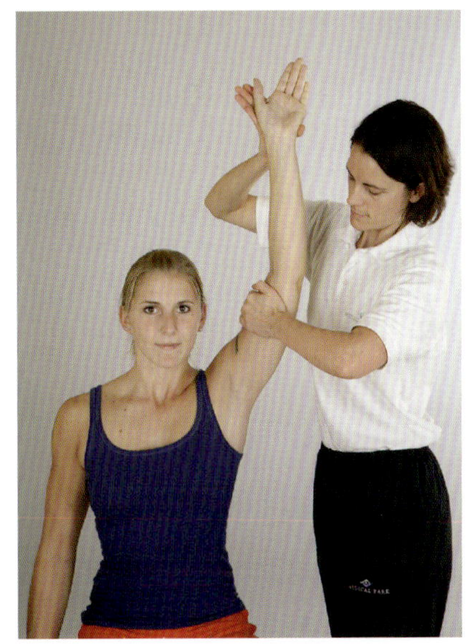

图5.8　PNF：对手臂使用节律稳定技术

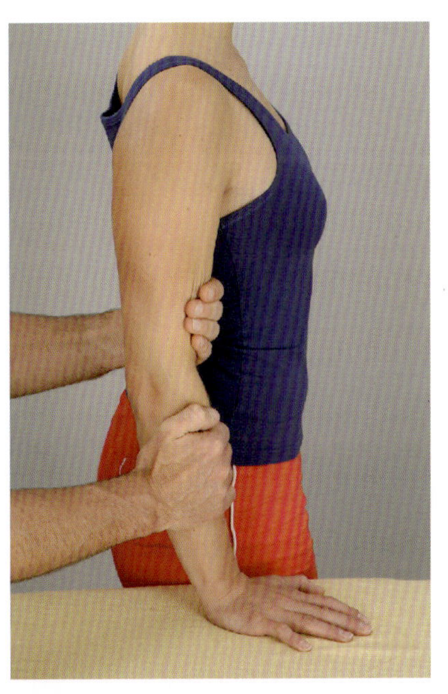

图5.9　闭链运动（无负重）：前臂近端或上臂远端在旋转阻力下的静态运动

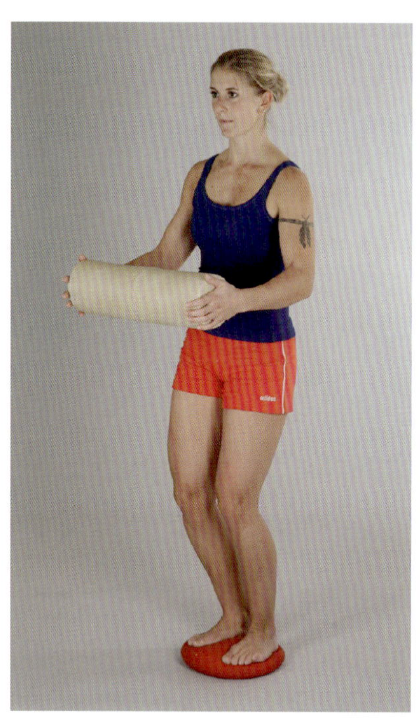

图 5.10 不稳定支撑面上的稳定性训练

- 开链运动：手握哑铃进行腕部屈肌与伸肌的训练（图 5.11）。

❯ 避免对软骨施加长时间的静力。

- 使用迷你哑铃训练腕部屈肌和伸肌，以及桡侧和尺侧外展肌群（图 5.12）。

肘关节松动术后

- 强化核心肌群（图 5.13）。

物理治疗

- 加压冷疗。
- 电疗：间动电流（密波），Träbert，TENS，超声波（注意：金属植入物！）。
- 按摩肩颈部肌肉。
- 手法淋巴引流技术。
- 手臂水疗。
- 冷疗后运动。

5.2.2 运动康复

- 一般在训练核心肌群和腿部肌群的同时进行耐力训练（如用功率自行车）（图 5.14）。

感觉运动功能训练

- 从事日常活动（清洁牙齿，手口协调，舀汤）。
- 无负荷的精细协调（如书写）。
- 发展肩胛骨的稳定性（第 3.1 节）。

自我松动技术

- 仰卧位或坐在倾斜台上通过普拉提卷松动胸椎

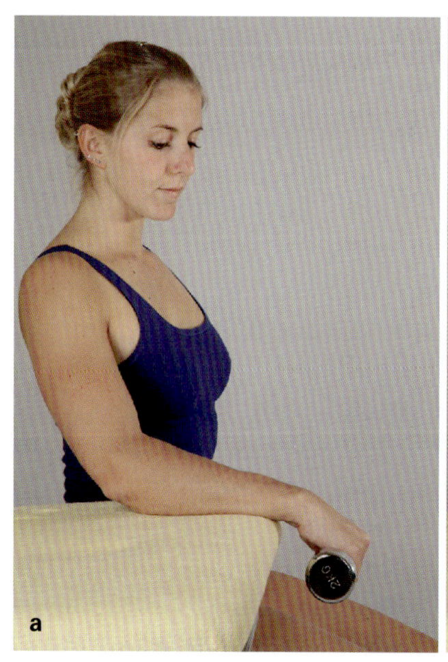

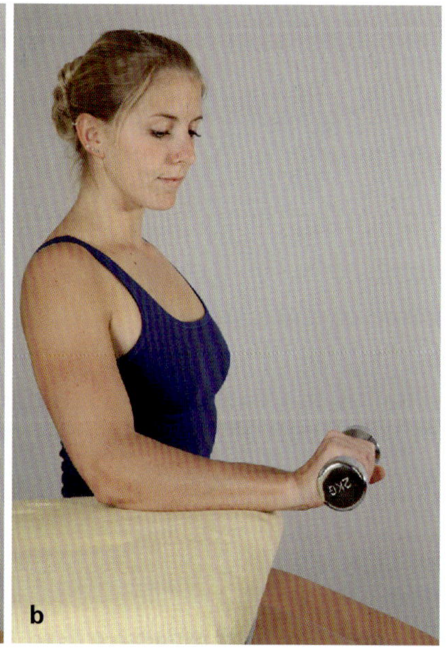

图 5.11 a、b. 开链运动：手握哑铃进行腕部屈肌（a）与伸肌（b）的训练

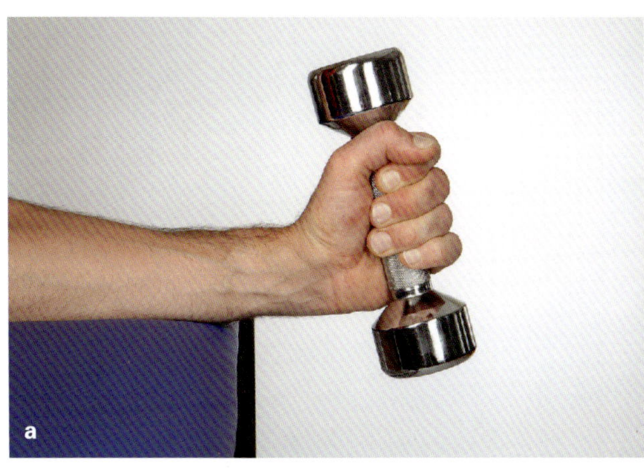

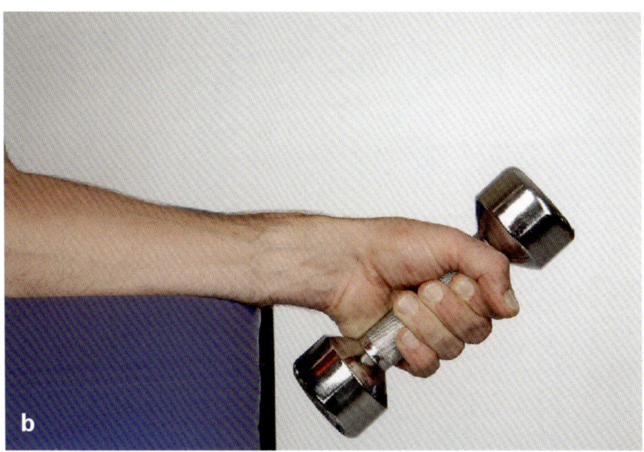

图 5.12 a、b. 使用迷你哑铃训练腕部屈肌和伸肌，以及桡侧和尺侧外展肌群

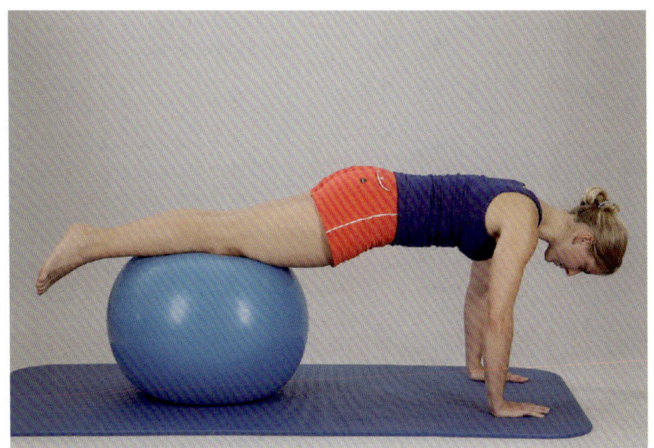

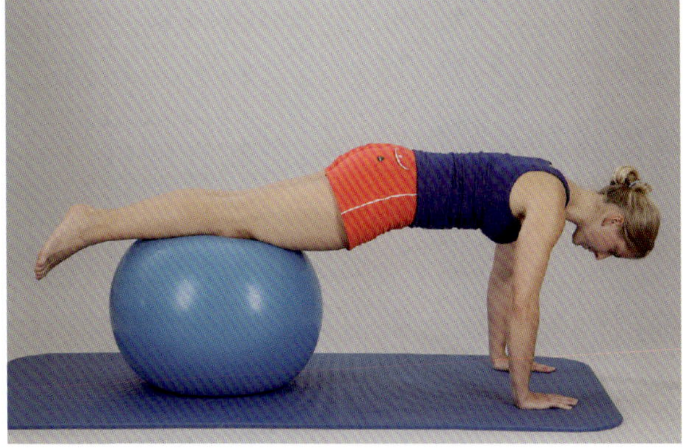

图 5.13 强化核心肌群

（腰椎持续运动，以轻微的运动幅度）。

- 伸展运动（图 5.15）。

力量训练

- 在允许的运动范围内启动局部稳定肌群：
  - 仰卧位，手臂支撑，双手握棒屈伸肘部。
  - 用最小的重量负荷通过身体上方放置的绳索及滑轮牵引肘关节进行屈伸训练。
- 通过对侧肢体运动进行溢流训练：肱二头肌弯举、肱三头肌弯举、肩部肌肉（注意：左侧为手术侧）（图 5.16）。

图 5.14 用功率自行车进行耐力训练，以及核心肌群和腿部肌群的训练

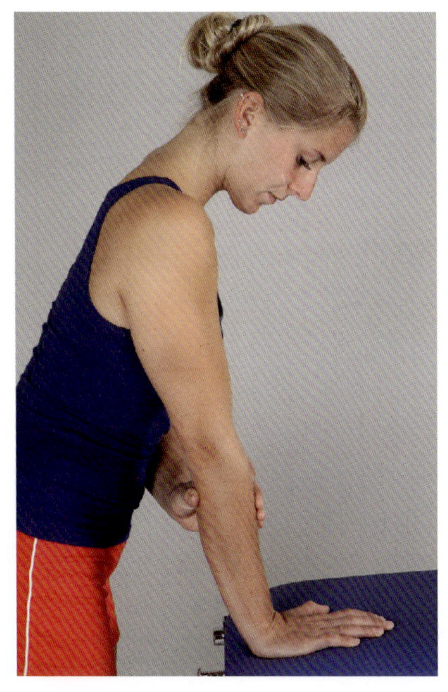

图 5.15 伸肘的自我松动技术

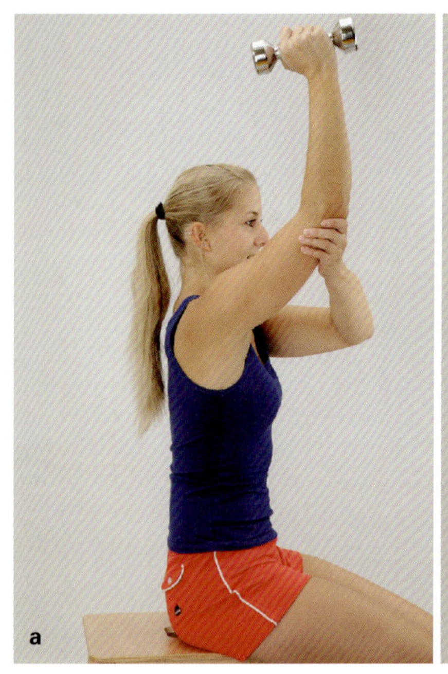
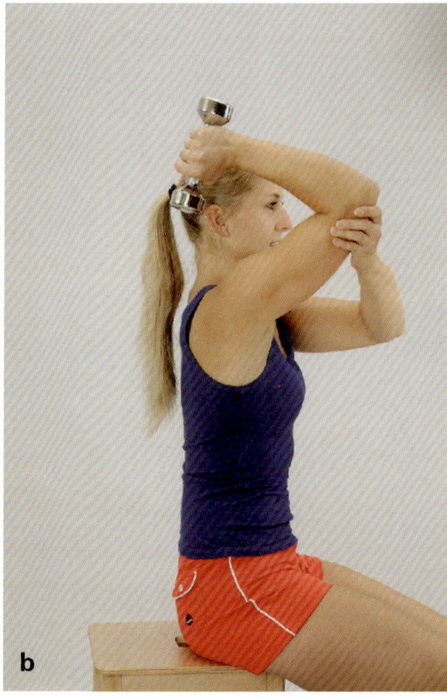
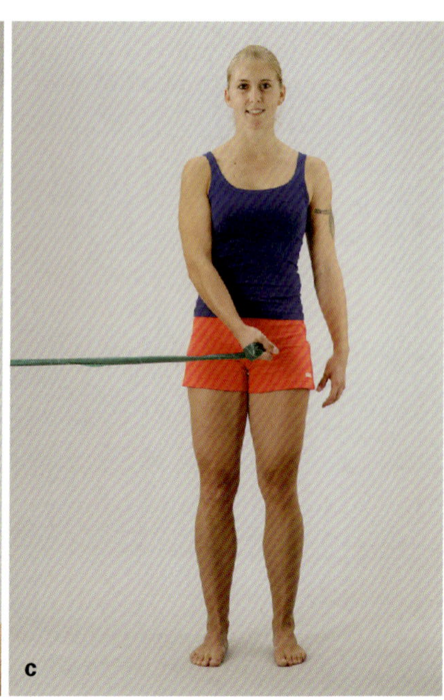

图 5.16 a~c. 通过对侧肢体运动进行溢流训练。a、b. 肘关节弯举。c. 肩部肌肉

- 通过等长收缩进行肌肉内激活，等长收缩保持时间为 8~10 s：
  - 握持小重量哑铃进行肱二头肌、腕部伸肌 / 屈肌的训练，尺 / 桡外展肌群的训练使用最小重量（200 g）（图 5.17）。
- 力量耐力训练，重复 4 × 30 次。
- 用肘部以上的短杠杆稳定肩膀：通过滑轮用扶手控制运动方向——后倾、外展、屈曲。
- 训练手指肌肉组织（如应用治疗用橡皮泥、治疗球，以及钢琴手指练习）。

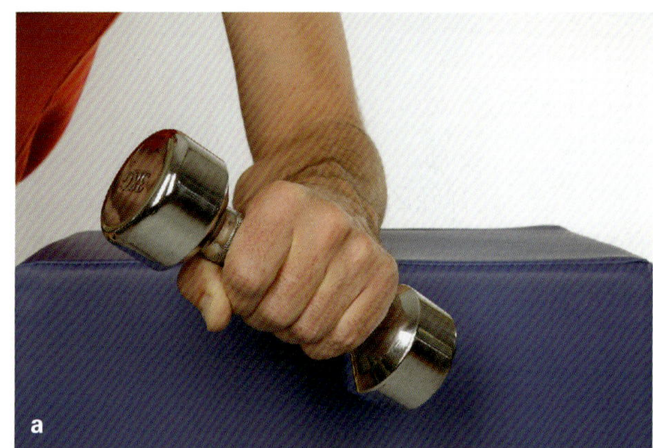
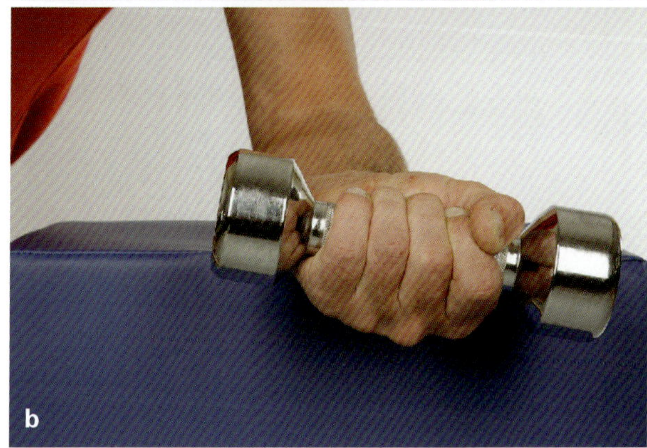

图 5.17 a、b. 通过等长收缩进行肌肉内激活，等长收缩保持时间为 8~10 s：用小重量作为静态负荷进行腕部伸肌 / 屈肌练习，尺 / 桡外展肌群的训练使用最小重量（200 g）

5.3 第 Ⅲ 阶段

目标（依据 ICF）

第 Ⅲ 阶段目标（依据 ICF）
- 生理功能 / 身体结构：
  - 恢复关节活动度。
  - 改善感觉运动功能。
  - 恢复动态关节稳定性。
  - 恢复肌力 / 肌耐力。
  - 缓解疼痛。
  - 受损自主神经和神经肌肉功能的调节。
  - 恢复神经滑动能力。

- 活动 / 参与：
  - 在整个运动链上进行日常活动并实现动态稳定。
  - 学习适用于工作、日常生活和运动的生理功能实用模式。
  - 提高灵活性（保持或者改变身体姿势，手和手臂的使用技巧）。

5.3.1 物理治疗

患者教育

- 与患者讨论治疗的内容和目标。
- 工作场所的人体工程学小贴士。
- 关于恢复体育活动的指示。
- 患者目前训练的禁忌动作：
  - 俯卧撑。
  - 强力投掷：棒球、网球发球、排球。

提高活动度

- 软组织治疗：
  - 筋膜：治疗颈筋膜前方和内侧，上臂及前臂筋膜，肩部筋膜。
- 源于 C5~C8 神经区的手法治疗。
- 肌肉（肱二头肌、肱三头肌、喙肱肌、肱肌、前臂伸屈肌群、肘部旋前旋后肌群、胸小肌和胸大肌）：
  - 功能性按摩。
  - 肌肉能量技术（MET）。
  - 拮抗松弛术。
  - 整合性神经肌肉抑制术（INIT）。
  - 源自 PNF 的放松技术。
  - 反射区的治疗：
    - 源于 C5~C8 神经区的手法治疗。
- 肘关节和手 / 下臂关节的主动运动以抵抗增加的阻力（对抗逐渐增加的阻力进行肘关节和手 / 下臂关节的主动运动）（注意内置假体）。
- 关节运动康复（动态关节松动术）：休息和运动期间的 MT 手法治疗（注意内置假体）。
- 伸展、屈曲、旋前和旋后的独立活动。

调节自主神经和神经肌肉的功能

- 关键区域功能障碍的治疗：
  - OAA。
  - 颈胸移行处。
  - 胸椎（第 1~5），肋椎关节（第 1~5）。
- 根据 Simons/Travel 技术或 INIT 技术治疗潜在的扳机点。
- 神经松动术 ULNT Ⅰ ~ Ⅲ级手法或 Slump 试验。

改善感觉运动功能

- 使用以下方法进行螺旋螺钉连接的意识练习和运动训练（利用螺旋扭转连接进行意识练习和运动训练）：
  - 螺旋屈曲：屈曲时肩关节张力和内旋的结合，伴肘关节的动态旋后和屈曲（肩关节在负重前屈、内旋的同时进行肘关节旋后及屈曲运动）。
  - 螺旋伸展：肩张力在屈曲、外展、外旋中与肘关节旋前和伸展相结合（肩关节在负重前屈、外展、外旋的同时进行肘关节旋前及伸直运动）。
- 用于脊柱、肩带、肘部和手部的协同激活和共同收缩的闭链训练。
- 上臂远端或前臂远端抗阻的四点跪位下进行 PNF 对角线模式运动（图 5.18）。

不可负重。不得举起 > 5 kg 的重量或持续重复举起 1 kg 的重量！更好的用法：站在桌旁，一手支撑另一只手抓物品，例如拿杯子。

- 在地板上进行支撑功能训练：
  - 软垫（图 5.19）。
  - Redcord® 悬吊训练系统。
  - Haramed。
  - Propierig。
- 攀登。

以目标为导向的运动使主要稳定肌的前馈神经支配成为可能。因此，运动训练应该在日常情况下进行。

- 借助于对抗引导接触的动态旋转来改善肘部的屈曲和伸展。
- 在允许旋转运动时则是强调较弱肌肉的时机，例如整个上肢处于屈曲 – 内收 – 外旋的运动模式时，重点是进行旋后运动来改善肌肉内和肌肉间的协调。

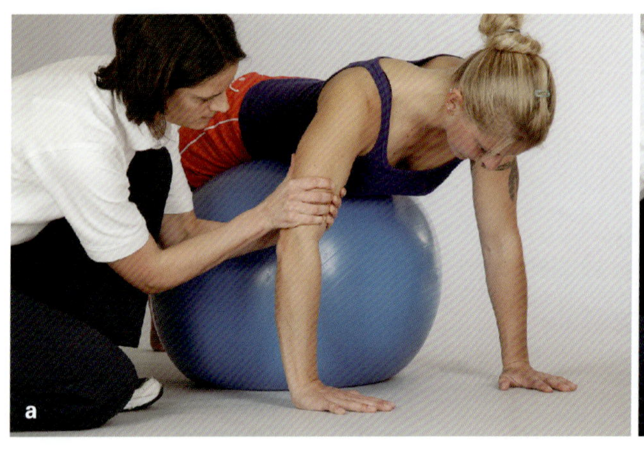

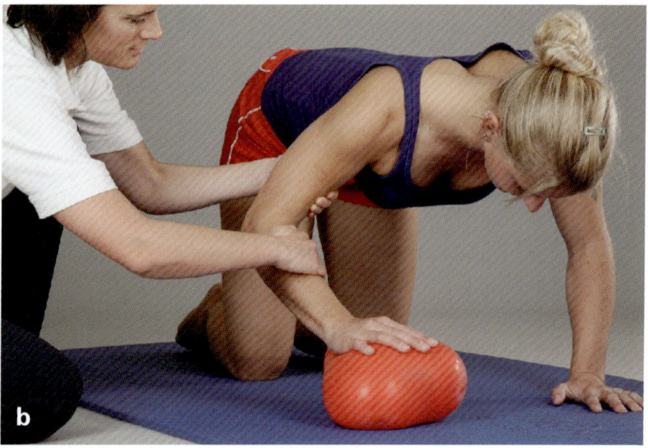

图 5.18 a、b. 四点跪位下（a）上臂远端、（b）前臂远端抗阻情况下进行 PNF 对角线模式运动

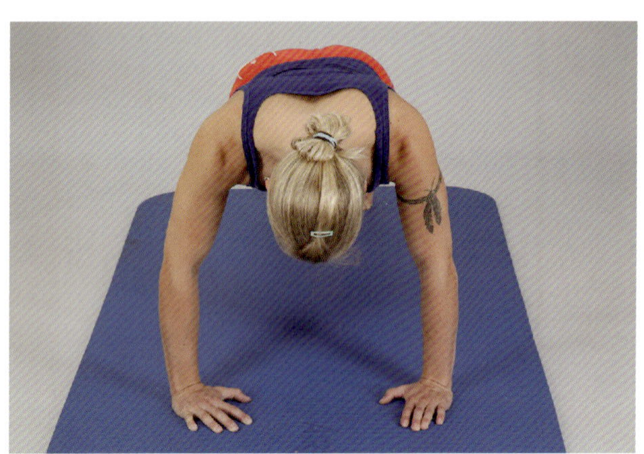

图 5.19 在垫子上进行支撑功能训练

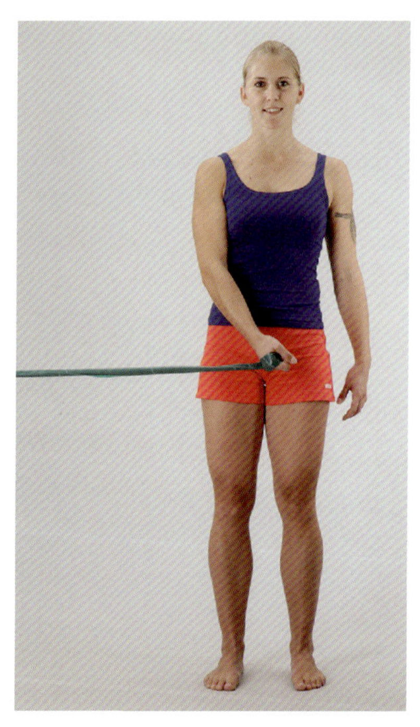

图 5.20 使用缆绳滑轮或弹力带进行训练

稳定和加强

- 通过深颈屈肌实现节段性稳定。
- 加强肩胛骨固定装置。
- 强化尺侧腕屈肌、指浅屈肌、旋前圆肌来松解内侧韧带。
- 加强指伸肌、尺侧腕伸肌来松解外侧韧带。
- 使用缆绳滑轮或弹力带进行训练（图 5.20）。
- 手掌结合手臂的模式。
- 将力量训练融入运动链中，例如投掷姿势、推杆姿势（高尔夫球、冰球、网球）（图 5.21）。
- 使用 Boing（新型跳跃鞋）、Bodyblades（体刃）或本体进行训练来激活不同功能起始位置的协同收缩。
- 从训练反应性神经肌肉控制开始，以实现动态联合（关节）控制（肌肉增强训练）：
  - 靠墙运球。
  - 支撑着靠墙的瑞士球。
  - 撑墙俯卧撑（图 5.22）。
- 有或没有额外任务的可变平板支撑动作（图 5.23）。
- 在不稳定的支撑面上进行封闭系统训练（闭链运动）：
  - 平衡带上做支撑运动（图 5.24）。
  - 带着额外难度或在软垫子上做平板支撑（在软垫上进行附加任务的平板支撑）。用小型器械（哑铃、太空球、弹弓、桨叶等）或握力器、划船机等，在开链和闭链系统中加强单个肌肉群。

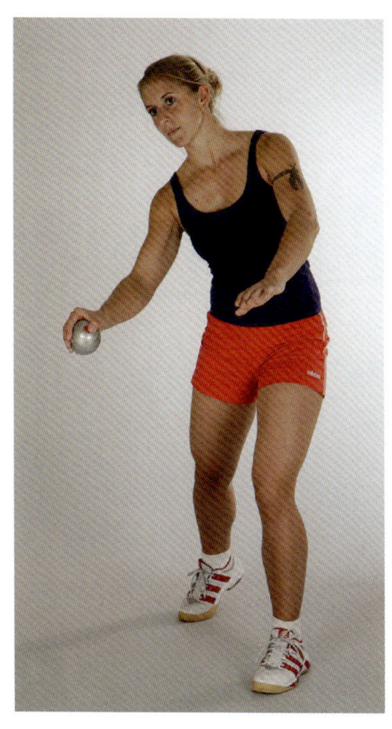

图 5.21　将力量训练融入运动链中：投掷训练

- 在开链系统中训练：太空球、手部动作、哑铃（图 5.25）。

> **做过手术的手臂承重需要小心，从低重量开始！**

- 将力量训练融入运动链中，例如投掷姿势、推杆姿势（高尔夫球、冰球）（图 5.26）。

物理措施

- 按摩。
- 低温条件下的运动康复。
- 电疗法（EMS、TENS）。
- 冷疗。
- 热敷。
- 局部加热或反射加热。

5.3.2 运动康复

- 一般在训练核心肌群和腿部肌群的同时进行耐力训练。

感觉运动功能训练

- 强调负荷或速度的精细协调（如杂耍、平衡杆等）。
- 不稳定的环境（如 Pezzi 球的支撑、Aerostep 上的前臂平板支撑等）。
- 发展精确控制［精确控制运动的能力，如抓取不同高度 / 距离 / 重量的杆，捕捉（抓取）各种物体，在没有视觉检查的情况下移动 / 举起各种物品等］。
- 改善（发展）肩胛骨位置（固定）。

力量训练

- 热身时局部稳定肌群（肱二头肌、肱三头肌、肱肌）的力量耐力训练。

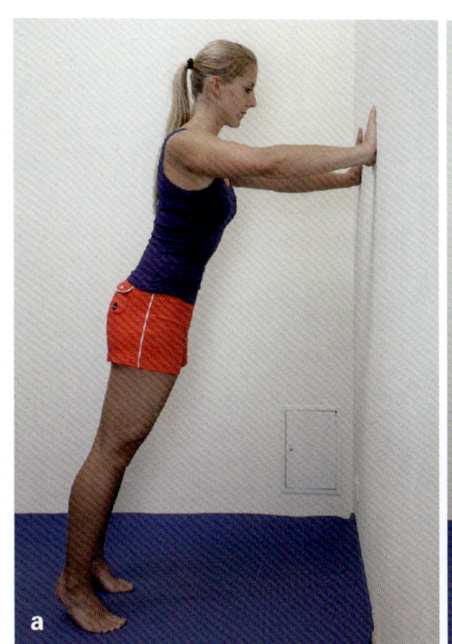

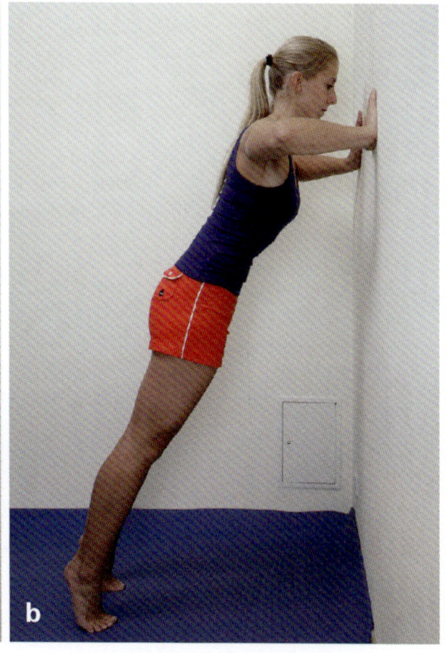

图 5.22　a、b. 撑墙俯卧撑训练反应性神经肌肉控制以实现动态联合（关节）控制（肌肉增强训练）

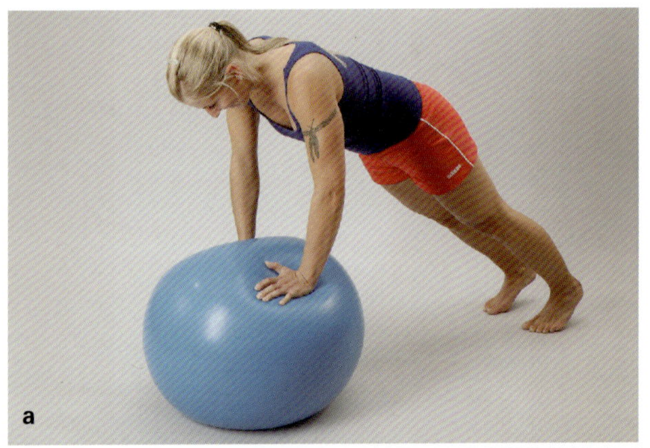

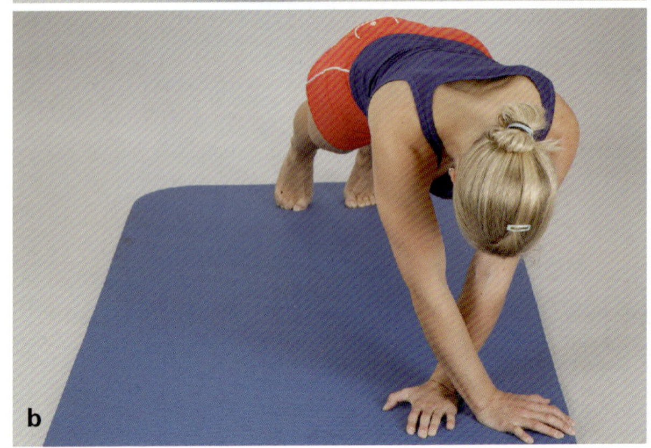

图 5.23 a、b. 有或没有额外难度（附加任务）的不同平板支撑动作

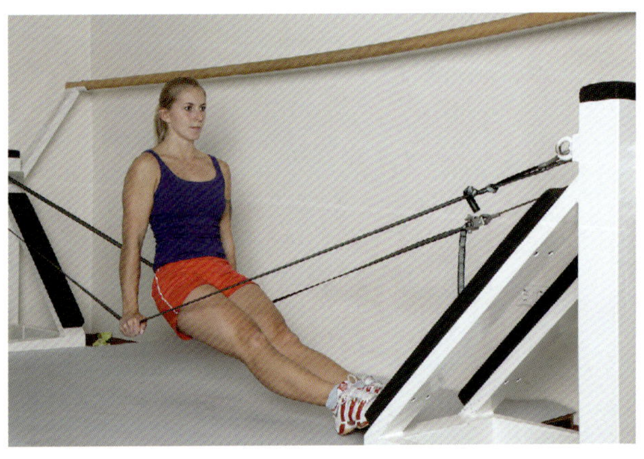

图 5.24 在不稳定的支撑面上进行的封闭系统（闭链）训练：平衡带上做支撑运动

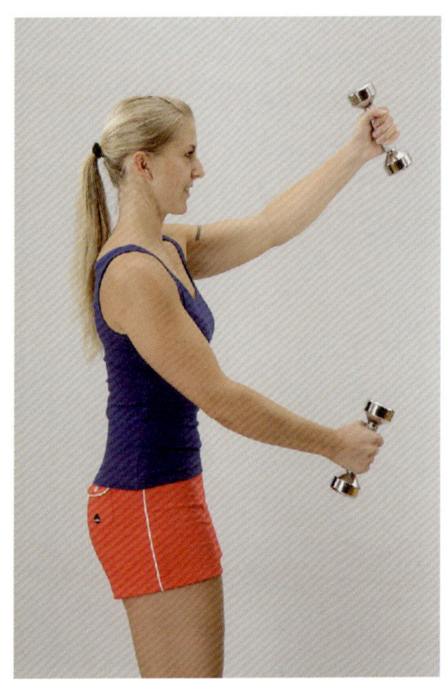

图 5.25 使用哑铃进行开链运动

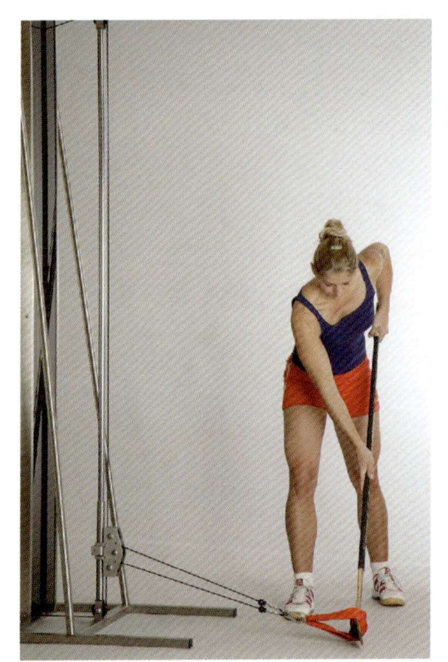

图 5.26 将力量训练融入推杆姿势的运动链中

- 常规（一般）肌肉组织的肌肉训练。
- 平板支撑，悬吊、拉、推等。
  - 以跪姿支撑，在双手之间转移重量，面对墙站立（图 5.27）。
  - 抓握训练的另一种方式：攀登（图 5.28）。
  - 在肋木上做反向俯卧撑。
  - 在肋木上做俯卧撑。
  - 负重引体向上。
- 在完全无痛的范围内进行中等运动范围的粗大（增肌）训练（4~6 周，6×15 次重复或 18/15/12/12/15/18 金字塔式训练）
- 肌肉协调训练［4~6 周，6×（3~5）次重复，平均运动范围］。
- 粗大（增肌）训练（6×15 次重复或 18/15/12/

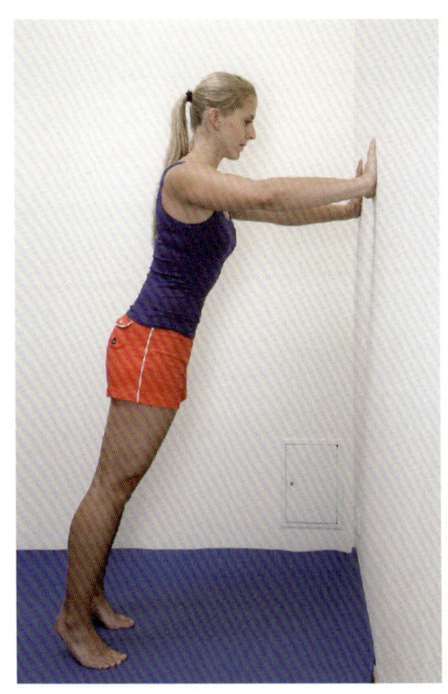

图 5.27　平板支撑：面对墙站立

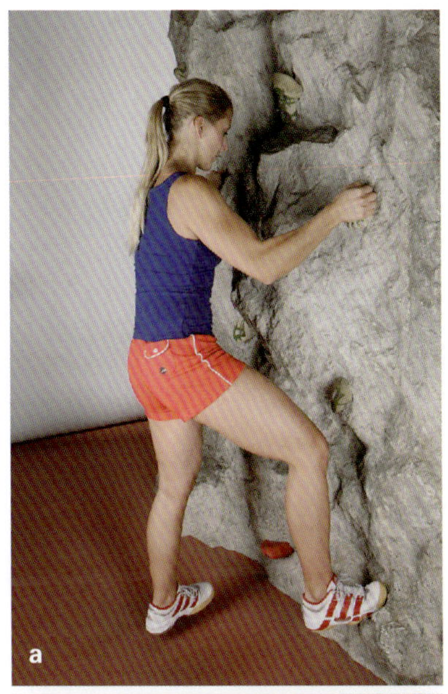

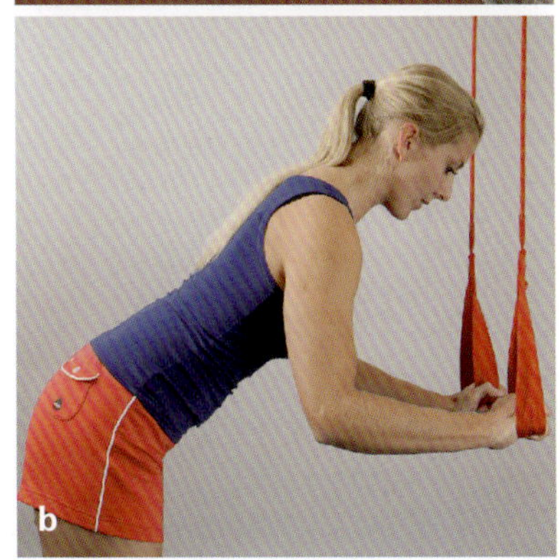

图 5.28　a、b. 攀登训练的另一种方式

12/15/18 金字塔式训练），通过对侧肢体运动进行溢流训练。

- 训练以下肌肉：肱二头肌、肱三头肌、喙肱肌、肱肌、前臂旋转肌、腕伸肌 / 屈肌（通过牵引辊卷起）（图 5.29）。
- 胸推、卧推、划船、肱三头肌训练器、背阔肌拉力机、活力（弹力）带、健身棒（图 5.30）。

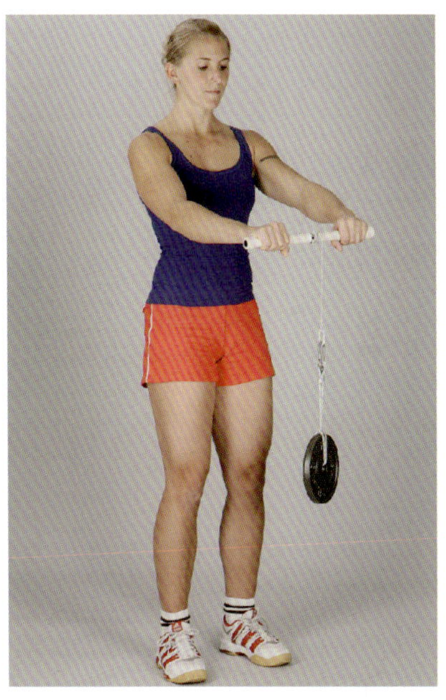

图 5.29　通过牵引辊卷起训练肱二头肌、肱三头肌、喙肱肌、肱肌、前臂旋转肌、腕伸肌 / 屈肌

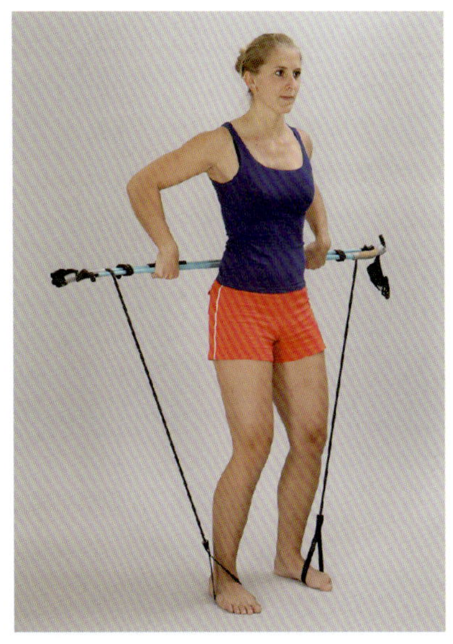

图 5.30　使用健身棒进行力量训练

治疗性攀登

- 不同方向的抓握变换训练。
- 面对墙面进行重心动态转移抓握固定训练。
- 不同方向的抓握固定训练。
- 特定运动训练（篮球运球、足球投掷、网球握拍稳定性训练）（图 5.31）。
- 不同方向的握拍变换训练。
- 握拍固定训练，身体重心向墙壁动态转移。
- 在负壁区进行不同方向的握拍固定训练。

5.4 第Ⅳ阶段

上肢的运动治疗内容

以下部分涉及整个上肢的康复。

概述

- 持续检查肱骨头中心和肩胛骨位置是否正确。
- 在不同的时间和不同的肌肉群上进行力量训练。
- 遵守经典的训练原则。
- 参与 / 协调竞赛计划 / 周期化。
- 通过各种训练的排序来控制负荷，如悬吊、引体向上、上斜哑铃卧推。
- 将运动专项训练整合到每个训练课程中。
- 系统地开发针对特定运动的训练方法。

感觉运动功能训练

- 在热身阶段之后融入每个训练单元。
- 高要求的全身稳定性训练（图 5.32）。
- 前馈训练（如投掷不同重量、不同材质的球和重心下降训练）（图 5.33）。
- 3D 精细协调（如动态抓握 / 攀登攀登墙、根据声音信号来接球）。
- 来自特定运动的身体意识（内部感觉运动和归因错误分析），比较自身 / 外部的和视频分析中的错误。
- 在不稳定的环境中调整（增加）需求［如在 Haramed 上做俯卧撑、在不稳定的支撑面（脚踏划船机）上杂耍］（图 5.34）。

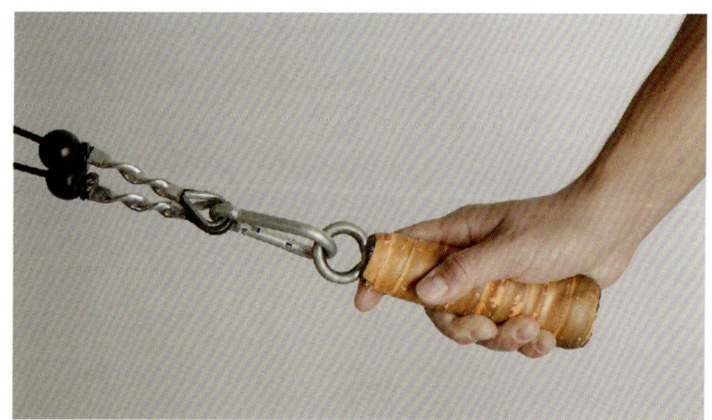

图 5.31 运动专项训练：网球握拍稳定性训练

力量训练

- 通过较低重量的负荷训练来为训练做准备。
- 全身肌肉的最大力量训练（每周 2~3 次 / 通过最多重复 1 次来确定强度）：
  - 肌肉协调训练［（全范围运动，6×（3~5 次）]：
    - 设备支持（如潜水、划船）。
    - 重量训练［如肱二头肌屈接（屈曲）、卧推、划船］。
  - 速度和反应速度训练，爆发性负荷：俯卧撑跳跃，反应性负荷（如转身）。
  - 训练局部稳定性（作为功能性耐力训练者的动力，多次低强度的重复），肩部旋转（使用滑轮来训练肩部内旋，图 5.35 a），肘部稳定性（图 5.35 b）：
    - 从不同起始位置进行多方位训练，杠铃推举，引体向上，负重俯卧撑（图 5.36）。
- 仰卧位，肘部外旋状态，反应性接住由治疗师扔下的不同重量的小球（图 5.37）。
- 抛出：
  - 站立状态将轻球缓慢投出。
  - 在运动中将普通球缓慢投出。
  - 向目标投掷（精确压力）。
  - 在加速运动中投掷（时间压力）。
  - 躯干旋转下双臂投掷模拟（图 5.38）。
  - 单臂投掷模拟：举起，加速，投出（图 5.39）。
- 接住并立即再次投掷（情境压力）（图 5.40）。
  - 复杂性压力。
  - 增强式训练（预拉伸 + 最大收缩运动，配合比赛特定动作）：

    结构：①常规。②各种目标。③特定的。

    以网球运动员为例：①单臂杠铃旋转。②投掷和举重（停止）。③高质量的网球发球。
- 反应性情景负荷，伸展与收缩循环（SSC）训练：排球扣球或发球（图 5.41），网球发球，柔道，太极推手，拳击，篮球封盖，手球投掷姿势。
- 条件变量的开发：

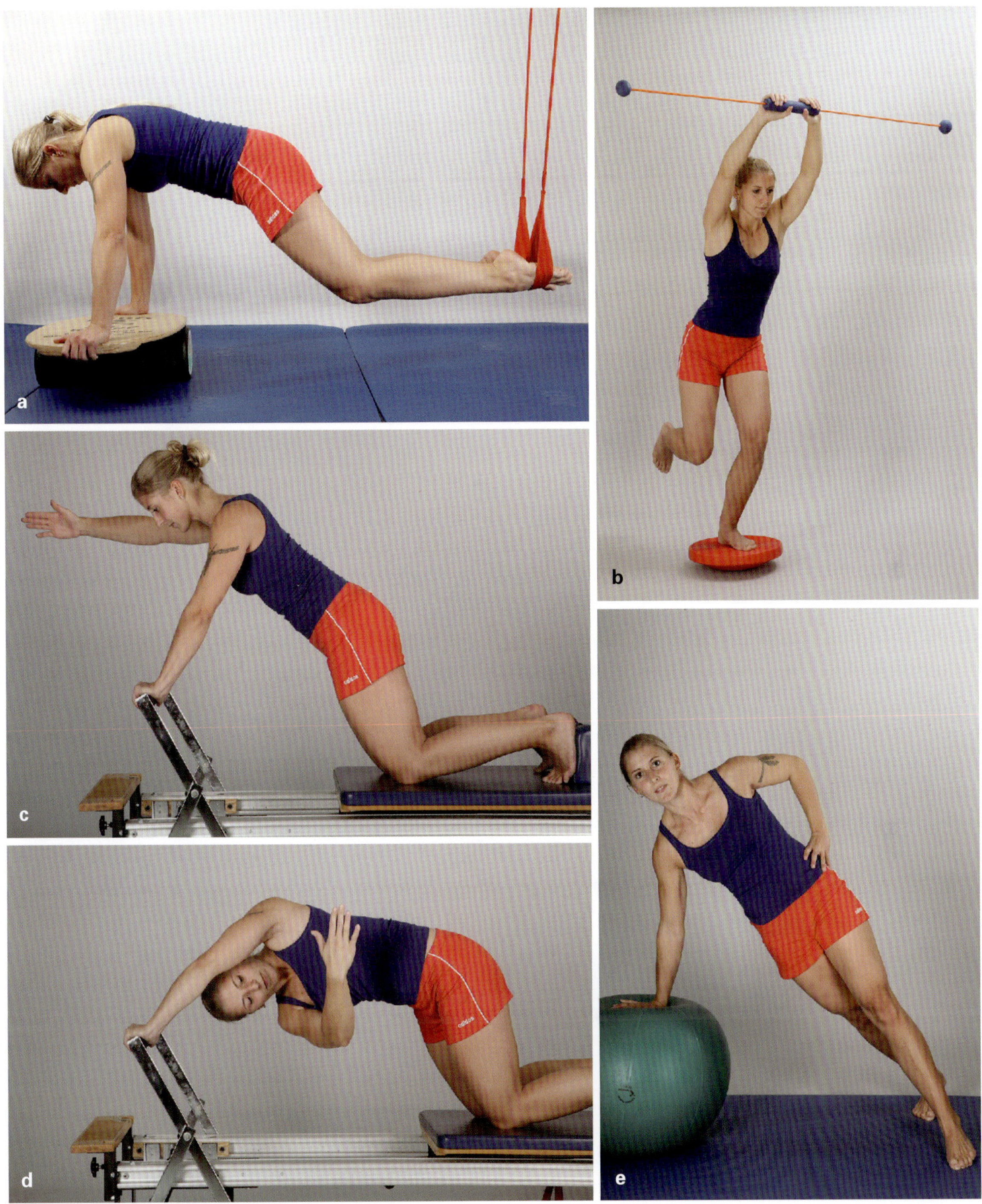

图 5.32　a~e. 高要求的全身稳定性训练

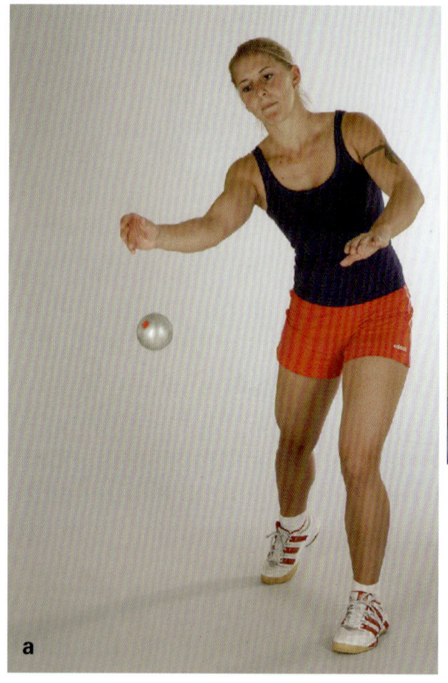

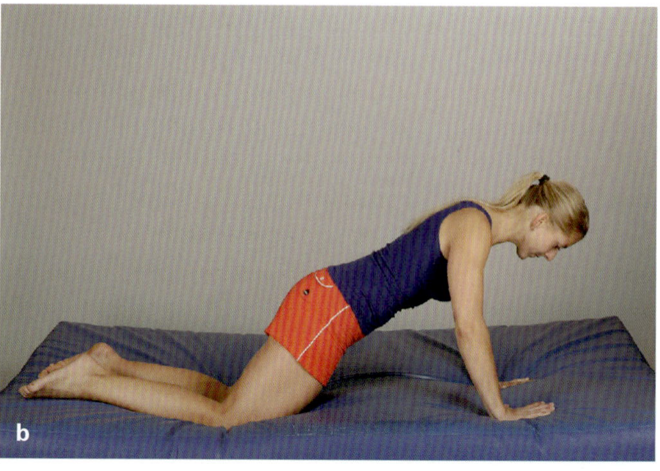

图 5.33 a、b. 前馈训练。a. 投掷不同重量的球。b. 跌倒训练

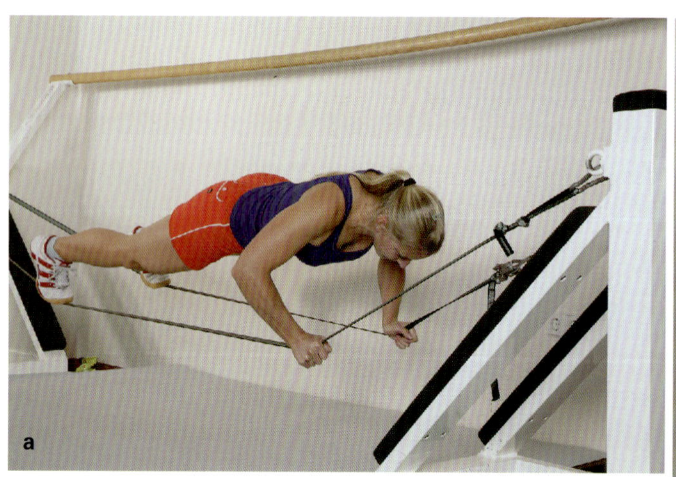

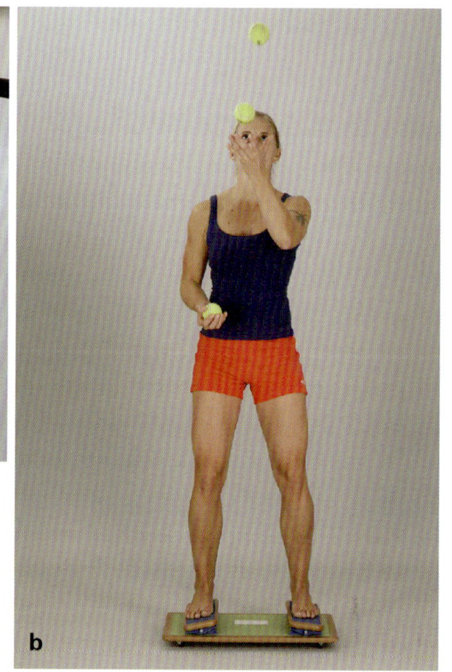

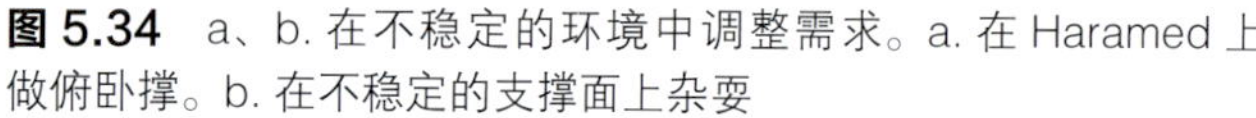

图 5.34 a、b. 在不稳定的环境中调整需求。a. 在 Haramed 上做俯卧撑。b. 在不稳定的支撑面上杂耍

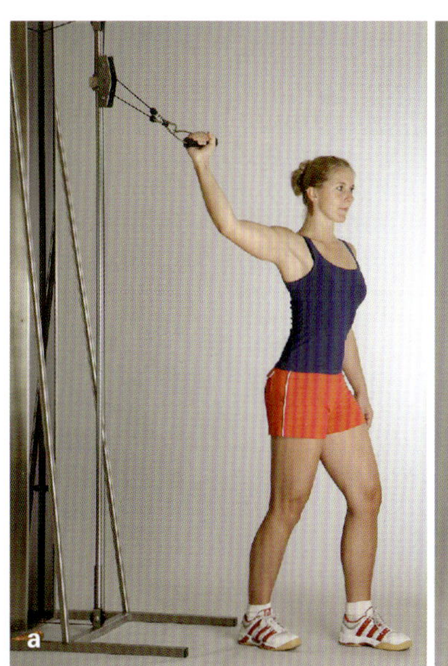

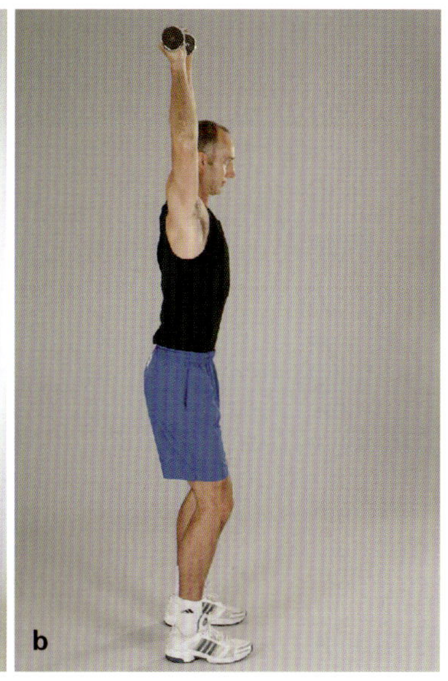

图 5.35　a、b. 训练局部的稳定性。a. 使用滑轮来训练肩部内旋。b. 通过稳定杠铃来训练肘部稳定性

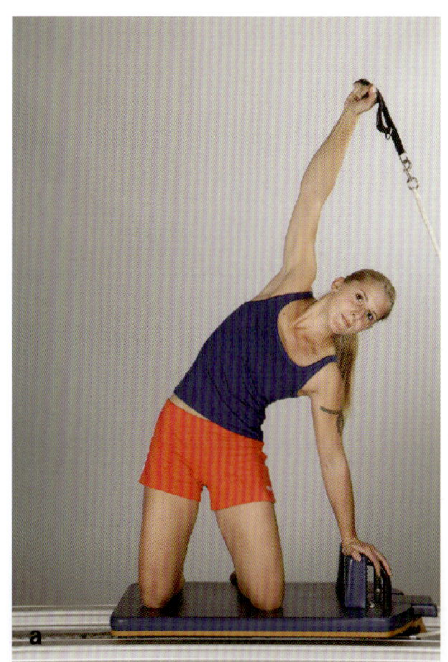

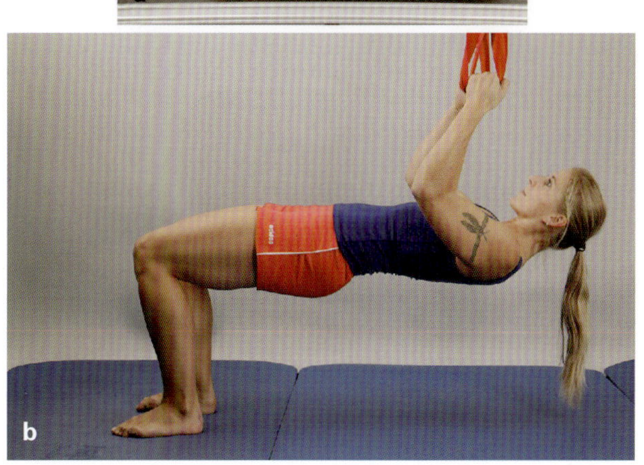

图 5.36　a、b. 不同起始姿势的多方位训练。a. 在普拉提床上训练。b. 在悬吊床上

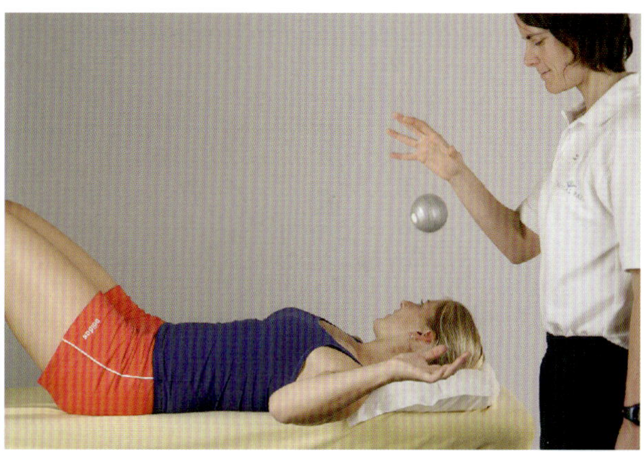

图 5.37　仰卧位，肘部外旋状态，反应性接住由治疗师扔下的不同重量的小球

  - 精度控制（如投球的精度）。
  - 时间控制（如拍篮球 30 次或 30 s）。
  - 情境控制（如选择对信号回应）。
  - 复杂性控制（如将冰球传给后卫）（图 5.42）。
- 一般伴随着腿部肌肉的肌耐力及核心力量训练（对核心肌群和大腿肌肉的肌力和耐力训练）。
- 运动专项竞技训练。

治疗性攀登

- 可调整路线的自由攀登训练（图 5.43）。

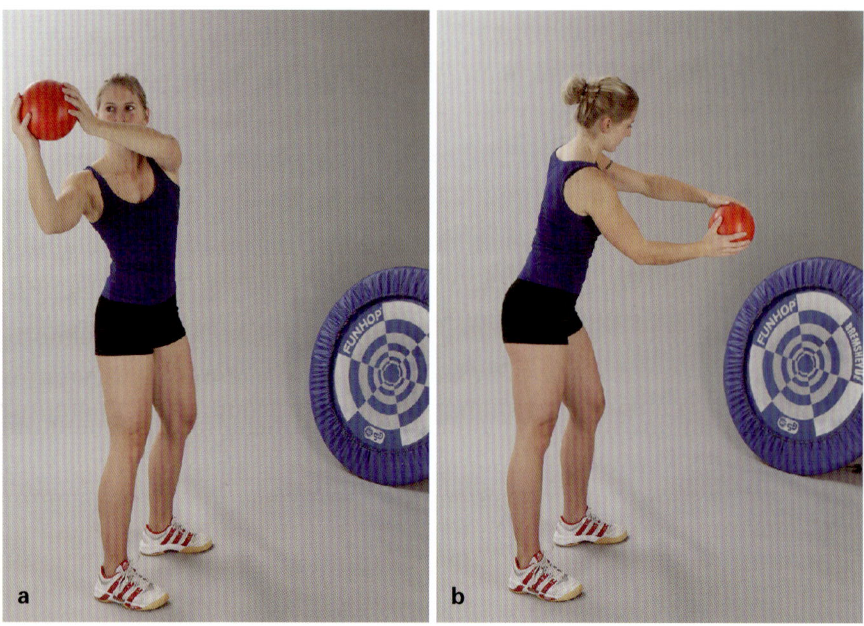

图 5.38 a、b. 躯干旋转的双臂投掷模拟

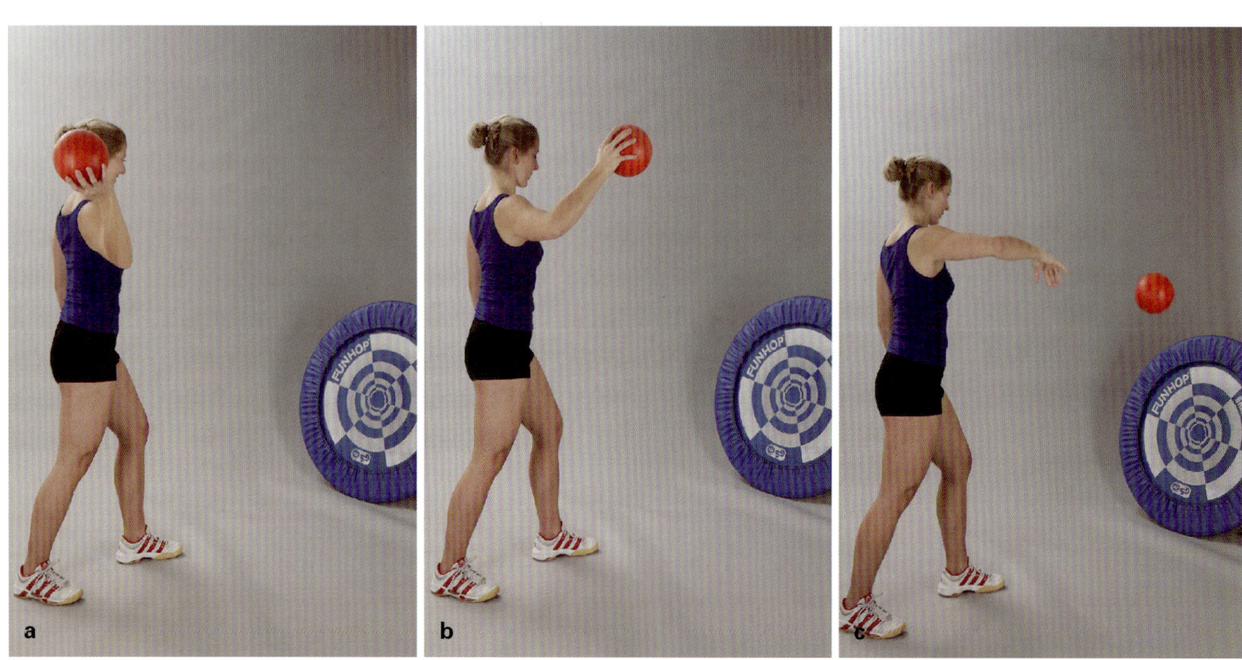

图 5.39 a~c. 单臂投掷模拟。a. 举起。b. 加速。c. 投出

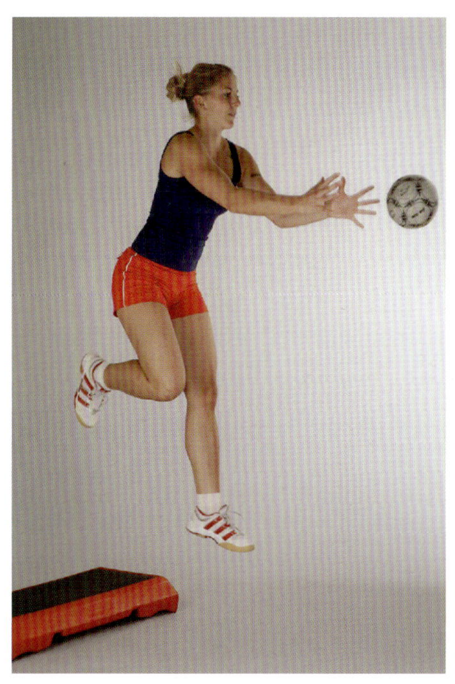
图 5.40　接住并立即再次投掷

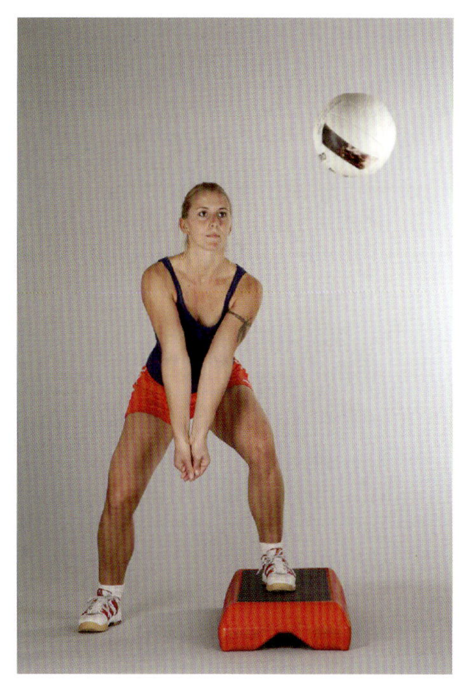
图 5.41　反应性情景负荷，伸展与收缩循环（SSC）训练：排球发球

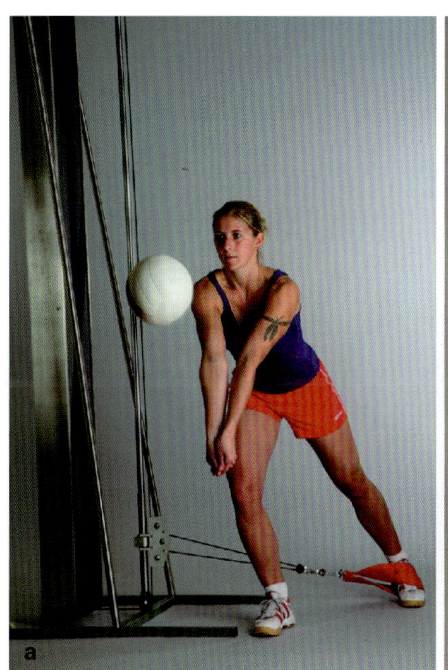
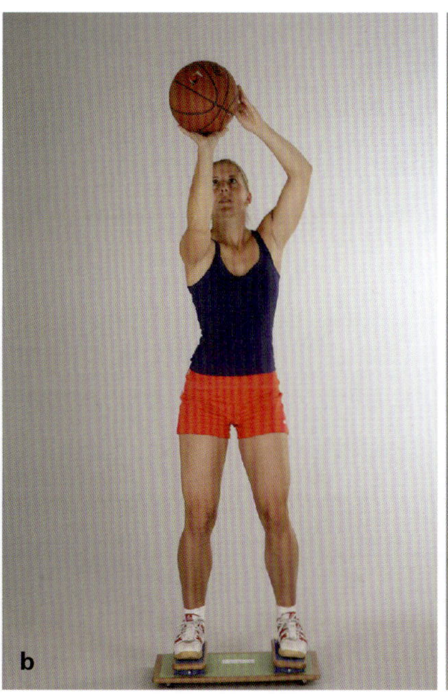
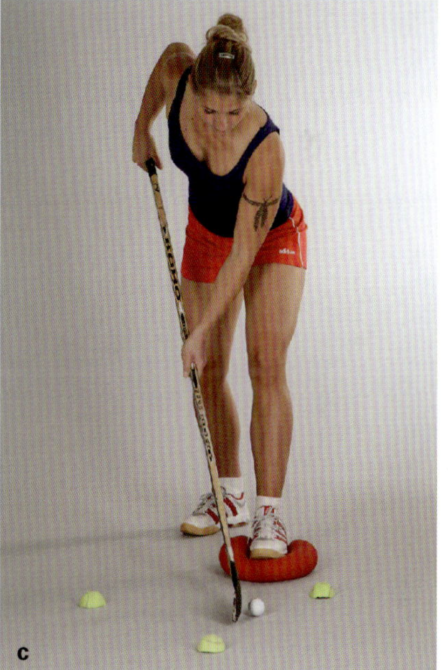
图 5.42　a~c. 改善复杂性控制

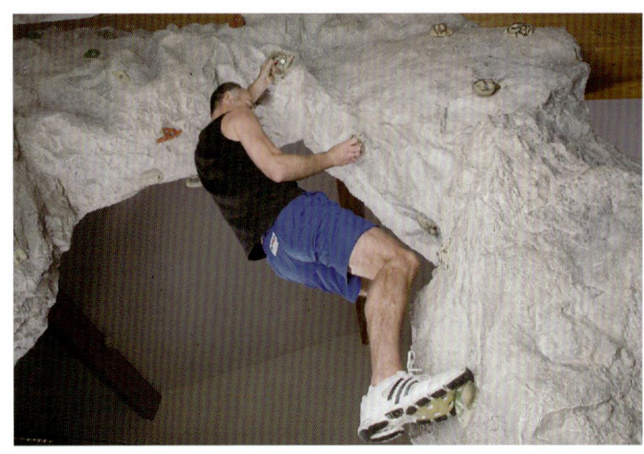

图 5.43 可调整路线的自由攀登训练

参考文献

[1] Cohen BS, Romeo AA, Bach B Jr (2002) Rehabilitation of the shoulder and rotator cuff repair. Oper Tech Orthop 12(3):218–224.

[2] Cools AM et al. (2007) Rehabilitation of scapular muscle balance: which exercises to prescribe? Am J Sports Med 35:1744, originally published online July 2, 2007.

[3] Gibson JC (2004) Rehabilitation after shoulder instability surgery. Curr Orthop 18:197–209.

[4] Hauser-Bischof C (2002) Schulterrehabilitation in der Traumatologie und Orthopädie. Thieme, Stuttgart.

[5] Hochschild J (2002) Strukturen und Funktionen begreifen, vol. 2: LWS, Becken und Untere Extremität. Thieme, Stuttgart.

[6] Imhoff AB, Baumgartner R, Linke RD (2014) Checkliste Orthopädie. 3rd edition. Thieme, Stuttgart.

[7] Imhoff AB, Feucht M (Hrsg) (2013) Atlas sportorthopädisch-sporttraumatologische Operationen. Springer, Berlin Heidelberg.

[8] Ludewig PG, Cook TM (2000) Alterations in shoulder kinematics and associated muscle activity in people with symptoms of shoulder impingement. Physical Therapy 80(3):277.

[9] Maenhout et al. (2010) Electromyographic analysis of knee push-up plus variations: what is the influence of the kinetic chain on scapular muscle activity? Br J Sports Med 44:1010-1015, originally published online September 14, 2009.

[10] Rubin BD, Kibler WB (2002) Fundamental principles of shoulder rehabilitation: conservative to postoperative management. Arthroscopy 18(9, Nov-Dec Suppl 2):29–39.

第二部分　下肢

■ 下肢康复策略（第Ⅰ～Ⅳ阶段）

- 确保手术成功：
  - 患者宣教。
  - 解剖学、生物力学、病理生理学和神经生理学知识（伤口愈合阶段、组织再生时间等）。
  - 良好的手术操作。
  - 患者 / 运动员依从性。
- 注意恢复关节活动度。
- 神经肌肉控制训练。
- 感觉运动功能 / 协调 / 精细协调 / 步态训练。
- 协调整个下肢和核心。
- 下肢 / 核心的力量、耐力和速度训练（第Ⅳ阶段）。
- 跳跃训练。
- 一般训练和运动专项训练。

不同阶段的各治疗的权重			
	第Ⅱ阶段	第Ⅲ阶段	第Ⅳ阶段
物理治疗	25%	15%	5%
感觉运动训练	25%	35%	25%
力量训练	15%	20%	35%
运动专项训练	15%	10%	25%
稳定性训练	20%	20%	10%

■ 下肢运动康复的训练内容

<table>
<tr><th></th><th>协调</th><th>速度</th><th>耐力</th><th>力量</th></tr>
<tr><td>第Ⅳ阶段</td><td>复杂性协调训练
↑
多环境训练
↑
时效训练
↑
简单动作训练</td><td>超快跑
↑
抗阻跑
↑
短跑
↑
行进间起跑
↑
更高级训练
↑
协调跑</td><td>全方位练习
↑
速度跑
↑
磷酸
↑
高强度间歇跑
↑
金字塔跑
↑
法特莱克 / 无氧跑
↑
跳跃训练
↑
耐力跑</td><td>专项力量训练
↑
通孔训练
↑
爆发性力量训练
↑
速度训练
↑
极限强度训练
↑
高强度训练
↑
法特莱克训练
↑</td></tr>
<tr><td rowspan="2">第Ⅰ～Ⅲ阶段</td><td></td><td></td><td></td><td>增加肌肉维度
↑
力量耐力训练</td></tr>
<tr><td colspan="4">本体感受 / 运动感觉训练 / 功能训练
更高等级协调训练
节律 / 平衡 / 定位 / 重新启动 / 分化
感觉处理：视觉 / 声音的 / 触觉
物理治疗 / 手法按摩疗法</td></tr>
</table>

- 内容分为 4 个方面：协调、速度、耐力、力量。
- 每个方面都从本体感觉或感觉运动功能开始，并在经历所有阶段后结束。在可能的情况下，不能跳过任何重要阶段。
- 此外，这 4 个方面中的训练是平行连接的，比如，进行相应水平的力量训练时需要同样水平的耐力、协调和速度。

第六章　髋关节：外科手术 / 术后康复

Andreas B. Imhoff, Knut Beitzel, Knut Stamer, Elke Klein

6

6.1 髋关节假体

6.1.1 髋关节表面置换术

适应证

- 没有股骨颈骨畸形的年轻患者的髋关节病。

手术方法

- 术前结合骨盆 X 线片制定手术计划。
- 经典手术入路：前外侧入路。
- 斜行切开皮肤有利于暴露髋臼，用皮肤拉钩拉开皮肤暴露并顺着皮肤切口切开浅筋膜，找到并牵开髂胫束。臀大肌和阔筋膜张肌之间的脂肪组织是两肌之间的间隙，将其钝性分离暴露关节囊。利用钝性剥离器在臀中肌下面和腹侧髋关节囊上方间歇钝性剥离直至髋臼缘。
- 髋臼腹侧及背侧切开关节囊。
- 确定髋臼帽的大小和臀小肌下背侧肌肉间隙的髋脱位。
- 抬高髋臼，调整到股骨头嵌体的测量尺寸合适的位置。
- 髋臼植入，插入金属镶嵌物（图 6.1）。
- 低黏度骨水泥固定嵌体至股骨头。
- 逐层缝合皮下组织和皮肤，关闭切口。

术后康复

表 6.1 概述了髋关节表面置换术后康复。

6.1.2 臀部 TEP 标准

适应证

- 髋关节病。
- 股颈骨折。
- 假体松动。

手术方法

- 前外侧通路（初次置入假体的情况下该术式是微创的）。
- 手术经由腹侧关节囊上的阔筋膜张肌和臀中肌之间隙入路。切除包膜。
- 髋和股骨颈脱位截骨术。
- 打磨好髋臼后植入髋臼套（如果可能，此步骤尽量不使用骨水泥或少使用骨水泥）。插入陶瓷或聚乙烯的镶嵌物。
- 用研磨器准备髋关节，直到假体柄合适为止（可能的情况下尽量不使用骨水泥，在骨质量不足的情况下使用骨水泥）。
- 确定假头长度及放置（陶瓷或金属）。
- 逐层闭合伤口。人字形绷带固定。

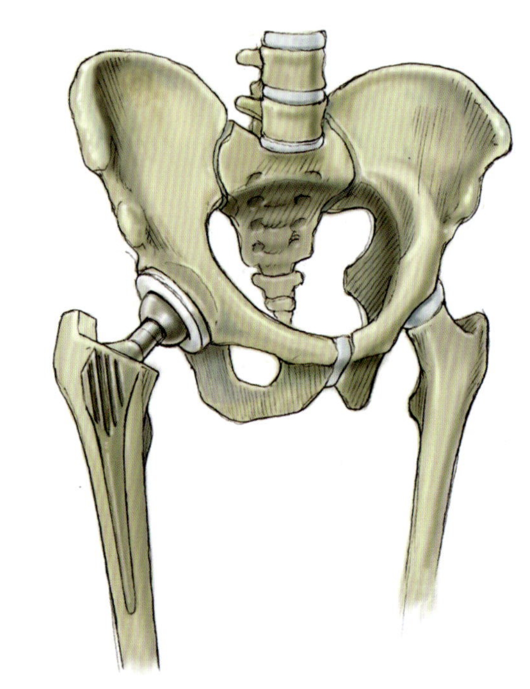

图 6.1 全髋关节假体

表 6.1 髋关节表面置换术后康复（无须特殊的矫形器治疗）

阶段		活动度和允许的负荷
Ⅰ	术后第 1 天起	全负重站立
Ⅱ	术后 1~6 周	避免深坐和髋关节内收 /ER 动作
Ⅲ	大约术后 7 周	骑自行车，自由泳
Ⅳ	大约术后 3 个月	恢复性运动和运动专项训练（根据个人情况决定）
		术后不推荐接触和进行高风险运动

术后康复

表 6.2 概述了髋关节 TEP 标准术后康复。

6.2 截骨术

6.2.1 髋关节附近截骨术：骨盆三联截骨术

适应证

- 髋关节发育不良（髋臼对股骨头覆盖不足）。

手术方法

- 坐骨截骨，患者取截石位，从背侧通路开始以坐骨结节为中心，做 7~10 cm 斜切口，把臀大肌拉向外侧，钝性分离至坐骨。
- 棘韧带上方斜行截断坐骨支。
- 逐层缝合伤口。
- 耻骨截骨，通过耻骨的腹侧入路。约耻骨上支的中点行耻骨截骨（图 6.2）。
- 髂骨截骨，髂骨入路至髂骨翼，内侧切除部分腹股沟韧带。通过骨膜下入路行髂骨截骨将坐骨切迹呈现在髋臼的内侧和外侧上方。
- 改变髋臼方向及内固定。用两把巾钳夹住髂骨截骨远端，使其向前、向外移位，具体视畸形部位而定，直至股骨头得到较好覆盖。
- 骨固定（一般用螺纹克氏针穿过髂骨入髋臼）。
- 逐层缝合伤口。
- 应用人字形绷带和矫形器（屈伸：20° /20° /20°）固定。

术后康复

表 6.3 概述了术后康复。

6.2.2 股骨近端截骨术

适应证

- 髋关节发育不良（股骨颈陡位）。
- Legg Calvé Perthes 病（儿童骨骺无菌性骨坏死）。
- 大股骨骺从 30° 滑脱（骨骺脱离）。
- 股骨头坏死。

手术方法

- 外侧进入大转子和股骨近端。

表 6.2　髋关节 TEP 标准术后康复（无须特殊的矫形器治疗）

阶段		活动度和允许的负荷
Ⅰ	术后第 1 天起	全负重站立（具体需要咨询专业医生意见）
Ⅱ	术后 1~6 周	避免深坐和髋关节内收 /ER 动作
Ⅲ	大约术后 7 周	骑自行车，自由泳
Ⅳ	大约术后 3 个月（具体情况需要咨询医生）	恢复性运动和运动专项训练（根据个人情况决定）
		不推荐 Contact 和高风险运动

表 6.3　骨盆三联截骨术后康复。术后需要佩戴 Newport 矫形器 12 周（6 周内屈伸：20° /20° /0°；再持续两周，屈伸：60° /0° /0°；最后，屈伸：90° /0° /0°）

阶段		活动度和允许的负荷
Ⅰ	术后第 1 天起	肌肉等长收缩 床边短时间不负重站立
Ⅱ	术后 6 周内	患肢不负重
Ⅲ	术后 7~12 周	在放射监测下逐渐以每周 15 kg 逐渐增加患肢负重
	术后 12 周后	全负重和自由活动（截骨处愈合后）
Ⅳ	大约术后 4 个月	从轻量运动开始恢复性训练（骑车、自由泳等）
	大约术后 6 个月	恢复性运动和运动专项训练（需要经医生会诊）
	大约术后 9 个月	高强度和高风险的运动项目

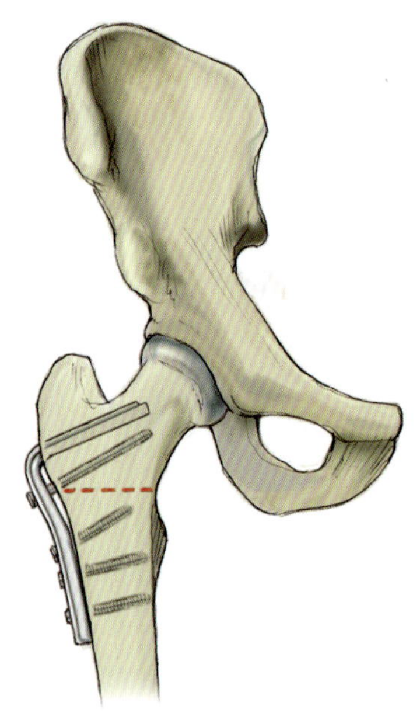

图 6.2 使用角钢板进行股骨近端矫正性截骨和接骨

- 主要是转子间行截骨术，根据股骨的病理改变进行移位或外翻伴随额外的旋转或倾斜（屈曲 / 伸展）。
- 有可能需要取一小块骨头。
- 接骨术中使用角板保持骨的稳定固定。逐层缝合伤口。

术后康复

表 6.4 概述了术后康复。

6.3 髋关节撞击治疗

髋臼唇及股骨颈治疗

适应证

- 股骨 – 髋臼唇撞击。

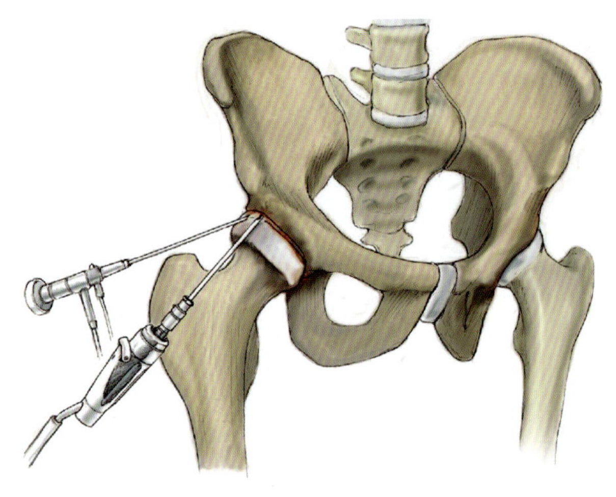

图 6.3 股骨 – 髋臼撞击的关节镜治疗

- 髋臼唇撕裂。

手术方法

- 根据手术处理的部位选择直接前外侧或前外侧进入（图 6.3）。
- 前外侧入路：沿臀中肌前缘的约 13 cm 长切口。上臀大肌和阔筋膜张肌之间切开前外侧关节囊。
- 前入路：髂前上棘 13 cm 皮肤切口，经缝匠肌和阔筋膜张肌之间入路，钝性分离髋臼腹侧和髂前下棘的股直肌。
- 髋关节囊 Z 形切口，暴露髋臼唇、髋臼边缘和股骨颈。
- 切除髋臼唇碎裂部分和髋臼骨赘，清理股骨颈周围直至股骨骨 – 软骨过渡处，直到移动髋关节时不再发生肉眼可见的撞击。
- 逐层缝合伤口。

术后康复

表 6.5 和表 6.6 概述了术后康复。

表 6.4 股骨截骨术后康复（不需要特殊的矫形器治疗）

阶段		活动度和允许的负荷
Ⅰ	术后第 1 天起	术后 6 周内不负重
Ⅱ	术后 6 周后	以每周 20 kg 逐渐增加患肢负重，X 线片可见截骨逐渐实变
Ⅲ	大约术后 4 个月	从轻量运动开始恢复性训练（骑车、自由泳等）
	大约术后 6 个月	恢复性运动和运动专项训练（需要咨询医生后）
Ⅳ	大约术后 9 个月	高强度和高风险的运动项目

表 6.5　髋臼唇和股骨颈术后康复（不需要特殊的矫形器治疗）

阶段		活动度和允许的负荷
Ⅰ	术后第 1 天起	根据疼痛程度自由活动，避免过度伸展
	术后 2 周	疼痛依赖性部分负荷 20 kg
Ⅱ	术后 3 周后	根据股骨颈的周长逐渐增加负荷，直至术后第 6 周
Ⅲ	大约术后 7 周	从轻量运动开始恢复性训练（慢跑、骑车、自由泳等）
Ⅳ	大约术后 3 个月	恢复性运动和运动专项训练（需要咨询医生后）
	大约术后 6 个月	高强度和高风险的运动项目

表 6.6　关节镜下盂唇和股骨颈术后康复（不需要特殊的矫形器治疗）

阶段		活动度和允许的负荷
Ⅰ	术后 2 周	部分负重（20 kg）/ 自由活动范围
Ⅱ	术后 3 周后	根据股骨颈的周长，术后 6 周内负荷逐渐增加（关节唇重建的情况下：髋屈曲＜ 90°，特别注意术后 6 周内避免 IR、内收、屈曲运动和过伸）
Ⅲ	大约术后 7 周	从轻量运动开始恢复性训练（慢跑、骑车、自由泳等）
Ⅳ	大约术后 3 个月	恢复性运动和运动专项训练（需要咨询医生后）
	大约术后 6 个月	高强度和高风险的运动项目

参考文献

[1] Bizzini M (2000) Sensomotorische Rehabilitation nach Beinverletzung. Thieme, Stuttgart.

[2] Bizzini M, Boldt J,·Munzinger U, Drobny T (2003) Rehabilitationsrichtlinien nach Knieendoprothesen. Orthopäde 32:527–534. doi: 10.1007/s00132-003-0482-6.

[3] Engelhardt M, Freiwald J, Rittmeister M (2002) Rehabilitation nach vorderer Kreuzbandplastik. Orthopäde 31:791–798. doi 10.1007/s00132-002-0337-6.

[4] Hagerman GR, Atkins JW, Dillman CJ (1995) Rehabilitation of chondral injuries and chronic injuries and chronic degenerative arthritis of the knee in the athlete. Oper Techn Sports Med 3 (2):127–135.

[5] Hambly K, Bobic V, Wondrasch B, Assche D van, Marlovits S (2006) Autologous chondrocyte implantation postoperative care and rehabilitation: science and practice. Am J Sports Med 34:1020. Originally published online Jan 25, 2006; doi: 10.1177/0363546505281918.

[6] Hochschild J (2002) Strukturen und Funktionen begreifen., vol. 2: LWS, Becken und Untere Extremität. Thieme, Stuttgart.

[7] Imhoff AB, Baumgartner R, Linke RD (2014) Checkliste Orthopädie. 3rd edition. Thieme, Stuttgart.

[8] Imhoff AB, Feucht M (Hrsg) (2013) Atlas sportorthopädisch-sporttraumatologische Operationen. Springer, Berlin Heidelberg.

[9] Meert G (2009) Das Becken aus osteopathischer Sicht: Funktionelle Zusammenhänge nach dem Tensegrity Modell, 3rd edition Elsevier, Munich.

[10] Stehle P (Hrsg) (2009) BISp-Expertise „Sensomotorisches Training–Propriozeptives Training". Sportverlag Strauß, Bonn.

第七章 髋关节：康复治疗

Andreas B. Imhoff, Knut Beitzel, Knut Stamer, Elke Klein

7.1 第Ⅰ阶段

下面是第Ⅰ阶段康复治疗的措施，适用于所有下肢术后的康复护理。

目标（依据 ICF）

第Ⅰ阶段的目标（依据 ICF）

- 生理功能 / 身体结构：
  - 缓解疼痛。
  - 促进消肿。
  - 改善关节活动度。
  - 避免功能和结构损坏。
  - 调节受损的自主神经功能和神经肌肉功能。
  - 改善影响感觉运动功能的因素。
  - 提高动态关节稳定性。
- 活动 / 参与：
  - 学习术后体位变化。
  - 学习根据负重计划拄拐步行。
  - 日常生活自理活动。
  - 减少对移动的恐惧（提示和信息）。
  - 学习家庭训练项目。

物理治疗

患者教育

- 与患者讨论治疗的内容和目标。
- 以无痛为目标的疼痛管理（生理性疼痛的处理）：
  - 无痛范围内的治疗。
  - 保持无痛的体位。
- 一般的体位控制：
  - 保持旋转中立位：当髋关节处于外旋位时，原则上存在压迫腓骨头后腓深神经的风险！
  - 髋关节假体：通过泡沫石膏模型研究发现，下肢应保持髋关节处于旋转中立位并轻微外展（静止休息体位）。
  - 肌肉再固定：精确适配 New-port 矫形器，使重新固定的肌肉得到放松。在仰卧位和侧卧位时，用额外的垫子或被子支撑患侧。保持无压力体位。
  - 膝关节移位截骨术：禁止在小腿远端施加阻力下小腿抬高，禁止旋转。
  - 关节松动术（膝关节）：由于对患肢持续的关节伸展、活动和支撑对于获得最佳手术效果至关重要，患者的积极配合在此显得尤为重要。因此，需要患者配合进行大量的活动训练。在这种特殊情况下无痛治疗并不总是可行的：推荐关节运动的同时使用镇痛药物。

实用提示

下肢姿势

- 膝关节不能完全伸展：在小腿远端使用垫子或类似物垫支撑，而促使脚后跟和腘窝自由伸直。此外，可以在大腿远端前方加豆袋通过增加负重将膝关节压直。如果可能，也可以建议同时穿戴好 Quengel 夹板。
- 膝关节不能完全屈曲：持续被动运动（CPM）：在屈曲时松开夹板改为使用 Quengel 铰链，同时使用 1 个豆袋于远端小腿加强膝关节屈曲。保持几分钟后，恢复屈曲，并在新的屈曲运动停止的位置上停止 CPM。

- 向患者提供与手术相关的限制和要求的进一步信息：
  - 髋关节假体：
    3 个月内不能直腿抬高。在运动过渡期间或抬高肢体时，通过健侧下肢支撑术侧下肢远端来完成动作。
    3 个月内避免内收（双腿不能交叉）。最早 1 周后允许健侧旋转：双腿之间的垫子可防止术侧下肢内收。
    大概 3 个月内髋关节屈曲外旋可能会导致假体脱位，因为手术部位替代髋关节囊的组织尚未充分形成。
    原则上：坚持负重和运动计划。
  - 髋关节撞击症和盂唇损伤再固定手术：因股直肌脱离，禁止过伸运动 6 周，在盂唇再固定的情况下还有额外的运动限制；6 周内禁止屈曲并内收或内旋，屈曲角度不能≥ 90°。

形成牢固的有弹性的髋关节假囊需要 10~12 周的时间！

- 通过使用视觉辅助工具（镜子、膝关节 / 臀部 / 脚踝模型）、触觉支持和口头反馈来告知患者的个人情况。如果患者理解了相关问题，他们就会更有动力，更愿意合作！

- 通过稳定关节的肌张力来学习运动转变。
- 学习按照步骤拄着拐杖走路。

即使在基于某些干预措施的手术中可以满负荷，采用三点步态拐杖也是明智的，因为手术会导致协调和本体感觉问题，并且应考虑伤口愈合情况。

预防性治疗

- 在考虑负重指导方案的情况下尽早下床活动。由于有肿胀的倾向，少量但频繁的活动比一次性长时间的活动更可取。
- 基于 SMI 训练师的指导，深呼吸技巧，如缩鼻呼吸、“嗅”吸气、呼吸控制等。
- 踝关节主动全范围包括屈伸和环转运动，至最大限度时保持 5~10 s，然后放松。每天练习 5~8 组，每次 10 min 左右。
- 上肢主动运动每小时进行 1 次，作为局部耐力训练。
- 下肢肌肉等长收缩训练。
- 指导患者如何独立进行练习，指定准确的重复次数、强度和休息时间。

促进吸收

- 通过踝关节强有力的运动激活肌肉泵。
- 整个下肢肌肉进行等长收缩，每秒 1 次（在允许的情况下）。
- 下肢抬高，尽可能高于心脏高度：使用泡沫模型或抬高床尾。

- 高位胫骨和髁上过渡截骨术可能因软组织和截骨的大手术而导致血肿形成风险增加。
- 如果肿胀或疼痛加剧，足部屈肌功能下降，请考虑筋膜室综合征！

- 手法淋巴引流技术。
- 用吸盘沿着淋巴通路进行顺吸按摩，以缓解充血。
- 低温条件下的运动康复：在皮肤上短暂地用冰块摩擦（大约 20 s）和低升力治疗性运动练习（大约 2 min），每个处理单元重复 3~4 次。

提高活动度

- 在无痛范围内及减重条件下，按步骤进行被动和辅助运动。
- 通过骨盆腿悬吊在悬吊台上活动（无骨盆手术的情况下）。
- 来自功能动力学概念的反向轴承动员。
- 通过 PNF 概念的技术，通过近端杠杆工作，促进髋关节的活动：
  - 从侧卧位开始：通过骨盆后缩模式以改善髋关节屈曲和内旋（双腿之间放一个垫子以防内收）。
  - 从侧卧位开始：通过骨盆前伸模式以改善髋关节的伸展（无骨盆手术的情况下）。
- 髌骨松动术（图 7.1）。
- 髌上隐窝的手动活动和股四头肌的等长张力促进浅层和深层之间的粘连。监测：髌骨在紧张时是否会向头侧移动。
- 软组织治疗：
  高张力和缩短的肌肉的分离（注意：在肌肉再固定的情况下）：
  - 股四头肌。
  - 腘肌。
  - 腓肠肌。
  - 股后肌群。
  - 髂胫束。
  - 髂肌。
  - 腰大肌（图 7.2）。
- 保持邻近关节的活动度。

- 在高位胫骨过渡截骨术的情况下，由于腓骨截骨会导致踝关节活动性可能受到限制。
- 在臀部手术的情况下，因为手术入路导致的股外侧肌和髂胫束的反射性过度紧张，

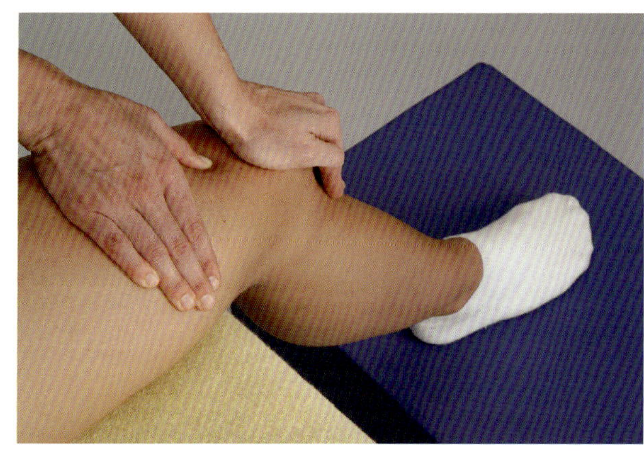

图 7.1 髌骨松动术

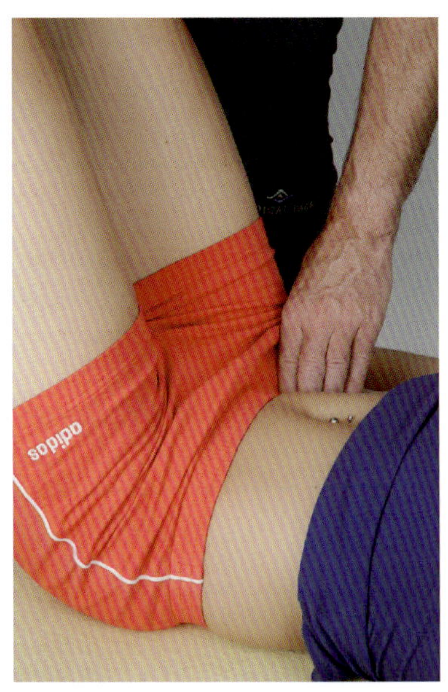

图 7.2　高张力和缩短的肌肉的分离：腰大肌

可能会导致膝关节活动度受限。

改善自主神经和神经肌肉的功能

- 正交感神经和副交感神经起源区域的治疗：T8~L2 和 S2~S4：
  - 手法治疗以活动胸椎和肋骨关节。
  - 物理疗法：按摩、热疗、电疗、结缔组织按摩、拔罐疗法。
- 在无痛范围内，通过被动 / 积极辅助运动在肌肉内施加影响。
- 无痛范围内的被动运动，以及来自 MT 的牵引和压缩来刺激关节囊滑膜的再生。

改善感觉运动功能

- 稳定肌群的神经肌肉控制（注意：在肌肉修复的情况下）。
- 本体感觉 / 运动感觉训练，例如放置、镜像。
- 髋关节假体植入术后患者的感知训练：
  - 从仰卧位开始：
    感知处于静止位置的下肢。
    在睁眼时，治疗师在患者床旁协助患者将下肢从外展往内收方向运动至中立位。
    一旦治疗师将患者下肢从外展位移动至中性内收位，患者就立即闭上眼睛。
- 来自 MT 的最小剂量 1 级压缩作为传入感觉输入（注意：不能应用于在半 / 全内置假体植入物的情况）。
- 使用 PNF 概念的技术，利用未接受手术的核心部位和四肢部位（图 7.3）。
- 3D 足部感知，
  例如“垂直足跟”运动（Spiraldynamik）用于训练正确的足跟位置。
- 通过闭链感觉运动练习促进感觉运动功能。
- 肌肉电刺激（EMS）。
- 激活股内侧斜肌（VMO），通过手法触碰髌骨的内侧偏头侧的韧带处（与股直肌成 45° 角）。

稳定和加强

- 膝关节及以下手术：学习股四头肌和股后肌群的协同收缩以进行运动过渡。
- 股四头肌等长收缩（可选择 8~10 s 的每个允许活动的最大等长张力）。
- 加强整个骨盆和下肢肌肉：外展肌、内收肌、臀肌、股后肌群。从仰卧位开始，然后侧卧位、俯卧位。
- 学习三点负重作为腿轴的基础，包括静态核心训练。
  任务：想象脚跟和大脚趾跖趾关节之间有 1 条绷紧的带子，你想用脚跟向前推动。保持胫骨前肌的收缩。
- 在仰卧位、坐位、半站位的放松或允许范围内负荷的腿轴训练（图 7.4）。
- 典型步行姿势下的稳定性训练（根据进程进行修改）（图 7.5）。

步态训练

- 在平面和楼梯上学习三点步态。

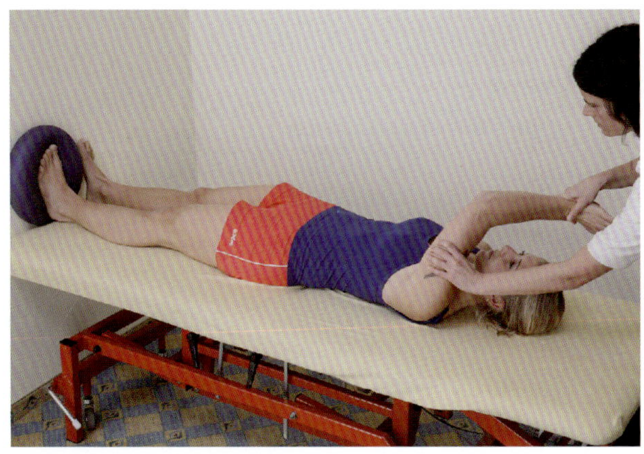

图 7.3　使用 PNF 概念的技术，利用未接受手术的核心部位和四肢部位

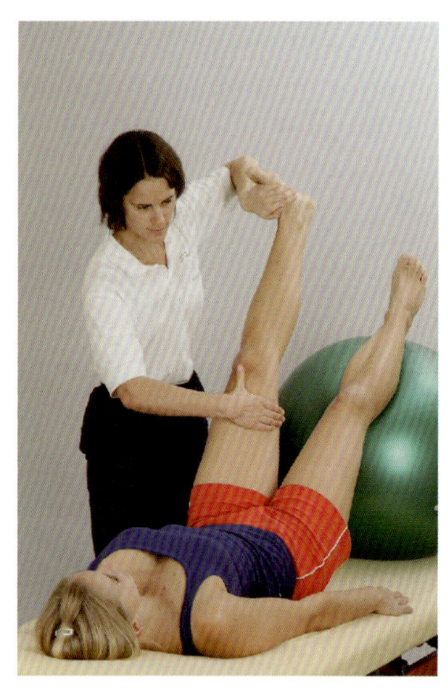

图 7.4 仰卧位的放松或允许范围内负荷的腿轴训练

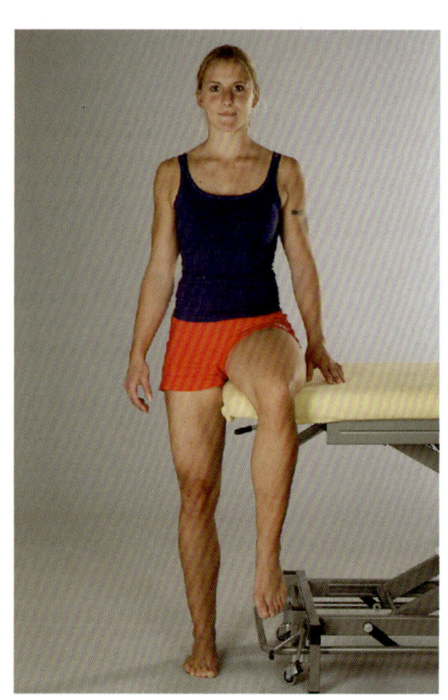

图 7.5 典型步行姿势下进行的稳定性训练

- 在允许的满负荷下学习四点步态。
- 训练动作转换：使用 "Leg Crane 腿式起重机"。站立或坐下时，患者应学会将术侧的下肢放在另一下肢前面，以防止不正确的应变或运动。
- 训练手臂的支撑活动，以帮助拄拐行走：
  - 从侧卧位 / 坐姿开始：双侧肩胛骨模式。
  - 从仰卧位 / 坐姿开始：伸展 – 外展 – 外旋的手臂模式。
  - 用 Vitality® 带作为进行独立锻炼的引导。
- 侧向台阶训练："健侧上 – 患侧下"。

物理措施

- 手法淋巴引流技术 / 淋巴贴。
- 局部按摩：健侧下肢负荷过重，或者由于拄拐行走引起的需求增加而导致肩部和颈部区域的肌肉过度紧张。
- 电疗：吸收促进电流、爆炸电流、高压（注意：金属植入物）。
- 绷带加压。
- CTM：下肢的动脉区域，相关肢体的静脉淋巴管区域。
- 热疗的应用：
  - 用于肌张力高的肌肉。
  - 传统中医学的反射疗法：通过对角相关的部位排出瘀滞的能量：
    - 右肩→左髋。
    - 左肘→右膝。
    - 右脚→左手。
    - 腹部→背部。
- 从术后第 1 天开始使用 CPM（约 6 h/d）。

7.2 第 Ⅱ 阶段

目标（依据 ICF）

第 Ⅱ 阶段的目标（依据 ICF）

- 生理功能 / 身体结构：
  - 促进吸收。
  - 避免功能和结构损坏。
  - 调节自主神经和受损的神经肌肉功能。
  - 改善关节活动度。
  - 改善影响感觉运动功能的因素。
  - 缓解疼痛。
  - 增强肌力。
  - 恢复步行时的生理运动模式。
- 活动 / 参与：
  - 在行走时加强动态稳定性，同时遵守负荷方案。
  - 优化运动过程中的支撑功能、核心和骨盆稳定性。
  - 应对日常生活挑战时的独立性。
  - 利用好运动和负荷的限制。
  - 学习家庭训练项目。

7.2.1 物理治疗

患者教育

- 与患者讨论治疗的内容和目标。
- 向患者解释与手术相关的限制：
  - 假体：
    不能盘腿而坐。
    6 周不能深坐。
    至少 6 个月内不能内收或外旋，因此侧卧位需要在双腿之间放置垫子 / 被子。
    至少 3 个月内不能屈曲并内收。
  - 转位截骨术：
    不能有长杠杆运动，即 6 周内不能有进一步的直腿抬高。
    三重骨盆截骨术不能深坐。
    在矫正性股骨截骨的情况下，固定的下肢不能旋转。
    将下肢保持在旋转中立位。
    从仰卧位转向侧卧位时，应始终在两腿之间放置一个垫子 / 覆盖物，以防止臀小肌在重力作用下活跃，并且下肢必须保持稳定。
    在三重骨盆截骨术的情况下需要调节矫形器（New-port 矫正术伸展 / 屈曲 0° /20° /20°，持续 6 周）。
  - 盂唇 / 股骨颈治疗：
    禁止长杠杆运动 6 周。
    禁止过度伸展 6 周。
    在髋关节 90°屈曲时禁止交叉双腿坐着。
    固定的下肢禁止旋转。
    屈曲不能＞ 90°，也不能进行屈曲、内收、内旋的组合运动。
- 通过稳定关节的肌张力学习来运动转变：
  - 通过接受手术的一侧站立和躺下。
  - 为防止长杠杆运动：健侧下肢搭在将术侧小腿的后侧将其抬起，起到“起重机”的作用以减轻重量。

预防性治疗

- 踝关节主动终末运动保持数秒。
- 上肢的主动运动。
- 日常活动。
- 在血栓症疼痛的初期进行处理，即下肢出现肿胀和皮温增高时。

促进吸收

- 抬高。
- 积极地消肿运动练习。
- 手法淋巴引流。
- 用吸盘沿着淋巴通路进行顺畅的吸力按摩，以缓解充血。
- 下肢等长收缩训练。

提高活动度

- 在俯卧位、仰卧位和侧卧位的所有运动方向上的轴向被动 / 辅助运动。
  注意：在转位截骨的情况下禁止过度负荷 / 剪切力。
- 根据 Klein-Vogelbach 反轴承动员。
- 通过骨盆腿部悬吊在悬吊台上进行低负荷运动，但是是在无三重骨盆截骨术的情况下。
- 通过 PNF 技术中的运动模式，经近端杠杆来提高髋关节的活动度：
  - 从侧卧位开始（注意：三重骨盆截骨术）：通过骨盆后缩模式以改善髋关节屈曲和内旋（在双腿之间加垫子以防止髋关节内收）。
  - 从侧卧位开始：通过骨盆前伸模式以改善髋关节的伸展。
  - 在腰椎上方引入髋关节的运动：在冠状位水平进行外展或在矢状水平进行伸展和屈曲。
  - 从仰卧位开始：为了改善内旋，安排对侧腿并压入床上，与骨盆背侧接触。
  - 从仰卧位开始：对于同侧髋关节的外旋，接触对侧 SIAS 并指导患者在引导接触时绷紧。

> **在三重骨盆截骨的情况下进行骨盆模式时不要加阻力！**

> **避开阔筋膜张肌和股外侧肌的区域——在过渡性截骨术的术中，两者均在手术通路中分离或分裂并重新固定。**

- 软组织治疗：
  - 邻近肌肉的治疗：股后肌群（注意：由于经坐骨结节入路的术式导致三重截骨）、腰大肌、髂肌、股四头肌（特别是在盂唇 / 股骨颈治疗的手术入路过程中受到剥离）、内收肌群、骨盆转子肌（主要是梨状肌）、臀肌、腰方肌、盆底肌。可使用以下技术：

- 整合性神经肌肉抑制术（INIT）。
- 应变反应力。
- 肌肉能量技术（MET）。
- 功能性按摩。
- PNF 概念中的放松技术。

- 随后，缩短结构的潜在拉伸（保持伸展位置至少 1 min）。
- 通过交叉纤维按摩治疗韧带结构：髂腰韧带（图 7.6）、骶髂韧带背侧、腹股沟韧带、骶结节韧带、骶棘韧带、闭孔膜。
- 通过释放技术治疗筋膜：大腿和小腿的坐骨筋膜、阔筋膜、髂筋膜、臀筋膜（图 7.7 a）、足底筋膜（图 7.7 b）。
- 肌筋膜结构的治疗：后表线、前表线、螺旋线和体侧线。

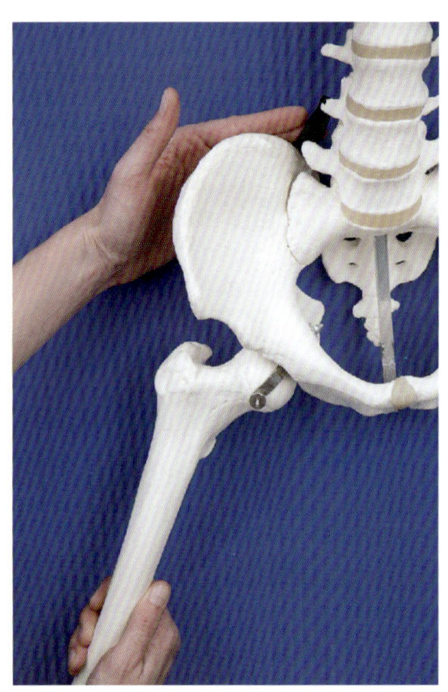

图 7.6 通过交叉纤维按摩治疗髂腰韧带

- 邻近关节的活动：骨盆、骶髂关节、腰椎、胸腰椎过渡区、骶骨、膝关节和足部。具体取决于查体结果。

> **膝关节屈曲受限通常是由于股外侧肌过度紧张（手术过程中的痕迹）引起的：在这种情况下，当膝关节伸直幅度更大时，髋关节屈曲的活动应更温和。**

- 检查因果效应链，具体见第 7.3.1 节。
- 通过墙壁滑动进行腿部轴训练的独立运动。

调节自主神经和神经肌肉的功能

- 正交感神经和副交感神经起源区域的治疗：T8~L2 和 S2~S4，通过手法治疗、热疗、电疗。
- 自主神经 Slump 试验：脊柱屈曲 + 脊柱侧屈 + 颈椎侧屈和伸展［示例图显示典型的 Slump 试验（图 7.8）］。
- 神经淋巴和神经血管反射点（NLR/NVP）的治疗：
  - 胫骨前肌和后肌。
  - 臀大肌和中肌。
  - 股直肌。
  - 坐骨肌。
  - 缝匠肌。
  - 阔筋膜张肌（TFL）。
  - 腘肌。

改善感觉运动功能

- 等速或使用激光指针使角度再现。
- 本体感觉训练，如放置。

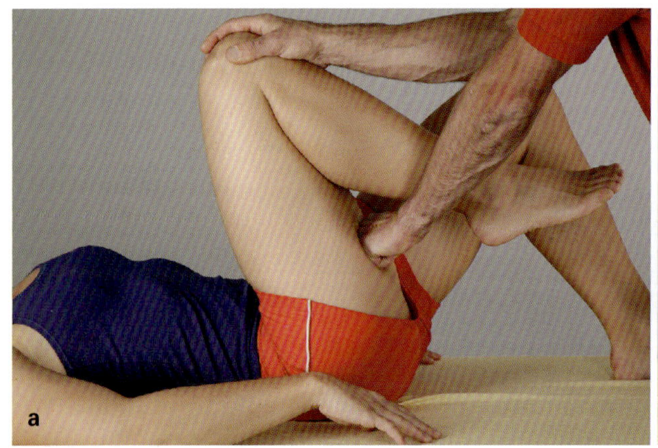

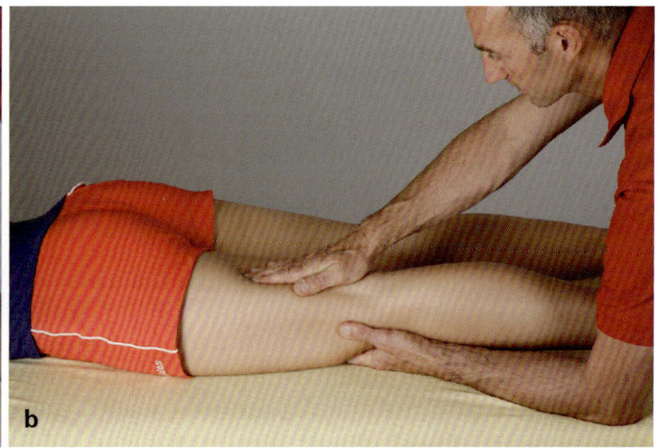

图 7.7 a、b. 通过释放技术治疗筋膜。a. 臀筋膜。b. 足底筋膜

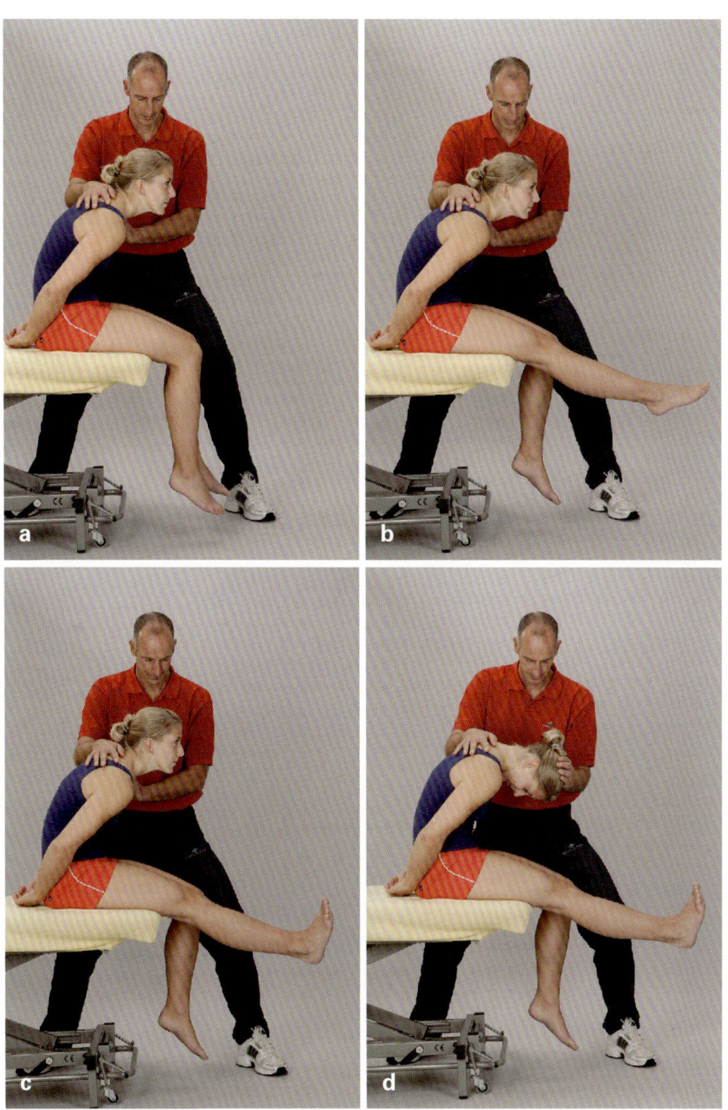

图 7.8　a~d. 典型的 Slump 试验

- 加强（闭链）感觉运动练习（图 7.9）。
- 肌肉电刺激（EMS）：可见的肌肉收缩。
- 骨盆、脊椎和整个姿势的感知训练，例如太极拳、“垂直足跟”运动。
- 通过 PNF 利用步态模式的易化：
  - 用接受手术的一侧支撑下肢活动：
    下肢模式屈曲 – 内收 – 外旋对侧骨盆后缩模式（上述接受手术的一侧）。
    同侧足模式跖屈 / 旋前，同侧上肢模式：屈曲 – 外展 – 外旋。
    足模式跖屈内翻同侧旋前同侧尺侧推力（图 7.10）。
  - 对于接受手术一侧的摆动腿活动：
    下肢模式伸展外展 IR 对侧足部模式 DE- 旋后 – 倒置，为进一步屈曲 – 内收 – 外旋。
    侧卧位骨盆前伸模式（上述接受手术的一侧）。
    足部模式 DE/SUP 用于屈曲 – 外展 – 外旋或 DE/Pro 用于屈曲 – 外展 –IR（对称或相互作用地）同侧。
    同侧上肢伸展 – 外展 –IR。
  - 如果进行三重骨盆截骨术：
    接受手术的腿上的足部模式，例如，足底相互跖屈 / 旋前和对侧背伸 / 旋后。

稳定和加强

- 低负荷起始位置的腿轴训练，例如仰卧位、侧身坐、双杠之间或设备支撑（图 7.11）。
- 肌肉训练：脊柱稳定肌群、骨盆肌、盆底肌、

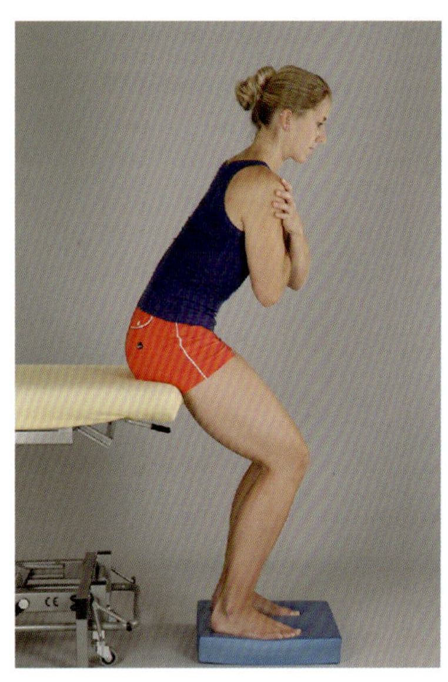

图 7.9 加强感觉运动练习，如在平衡垫上训练

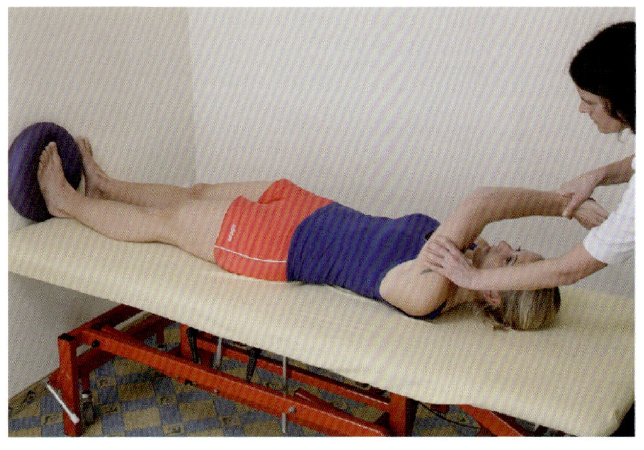

图 7.10 通过 PNF 利用步态模式的易化，以支持手术侧的腿部活动：同侧尺推

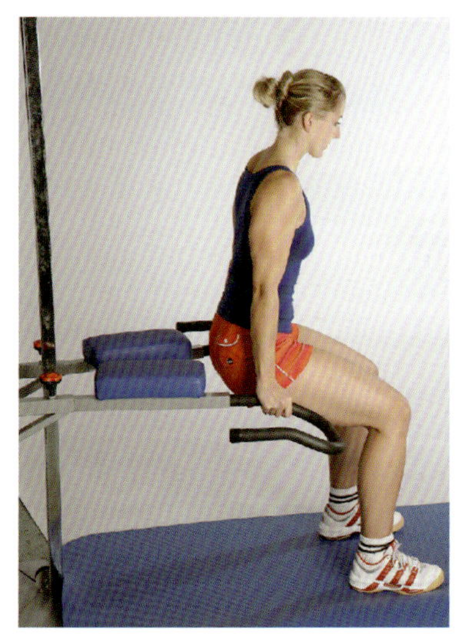

图 7.11 低负荷启动位置的设备支撑腿轴训练

腹肌（Cave：仔细训练接受三重骨盆截骨术患者的腹斜肌）、臀小肌和肩带。

> **有髋关节问题的患者也经常患有尿失禁。“内部紧身胸衣”（腹横肌、多裂肌、横膈膜和盆底肌）的激活将被纳入治疗！观察其内在联系。**

- 加强小腿和足部肌肉：足部螺钉（Spiraldynamik 螺旋式发电机）。
- 使用内置假体进行桥接。
- 上阶梯。
- 对“假定未受影响”的对侧进行仔细训练（低负荷、关节保护练习以预防关节炎前期）。
- 脊柱的局部和全身稳定练习（详见第 19.2.1 节）。
- 在支撑活动方面训练肩臂肌肉。
- 运动池（要求：检查声音和疼痛情况后的医疗批准）。
- 转移练习（例如仰卧位—坐位—用接受手术的一侧站立）。
- 足部稳定（纵向和横向足弓、足跟骨）。

步态训练

- 根据负荷指南，使用逐步技术进行三点或四点步态训练（图 7.12）。

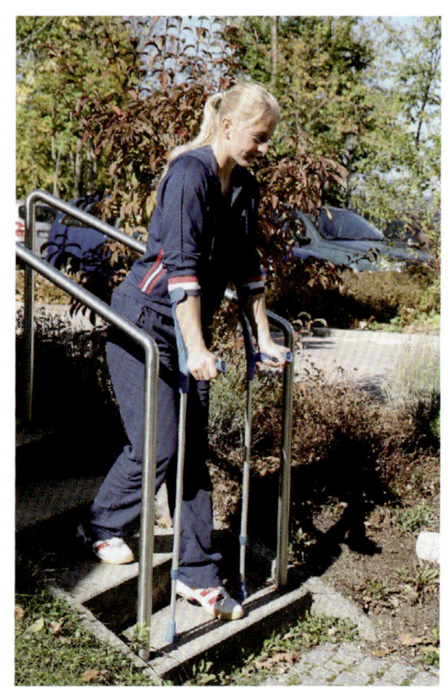

图 7.12 根据负荷指南，使用逐步技术进行三点或四点步态训练

实用提示

步态进展

- 步行周期分为序列，各个运动分量孤立执行。
  - 示例：单腿站立 / 站立时在负荷下骨盆的稳定。然后动态地作为一个步骤：患者使用双杠锻炼骨盆稳定；踝关节和前足在支撑腿阶段的摆动，同时练习对侧腿的摆动阶段。
- 然后将序列整合到整个运动过程中。
  - 在示例中：锻炼步行周期的整个站立腿阶段。

- 以正确的时间进行步幅组合练习，例如：双杠上的侧步（同时训练外展肌）（图 7.13）。
- 腿轴训练：学习三点足负重作为腿轴的基础，静态核心参与：脚的承压点支撑在木块上。患者应首先感知压力点，然后建立足弓。

在仰卧位、坐位、半站立位放松或允许的负荷范围的腿轴训练。

内侧塌陷的病理学

- 纵弓塌陷。
- 胫骨内侧旋转和尾侧倾翻。
- 膝关节股骨髁内侧旋转。

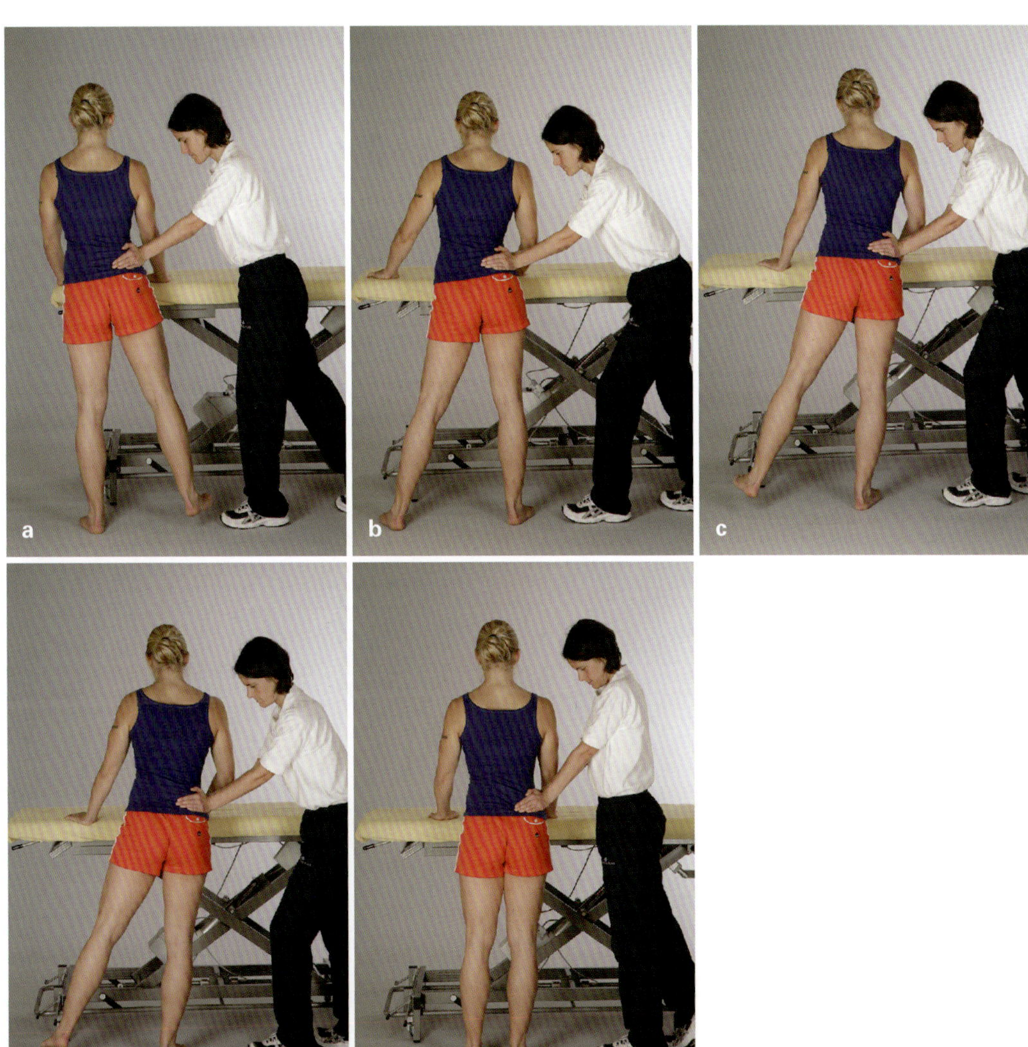

图 7.13 a~e. 采用正确计时的步幅组合进行锻炼：双杠上的侧步（同时训练腹部）。a. 重心转移到对侧，非支撑腿不负重。b. 重心转移，骨盆水平移动至非负重腿上方，从右腿为非负重腿开始。c、d. 右侧承载重量作为支撑腿，左腿作为非负重腿。e. 两足站立姿势

- 骨盆内收 / 外旋或外展。
- 腰椎向对侧侧屈。

- 在步行功能中训练支撑腿阶段，例如，双杠上控制骨盆稳定性，从末端站立到中间摆动阶段。
- 训练摆步阶段。
- 训练进出治疗车。
- 穿越花园路过不同的地面。
- 测力板上的负荷控制。
- 控制步长。

物理措施

- 手法淋巴引流技术 / 淋巴贴。
- 局部按摩：健侧下肢负担过重，或者由于拄拐行走引起的需求增加而导致肩部和颈部区域的肌肉过度紧张。
- 电疗：吸收促进电流、爆炸电流、高压（注意：金属植入物）。
- 绷带加压。
- CTM：下肢的动脉区域，相关肢体的静脉淋巴管区域。
- 足底反射区按摩：
  - 症状区和自主神经区。
  - 喝足够的水。
  - 不要忘记平衡要点。
- 热疗的应用：
  - 用于肌张力高的肌肉。
  - 传统中医学的反射疗法：通过对角相关的关节排出瘀滞的能量：
    - 右肩→左髋。
    - 左肘→右膝。
    - 右脚→左手。
    - 腹部→背部。
- 连续被动运动（CPM）夹板：每天 6 h，重复应用。

> - **检查和调整辅助设备（拐杖、矫形器）。**
> - **所有练习只在无痛范围内。**
> - **保持无痛（或低痛）体位：在可能的情况下，髋关节和膝关节处于中立位。**
> - **只有在骨盆具有良好稳定性时，才能在完全负重的情况下使用拐杖：不再出现杜兴 / 特伦德伦堡征跛行！**

7.2.2 运动康复

- 核心和上肢的一般伴随训练：起重器、倾角训练器、划船、蝶式反向、卧推。

耐力训练

- 不使用相关肢体的三点测力计，只要未达到最大承重。
- 测力计训练 / 负荷（1 × 10）~（2 × 15）min，使用低负载 20~50 W，可能缩短曲柄。
- 行走训练，在测力板上行走时控制负重。

感觉运动功能训练

- 在允许的负荷和运动范围内锻炼腿部轴线：
  - 双腿迷你深蹲到最大，膝关节屈曲 60°，也可在向前迈步时保持迷你深蹲。闭眼进行这两项练习。
  - 把脚放在站立的位置或坐在气球上。用电缆滑轮辅助上肢执行 PNF 对角线模式。
  - 普拉提改良训练，以 10~15 kg 重量的腿部按压形式进行。
- 加强站立稳定性（水平表面，然后不稳定 / 稳定的表面）：
  - 平行站立时双腿负重。
  - 前进时负重。
  - 也可通过电缆滑轮引导大腿。
  - 加强站立于物体上时足弓的稳定性。

力量训练

- 通过等长收缩进行肌肉激活。
- 下肢肌肉力量耐力训练，按计划进行；局部稳定器作用的肌肉是重点，如腹横肌、多裂肌、盆底肌，在完全无痛的范围内重复 4 × 30 次。
- 伸展和外展时通过对侧溢出（力量耐力训练；4 × 20 次）。
- 在斜角台或长凳上训练腰椎伸肌：上半身平卧在长凳上，双脚站立，使腰椎伸展并保持。
- 训练髋关节稳定器（图 7.14）：
  - 屈曲 / 伸展（仰卧位滑动；长凳上俯卧位抬腿）。
  - 外展 / 内收（在滑板 / 瓷砖上滑动，横向位置）。
  - 上身保持放松，在角度台上伸展髋关节（图 7.14）。
  - 减重深蹲。
  - 旋转（旋转盘，左 10—11 点钟方向 / 右 1—2 点

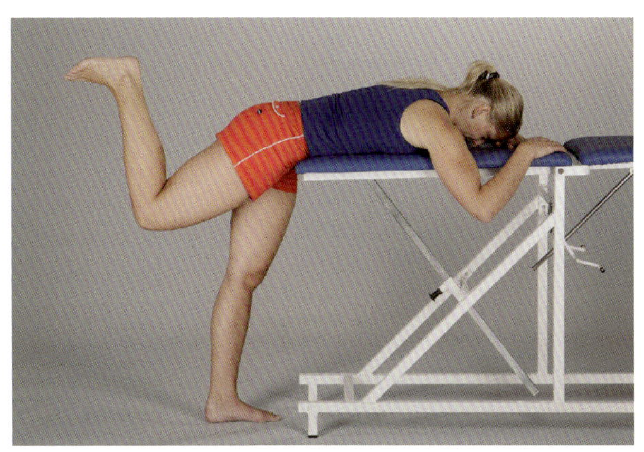

图 7.14　训练髋关节稳定器：在角度台上伸髋，上身保持放松

钟方向，无负荷，稳定骨盆（注意：手术入路）。

- Redcord® 系统：骨盆腿悬吊。
  - 以腰椎骨盆稳定和外展肌训练为方向的训练。
- 训练踝关节稳定器：
  - 跖屈（Vitality® 带）。
  - 背伸（Vitality® 带）。
- 等速：角度再现，CPM 模式。
  - 通过刺激上半身训练站立稳定性。

7.3 第 Ⅲ 阶段

目标（依据 ICF）

第 Ⅲ 阶段的目标（依据 ICF）

- 生理功能 / 身体结构：
  - 改善关节活动度。
  - 优化核心和骨盆稳定性。
  - 恢复肌肉力量。
  - 恢复关节的动态稳定性。
  - 优化影响感觉运动功能的相关因素。
  - 优化在运动过程中沿运动链的协调运动模式。
  - 优化神经结构的滑动能力。
- 活动 / 参与：
  - 在日常生活、工作和运动中发展符合人体工程学的姿势和动作。
  - 恢复从事专业活动的能力。
  - 积极参与社区 / 家庭生活。

7.3.1 物理治疗

患者教育

- 与患者讨论治疗的内容和目标。
  - 人工假体：在骨盆足够稳定的情况下逐渐脱去拐杖，可不出现杜兴 / 特伦德伦堡征跛行！
- 告知患者他们仍将受到的限制。
  - 转位截骨术：在矫正股骨截骨术的情况下停止使用前臂拐杖，三重骨盆截骨术的患者在控制下有计划地每周增加 15 kg 的负重。
- 日常生活、工作活动和运动均需遵循人体工程学建议。
- 从游泳（自由泳）和骑自行车等温和的体育活动开始：
  - 转位截骨术从大约术后 4 个月开始。
  - 盂唇 / 股骨颈治疗从大约术后 7 周开始。

提高活动度

- 在存在运动限制的情况下，对独立动员和伸展运动进行精确指导。
- 手法活动髋关节：由于最初的屈曲受限，背囊可能粘在一起。
- 软组织治疗：
  - 邻近肌肉的治疗：坐小腿肌、腰大肌、髂肌、股四头肌、内收肌群、骨盆股骨粗隆肌（主要是梨状肌）、臀肌、腰方肌（图 7.15）、盆底肌。可通过以下方法：
    - 整合性神经肌肉抑制术（INIT）。
    - 应变反应力。

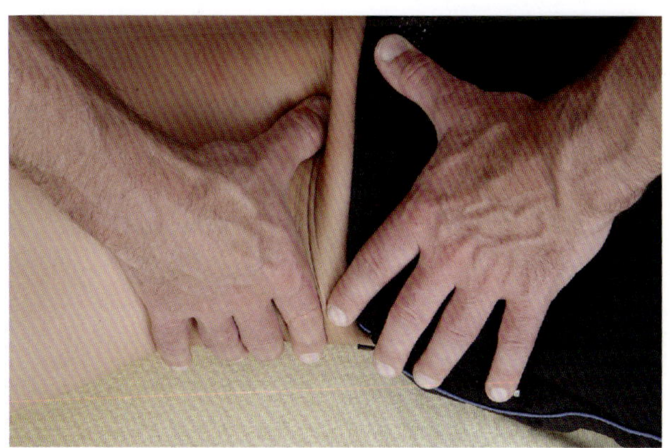

图 7.15　邻近肌肉的治疗：腰方肌

- 肌肉能量技术（MET）。
- 功能性按摩。
- PNF 概念中的放松技术。
- 随后，缩短结构的潜在拉伸（保持拉伸位置至少 1 min）。
- 通过交叉纤维按摩治疗韧带结构：髂腰韧带、骶髂韧带背侧、腹股沟韧带、骶结节韧带、骶棘韧带、闭孔膜（图 7.16）。
- 通过释放技术治疗筋膜：大腿和小腿坐骨筋膜、阔筋膜、髂筋膜、臀筋膜、足底筋膜。
- 肌筋膜结构的处理：浅背线（图 7.17）、前线、螺旋线和侧线
- 动员邻近关节：骨盆、骶髂关节、腰椎、膝关节和足部。具体取决于查体结果。
  - 控制骨盆位置，例如髂骨移位（膨胀和扩张、旋转等）。
  - 分析因果链：参见以下概述中的示例。

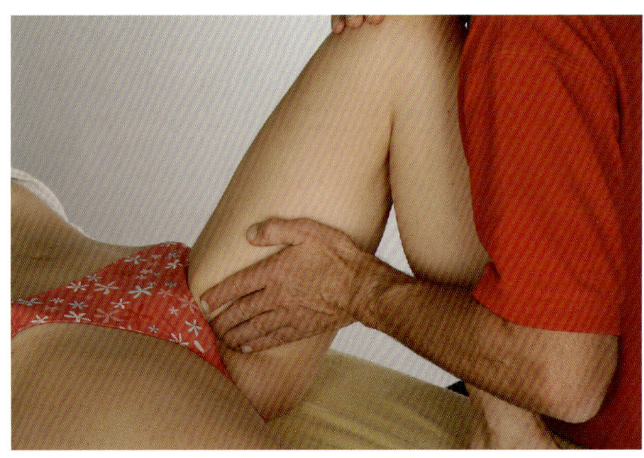

图 7.16 通过交叉纤维按摩治疗韧带结构：闭孔膜

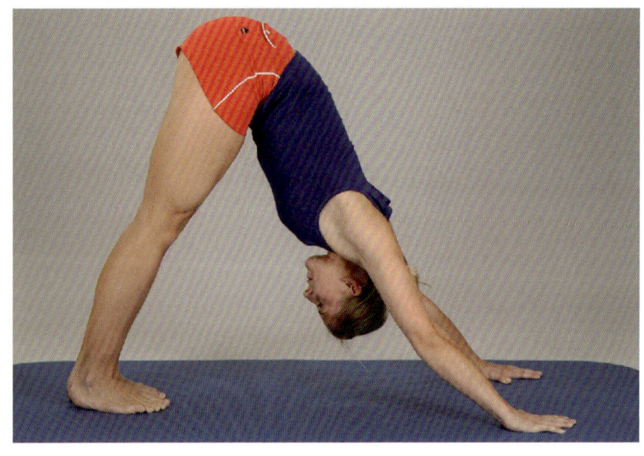

图 7.17 肌筋膜结构的治疗：浅背线

因果关系的下降链：示例

- 原发问题是髂骨前旋 + 外翻。
  - 通过同侧牵引髂腰韧带旋转 L4/L5。
  - 拉伸半腱肌和半膜肌（膝关节功能：屈曲 / 内旋）。
    从而影响：
    - 鹅足（例如肌腱炎）。
    - 内侧半月板（背侧固定）。
  - 关节囊背侧紧张。
  - 拉伸股二头肌（膝关节功能：屈曲 / 外旋）。
    从而影响：
    - 腓骨（向颅侧转移 / 跖屈受限）。
    - 腓神经。
    - 骨间膜上血管神经出现的部位（大腿和足部的循环问题，腓总神经的感觉异常）。
    - 拉伸腓骨长肌（骰骨内旋）。
    - 拉伸胫后肌（舟骨外旋）。
  - 髂骨前部导致髋关节内旋（整个下肢内旋；距骨向内侧倾斜；脚部内侧承受更多负荷）。
  - 坐姿和通过髂骨外侧固定时的问题。
  - 通过紧张的髂肌进行髂骨前固定 = 骨盆器官受累。
- 原发问题是髂骨向后旋转 + 膨胀，上抬：
  - 拉伸缝匠肌（膝关节滑动关节功能：屈曲 / 内旋）。
    从而影响：
    - 鹅足（例如肌腱炎）。
  - 拉伸阔筋膜张肌（膝关节外侧疼痛）。
  - 拉伸股直肌（影响：胫骨粗隆；髌韧带；增加股骨髌骨关节的接触压力）。
  - 髂后骨导致髋关节外旋；距骨向外侧倾斜；更多负载置于脚外侧。

- 独立活动，同时通过墙壁滑梯进行腿轴训练。
- 侧位骨盆模式。
- 神经结构的动员：
  - 俯卧屈膝。
  - 直腿抬高。
  - 闭孔神经 Slump 试验（Slump 试验 + 髋外展）。

调节自主神经和神经肌肉的功能

- 取决于查体结果：见第 Ⅱ 阶段相关内容。

改善感觉运动功能

- 在负荷密集的起始位置进行腿轴训练（图 7.18）。
- 加强训练以提高感知能力，适应潜在的新压力，例如，在视觉和听觉干扰的同时在不同表面上行走，一边交谈一边穿过花园 / 球场、打开雨伞、唱歌并可伴有不同灯光。
- 控制骨盆运动的感知训练，例如通过骨盆摆动运动（髂腰肌的离心下降）。
- 不稳定表面上的本体感觉训练，从节奏变化开始（图 7.19）。
- 不同不稳定表面上的平衡训练，从节奏变化开始（图 7.20）。
- 治疗车上的反应和制动测试。
  - 能否对制动踏板施加 200 N 的压力？这是完全停止所必需的。
- 太极拳：熊式（图 7.21）。

稳定和加强

- 不同表面上的动态锻炼（垫子训练），部分负荷于球垫、MFT、平衡板、稳定垫或蹦床上。

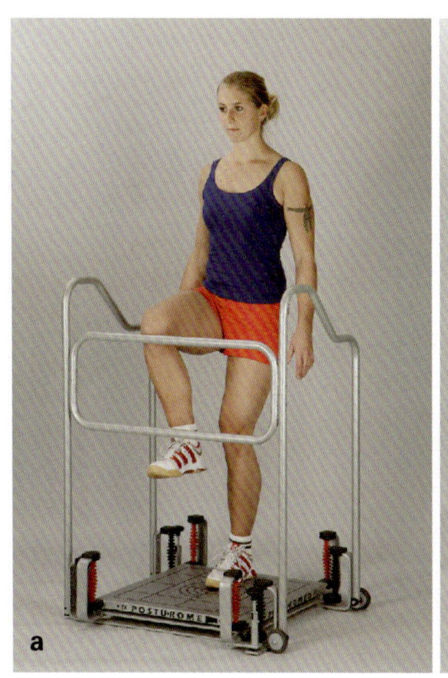

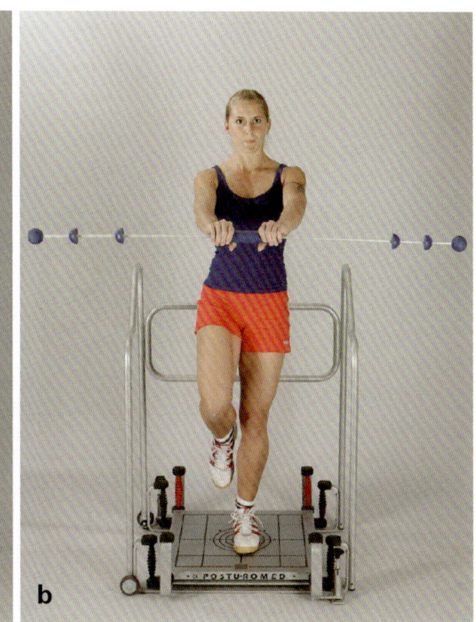

图 7.18　a、b. 在负荷密集的起始位置进行腿轴训练。a. 单腿站在不稳定的支撑面上。b. 附加任务

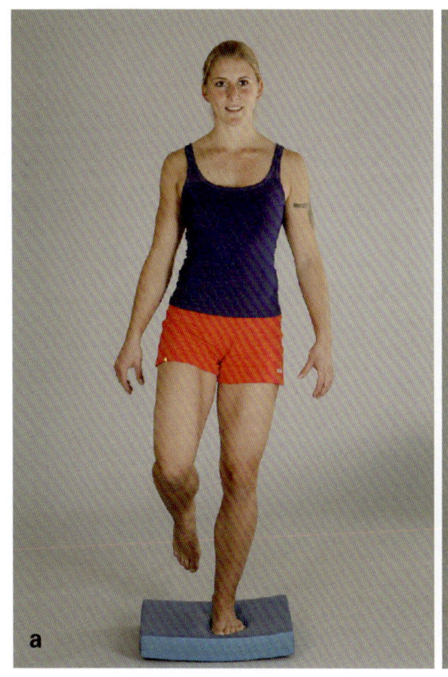

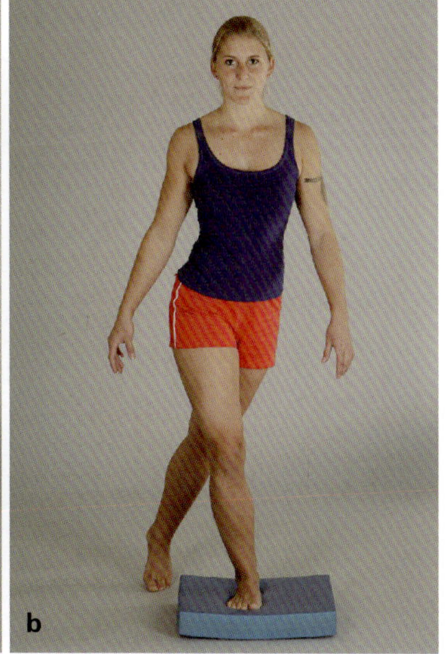

图 7.19　a、b. 步态组合中，不同不稳定表面的本体感觉训练

- 弓步（图 7.22）。
- 在支撑和自由腿阶段发展动态稳定性，从双杠开始。
- 弓步向前（在矫正股骨截骨的情况下）。
- 上升和下降。
- 各式臀桥动作（图 7.23）。
- 从术侧下肢的远端增加阻力开始：
  - 开始在术侧肢体上进行应用 Vitality® 带、牵引装置、腿部推举 / 穿梭等练习，重点是臀部和骨盆稳定肌群。

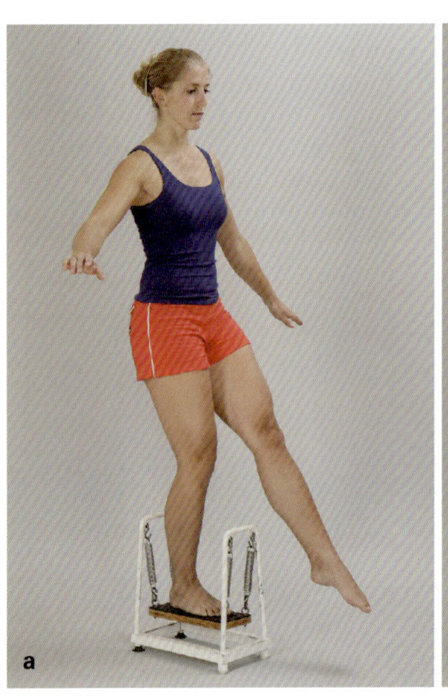

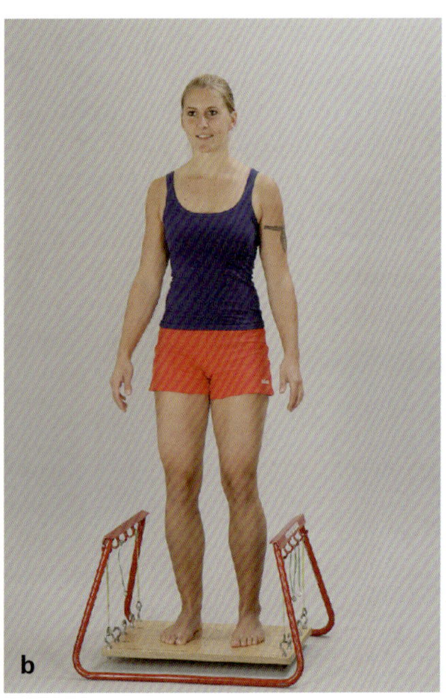

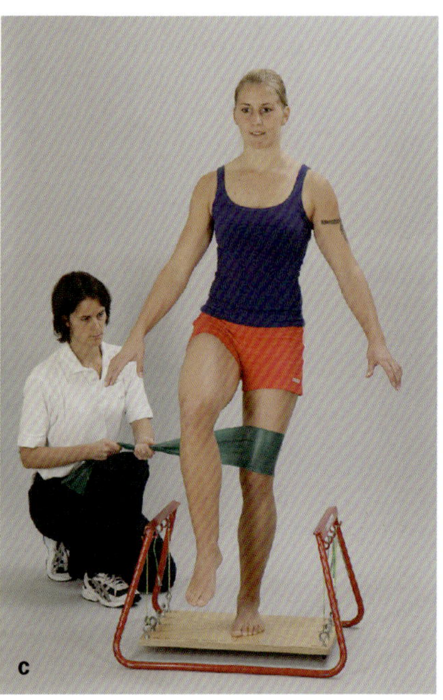

图 7.20 a~c. 不同不稳定表面上的平衡训练，从节奏变化开始

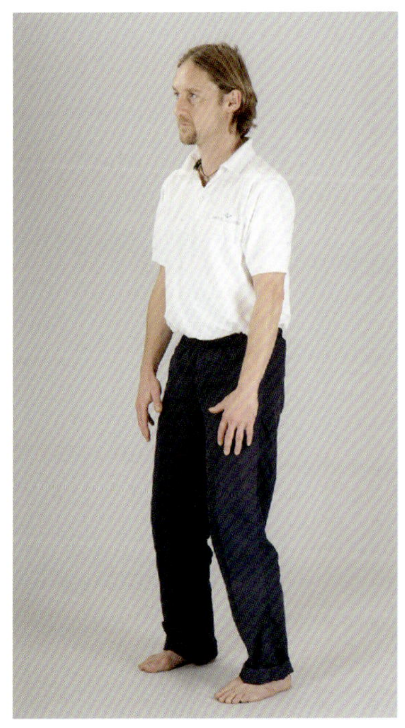

图 7.21 太极拳：熊式

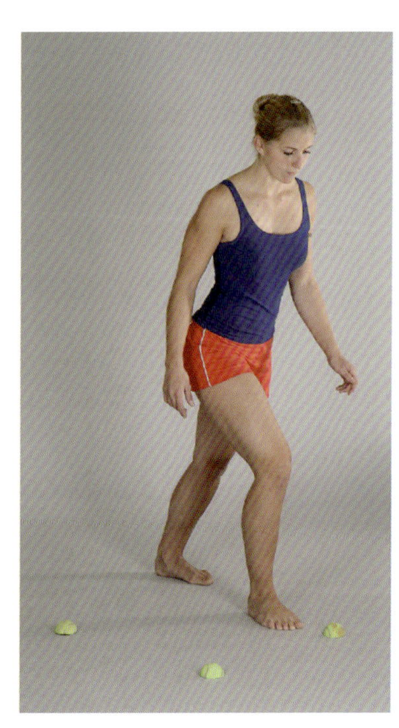

图 7.22 弓步

- 具有近端和远端阻力的 PNF（注意：仍禁止内收、旋转和屈曲> 90°）。
- 在支撑和自由腿阶段发展动态稳定性，从双杠开始。

有髋关节问题的患者经常遭受腹部深部肌群无力，以及“内部紧身衣”（腹横肌、多裂肌、盆底和膈肌）的激活不足（另见第 19.2.1 节）。

- 运动池：
  - 增加步骤组合。
  - 浮力辅助装置的使用。
  - 水上慢跑。
  - 缓慢踢腿。
- 旋转练习（图 7.24）。
- 等张收缩（站立时的稳定训练）。
- 通过支撑垂直起始位置的腿部训练（尤其是臀肌）来纠正肌肉缺陷。

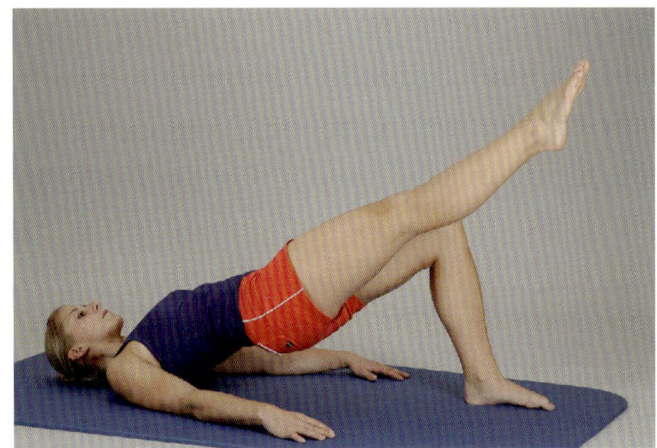

图 7.23 各式臀桥

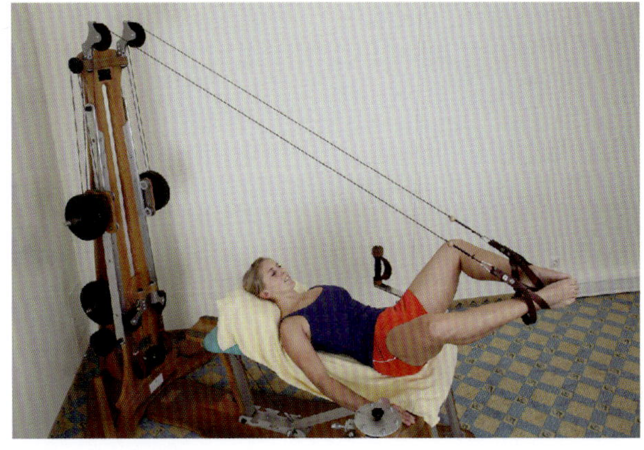

图 7.24 旋转练习

- 使用 Redcord® 系统对整个腿部和核心肌肉进行功能训练。
- 普拉提侧卧抬腿。

步态训练

- 在允许满负荷的情况下脱掉拐杖。
- 应用治疗车进行反应和制动测试。
- 另见“改善感觉运动功能”部分。

无拐杖行走的要求

- 行走是可能的，无须回避动作。
- 骨盆的动态稳定能力达到要求（如无特伦德伦堡征）。
- 无痛行走是可能的（如无杜兴跛行）。
- 均匀的腿长（双下肢等长）。

- 改善步态：矫正杜兴 / 特伦德伦堡征跛行，控制步态宽度、节奏和步幅。
- 步伐与视觉的（镜子、地板标记）和声学（有节奏地敲击）的辅助相结合。
- 省力步态（步长、步态宽度、节奏）。
- 增加对日常应变的模拟［例如，在步行花园中行走并执行额外任务（图 7.25）］。

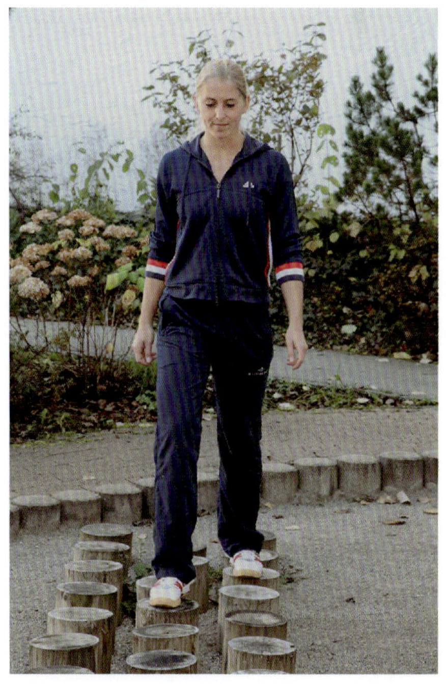

图 7.25 增加对日常应变的模拟，例如，在步行花园中行走并执行额外任务

- 增加跑步机上的锻炼时间，同时照镜子。
- 制作视频步态分析作为患者的反馈。
- 行走在测力板上，以进行负荷控制。术侧是否承重?

物理措施

- 足部反射疗法。然后喝大量的水。
- 结缔组织按摩（小结构）。
- 电疗（警惕：金属植入物的高电压治疗）。
- 传统按摩：胸椎、腰椎、骨盆、下肢。
- 针灸推拿对瘢痕的积极治疗。

7.3.2 运动康复

耐力训练

- 测力计训练 20~30 min，根据身体状况增加持续时间和功率。
- 跑步机锻炼：10~20 min 上坡步行（3~4 km/h），坡度为 10%。

感觉运动功能训练

- 在可变条件下加强腿轴的稳定性，包括中等负荷下：
  - 在不稳定的表面上站立稳定，电缆滑轮重量横向放在腿上。
  - 站在斜板上并在电缆滑轮上进行上半身的旋转训练。
- 可变条件下的单腿站立练习：
  - 单腿承重（例如，更高速度下的迈步组合）。
  - 训练足部稳定性和动态运动（例如，足部的螺旋动态螺钉连接）。
  - 动态情况下的足部负荷分布训练，例如侧步。
- 发展步行字母表：
  - 站立的迈步组合。
  - 站立时的脚踝锻炼（例如，从脚趾滚动到脚跟）。
  - 前脚掌小幅度向前慢跑。
- 反馈训练，也有中等负荷，例如，在本体摆动系统、平衡板、Posturomed 上的单腿深蹲。也可与 XCO 或 Bodyblade、垫子结合使用（图 7.26）。
- 运动专项训练，例如侧步网球。

力量训练

- 核心和上肢的一般伴随训练。
- 力量耐力训练，作为局部稳定器的热身运动，见第Ⅱ阶段相关内容。
- 中等运动范围的一般肌肉组织过度增大：6 × 15 次，18/15/12/12/15/18 金字塔式训练，训练只在完全无痛范围内进行：
  - 深蹲（硬拉，各种上身屈曲的深蹲，深蹲弓步）（图 7.27）。
  - 上台阶。
  - 外展肌训练（电缆滑轮）。
  - 训练核心和臀部肌群（早安式，划船）。
  - 外展肌处于外展和伸展位置。
  - 电缆滑轮绳轮上的髋关节伸展和屈曲。
  - 在允许的运动范围内旋转。

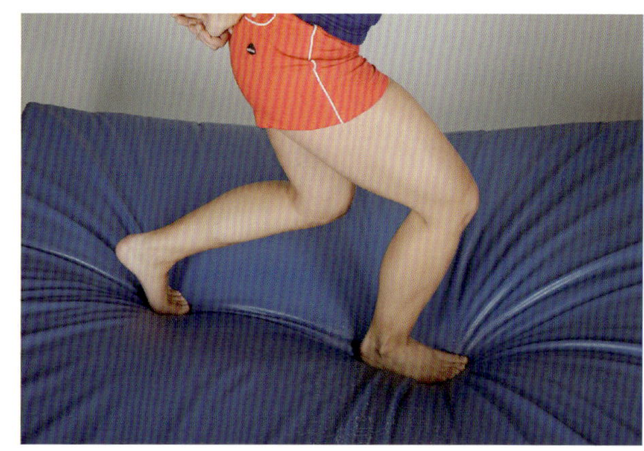

图 7.26 在垫子上进行的反馈训练

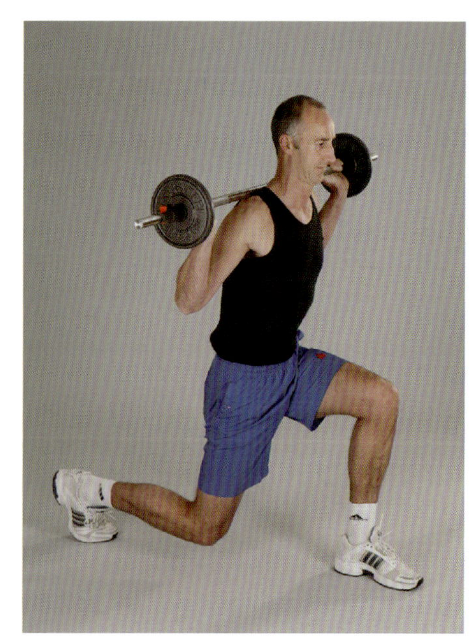

图 7.27 一般肌肉组织过度增大

- Redcord® 系统：外展肌和外侧核心肌肉，腿 - 骨盆训练。
- 训练偏心肌肉活动，例如低水平的下台阶。

治疗性攀登

- 从带有牵引支撑的垂直壁区域深关节位置开始初始稳定（图 7.28）。
- 批准旋转启动模式。
- 在正面墙区域进行交替训练，改变动作（上 / 下，左右）。

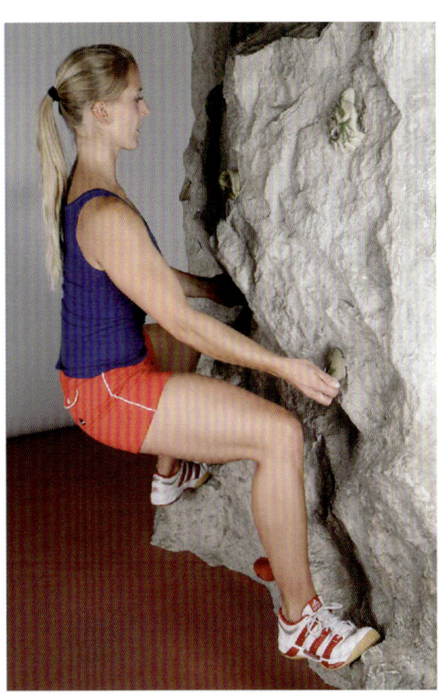

图 7.28 治疗性攀登：从带有牵引支撑的垂直壁区域深关节位置开始初始稳定

等速

- 通过对上半身的分散刺激来保持站立稳定。

7.4 第Ⅳ阶段

第Ⅳ期训练的目标在于患者恢复体育活动的能力。髋关节术后康复第Ⅳ阶段运动治疗可见第 15.4 节。

参考文献

[1] Bizzini M (2000) Sensomotorische Rehabilitation nach Beinverletzung. Thieme, Stuttgart.

[2] Bizzini M, Boldt J,·Munzinger U, Drobny T (2003) Rehabilitationsrichtlinien nach Knieendoprothesen. Orthopäde 32:527–534. doi: 10.1007/s00132-003-0482-6.

[3] Engelhardt M, Freiwald J, Rittmeister M (2002) Rehabilitation nach vorderer Kreuzbandplastik. Orthopäde 31:791–798. doi 10.1007/s00132-002-0337-6.

[4] Fitts PM: Perceptual-motor skills learning. In: Welto AW (ed) Categories of Human Learning. Academic Press 1964, New York.

[5] Hagerman GR, Atkins JW, Dillman CJ (1995) Rehabilitation of chondral injuries and chronic injuries and chronic degenerative arthritis of the knee in the athlete. Oper Techn Sports Med 3 (2):127–135.

[6] Hambly K, Bobic V, Wondrasch B, Assche D van, Marlovits S (2006) Autologous chondrocyte implantation postoperative care and rehabilitation: science and practice. Am J Sports Med 34:1020. Originally published online Jan 25, 2006; doi: 10.1177/0363546505281918.

[7] Hochschild J (2002) Strukturen und Funktionen begreifen., vol. 2: LWS, Becken und Untere Extremität. Thieme, Stuttgart.

[8] Imhoff AB, Baumgartner R, Linke RD (2014) Checkliste Orthopädie. 3rd edition. Thieme, Stuttgart.

[9] Imhoff AB, Feucht M (Hrsg) (2013) Atlas sportorthopädisch-sporttraumatologische Operationen. Springer, Berlin Heidelberg.

[10] Meert G (2009) Das Becken aus osteopathischer Sicht: Funktionelle Zusammenhänge nach dem Tensegrity Modell, 3rd edition Elsevier, Munich.

[11] Stehle P (Hrsg) (2009) BISp-Expertise „Sensomotorisches Training–Propriozeptives Training". Sportverlag Strauß, Bonn.

第八章 大腿：外科手术 / 术后康复

Andreas Imhoff, Knut Beitzel, Knut Stamer, Elke Klein

8.1 肌肉及肌腱重建

通常情况下，大腿肌肉止点或起点部位的完全断裂，是肌肉 / 肌腱重建的适应证。

8.1.1 坐骨下肌群重建术

手术指征

- 坐骨下肌断裂。

手术方法

- 在臀肌下缘横向切开皮肤，纵向分离坐骨筋膜。
- 完整暴露坐骨结节处的肌肉起点，同时保护坐骨神经。
- 最大限度保留肌群的伸展长度，缝合肌腱残端。
- 将 2~3 根锚定缝线（如 Arthrex 公司研制的 Titan Corkscrew）固定于起始部位的骨性沟槽内，膝关节屈曲位时，使用不可吸收缝线对肌腱残端进行无张力固定（图 8.1）。

术后康复

表 8.1 概述了术后康复。

8.1.2 股直肌近端断裂重建术

手术指征

- 股直肌近端断裂。

手术方法

- 髂前上棘腹侧远端入路，在阔筋膜张肌和缝匠肌之间做纵向皮肤切口，钝性分离阔筋膜张肌和缝匠肌。
- 完整暴露髂前下棘处的肌肉起点。
- 尽可能地保留肌群的伸展长度，缝合肌腱残端。
- 将 2~3 根锚定缝线（如 Titan Corkscrew 或钻骨隧道）固定于起始部位，使用不可吸收缝线对肌腱残端进行无张力固定。
- 逐层闭合伤口。

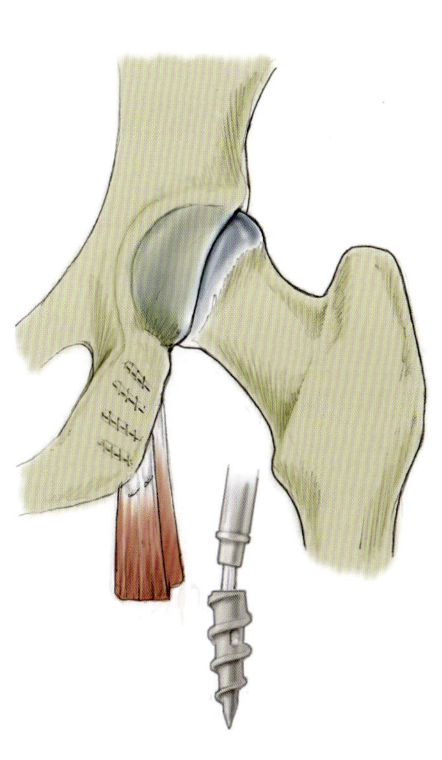

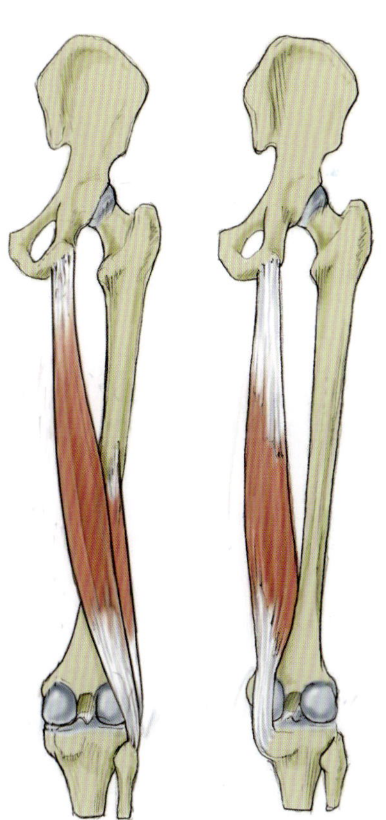

图 8.1 坐骨下肌群近端断裂缝合重建术

术后康复

表 8.2 概述了术后康复。

8.1.3 远端股四头肌断裂重建术

手术指征

- 远端股四头肌肌腱断裂。

手术方法

- 在髌骨近端纵向切开皮肤。
- 完整暴露锚定部位。
- 尽可能地保留肌肉的伸展长度，缝合肌腱残端。
- 将 2~3 根锚定缝线（如 Titan Corkscrew）固定于骨性沟槽（或钻骨隧道）内，使用不可吸收缝线对肌腱残端进行无张力固定。
- 逐层闭合伤口。

术后康复

表 8.3 概述了术后康复。

表 8.1 坐骨下肌群重建术后康复。术后佩戴髋关节矫形器（Newport 髋膝矫形器）6 周（髋关节屈曲 / 伸展：0° /0° /0°；膝关节：屈曲 / 伸展：不设限 /90° /0°

阶段		活动度和允许的负荷
Ⅰ	术后第 1 天开始	髋关节：屈曲 / 伸展：0° /0° /0° 膝关节：被动屈曲 / 伸展不设限 /90° /0° 无负重
Ⅱ	术后第 7 周开始	关节活动度不设限 每周逐渐增加负重 20 kg
Ⅲ	术后第 12 周左右开始	开始跑步（平地）、骑行、游泳（自由泳）训练
Ⅳ	术后 6 个月左右开始	恢复体育训练，以及专项体育训练
	术后 8 个月左右开始	冲撞运动以及高风险运动（遵医嘱）

表 8.2 股直肌近端断裂重建术后康复。佩戴髋关节矫形器（Newport 髋膝矫形器）6 周（髋关节屈曲 / 伸展：自由 /30° /0°；注意：矫形器的应用取决于术中张力比）

阶段		活动度和允许的负荷
Ⅰ	术后第 1 天开始	髋关节：屈曲 / 伸展：被动不设限 /30° /0°（取决于术中张力比，禁止主动屈曲） 无负重
Ⅱ	术后第 7 周开始	关节活动度不设限 每周逐渐增加负重 20 kg
Ⅲ	术后第 12 周开始	允许开始抗阻屈曲
	术后第 12 周左右开始	开始跑步（平地）、骑行、游泳（自由泳）训练
Ⅳ	术后 6 个月左右开始	恢复体育训练以及专项体育训练，包括冲撞运动以及高风险运动（遵医嘱）

表 8.3 远端股四头肌断裂重建术后康复。膝关节伸展位支具（MEDIORTHO® 经典）固定 6 周（在完全断裂情况下）

阶段		活动度和允许的负荷
Ⅰ	术后第 1 天开始	膝关节：屈曲 / 伸展：30° /0° / 不设限（取决于术中张力比，禁止主动伸直） 佩戴膝关节支具，伸直位固定的前提下，部分负重< 20 kg
Ⅱ	术后第 7 周开始	佩戴膝关节支具，伸直位固定前提下允许负重。根据疼痛耐受情况每周逐渐增加负重 20 kg；关节活动度不设限
Ⅲ	术后第 12 周开始	允许开始抗阻屈曲
	术后第 12 周左右开始	开始跑步（平地）、骑行（术后 3 个月可使用轻负荷踏板）、游泳（自由泳）训练
Ⅳ	术后 6 个月左右开始	恢复体育训练，以及专项体育训练，包括冲撞运动以及高风险运动（遵医嘱）

参考文献

[1] Bizzini M (2000) Sensomotorische Rehabilitation nach Beinverletzung. Thieme, Stuttgart.

[2] Bizzini M, Boldt J,·Munzinger U, Drobny T (2003) Rehabilitationsrichtlinien nach Knieendoprothesen. Orthopäde 32:527–534. doi: 10.1007/s00132-003-0482-6.

[3] Engelhardt M, Freiwald J, Rittmeister M (2002) Rehabilitation nach vorderer Kreuzbandplastik. Orthopäde 31:791–798. doi 10.1007/s00132-002-0337-6.

[4] Hagerman GR, Atkins JW, Dillman CJ (1995) Rehabilitation of chondral injuries and chronic injuries and chronic degenerative arthritis of the knee in the athlete. Oper Techn Sports Med 3 (2):127–135.

[5] Hambly K, Bobic V, Wondrasch B, Assche D van, Marlovits S (2006) Autologous chondrocyte implantation postoperative care and rehabilitation: science and practice. Am J Sports Med 34:1020. Originally published online Jan 25, 2006; doi: 10.1177/0363546505281918.

[6] Hochschild J (2002) Strukturen und Funktionen begreifen., vol. 2: LWS, Becken und Untere Extremität. Thieme, Stuttgart.

[7] Imhoff AB, Baumgartner R, Linke RD (2014) Checkliste Orthopädie. 3rd edition. Thieme, Stuttgart.

[8] Imhoff AB, Feucht M (Hrsg) (2013) Atlas sportorthopädisch-sporttraumatologische Operationen. Springer, Berlin Heidelberg.

[9] Meert G (2009) Das Becken aus osteopathischer Sicht: Funktionelle Zusammenhänge nach dem Tensegrity Modell, 3rd edition Elsevier, Munich.

[10] Stehle P (Hrsg) (2009) BISp-Expertise „Sensomotorisches Training–Propriozeptives Training". Sportverlag Strauß, Bonn.

第九章　大腿：康复治疗

Andreas Imhoff, Knut Beitzel, Knut Stamer, Elke Klein

9.1 第 I 阶段

大腿术后康复的第 I 阶段，与髋关节术后康复的第 I 阶段相对应（第 7.1 节）。

9.2 第 II 阶段

目标（依据 ICF）

第 II 阶段的目标（依据 ICF）
- 生理功能 / 身体结构：
  - 促进吸收。
  - 调节受损的自主神经系统和神经肌肉功能。
  - 改善关节活动度。
  - 避免功能和结构损伤。
  - 改善影响感觉运动功能的因素。
  - 强化未受损的功能。
  - 保持步行时生理运动模式的功能。
  - 止痛。
- 活动 / 参与：
  - 遵守负重限制条件下，逐步增加步行时肌肉稳定性。
  - 优化运动中的支撑功能、核心稳定性和骨盆稳定性。
  - 恢复日常生活意外发生时的独立性。
  - 扩宽运动和负重的限制。
  - 学习家庭训练计划。

物理治疗

患者教育

- 与患者讨论治疗的内容和目标。
- 为患者提供进一步的治疗信息，包括组织愈合水平、负重能力限制、其他相关限制等：
  - 重建后肌肉禁止主动运动或被动牵伸。
  - 坐骨下肢肌重建后禁止坐立。
- 学会使用 Newport 髋膝矫形器（图 9.1）。
- 学会使用拐杖（长度、操控）。
- 学会在不发生重建肌肉再撕裂风险的前提下的体位转移。

提高活动度

- 侧卧位或仰卧位下，在减重辅助下进行被动运动。
- 抑制反应性高张力的肌肉。

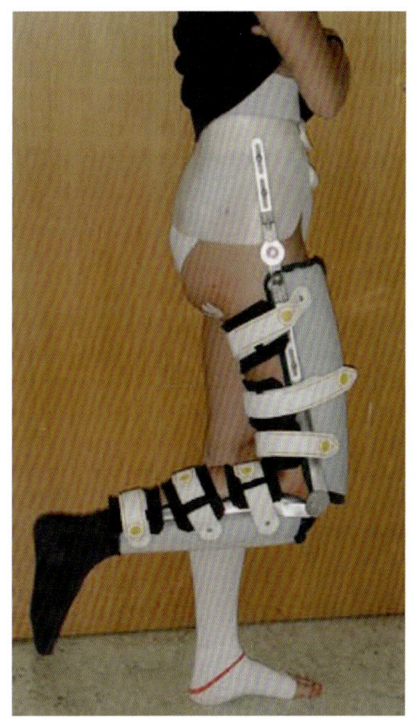

图 9.1　Newport 髋膝矫形器

- 腰椎和骨盆的活动。
- 骨盆和下肢的筋膜技术：足底长韧带、小腿筋膜、大腿外侧筋膜、大腿和小腿的坐骨筋膜、阔筋膜。
- 在允许的活动范围内激活重建肌肉的拮抗肌，以拉长重建肌肉。
  - 坐骨起始下肢肌肉重建术后：患者首先取侧卧位，髋关节完全伸展，在减重条件下主动伸直膝关节（屈曲 / 伸展 130° /30° /0° ）。随后，治疗师协助被动屈曲膝关节（注意：仅在髋关节完全伸展时进行）。
  - 股四头肌重建术后：患者取侧卧位，髋关节屈曲 50°，在减重条件下主动屈曲膝关节直至 30°（要求肌力评估达到 2 级）。

调节自主神经和神经肌肉的功能

- 交感神经和副交感神经起源区域的治疗：手法治疗，热敷卷治疗，电疗，相应部位的振动疗法。

步态训练

- 控制拐杖长度。
- 强化辅助肌群力量：
  - 静态和动态地训练肩胛背侧肌群。
  - 支撑状态下强化手臂后伸 – 外展肌力，可抗阻力。
- 使用 Vitality® 带或泥铲独立练习。
- 在平地和楼梯上安全地拄拐行走。
- 能在站立和行走时检查 New-port 矫形器。

耐力训练

- 步态训练。

感觉运动功能训练

- 在允许的负重和关节活动范围内，高坐位或立位下（如使用滑轮负荷）进行下肢长轴训练。
- 根据负重和关节活动康复计划，逐渐提升站立平衡（水平面上起始，后期可尝试柔软平面或斜坡）：
  - 双腿平行站立时负重。
  - 步行时负重。

9

力量训练

- 肌肉等长收缩激活。
- 仰卧位使用滑轮系统进行对侧过负荷训练（耐力训练，4 组 ×20 次）：PNF 下肢训练模式，内收－外展。
- 膝关节稳定性训练：
  - 在允许的关节活动范围内屈曲（坐位下使用 Vitality® 带，足跟接触滑动）。
- 踝关节稳定性训练：
  - 踝跖屈（使用 Vitality® 带）。
  - 踝背伸（使用 Vitality® 带）。

9.3 第Ⅲ阶段

目标（依据 ICF）

第Ⅲ阶段的目标（依据 ICF）
- 生理功能 / 身体结构：
  - 增加关节活动度。
  - 改善感觉运动功能。
  - 优化核心及骨盆稳定性。
  - 恢复肌肉力量。
  - 优化运动过程中运动链的协调运动模式。
  - 优化神经结构的滑动能力。
- 活动 / 参与：
  - 在日常生活、工作、运动中养成符合人体工程学的姿势和动作。
  - 恢复职业活动。
  - 积极参与社区 / 家庭生活。

9.3.1 物理治疗

患者教育

- 与患者讨论治疗的内容和目标。
- 告知患者适用的指南：
  - 活动度不受限。
  - 股直肌近端断裂重建术后 12 周，才能开始进行伸肌抗阻训练。
  - 坐骨下肌群重建术后 12 周，才能开始进行伸肌抗阻训练。
  - 股四头肌肌腱断裂重建术后 12 周，才能开始进行伸肌抗阻训练。

提高活动度

- 主动运动应从短杠杆开始（股二头肌或股四头肌重建术后应在侧卧位进行）。
- 在 4 个方向进行髌骨松动。
- 髌骨移位的处理。
- 腰椎和骨盆区域的活动，首要需处理髂骨移位（旋转）。
- 骨盆和下肢软组织的治疗：
  - 韧带（骶结节韧带、骶棘韧带、髂腰韧带、髌韧带、髌上隐窝）：交叉纤维推拿手法。
  - 肌肉（内收肌、股四头肌、坐骨下肌群、髂肌、腰大肌）：
    - 整合性神经肌肉抑制术（INIT）。
    - 摆位放松技术。
    - 肌肉能量技术（MET）。
    - 功能性按摩。

    最终，应最大限度地拉伸挛缩结构（保持拉伸位置至少 1 min）。
  - 筋膜（足底长韧带、跖筋膜、大腿外侧筋膜、大腿和小腿坐骨筋膜、阔筋膜）：通过加压和释放技术。
- 增加神经结构活动度：使用滑块或张力器具进

行直腿抬高（SLR）、俯卧位屈膝（PKB）。
- 检查因果链（第 7.3.1 节）。

调节自主神经和神经肌肉的功能

- 压痛点处理：
  - 摆位放松术：对疼痛点或肌肉最僵硬的部位施加压力。通过松动相邻关节使组织松弛，直到疼痛减轻或组织明显松弛。保持姿势 90 s 后被动回到起始位置。
- 扳机点处理：
  - INIT：对扳机点施加压力至缺血，直到疼痛减轻。如果 30 s 后疼痛没有变化，应解除压迫，采用位置释放技术，即结构收紧直至释放。然后对肌肉进行 7 s 的等长收缩和拉伸。

感觉运动功能训练

- 双下肢在稳定的支撑面上训练，之后再开始不稳定支撑面上的训练，如使用斜板、平衡板、球形软垫。
- 首先足尖 – 足踵接触练习，然后开始单腿稳定训练。
  - 睁眼睛。
  - 侧视。
  - 闭目。
- 开始闭链系统训练以改善肌肉协调性（交替穿梭）。
- 逐步恢复站立和行走时的负重能力。
- 在软垫上进行稳定训练。
- 等长收缩。

稳定性训练和力量训练

- 稳定性训练起始训练：
  - 等长收缩。
  - “膝画圈”：侧卧位下髋内收、外展，俯卧位下髋伸展（臀大肌）。
  - 下肢长轴训练：如蹲起、墙面滑动。
  - 在减重状态下尝试向心性运动（肌力达到 2 级）。当患者活动时无痛且无回避动作时，则可以过渡到提升重建肌肉力量至 3 级（抗重力）。
  - 股内侧肌训练：闭链伸展 / 开链屈曲。
  - 使用 Redcord® 悬吊系统训练肌肉链（图 9.2）。
  - 屈膝：从 60∶40（患侧 ∶ 健侧）20° ~60° 逐渐增加至负重状态 50∶50。
  - 加强下肢肌肉链力量：右侧臀大肌和左侧背阔肌。
  - 额外负重状态下改善动态稳定性。
  - 强化足部和小腿肌力训练。
  - 使用滑轮负荷系统步行训练（图 9.3），在张力装置上使用 Vitality® 带（或救生索）进行稳定练习（患侧腿置于旋转板或蹦床上）。
  - 水疗：由水中慢跑、协调和稳定训练开始。
- 加强核心肌力训练。
- 加强其他的臀部和腿部肌力：
  - 髋外展肌：侧站在台阶上，下肢伸展，骨盆水平外展：增加臀小肌肌力训练（骨盆下降）。
  - 小腿三头肌：踮脚站立。
  - 腓骨肌：功能动力学概念的企鹅仰卧起坐。
  - 股四头肌：屈膝 100°（60∶40）时背靠墙站立，维持屈膝状态时踮起脚尖。

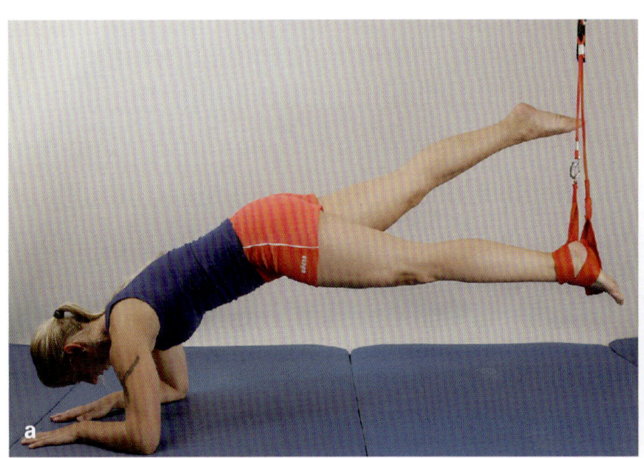

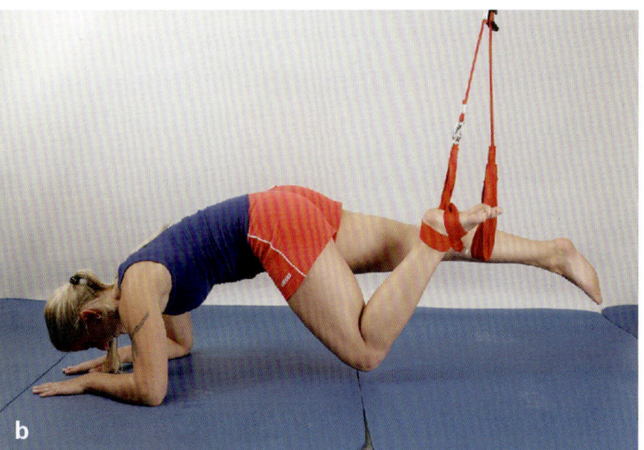

图 9.2　a、b. 使用 Redcord® 悬吊系统进行肌肉链训练

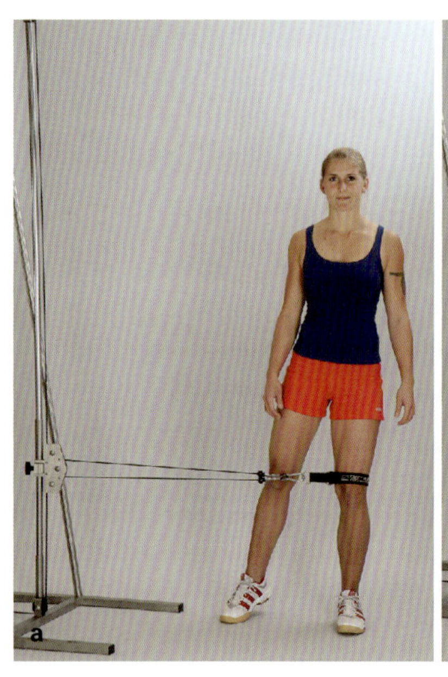

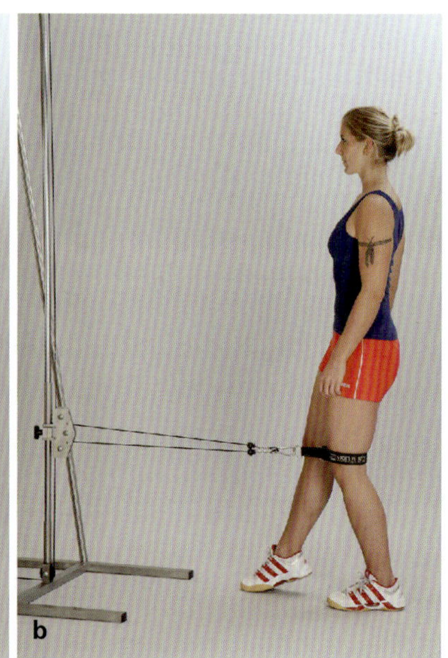

图 9.3 a、b. 使用滑轮装置进行动态、静态下肢长轴训练

- 循环测力计，从 50~75 W 开始。
- 爬楼练习。

步态训练

- 逐渐增加负重直至完全负重，通过在测力板上行走来控制承重。
- 去除拐杖：从双杠开始。

> **去拐步行的要求**
> - 步行过程中无闪避性动作（例如，内侧塌陷）。
> - 骨盆稳定（例如，无臀中肌步态）。
> - 无痛步行（例如，无杜兴跛行）。
> - 双下肢等长。
> - 髋关节稳定肌群肌力＜ 4 级时，要求达到立位平衡。

- 步态的完善：矫正特伦德伦堡征、杜兴跛行（臀中肌、臀小肌无力），控制步宽、步频、步长。
- 下肢长轴训练首先在部分负重和镜前视觉控制下进行，例如半坐在长凳上：
  - 逐渐恢复足底三点支撑负重。
  - 控制膝关节定位，避免内侧塌陷。
  - 在冠状面、矢状面、垂直面矫正髋关节。
  - 腰椎的中立位。
  - 独立性练习：仰卧位下足跟墙面滑动，坐位下足跟横向活动；脚踩在湿毛巾上，可灵活地屈伸活动。
- 结合视觉（镜子、地板标记）和听觉（有节奏地敲击）辅助进行迈步训练。
- 增加日常应变的模拟，例如，在花园行走的同时附加额外任务：
  - 不同表面。
  - ± 障碍物。
  - ± 噪声 / 声音。
  - ± 额外任务。
- 增加步行机行走动作的镜面确认时间。
- 给予患者视频步态分析反馈。

物理措施

- 按摩关节附近的结构和相关的肌肉链。
- 功能性按摩。
- 反射疗法（Marnitz 疗法，骨膜按摩，结缔组织按摩）。
- 热敷卷治疗。
- 电疗：高电压。
- 针灸推拿对瘢痕部位的强力治疗。

9.3.2 运动康复

- 核心和上肢的常规协同训练。
- 无辅助下步行训练。

感觉运动功能训练

- 在不同条件下恢复下肢长轴稳定性训练，包括在中等负重下（例如，在不稳定平面上，在外侧滑轮抗阻状态下站立稳定）。
- 在不同条件下的单腿站立练习：
  - 单腿承重（例如与高速踏步组合）。
  - 开发足踝稳定性和动态活动能力（例如踝关节旋转活动）；动态条件下下肢负重分配训练（例如横向踏步）。
  - 屈膝：通过对镜检查，逐渐将关节活动范围增加到最大，先双侧然后单侧。
  - 建立步行基本要素：
    - 站立与踏步组合。
    - 站立位踝关节训练：例如足跟到足尖。
    - 小步幅前脚掌负重慢速跑。
- 偏心肌肉活动训练，例如低水平台阶训练。
- 反馈训练，包括在中等负重条件下进行，例如，在本体感受－摆动系统上，单下肢负重蹲起训练。

力量训练

- 耐力训练，在此阶段结束时，增加大肌群容积训练，中等范围的运动：4 × 30 次；6 × 15 次，18/15/12/12/15/18 金字塔式训练（在完全无痛范围内）。
- 蹲起，外展肌训练，核心肌群和臀肌训练，在允许的活动范围内旋转训练。

耐力训练

- 功率测量训练：20~30 min，根据身体状况逐渐增加持续时间和功率。
- 跑步机训练：10~20 min，上坡步行（3~5 km/h），坡度 10%。

治疗性攀登

- 在牵引辅助下，从垂直墙面区域的下沉关节位置进行初始平衡。
- 达成可旋转起始模式。
- 在悬挂墙区域进行交替踏步训练，改变动作（上下、左右）。

9.4 第Ⅳ阶段

第Ⅳ阶段的训练目标：患者恢复运动活动的能力。下肢肌肉肌腱修复术后的第Ⅳ阶段康复的运动治疗内容见第 15.4 节。

参考文献

[1] Bizzini M (2000) Sensomotorische Rehabilitation nach Beinverletzung. Thieme, Stuttgart.

[2] Bizzini M, Boldt J, Munzinger U, Drobny T (2003) Rehabilitationsrichtlinien nach Knieendoprothesen. Orthopäde 32:527–534. doi: 10.1007/s00132-003-0482-6.

[3] Engelhardt M, Freiwald J, Rittmeister M (2002) Rehabilitation nach vorderer Kreuzbandplastik. Orthopäde 31:791–798. doi 10.1007/s00132-002-0337-6.

[4] Hagerman GR, Atkins JW, Dillman CJ (1995) Rehabilitation of chondral injuries and chronic injuries and chronic degenerative arthritis of the knee in the athlete. Oper Techn Sports Med 3 (2):127–135.

[5] Hambly K, Bobic V, Wondrasch B, Assche D van, Marlovits S (2006) Autologous chondrocyte implantation postoperative care and rehabilitation: science and practice. Am J Sports Med 34:1020. Originally published online Jan 25, 2006; doi: 10.1177/0363546505281918.

[6] Hochschild J (2002) Strukturen und Funktionen begreifen., vol. 2: LWS, Becken und Untere Extremität. Thieme, Stuttgart.

[7] Imhoff AB, Baumgartner R, Linke RD (2014) Checkliste Orthopädie. 3rd edition. Thieme, Stuttgart.

[8] Imhoff AB, Feucht M (Hrsg) (2013) Atlas sportorthopädisch-sporttraumatologische Operationen. Springer, Berlin Heidelberg.

[9] Meert G (2009) Das Becken aus osteopathischer Sicht: Funktionelle Zusammenhänge nach dem Tensegrity Modell, 3rd edition Elsevier, Munich.

[10] Stehle P (Hrsg) (2009) BISp-Expertise „Sensomotorisches Training–Propriozeptives Training". Sportverlag Strauß, Bonn.

第十章　膝关节：外科手术 / 术后康复

Andreas Imhoff, Knut Beitzel, Knut Stamer, Elke Klein

10.1 半月板手术

10.1.1 半月板部分切除术

适应证

- 位于半月板白 – 白区（无血管供应区）的创伤性或退行性损伤。
- 无法修补的复合型半月板损伤。

手术方法

- 在前外侧和前内侧入路的关节镜下进行，同时诊断性探查并评估存在的病变。

术后康复

表 10.1 提供了术后康复的概述。

10.1.2 半月板固定术

适应证

- 位于红 – 红区及红 – 白区（半月板血液供应区）的纵向撕裂。
- 靠近基底部的桶柄状撕裂脱位。
- 红 – 红区及红 – 白区的放射性撕裂。

手术方法

- 在前外侧和前内侧入路的关节镜下进行，同时诊断性探查并评估存在的病变。
- 清理裂口边缘和半月板周围滑膜，并适当切除半月板。
- 使用多条由内向外缝线，从后外侧（外侧半月板）或后内侧通道（内侧半月板）穿针引线（图 10.1）。
- 关节囊上的缝线在关节外打结固定，并在关节镜下控制复位过程。
- 其他可选方式：使用固定系统的关节内半月板固定术。

术后康复

术后康复的概述见表 10.2 和表 10.3。

表 10.1 部分半月板切除术后康复（无须特殊的矫形器治疗）

阶段		活动度和允许的负荷
Ⅰ	术后第 1 天	无限制活动
Ⅱ	术后第 1~2 周	在疼痛适应下部分负荷 20 kg（根据疼痛和积液情况）
Ⅲ	术后 3 周	开始跑步训练（平地），骑自行车（3 个月后可使用锁踏），游泳（自由泳）
Ⅳ	术后 1 个月	恢复运动和运动针对性训练（例如在医生指导下进行足球运动）

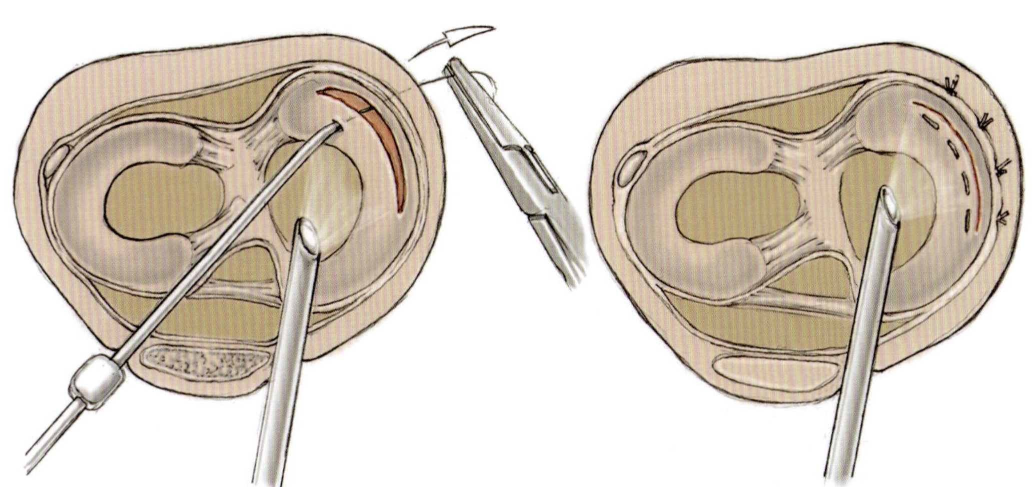

图 10.1 关节镜下内侧半月板由内向外（Inside-Out）缝合方式

表 10.2 内侧半月板缝合 / 胶原半月板植入术术后康复。术后 6 周佩戴四点式硬性矫形器（medi® M4X-lock 支具）

阶段		活动度和允许的负荷
Ⅰ	术后第 1~2 周	部分负荷 20 kg（仅在佩戴支具的伸直位，屈曲位不负重）。主动屈曲 / 伸直：90° /0° /0°（支具外）
Ⅱ	术后第 3~6 周	全负重（仅在伸直固定下，屈曲位不负重）。主动屈曲 / 伸直：90° /0° /0°（支具外，仅在医生指导下）
Ⅲ	术后 7 周	主动屈曲 / 伸直：自由活动
	术后 8 周	开始跑步训练（平地），骑自行车（3 个月后可使用锁踏），游泳（自由泳）
Ⅳ	术后 3 个月	慢跑，恢复运动和运动针对性训练（遵循医生指导）
	术后 6 个月	接触性和高风险运动（仅在谨慎的康复性训练后进行）

表 10.3 外侧半月板缝合 / 胶原半月板植入术术后康复。术后 6 周佩戴四点式硬性矫形器（medi® M4X-lock 支具）（屈曲 / 伸直：60° /0° /0°）

阶段		活动度和允许的负荷
Ⅰ	术后第 1~6 周	无负重 主动屈曲 / 伸直：60° /0° /0°
Ⅱ	术后 7 周	根据是否出现不适感增加负重 无限制主动屈曲 / 伸直［Cave：术后前 3 月屈曲＞90°不负重（深蹲，腿部推举）］
Ⅲ	术后 9 周	开始跑步训练（平地），骑自行车（3 个月后可使用锁踏），游泳（自由泳）
Ⅳ	术后 3 个月	慢跑，恢复运动和运动针对性训练（遵循医生指导）
	术后 6 个月	接触性和高风险运动（仅在谨慎的康复性训练后进行）

10

10.1.3 半月板移植术

适应证

- 无法保留的半月板，或既往行半月板全切术后保留半月板边界且膝关节较为稳定。

手术方法

- 在前外侧和前内侧入路的关节镜下进行，同时诊断性探查并评估存在的病变。
- 测量和放置移植物（例如 IMC、胶原半月板移植物），并使用半月板缝线固定（见第 10.1.2 节）。
- 逐层缝合伤口。

术后康复

术后康复与半月板固定术后相同（表 10.2 和表 10.3）

10.2 关节囊 / 韧带重建术

10.2.1 前交叉韧带（ACL）重建术（使用股薄肌和半腱肌肌腱的双束技巧）

适应证

- 前交叉韧带破裂导致的孤立性或联合性关节不稳。
- 建议手术：具有运动意向和主观性不稳定。
- 不建议手术：慢性不稳定导致进一步的软骨损伤，关节过度松弛，关节病变。

手术时机

- 在创伤后不超过 36 h 的急性期，或在原发损伤的刺激水平下降后，屈曲＞90°，可以完全伸直（一般创伤后 4~6 周）。在没有刺激症状之前，需行消肿的相关措施并且穿戴膝关节矫形器（自由活动的四点式硬性矫形器）。对于伴随损伤（例如内侧副韧带损伤）提供后期（创伤后＞6 周）的护理，需将矫形器设定为屈曲 / 伸直：20° /20° /0°，并维持 2 周）。

手术方法

- 皮肤切口大约离胫骨结节 2 cm，沿鹅足区水平上行。
- 使用肌腱剥离器从半腱肌肌腱取样，随后对肌腱进行制备。
- 关节镜下诊断性探查，并处理伴随损伤（半月板手术、软骨手术）。
- 准备股骨和胫骨的解剖性 ACL 止点，根据止点区的解剖学特征选取单束或双束技术。

- 打入胫骨的两个钻孔骨道（分别用于前内束和后外束）。
- 打入股骨的两个钻孔骨道。
  - 前内侧骨道位于 11 点钟方向（右侧膝关节）。
  - 后外侧骨道位于 9 点 30 方向（右侧膝关节）。
- 放入两条肌腱移植物并使用生物可吸收螺钉固定（股骨关节内，胫骨关节外），同时掌控移植物的张力（图 10.2）。

钻孔骨道的精准定位是确保最佳手术结果的决定性因素！

术后康复

表 10.4 提供了术后康复的概述。

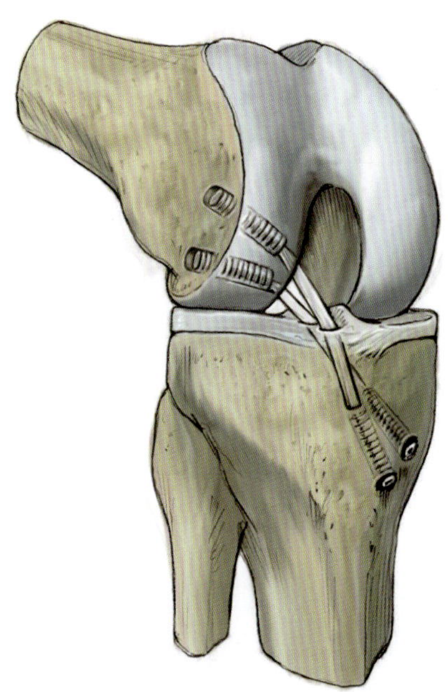

图 10.2 前交叉韧带重建的双束技巧，使用生物可吸收界面螺钉固定

10.2.2 后交叉韧带（PCL）重建术（使用股薄肌和半腱肌肌腱的双束技巧）

适应证

- 孤立性 PCL 破裂（后侧间室> 10 mm）。
- 慢性不稳定（保守治疗后效果不良）。
- 复合性不稳定（例如膝关节脱位，伴随后外侧和前内侧不稳）。

手术方法

- 皮肤切口大约离胫骨结节 2 cm，沿鹅足区水平上行。
- 使用肌腱剥离器从半腱肌肌腱取样，随后对肌腱进行制备。
- 关节镜下诊断性探查，并处理伴随损伤（半月板手术、软骨手术）。
- 通过额外的后内侧入路准备（股骨）内侧切迹和胫骨背侧止点区。
- 打入股骨前外束和后内束的两个钻孔骨道。
  - 后外侧骨道位于 1 点钟方向（右侧膝关节）。
  - 后内侧骨道位于 4 点钟方向（右侧膝关节）。
- 在关节镜下（后内侧入路）经胫骨隧道钻孔。
- 放入两条肌腱移植物并使用生物可吸收螺钉固定（股骨关节内，胫骨关节外），同时掌控移植物的张力（图 10.3）。

术后康复

表 10.5 提供了术后康复的概述。

10.2.3 改良 Larson 成形术（外侧副韧带重建术）

适应证

- 孤立性且无法适应的 3 级 LCL 损伤（外侧上提>

表 10.4 ACL 置换（重建）术后康复，术后 6 周佩戴四点式硬性矫形器（medi® M4 支具）（活动无明显受限）

阶段		活动度和允许的负荷
I	术后第 1 天	膝关节无限制活动
	术后 2 周	在疼痛适应下部分负荷 20 kg（根据疼痛和积液情况）
II	术后 8 周	开始跑步训练（平地），骑自行车（3 个月后可使用锁踏），游泳（自由泳）
III	术后 3 个月	慢跑
IV	术后 6 个月	恢复运动和运动针对性训练（遵循医生指导）
	术后 9~12 个月	接触性和高风险运动（仅在谨慎的康复性训练后进行）

10 mm）。
- 后外侧慢性不稳定（Cave：伴随 PCL 不稳定）。

手术方法
- 皮肤切口大约离胫骨结节 2 cm，沿鹅足区水平上行。
- 使用肌腱剥离器从半腱肌肌腱取样，随后对肌腱进行制备。
- 外侧皮肤切口位于腓骨头和股骨外侧髁水平。
- 制备和钻入前后穿过腓骨头的骨道。
- 将肌腱移植物穿过隧道后上拉，并使用生物可吸收螺钉将移植物两端固定于股骨外侧上髁的等距点［游乐园海盗船（吊船、秋千船）形状］（图 10.4）。

如果伴有后交叉韧带的重建，术后护理的重点在于后交叉韧带的重建。

术后康复
表 10.6 提供了术后康复的概述。

10.3 截骨术

10.3.1 胫骨高位截骨术（HTO）：内侧撑开外翻截骨术（开放楔形）

适应证
- 内侧单间室膝关节病。

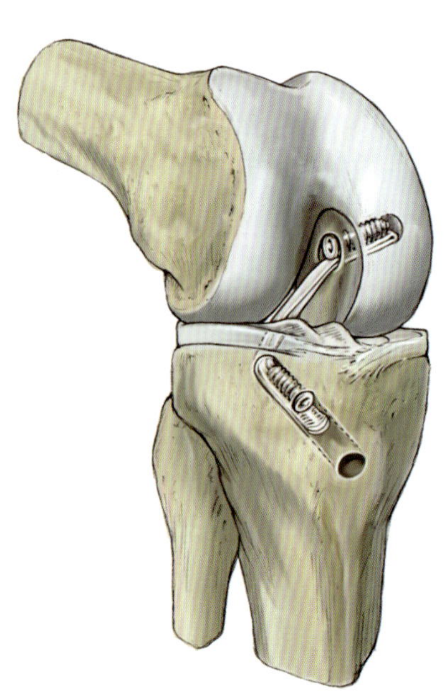
图 10.3 后交叉韧带的重建（单束技巧），使用生物可吸收界面螺钉固定

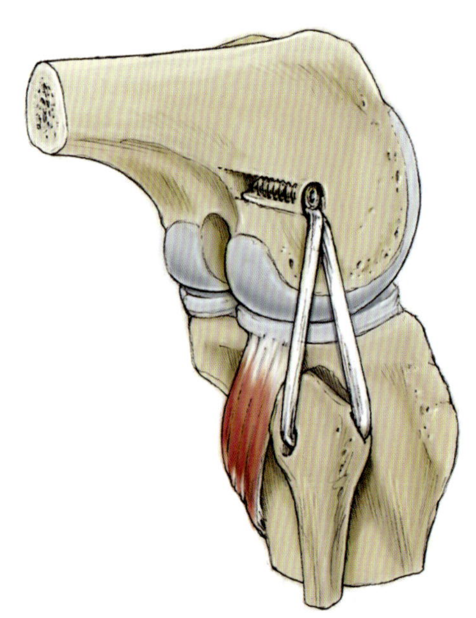
图 10.4 改良 Larson 重建术

表 10.5 PCL 置换（重建）术后康复

阶段		活动度和允许的负荷
Ⅰ	术后第 1~6 周	支具下部分负荷 20 kg，使用 medi®-PTS 支具（带小腿垫的“后侧胫骨支撑”膝伸直固定支具），每日 24 h 佩戴
Ⅱ	术后第 7~12 周	日间佩戴四点式硬性矫形器（例如 medi®-M4-PCL 支具），夜晚佩戴 medi®-PTS 支具
	第 7 周后	自由活动，初始主动屈曲不负重（遵循医生指导）
Ⅲ	术后第 12~24 周	佩戴四点式硬性矫形器（例如 medi®-M4-PCL 支具）
	术后 3 个月	抗自重屈曲，开始跑步训练（平地），骑自行车（3 个月后可使用锁踏），游泳（自由泳）
Ⅳ	术后 6 个月	慢跑和运动针对性训练（遵循医生指导）
	术后 9~12 个月	接触性和高风险运动（如果患者能够有效地稳定自身，则可以进行足球运动）

表 10.6　改良 Larson 重建术后康复。术后 6 周佩戴四点式硬性矫形器（medi®-M4-OA 支具）

阶段		活动度和允许的负荷
Ⅰ	术后第 1 天	膝关节活动：屈曲 / 伸直：无限制 /0° /0°，不要过度拉伸
Ⅱ	术后第 6 周	部分负荷 20 kg
Ⅲ	术后 12 周	开始跑步训练（平地），骑自行车（3 个月后可使用锁踏），游泳（自由泳）
Ⅳ	术后 6 个月	恢复运动和运动针对性训练（遵循医生指导）
	术后 9~12 个月	接触性和高风险运动

- 针对胫骨外翻对位异常的轴性矫正，联合对内侧间室或膝关节不稳的重建干预手段，也包括关节囊 / 韧带的重建。

手术方法

- 关节镜的诊断性探查（对其他额外病变的潜在治疗可能），在缩紧的内侧间室可能需要行 MCL 的关节镜下松解。
- 在胫骨结节上方行约 6 cm 的纵向切口。
- 在鹅足区制备胫骨内侧副韧带的入路，剥离骨膜（潜在内侧副韧带松解的可能）。
- 使用两枚贯穿固定针标记截骨线。
- 使用摆锯沿贯穿固定针水平上行截骨，以及在胫骨结节后方向前上行截骨。
- 谨慎地扩大截骨线，直至达到理想的矫正角度（观察胫骨斜度）。
- 截骨后使用锁定接骨板固定（图 10.5）。
- 逐层缝合伤口。

术后康复

表 10.7 提供了术后康复的概述。

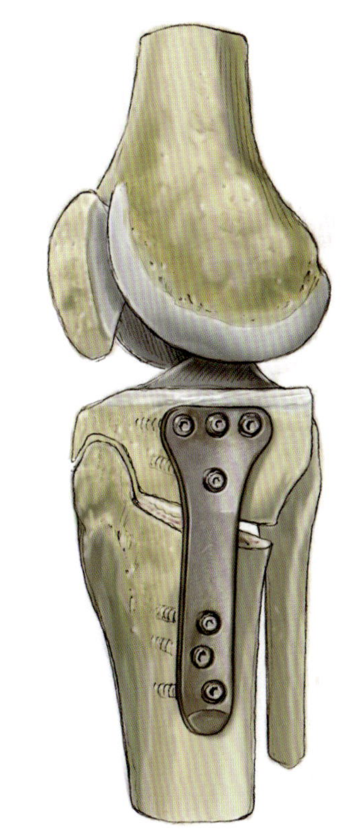

图 10.5　胫骨高位截骨术（开放楔形）和使用锁定钢板行骨接合

10.3.2 外侧闭合外翻截骨术（闭合楔形 / 锁定接骨板）

适应证

- 内侧单间室膝关节病（主要在出现髌后关节病变或矫正角度＞15°时）。
- 针对胫骨外翻对位异常的轴性矫正，联合对内侧间室或膝关节不稳的重建干预手段，也包括关节囊 / 韧带的重建。

表 10.7　胫骨高位截骨术（HTO）术后康复。术后 6 周佩戴四点式硬性矫形器（medi®-M4-OA 支具）（仅在附加内侧副韧带松解术后）

阶段		活动度和允许的负荷
Ⅰ	术后第 1 天	无限制活动
	术后第 1~2 周	部分负荷 20 kg，不要负荷大重量或在截骨处远端抗阻
Ⅱ	术后 3 周	在影像学和临床监督下，每周增加 20 kg 的负荷
Ⅲ	术后 3 个月	开始跑步训练（平地），骑自行车（3 个月后可使用锁踏），游泳（自由泳）
Ⅳ	术后 6 个月	恢复运动和运动针对性训练（例如高山滑雪需遵循医生指导）
	术后 9~12 个月	接触性和高风险运动（遵循医生指导）

手术方法

- 潜在使用关节镜的可能。
- 胫骨结节外侧行 5~8 cm 皮肤切口。
- 剥离胫前肌。
- 使用贯穿固定针标记并测量楔形截骨块。
- 去除楔形截骨块并使用锁定接骨板固定截骨端。
- 逐层缝合伤口。

术后康复

表 10.8 提供了术后康复的概述。

10.3.3（股骨）髁上截骨术：外侧上提外翻截骨术

适应证

- 存在股骨外翻对位异常的单间室膝关节病。
- 股骨远端存在旋转性对位异常。

手术方法

- 关节镜下治疗潜在的伴随损伤。
- 股骨外侧上髁近端行 8~10 cm 的外侧上行皮肤切口。
- 纵向分离髂胫束和松动股外侧肌。
- 剥离骨膜，置入两枚 Schanz 螺钉控制旋转。
- 使用贯穿固定针标记截骨线。
- 使用摆锯对角斜下行截骨。
- 谨慎地扩大截骨线，直至达到理想的矫正角度，并使用锁定接骨板固定（图 10.6）。
- 逐层缝合伤口。

术后康复

表 10.9 提供了术后康复的概述。

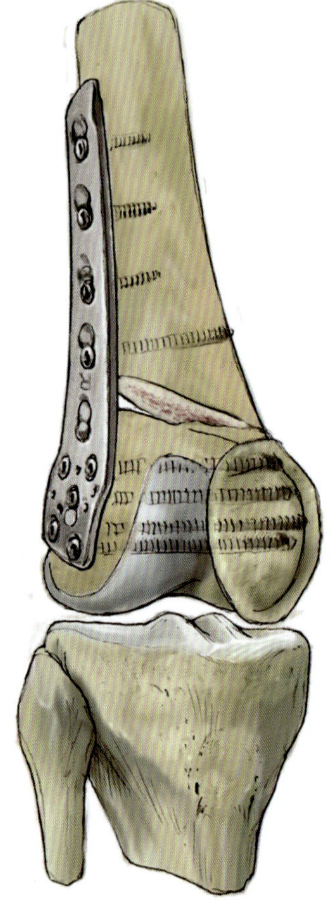

图 10.6 股骨髁上截骨术（开放楔形），使用锁定接骨板固定

10.4 人工假体

人工膝关节假体

适应证

- 全置换假体（TEP）。
  - “Pangon”关节病，多间室关节病变。

表 10.8 胫骨高位截骨术（HTO）术后康复。术后 6 周佩戴四点式硬性矫形器（medi®-M4-OA 支具）（仅在附加内侧副韧带松解术后）

阶段		活动度和允许的负荷
I	术后第 1 天	无限制活动
II	术后第 1~2 周	部分负荷 20 kg，避免剪切应力或远端抗阻
	术后 3 周	在影像学和临床监督下，每周增加 20 kg 的负荷
III	术后 3 个月	开始跑步训练（平地），骑自行车（3 个月后可使用锁踏），游泳（自由泳）
IV	术后 6 个月	恢复运动和运动针对性训练（例如高山滑雪需遵循医生指导）
	术后 9~12 个月	接触性和高风险运动（遵循医生指导）

表 10.9 髁上截骨术 / 外侧开放外翻截骨术后康复（无须特殊的矫形器治疗）

阶段		活动度和允许的负荷
Ⅰ	术后第 1 天	无限制活动
Ⅱ	术后第 1~6 周	部分负荷 20 kg，避免剪切应力或远端抗阻
Ⅲ	术后 7 周	在影像学和临床监督下，每周增加 20 kg 的负荷
Ⅳ	术后 3 个月	开始跑步训练（平地），骑自行车（3 个月后可使用锁踏），游泳（自由泳）
	术后 6 个月	恢复运动和运动针对性训练（例如高山滑雪，需遵循医生指导）
	术后 9~12 个月	接触性和高风险运动（遵循医生指导）

  - 骨坏死，Ahlbäck 病。
- 单髁滑动假体。
  - 单间室的关节病变。
- 髌股关节置换。
  - 股骨髌骨轴承的关节病变。

手术方法

- 正中皮肤切口，内侧关节切开术（若有外翻挛缩关节病变，则有行外侧关节囊切开术的可能）。
- 避开髌骨（若是单髁假体，则非必要）。
- 切除部分滑膜，去除骨赘。
- 使用锯骨模板切除骨质，调适假体和软组织平衡。
- 在控制稳定性和软组织平衡的同时，使用骨水泥或压配技巧进行固定。
- 切除髌骨神经，可去除髌周骨赘（若存在髌后关节病变，则置换髌骨后方表面）。
- 逐层缝合伤口（图 10.7）。

术后康复

表 10.10 提供了术后康复的概述。

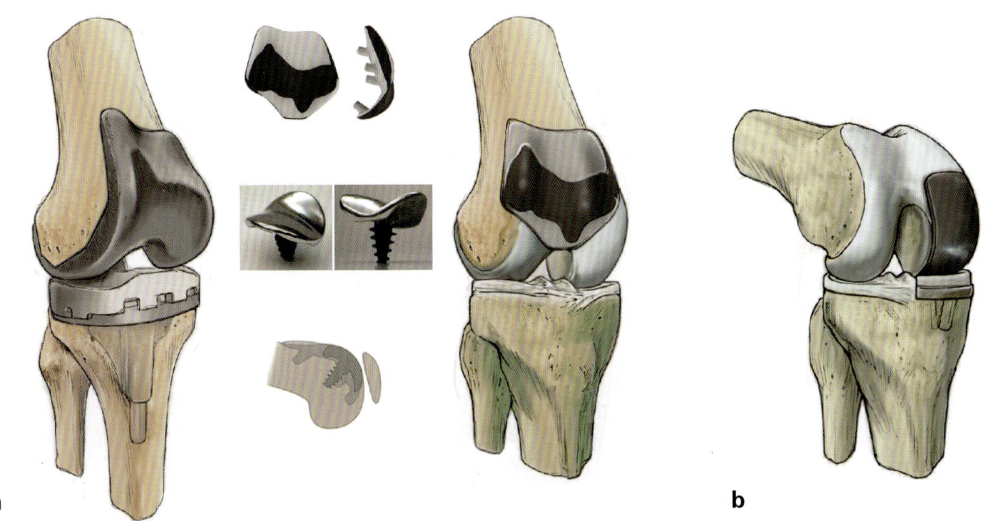

图 10.7 a、b. 膝关节人工假体。a. 全膝关节成形术和髌股关节单间室置换术（inlay 假体：HemiCAP® Wave，Arthrosurface，Franklin，MA，USA；onlay 假体：Journey™ PFJ，Smith & Nephew，Andover，MA，USA）。b. 单髁滑动假体的单间室置换

表 10.10 膝关节人工假体置换术后康复（无须特殊的矫形器治疗）

阶段		活动度和允许的负荷
Ⅰ	术后第 1 天	无限制活动
	术后第 1~2 周	部分负荷 20 kg，避免剪切应力或远端抗阻
Ⅱ	术后 3 周	在影像学和临床监督下，每周增加 20 kg 的负荷
Ⅲ	术后 7 周	游泳（自由泳）
Ⅳ	术后 3 个月	自行车
	术后 6 个月	恢复运动和运动针对性训练（遵循医生指导——根据人工假体置换后推荐的运动）

10.5 髌骨手术

10.5.1 滑车成形术

适应证

- 因股骨髌骨轴承发育不良导致的复发性髌骨脱位。

手术方法

- 正中皮肤切口，外侧关节切开术，髌骨向内翻转。
- 从近端向远端使用切割骨刀移除滑车骨质，大约 2 mm 深。
- 使用铣刀调整新的滑车沟。
- 将软骨对准新的滑车沟并使用两条经骨薇乔（Vicryl）缝线进行固定。
- 使用可吸收材料缝合滑膜和分离的软骨层。
- 剩下外侧松解术，可行内侧缩紧术或额外的内侧髌股韧带（MPFL）重建（图 10.8）。
- 伤口逐层缝合。

10

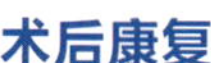

术后康复

表 10.11 提供了术后康复的概述。

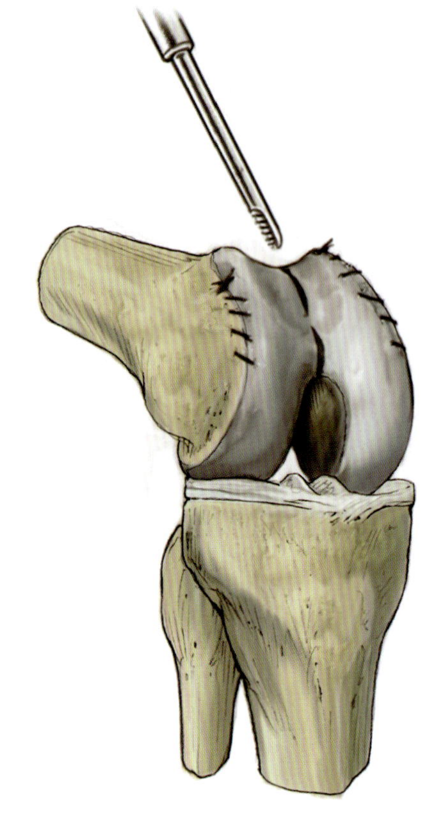

图 10.8 滑车成形术

10.5.2 内侧髌股韧带（MPFL）重建术

适应证

- 屈曲 0° ~40° 区间复发性髌骨脱位和不稳。
- 创伤性髌骨脱位导致不稳。

手术方法

- 关节镜下诊断性探查，并评估存在病变。
- 在胫骨结节远端约 2 cm 处行长皮肤切口，随后制备并使用肌腱剥离器从股薄肌肌腱取样。
- 在髌骨内侧缘 MPFL 止点区行约 2 cm 的皮肤切口。
- 髌骨上放置两个固定点并钻孔。
- 将移植物两端使用 SwiveLock® 锚钉固定（Anthrax）。
- 制备双束肌腱移植物通向解剖学关节囊所在层。
- 进行股骨固定点的皮下制备，并在固定点上方

表 10.11 滑车成形术术后康复。术后 6 周每日 24 h 佩戴四点式硬性矫形器（medi®-M4 支具）

		支具的活动范围和限制
	术后 1~2 周	主动屈曲 / 伸直：60° /20° /0°
	术后 3~6 周	主动屈曲 / 伸直：90° /10° /0°
	术后 7 周	活动范围不受限制，同时开始主动股四头肌训练
阶段		允许的负荷
Ⅰ	术后 1~2 周	放松状态，仅进行股四头肌等长训练
Ⅱ	术后 3~6 周	不负重（站立时部分符合 10 kg）
	术后 7 周	每周增加 20 kg 的负荷
Ⅲ	术后 4 个月	开始跑步训练（平地），骑自行车，游泳（自由泳）
Ⅳ	术后 6 个月	恢复运动和运动针对性训练（遵循医生指导）
	术后 9~12 个月	接触性和高风险运动

行 2 cm 皮肤延长切口。
- 在解剖学止点区放置钢针并进一步钻孔。
- 回缩移植物，使用生物可吸收螺钉固定于股骨并注意张力的控制（图 10.9）。
- 逐层缝合伤口。

术后康复

表 10.12 提供了术后康复的概述。

10.5.3（胫骨）结节移位术

适应证
- Q 角和胫骨结节滑车沟（TTTG）指数增大的复发性髌骨脱位，存在外侧压迫。

手术方法
- 前外侧手术切口（在胫骨结节水平长约 7 cm）。
- 制备胫骨结节，并使用摆锯行 4~6 cm 的楔形截骨。
- 接骨夹板向内移，也可能向近端移位，并使用接骨螺钉固定，同时控制髌股关节的滑动。
- 逐层缝合伤口。

术后康复

表 10.13 提供了术后康复的概述。

10.6 关节松动术

膝关节松动术

适应证
- 活动受限，伸直> 5°，屈曲< 90°（前提是保守治疗无明显效果）。

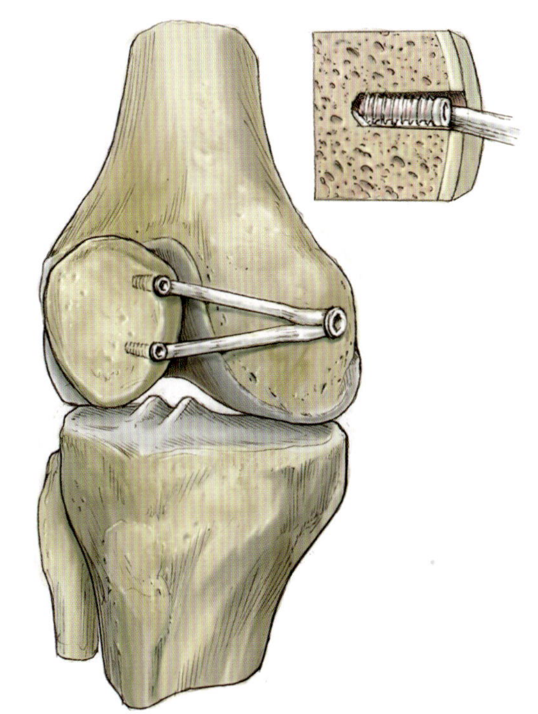

图 10.9　内侧髌股韧带的解剖学重建，使用自体股薄肌移植物的 Aperture（孔径）技巧

手术方法
- 建立关节镜标准入路通道（按需使用辅助通道）。
- 松开咬钳，移除关节游离体，松解关节囊，根据病变去除骨赘增生。
- 逐层缝合伤口。

术后康复

表 10.14 提供了术后康复的概述。

表 10.12　内侧髌股韧带重建（无滑车发育不良）术后康复。术后 6 周佩戴四点式硬性矫形器（medi®-M4 支具）

		支具的活动范围和限制
	术后 1~6 周	主动屈曲 / 伸直：90° /0° /0°
阶段		允许的负荷
Ⅰ	术后 1~2 周	部分负荷 20 kg，随后根据疼痛和积液酌情增加
Ⅱ	术后 6 周	开始跑步训练（平地），骑自行车，游泳（自由泳）
Ⅲ	术后 3 个月	恢复运动和运动针对性训练（遵循医生指导）
Ⅳ	术后 6 个月	接触性和高风险运动

表 10.13 滑车成形术术后康复。术后 6 周每日 24 h 佩戴四点式硬性矫形器（medi®-M4 支具）		
		支具的活动范围和限制
	术后 1~2 周	主动屈曲 / 伸直：30° /0° /0°
	术后 3~4 周	主动屈曲 / 伸直：60° /0° /0°
	术后 5~6 周	主动屈曲 / 伸直：90° /0° /0°
	术后 7 周	在影像学和临床监督下：主动屈曲和伸直不受限制
阶段		允许的负荷
Ⅰ	术后 1~6 周	无负重（随后在医学监督下逐渐每周增加 20 kg 负重） 避免股四头肌主动训练，仅在静息侧下肢伸展的状态下进行股四头肌等长收缩
Ⅱ	术后 7 周	在影像学和临床监督下每周增加 20 kg 的负荷
Ⅳ	术后 4 个月	开始跑步训练（平地），骑自行车，游泳（自由泳）
Ⅳ	术后 6 个月	恢复运动和运动针对性训练（遵循医生指导）
	术后 9~12 个月	接触性和高风险运动

表 10.14 膝关节松动术术后康复（无须特殊的矫形器治疗）		
阶段		活动度和允许的负荷
Ⅰ Ⅱ	术后第 1~2 周	部分负荷 20 kg 一定强度的 CPM 训练
Ⅲ Ⅳ	术后 3 周	将负荷逐渐增至全负重（根据疼痛和积液情况），直到能够恢复体育运动

10

参考文献

[1] Bizzini M (2000) Sensomotorische Rehabilitation nach Beinverletzung. Thieme, Stuttgart.

[2] Bizzini M, Boldt J,·Munzinger U, Drobny T (2003) Rehabilitationsrichtlinien nach Knieendoprothesen. Orthopäde 32:527–534. doi: 10.1007/s00132-003-0482-6.

[3] Engelhardt M, Freiwald J, Rittmeister M (2002) Rehabilitation nach vorderer Kreuzbandplastik. Orthopäde 31:791–798. doi 10.1007/s00132-002-0337-6.

[4] Hagerman GR, Atkins JW, Dillman CJ (1995) Rehabilitation of chondral injuries and chronic injuries and chronic degenerative arthritis of the knee in the athlete. Oper Techn Sports Med 3 (2):127–135.

[5] Hambly K, Bobic V, Wondrasch B, Assche D van, Marlovits S (2006) Autologous chondrocyte implantation postoperative care and rehabilitation: science and practice. Am J Sports Med 34:1020. Originally published online Jan 25, 2006; doi: 10.1177/0363546505281918.

[6] Hochschild J (2002) Strukturen und Funktionen begreifen., vol. 2: LWS, Becken und Untere Extremität. Thieme, Stuttgart.

[7] Imhoff AB, Baumgartner R, Linke RD (2014) Checkliste Orthopädie. 3rd edition. Thieme, Stuttgart.

[8] Imhoff AB, Feucht M (Hrsg) (2013) Atlas sportorthopädisch-sporttraumatologische Operationen. Springer, Berlin Heidelberg.

[9] Meert G (2009) Das Becken aus osteopathischer Sicht: Funktionelle Zusammenhänge nach dem Tensegrity Modell, 3rd edition Elsevier, Munich.

[10] Stehle P (Hrsg) (2009) BISp-Expertise „Sensomotorisches Training–Propriozeptives Training". Sportverlag Strauß, Bonn.

第十一章　膝关节：康复治疗

Andreas Imhoff, Knut Beitzel, Knut Stamer, Elke Klein

11.1 第Ⅰ阶段

术后康复的第Ⅰ阶段与髋关节术后的第Ⅰ阶段相对应（第 7.1 节）。

11.2 第Ⅱ阶段

目标（依据 ICF）

第Ⅱ阶段的目标（根据 ICF）

- 生理功能 / 身体结构：
  - 促进吸收。
  - 自主神经和神经肌肉功能受损的调节。
  - 提高联合机动能力。
  - 避免功能和结构损坏。
  - 改善关节稳定性。
  - 影响感觉运动功能的功能改善。
  - 训练行走时的生理运动模式。
  - 应力释放。
- 活动 / 参与：
  - 在遵守负荷指导的同时，提高行走时的动态稳定性。
  - 在运动中优化支撑功能、核心肌力和骨盆稳定性。
  - 独立应对日常生活挑战。
  - 探索移动和负载的极限。
  - 家庭培训。

11.2.1 物理治疗

患者教育

- 与患者讨论治疗的内容和目标。
- 通过用患者能够理解的语言解释伤口愈合的当前状态和组织的当前相关弹性，增强患者对运动康复的信心。
- 向患者提供有关手术局限性的相关知识：
  - 半月板手术：
    - 内侧半月板缝线 /CMI：仅在伸展时承受负荷，在屈曲时不承受负荷。
    - 左侧半月板缝合 /CMI：减压。
    - 部分半月板切除术：避免过深下蹲。
  - 韧带和关节囊重建：
    - 无旋转或剪切力（固定支撑腿无转动）。
    - 共同收缩下的过度运动，以稳定膝关节肌群。
    - 前交叉韧带重建：通过拉紧坐骨神经肌肉，产生主动的膝关节屈曲。
    - ACL：在开放系统中，通过股四头肌主动伸膝。
    - Larson 整形手术：膝关节无过度拉伸。
  - 内假体：
    - 负载下无旋转力，例如，使用静态脚转动 / 改变方向。
    - 不要跪着。
    - 坐下和站起来时，将接受手术的腿向前移动，以避免不受控制地负荷和强迫运动。
  - 髌骨治疗：
    - 滑车成形术：不允许延长，放松 6 周。
    - 关节置换术：不抬高伸直的腿，否则股四头肌有撕裂的风险。建议仅在支撑腿的情况下进行等长股四头肌收缩与放松练习 6 周。
  - 关节松动术：
    - 解释强化运动技术的必要性，以促进患者自身的主观能动性。患者的积极配合在这里尤为重要：如果要获得最佳的手术效果，持续的伸展、固定和活动是先决条件。因此，需要大量的运动练习。
    - 服用止痛药以补充治疗。
    - 体位：腿应支撑在垫子或护膝上，高于心脏高度，以协助静脉回流。
    - 在 Quengel 石膏中，腿部交替保持最大弯曲和伸展位置。2 h 后改变体位，前提是患者能够忍受。否则，体位的改变会更频繁地发生。
- 如有必要，调整矫正器。
- 控制拐杖：长度、操作。
- 通过关节稳定肌张力（共同收缩）获得协同运动。
- 通过“腿的拉伸”获得运动功能，通过提升抗阻训练来减轻腿部负荷：将未接受手术的腿直接放在接受手术一侧的小腿上，以支撑腿部。

预防性治疗

- 每天活动。
- 通过踝关节的末端运动激活肌肉运动功能。
- 需要对腿部肌肉进行一些等张训练。
- 在发生疼痛时，相应区域肿胀加剧，温度升高，控制血栓形成的压痛点。

- 深呼吸练习。

促进吸收

- 升高。
- 积极地消化运动。
- 主动减轻充血的练习：伸展腿在各个运动方向上的动态末端踝关节运动，所有腿部肌肉的等长收缩活动，例如，每秒拉紧 1 次。
- 肌内效贴（图 11.1）。
- 手肌效贴。
- 袖带。

提高活动度

- 软组织治疗：
  - 多组肌肉：腹股沟肌肉、腰大肌、髂肌、股四头肌、内收肌群、骨盆转子肌（主要是梨状肌）、臀肌、股方肌、髂胫束（在髁上调整的情况下，通常表现为反射性高张力，因为它在手术期间调动了股外侧肌）、比目鱼肌、腓肠肌、腘肌、足部长肌（钻孔：胫骨前肌群高度调节时胫骨内侧肌分离）。
    初始状态。
    对抗变形。
    MET：5 s 等长收缩 – 放松 – 拉伸肌肉。重复 5 次或直到不再延伸。
    功能性按摩。
    缩短结构的潜在拉伸（保持拉伸位置至少 1 min）。
  - 通过交叉纤维按摩治疗韧带结构：半月板股骨韧带和半月板胫韧带、髌上隐窝、髌韧带。
  - 通过骨盆和下肢的压力和释放技术进行腹肌治疗：长足底韧带、足底筋膜（图 11.2）、大腿外侧筋膜、大腿和小腿坐骨筋膜、阔筋膜。
  - 筋膜结构的治疗：后侧线、前侧线、浅螺旋线和浅侧线（图 11.3）。
- 主动和被动联合运动：
  - 膝关节在无痛范围内的主动辅助运动，例如使用滑板。
  - 通过墙壁滑梯独立运动，同时进行长轴训练。
  - 内假体：
    扩展运动，例如，使用 PNF 概念中的动态旋转技术：在主动运动和被动运动之间交替进行向心收缩，连续进行独立的主动运动，同时进行腿轴训练。

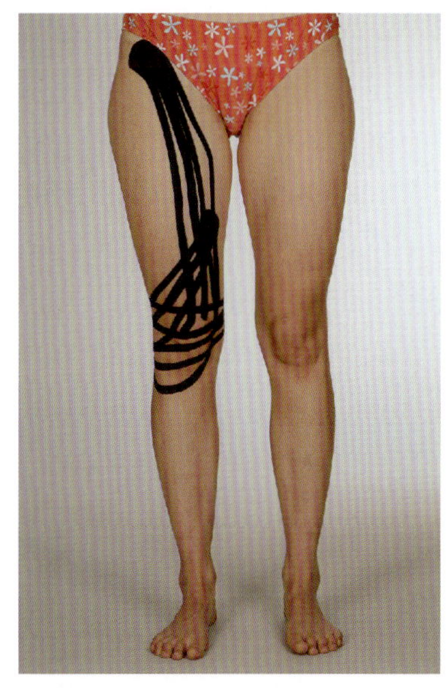

图 11.1 肌内效贴

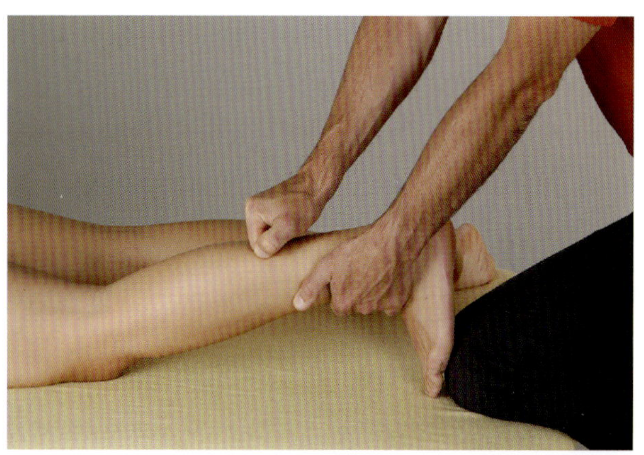

图 11.2 加压松解技术治疗小腿筋膜

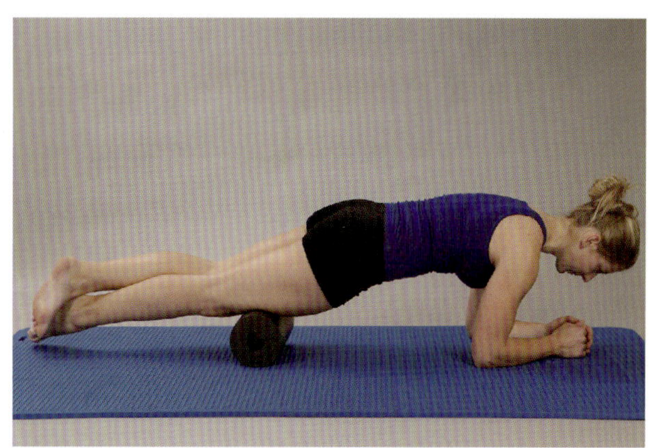

图 11.3 肌筋膜结构的治疗：矢状线 / 冠状线

坐着的时候，在椅子上锻炼的时候，腿随着毛巾在光滑表面上轴向伸展和屈曲（图 11.4）。

髌骨位置

- 滑行：髌骨侧向移动，通常为侧向移动（屈曲时也可向内侧滑动）。
- 倾斜：向侧面倾斜髌骨（内侧和外侧髌股关节线应大小相同）。
- 旋转：外旋 – 下极位于上极的侧面，内旋——下极位于上极的中间。
- A/P 倾斜：在矢状面上倾斜髌骨——与上极相比，下极向后倾斜。

- 处理（特殊情况：髌股关节重建）提高关节活动度。
  - 髌骨问题的治疗。

    股内侧斜肌时间的改善（在离心和向心运动中，在整个运动路径上，VMO 应比 VLO 更早出现，伴随有强度更大的位移）。

    随后融入整体肌肉协同（旋后肌、内收肌、臀肌）腿轴训练，以更好地控制动力 Q 角（减少外翻，减少小腿内侧旋转）。

    放松或拉伸至紧密支撑结构（支持带、髂胫束、VLO、髌腱）。

    小心牵引（Ⅰ ~ Ⅱ级），有 / 无移动。

    间歇性压迫股骨胫骨关节以刺激滑膜，从第Ⅱ阶段结束时缓慢开始（图 11.5）。

手术或固定后滑液的分泌恢复正常大约需要 2~3 周。在此期间，关节表面上的压力分布不是均匀的，因此对透明软骨的保护减少，由于承载能力降低，应尽可能避免剪切运动。

- 激活股四头肌：促进髌上隐窝表层和深层之间的滑动，以防止粘连。
- 从功能动力学概念（不是在软骨治疗的情况下）进行反向支撑动员。
- 邻近关节（骨盆、腰椎、远侧和近侧胫腓关节）的移动，取决于发现腓骨截骨的情况（图 11.6）。
- 控制骨盆位置，并根据结果立即矫正。
- 在关节松解的情况下，有针对性地手动关节活动技术，在以下情况下提高关节囊的弹性：
  - 根据 Kaltenborn/Evjenth 原则，将股骨 – 胫骨关节移动到各个方向的运动极限：伸展 – 伸

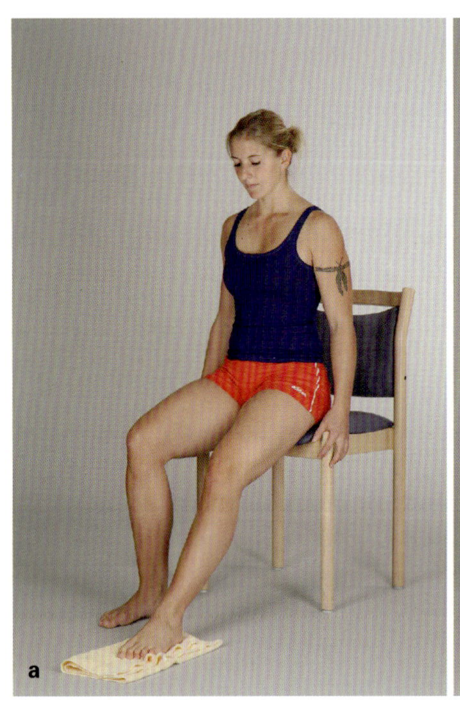

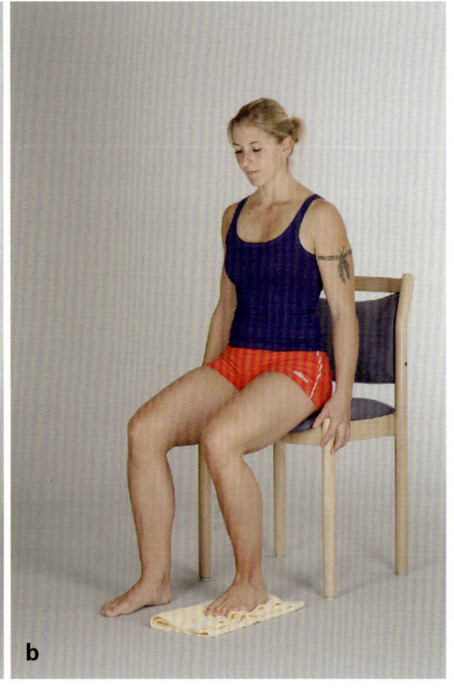

图 11.4 a、b. 通过坐姿时的擦拭运动练习，同时在湿滑表面上随着毛巾进行伸展（a）和屈曲（b）时的轴向运动，进行独立活动和同时的腿轴训练

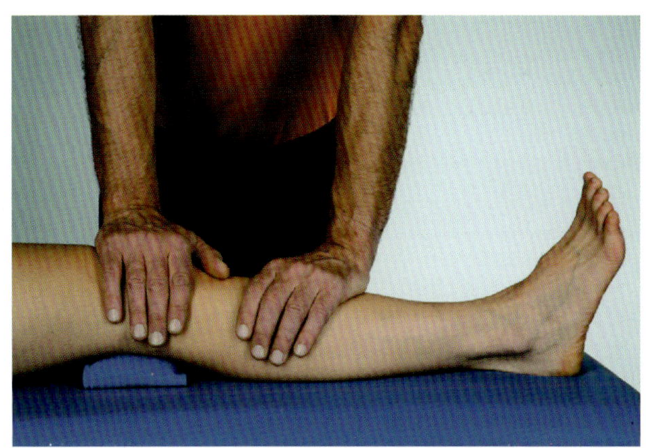

图 11.5　间歇压迫股骨胫骨关节以刺激滑膜

展 / 最终旋转 – 屈曲 – 屈曲 / 内旋 – 屈曲 / 外旋，牵引 3 级和动态移动。Maitland 活动度 3 级和 4 级。
  - 连续频繁的刺激和平滑技术，给组织反应的时间，在 3 个层面上精确设置运动方向。
  - 在这种情况下，完全避免疼痛是不可能的，患者在治疗前应服用足够的止痛药。
  - 压缩下的活动。
- 软组织技术：关节松动术或人工关节置换术中的深层摩擦。
- 从坐姿和俯卧位开始，通过保持放松和收缩放松进行移动。
- 通过 MET 放松肌张力过高的肌肉（5 s 等长收缩 – 放松 – 拉伸肌肉，5 次重复或直到没有进一步伸展）。
- 动态活动与大腿肌肉的热敷相结合。
- 长时间静态拉伸，并在悬吊装置上热敷。
- 组织动力学。
- 局部和沿轨迹移动神经结构。
- 独立培训计划：
  - 在不同起始位置的全运动范围内的主动运动。
  - 伸展运动。
  - 用于伸展和屈曲的自动移动（图 11.7）。

调节自主神经和神经肌肉的功能

- 原发性正交感神经和副交感神经区域的治疗：T8~L2 以及 S2~S4：手法治疗、热敷、电疗、振荡。
- 可能触发点的处理：阔肌膜张肌、缝匠肌、股四头肌、内收肌、腘绳肌。
- 自主神经 Slump 试验：脊柱屈曲 + 脊柱侧屈 + 颈椎侧屈和伸展。
- 神经淋巴和神经血管反射点的治疗：
  - 臀大、中、小肌。
  - 股骨后部肌。
  - 腘绳肌。
  - 股直肌。
  - 缝匠肌。
  - 阔筋膜张肌（TFL）。
  - 胫前肌和胫后肌。

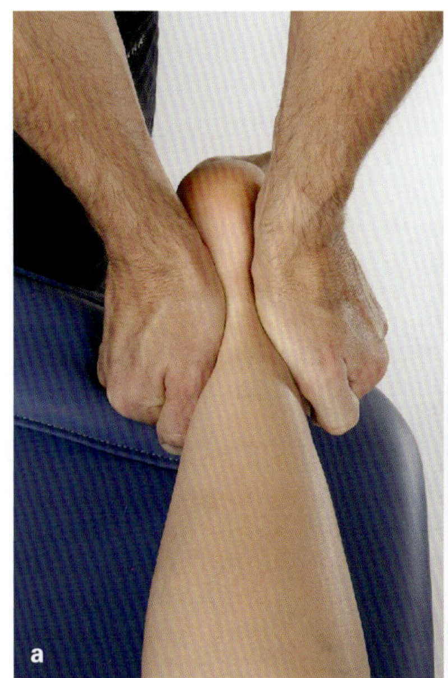

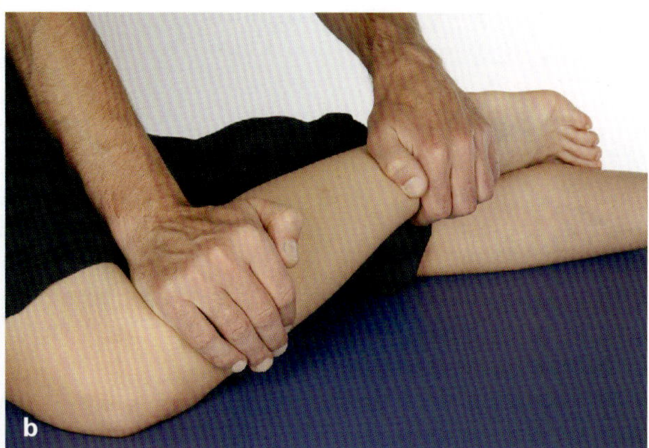

图 11.6　a、b. 相邻关节的活动。ab 型下胫腓关节远端、近端

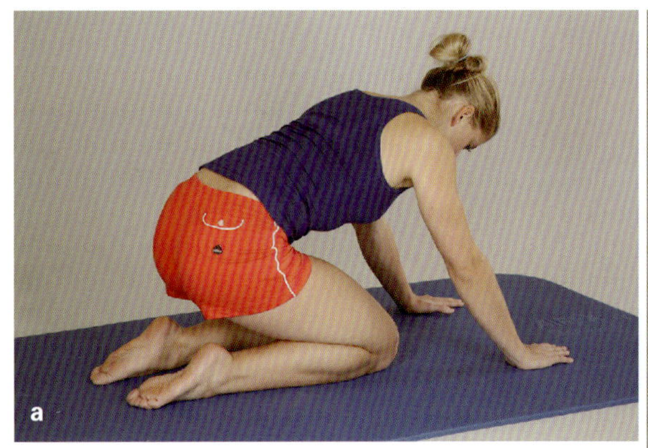

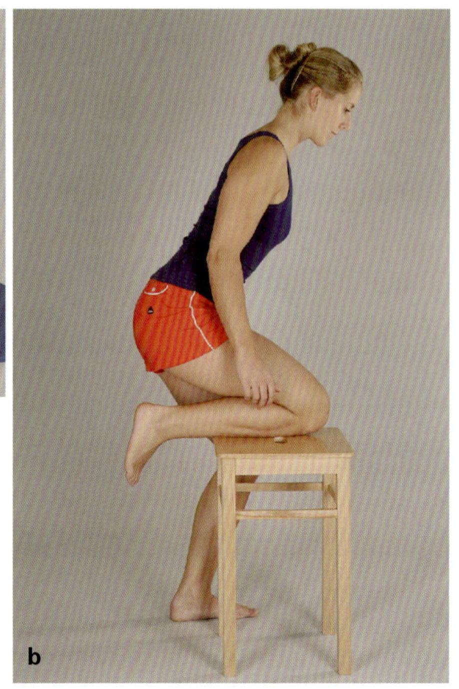

图 11.7 a、b. 伸展和屈曲的自动移动

11

实用提示

神经淋巴反射点应通过触诊将其与周围组织区分开来。它们通常是张力高，质地硬，水肿和肿胀。

- 治疗：在不太痛的情况下按摩该部位至少 30 s。对于非常疼痛的区域，从温和的压力开始，然后逐渐增加压力。治疗应导致敏感性降低。

神经血管反射点在敏感触诊时没有那么明显，但治疗师可以检测到。

- 治疗：用 2 个或 3 个指尖测定张力，并轻轻向不同方向移动。张力最大的方向或可检测到搏动的方向保持 30 s。

改善感觉运动功能

- 肌肉电刺激：可见的肌肉收缩。
- 筋膜松动术（图 11.8）。
- 上肢上方进行 PNF 治疗、对侧（溢出）和步态模式中的核心部位，例如，在支撑腿阶段接受手术的一侧在闭合系统中靠墙休息，起始位置 / 侧卧位 / 仰卧位：
  - 对侧腿屈曲 – 内收 – 外展。
  - 尺侧推压侧臂。

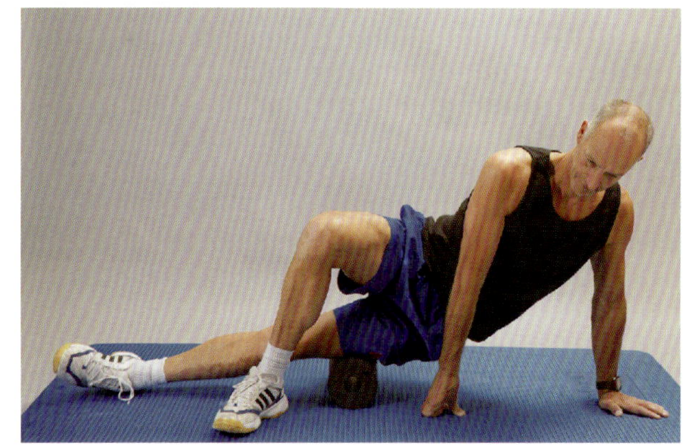

图 11.8 筋膜松动术

  - 在以下情况下，侧臂屈曲 – 外展 – 外旋。
- 内假体：

  对于手术侧的支撑腿活动：

  侧位 / 仰卧位开始：侧位 / 仰卧位开始的腿行屈曲 – 内收。对侧位 / 仰卧位开始的脚行足底屈曲 – 旋前。对侧卧位开始的术侧朝上，骨盆前抬。

  前提对于手术侧的摆动腿活动：

  从侧位 / 仰卧位开始：腿部模式伸展 – 外展。对侧从仰卧位 / 侧卧位开始：足部模式在反位以进一步拉伸内收肌或反外翻以实现同侧的屈曲 – 外展（对称或交互）。

从仰卧位 / 侧卧位 / 坐姿开始：伸展 – 外展中的同侧手臂模式。

- 根据 Janda 或 Spiraldynamik（“垂直脚跟”练习，足部摆动）对脚的 3D 感知。
- PNF 概念：例如，通过上肢、对侧和核心（溢出）或从坐姿开始；在闭合系统中，在 PNF 对角线上对小腿或大腿施加规定的旋转阻力，以激活周围肌肉（图 11.9）。
- 角度复制：目标训练，即患者应睁开眼睛瞄准一个点，然后闭上眼睛寻找目标。可同时应用激光笔，2° ~5°的偏差是正常的。
- 在不稳定表面上进行封闭系统练习：例如，从坐姿或半坐姿开始，结合上肢和（或）不稳定辅助装置，例如气球、平衡板。
- 太极拳用于身体感知，部分承重腿在前面（图 11.10）。
- 放松或部分负荷下的协调训练（图 11.11）。
- 相同尺寸。
- 增加了闭链感觉运动。
- 对膝关节和整个腿轴以及姿势进行感知训练（图 11.12）。

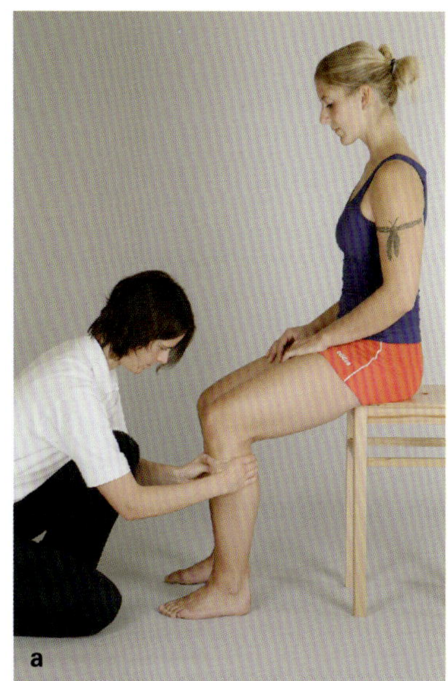

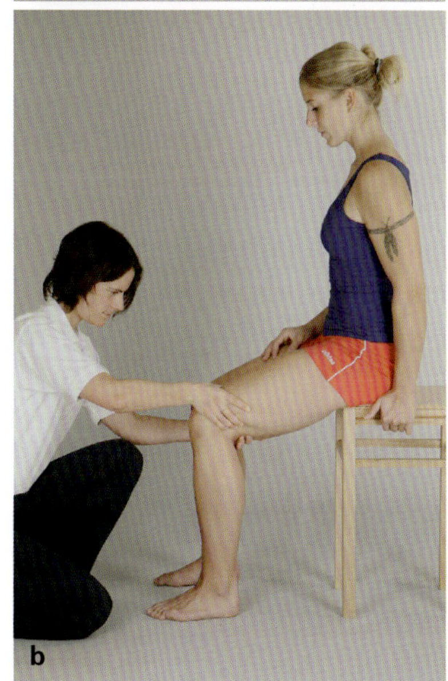

图 11.9　a、b. PNF 概念，从坐姿开始：在闭合系统中，对 PNF 对角线模式施加规定的旋转阻力，以激活小腿或大腿周围的肌肉

髌骨治疗举例

- 用感觉系统激活股四头肌，并为休息腿提供视觉辅助：
  - 对颅骨髌骨进行刺激。
  - 旋后 + 旋后的反掌模式。
  - 分析：利用步态模式中的溢出，例如，通过上肢 / 核心模式、提升和分解，促进同侧支撑腿阶段活动，从仰卧、侧卧和坐姿开始。
  - 从各种起始位置（坐位、半坐位、站立位）进行感觉运动功能训练，同时保持核心静止，同时配合上肢或不稳定辅助装置，如气球、平衡板（图 11.13）。

在关节松动的情况下

- 太极拳用于身体感知。

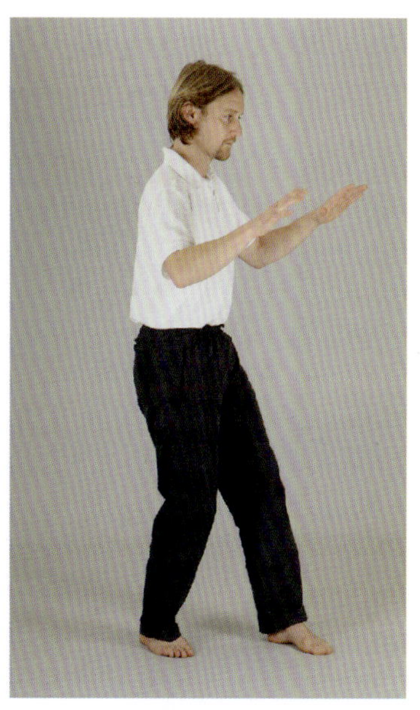

图 11.10　太极拳用于身体感知；部分承重腿在前面

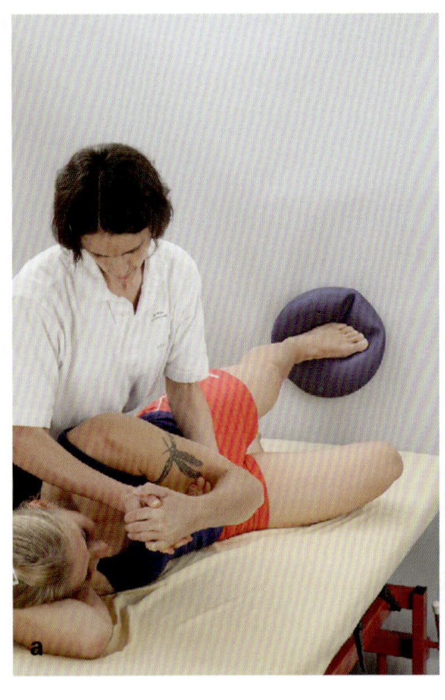

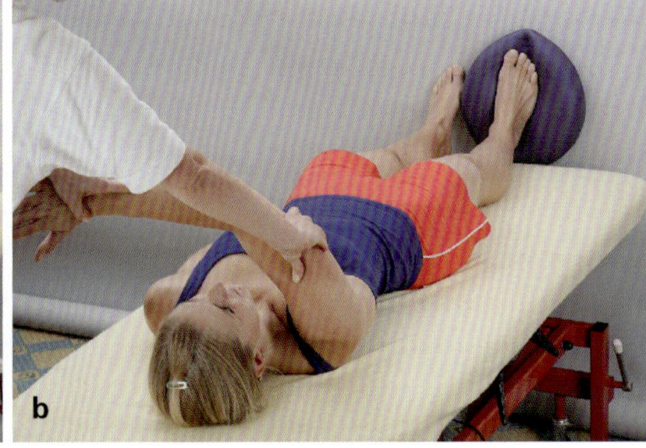

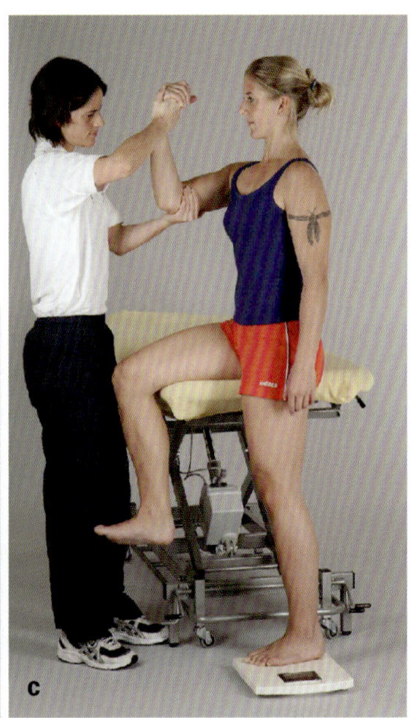

图 11.11 a~c. 通过不同起始位置的手臂模式进行步态模式下放松或部分负荷的协调训练

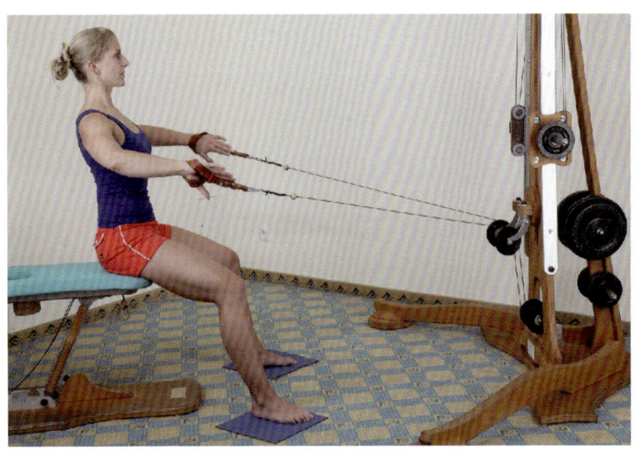

图 11.12 对膝关节和整个腿轴以及姿势进行感知训练

- 双腿上的倾斜板、蹦床、平台、治疗床。
  - 睁大眼睛。
  - 远眺。
  - 闭眼。
- 增加闭合系统等速运动的强度，以改善肌肉协调（或肌梭）。
- 反应性单腿稳定（如弓箭步）。
  不稳定 / 稳定支撑面上的旋转控制。
- 多走动。
- 加速和制动训练。
- 悬挂在同心肌和偏心肌之间，如股四头肌：通过等张收缩技术，通过骨盆模式从站立位向半膝站立的运动过渡。

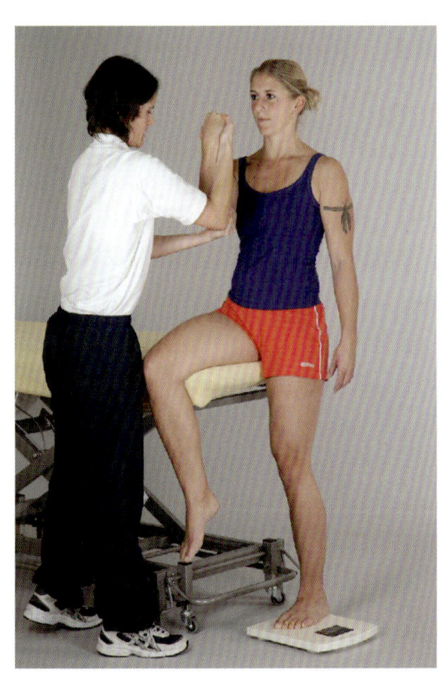

图 11.13 感觉运动功能训练：从半坐姿开始，同时控制核心稳定性和上肢的部分负荷

- 旋转。
- 通过使用红绳系统进行锻炼，加强 / 改善肌肉筋膜链中的神经支配。

稳定和加强

- 从不同的角度尝试不同的姿势。
- “膝关节圈”，从侧卧位（髋关节内收、外展）和俯卧位（臀肌）同时收缩（图 11.14）。

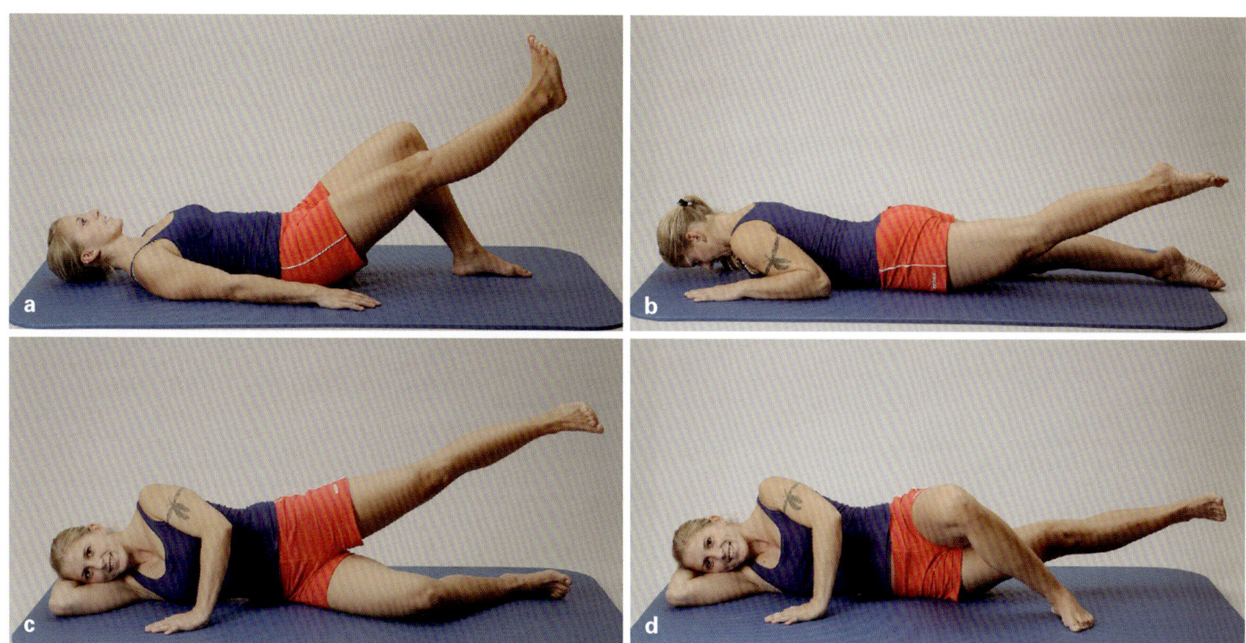

图 11.14　a~d. "膝关节圆"同时收缩在侧位，从俯卧位（臀肌）到侧位（髋关节内收、外展）

- 加强手臂的支撑肌肉。
- 具有以足部三点负重作为腿轴的基础的意识，并有静态核心参与。
  脚的承压点由木块支撑。患者应首先感知压力点，然后建立足弓。
- 腿部轴训练：使用镜子，患者可以想象他 / 她的新腿轴，并从治疗师那里获得额外的触觉支持：
  - 足部三点负重。旋前螺旋联接。大脚趾和跟骨外侧跖趾关节下压力的增加是足底屈肌成功力量发展的必要条件。
  - 定位膝关节以防止内侧塌陷。
  - 髋关节前方、矢状面和横向的矫正。
  - 腰椎的正常位置。
- 典型步态的稳定化——从 PNF 概念中溢出：
  - 对于接受手术一侧的支撑腿活动：
    从侧卧位 / 仰卧位开始：对侧的腿行屈曲内收（图 11.15）。
    从侧卧位开始：脚行同侧足底屈曲旋前开始于侧位。
    手术侧开放：骨盆前倾模式。
  - 对于接受手术一侧的摆动腿活动：
    从侧卧 / 仰卧位开始：腿部模式伸直外展，对侧从仰卧位开始 / 侧卧位：足部模式在屈曲 - 内收或屈曲 - 外展（对称或交互）的反转中进一步拉伸同侧腿，从仰卧 / 侧卧位开始 / 坐位：伸直外展的同侧手臂模式。

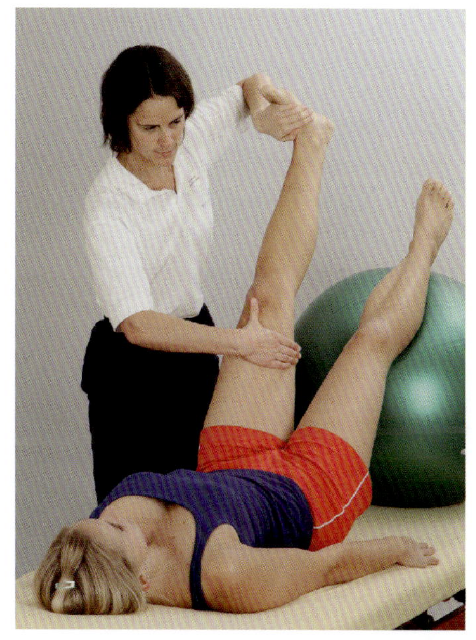

图 11.15　在接受手术的一侧进行典型步行姿势的稳定性训练，以支持腿部活动。从侧位 / 仰卧位开始：对侧腿部屈曲内收

- 从侧卧位、俯卧位、仰卧位加强骨盆和腿部肌肉：PNF 伸展和弯曲模式，不同位置阻力。注意：膝关节无旋转。
- 具有阻力的 PNF（但不是远端）从不同位置看，膝关节无旋转。

- 股直肌训练（感知、触觉刺激），例如背部伸展 + 旋后（图 11.16）。
- 核心控制或核心和脚稳定性的动态训练。
- 收缩和缩短肌肉的独立拉伸。只有在最早阶段结束时，因为高位静态模式对软骨愈合有影响。
- 仅在允许活动的情况下进行独立练习：仰卧位滑墙，双脚靠墙，坐位擦拭运动；脚踩在湿滑的毛巾上，从而在封闭系统中进入屈曲和伸展状态。
- 回旋：腿轴减压训练（图 11.17）。
- 运动池：静态和动态练习。

在关节松动的情况下

- 垫子衬托下靠墙滑动（墙滑动，偏心稳定）。
- 层层递进，最初在部分负载下。
- 膝关节在最大可能运动范围内屈曲（在手术侧的无痛范围内）。

对于关节囊 / 韧带重建 / 内假体 / 转位截骨术

- 闭合系统练习，例如在红线系统中。
- 加强腘肌作为屈曲肌肉的功能：膝关节屈曲 + 内旋转。

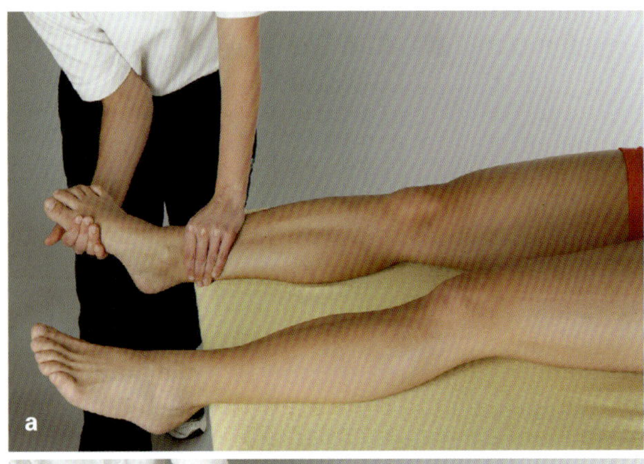

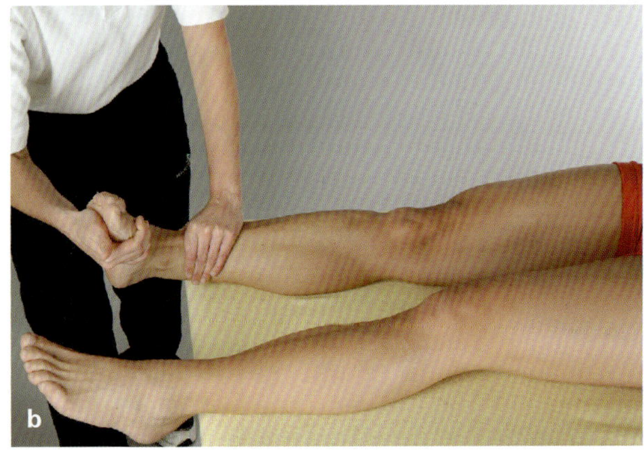

图 11.16 a、b. 通过 PNF 足型控制旋前和旋后运动

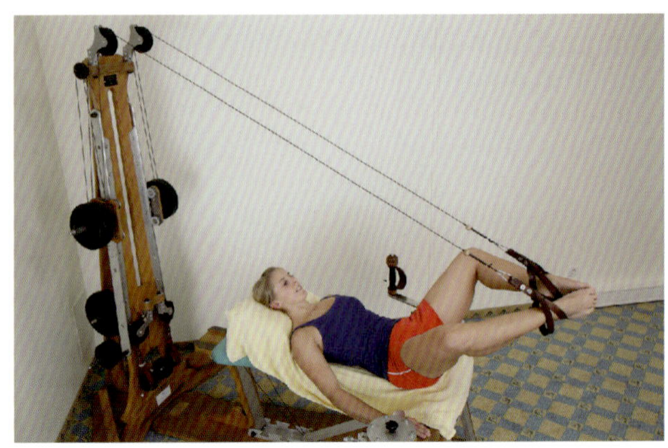

图 11.17 回旋：蛙式动作准备

- 通过加强内收肌和半膜肌来稳定内侧副韧带。
- 运动共同收缩（坐骨沟肌 + 股四头肌 = 膝关节屈曲约 20°时同时张紧）。
- 增强协同效应：
  - 腹股沟肌。
  - 后交叉韧带：股四头肌。
- 开始屈曲膝关节 20° ~50° 和 40° ~60°（受伤 / 健康）载荷：
  - 在脚的承压点上工作腿部轴线训练：
  - 起始姿势：使用活力带与上肢捆绑，坐或半坐。最初是静态稳定，然后是动态上升。也适用于不稳定设备，如气球、平衡板等。
- 闭式系统中的骨盆模式（侧卧位、仰卧位、半坐位）（图 11.18）。
- 放松或部分负荷下的协调训练。
- 从侧卧位、俯卧位、仰卧位加强骨盆和腿部肌肉。
- 膝关节屈曲，释放压力，运动范围小（图 11.19 a）。
- 加强各种支撑面（平衡板、平衡板、垫子）上的腓肠肌、比目鱼肌、腘肌、腓骨肌、臀肌、大腿肌（图 11.19 b）。
- 在手术侧，小腿在无痛范围内屈曲，活动范围小（屈曲 / 伸展：60° /20° /0° ）。
- 提高核心稳定性。

步态训练

实用提示

发展步态

- 步行周期分为多个部分，单独的运动部分单

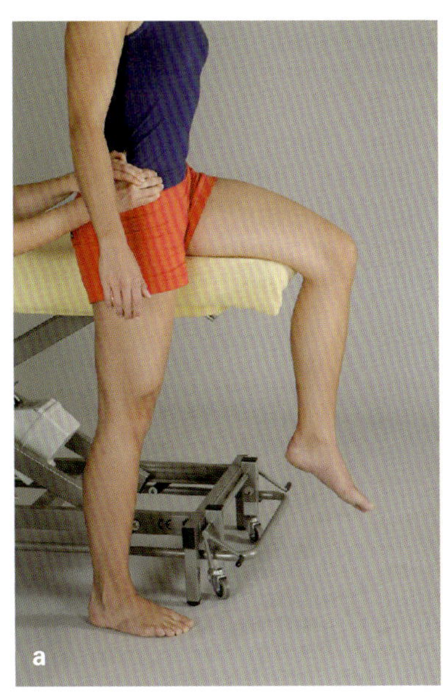
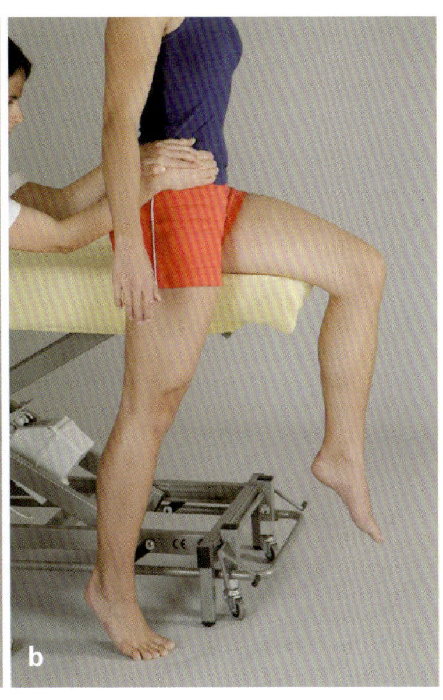

图 11.18　a、b. 半坐位前位抬高的骨盆形态

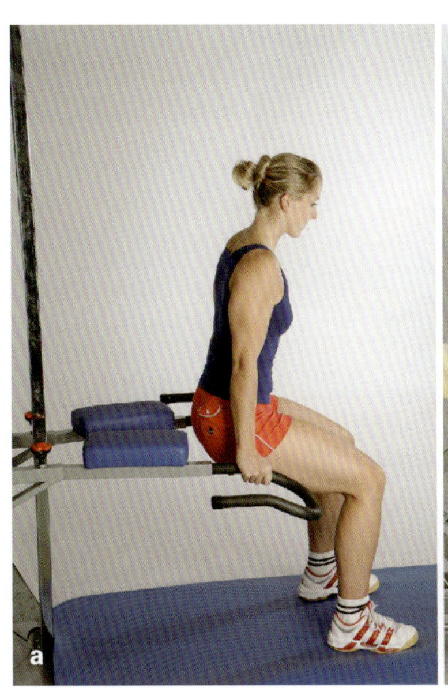
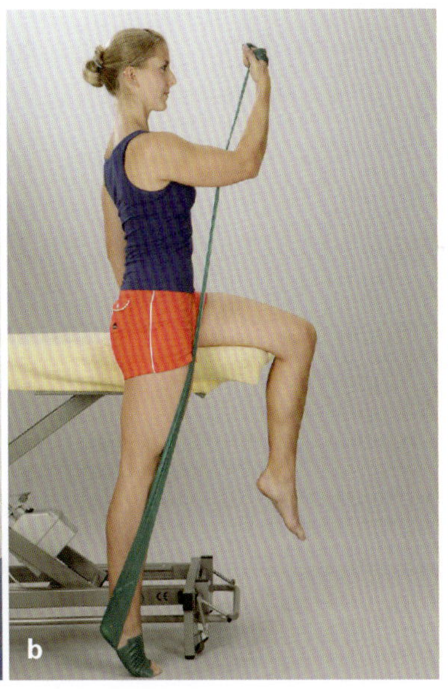

图 11.19　a. 减重状态下膝关节屈曲模式。b. 腓肠肌、比目鱼肌增强收缩状态下的膝关节模式，腘肌、腓骨肌、臀肌、大腿肌

独执行。
  - 例如：如果在从末端站立位阶段过渡到摆动前站立位阶段期间，股四头肌活动没有出现离心性收缩，治疗师最初只能练习膝关节从伸直到屈曲的“下降”（直到大腿处于相同高度）。然后是足趾部分。
- 然后将该部分整合到整个移动过程中
  - 在示例中：整个摆动腿阶段的组成。

- 一步一步技术：上升时健侧腿在前面，下降时患侧腿在前面。
- 学习四点或三点步态——取决于负荷指导，同时观察腿轴和姿势。
- 滚动阶段练习。
- 用一步一步技术控制爬楼梯。
- 力测量板上的负载控制。
- 姿势控制。
- 日常活动：训练上下治疗床。

- 治疗房：在不同的表面、斜面、斜坡上行走（图 11.20）。

无拐杖行走的要求
- 没有闪避动作的步态。
- S 骨盆稳定（例如，无醉酒步态）。
- 自由行走。
- 非内侧塌陷。
- 腿长。

物理措施
- 手法淋巴引流技术。
- 加压绷带。
- CTM：腿动脉血管区，静脉淋巴管区，肢体。
- 气动搏动疗法：通过组织压迫来调节和放松肌肉张力。
  - 淋巴流动的活跃和增加。
  - 刺激血液循环，包括组织深层。
- Cryocuff 温和冷却和电疗，以促进局部再吸收，例如动态电流。

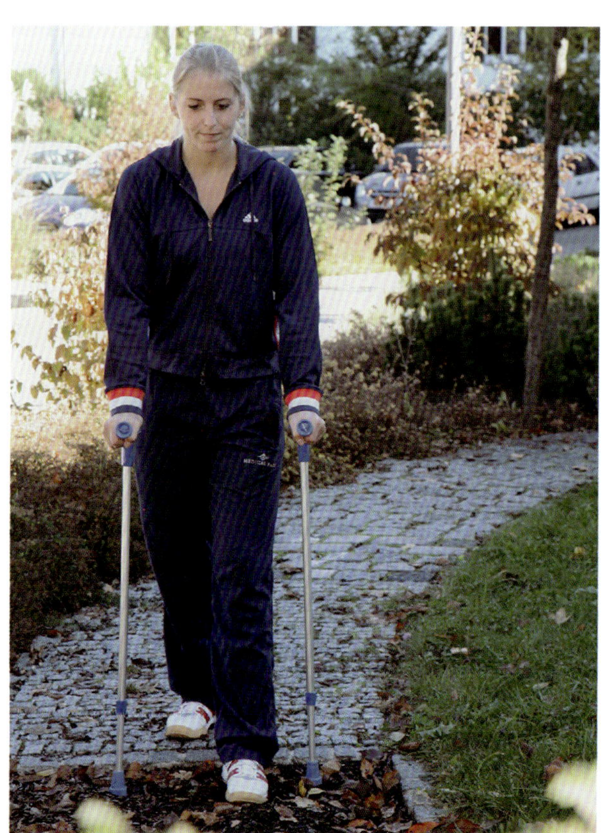

图 11.20 治疗花园：在不同的表面、斜面、斜坡上行走

- 针灸按摩：
  - 腹侧：胃经、脾经、三焦经。
  - 左侧：胆经或膀胱经。
  - 医学：肾经和肝经。
- 经皮神经电刺激：每天至少 1.5 h。
- 在脚底上滚动以刺激足部反射。
- Cryokinetics：间歇性短暂应用冰袋（冷却 20 s，然后激活下肢，直到皮肤再次变暖，然后重复冷却；3~4 次间隔）。
- 下肢机器人应用：每天 6 h，重复应用。

注意：在半月板处理的情况下：
- **剪切力尤其是在深度弯曲位置和旋转时产生。**
- **3 个月内不得深蹲，以免对半月板造成不必要的压力。**

- **在每次治疗中，应定期控制骨盆位置，并在需要时进行治疗：如髂骨旋转、上滑脱或下滑脱，充气和外扩问题，骶骨移位。**
- **还必须考虑内脏连接。髂骨前旋转：髂骨肌－骨盆器官；髂骨骨盆旋转：腰大肌－腹部器官。**
- **不要过度训练患者，有充足的再生阶段。**
- **控制腿长：腿长的潜在解剖或功能差异。**
- **考虑骨科手术或矫形鞋垫治疗。**

应变限制的标准
- 24 h 疼痛行为。
- 渗出液。
- 不稳定性。
- 过热。
- 运动范围缩小或停滞力量缩小或停滞。

11.2.2 运动康复

- 核心和上肢的一般伴随训练：普拉提（图 11.21）、拉直（图 11.22）、浸式训练器、划船、卧推（图 11.23）、腹部和背部训练（图 11.24）。

耐力训练
- 在不允许承重的情况下，不使用相关末端的功率自行车（图 11.25 a）。可能带有缩短的曲柄，用于耐力练习（图 11.25 b）。

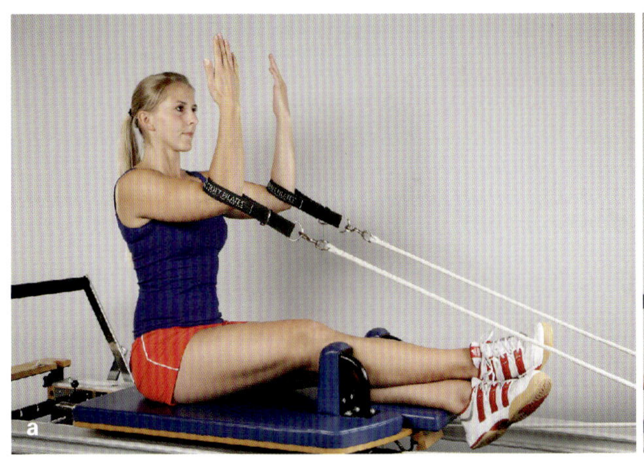
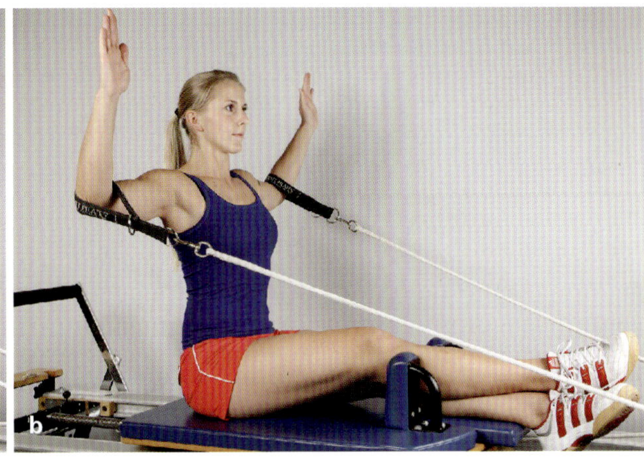

图 11.21 a、b. 普拉提训练者肘部张开

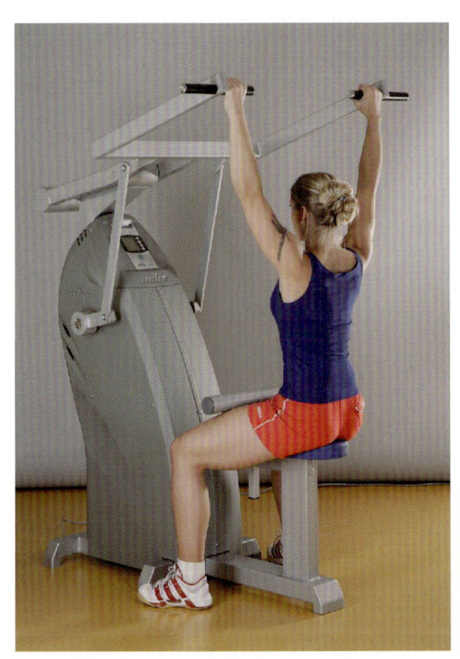

图 11.22 横向拉力

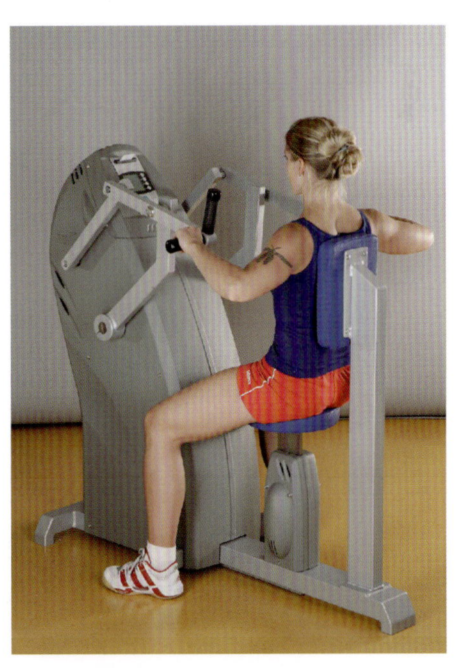

图 11.23 台式压力机

- 转速计培训：（1×10）~（2×15）min，20~50 W 低负荷，曲柄可能缩短。
- 步态练习。

感觉运动功能训练

- 以 10~15 kg 重量的腿部按压的形式进行普拉提培训（图 11.26）。
- 在允许的载荷和运动范围内计算腿部轴线：
  - 最小角度双腿膝关节屈曲，膝关节屈曲度最高可达 60°，按压 10~15 kg，使用健侧腿部控制运动。
- 站在固定的地面上，然后站在不稳定的地面上，使用圆点摆动、平衡板、姿势、平衡垫进行稳定：
  - 从高（伸）膝角度，双腿平行站立的重量
  - 在向前走的同时减轻重量
  - 可移动滑轮：引导对侧腿（图 11.27）。

感觉运动功能培训原则

- 静态练习：
  - 加载时间：5~30 s。

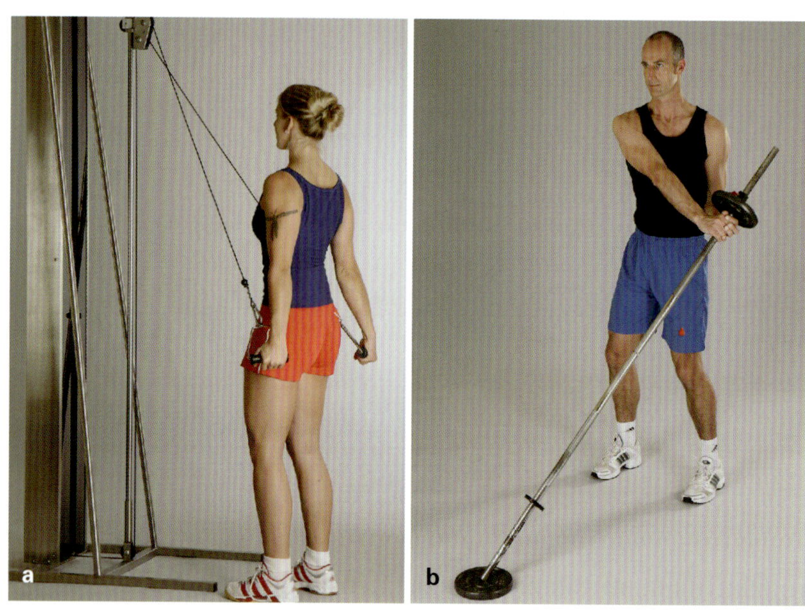

图 11.24 a. 使用电缆滑轮进行背部练习。b. 使用杠铃杆训练腹部和背部

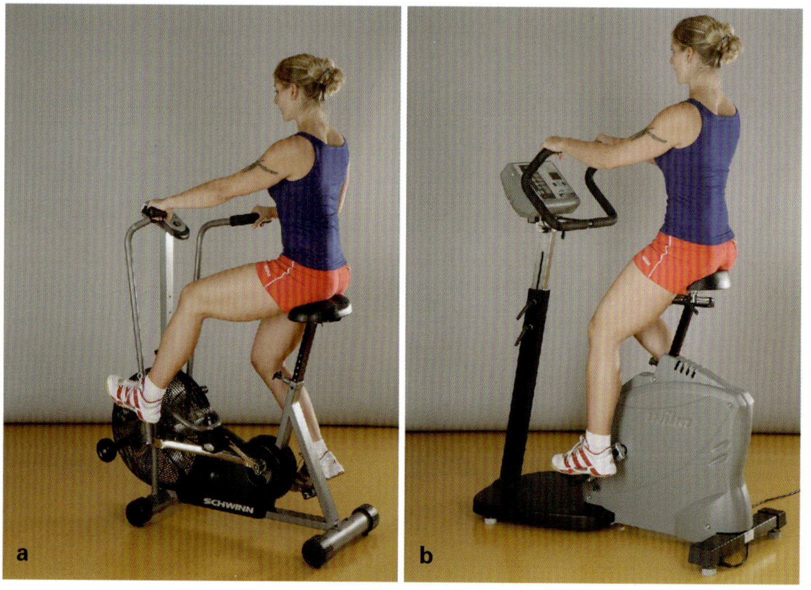

图 11.25 a. 功率自行车，不使用相关的末端。b. 带有缩短曲柄的台式机

- 重复次数：10 次。
- 练习次数：1~4 次。

- 动态练习：
  - 重复次数：10~20 次。
  - 系列：1~3。
  - 练习次数：1~4 次。

在感觉运动训练中，动作执行的质量非常重要。

- 注：
  - 主动稳定的缺失（脚控制、腿轴、核心稳定性）。
  - 协调障碍。
  - 肌肉震颤。
  - 注意力不集中。

首先是静态稳定性，然后建立动态稳定性。尽可能地，总是寻找一种转移到日常生活中的方式（举起某物）。

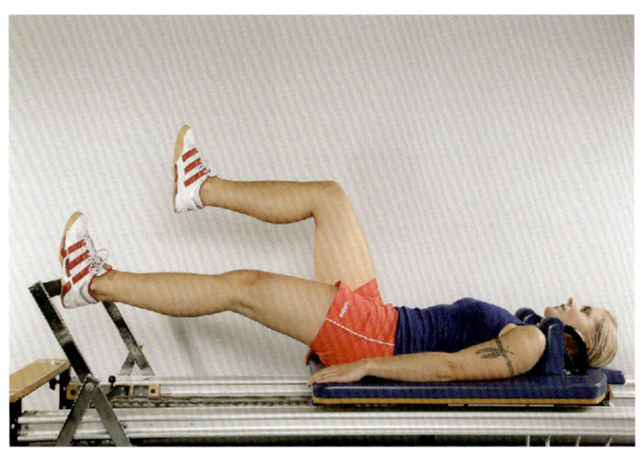

图 11.26　普拉提改革者以腿部按压的形式进行训练，重量为 10~15 kg

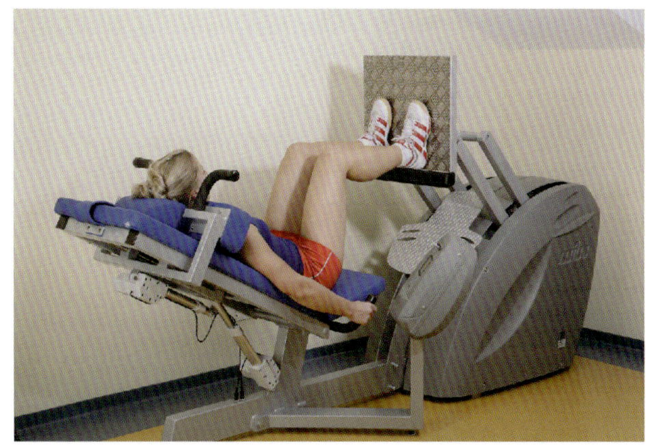

图 11.28　力量耐力训练，根据计划调整；关注局部稳定性构建

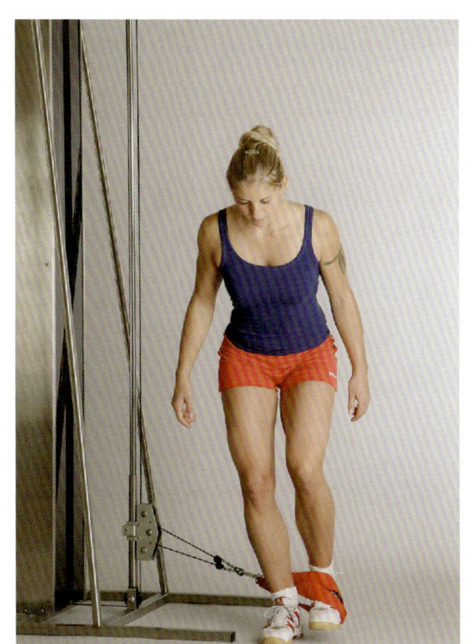

图 11.27　电缆滑轮：控制对侧腿

> **要施加在股四头肌上的负荷或运动量在很大程度上取决于上半身的位置。直立的上身姿势会比倾斜的上身产生更大的负载力矩。因此，首先应将躯干向前移动。**

力量训练

- 通过相同尺寸进行肌肉激活治疗。
- 力量耐力训练，根据计划进行调整；专注于局部稳定性构建：在完全无痛的范围内重复 4 ×（20~50）次（图 11.28）。
- 从仰卧位开始，通过对侧翻转（力量耐力训练；4 × 20 次重复）：以 PNF 对角线模式进行缆绳滑轮练习。
- 训练髋关节稳定性：
  - 屈曲 / 伸展（仰卧位，脚后跟平放在地板上，臀部弯曲；在长凳上俯卧位抬腿）。
  - 牵引 / 内收（侧向固定站立，脚踩在瓷砖上，侧向滑动）。
  - 滑动板或流动垫上的滑块（图 11.29）。
  - 旋转（旋转椎间盘，受影响的腿在椎间盘上，髋关节在左侧 10—11 点钟方向 / 右侧 1—2 点钟方向旋转，无负荷，骨盆稳定（手术入路）。
- 训练膝关节稳定性：
  - 屈曲（坐位起始位置：活力带从前面固定在脚后跟后面，从伸展位置将脚后跟在地板下

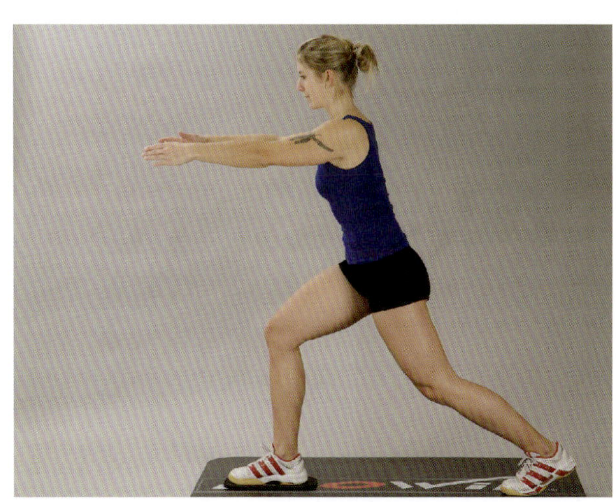

图 11.29　流动图片，应用小地毯屈曲和离心放松，直到处于空挡位置

方的瓷砖上滑动到屈曲位置）（图 11.30）。
  - 伸展（通过支撑位置从 20°屈曲伸展至完全伸展，无负载）注意髌后症状，而不是髌后软骨重建，MPFL 或粗隆治疗。
  - 屈曲 / 内旋（腘绳肌，站立时腿自由悬挂，脚上有 2~5 kg 的负重带，但用旋转组件踢腿）。
  - 腿部压力、最低负荷、腿轴训练，重点是离心训练（缓慢且受控制）。注意：不适用于半月板和软骨治疗。
  - 在有氧台阶上进行台阶练习。腿在台阶上，重量在后腿上，然后将重量转移到前腿（激活股四头肌，可能使用生物反馈装置）。注意：不适用于半月板和软骨治疗。
- 踝关节稳定：
  - 坐位起始时的跖屈：固定前臂，用手固定，缓慢地足底屈曲和偏心松弛，直到处于中立位（图 11.31）。
  - 坐姿起始位置的背部伸展：从前面连接 V 形斜纹带（例如，在墙杠或桌腿上），小腿略微支撑，然后背侧伸展以抵抗来自座椅的牵引力。
  - 小腿肌肉训练（图 11.32）。

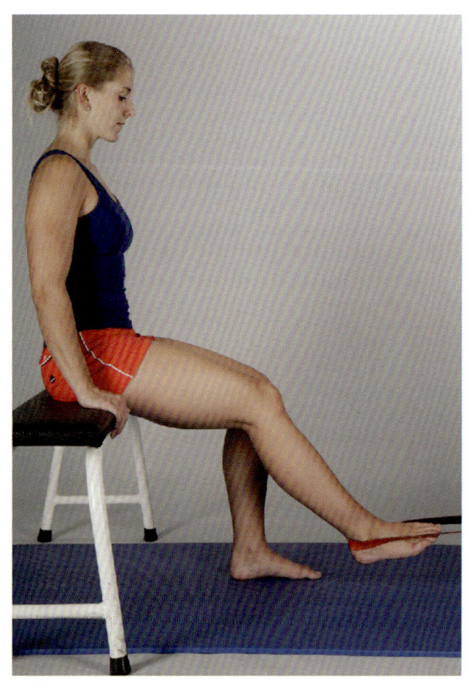

图 11.30 坐姿开始时的屈曲：活力从前面固定在脚后跟后面的束带，从伸展位置将脚后跟滑动到地板下面的瓷砖上，进入屈曲位置

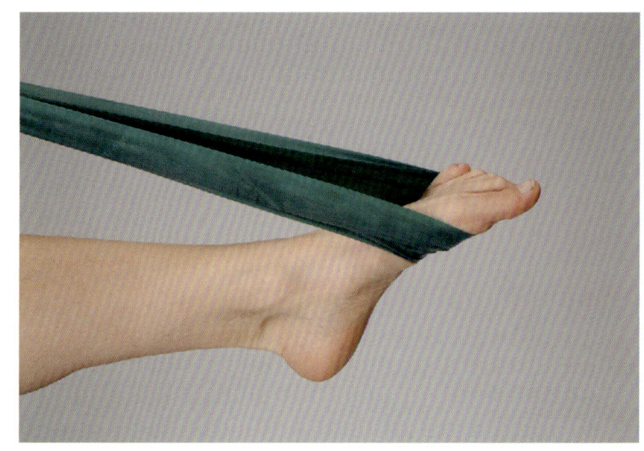

图 11.31 坐姿开始时的足底屈曲：前掌周围的活力带，用手固定，足底缓慢

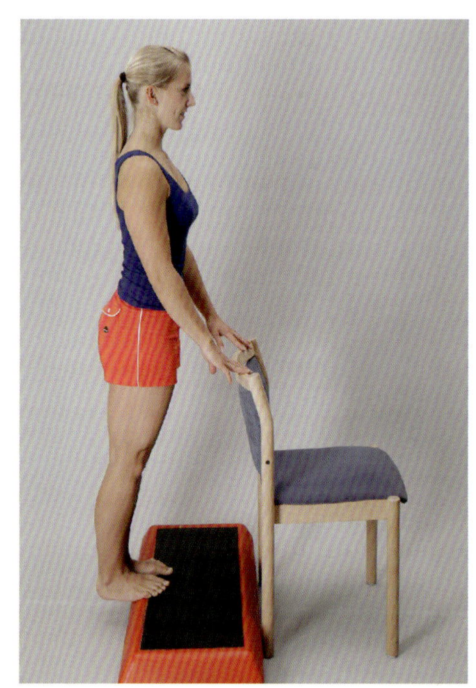

图 11.32 小腿肌肉训练

11.3 第Ⅲ阶段

目标（依据 ICF）

第Ⅲ阶段的目标（根据 ICF）
- 生理功能 / 身体结构：
  - 改善影响传感器运动功能的功能。
  - 提高联合机动能力。
  - 核心、骨盆和膝关节稳定性的优化。
  - 肌力恢复。

- 运动过程中沿运动链协调运动模式的优化。
- 优化神经结构的滑动能力。

- 活动 / 参与：
  - 在日常工作中、工作中、运动中开发符合人体工程学的姿势和动作。
  - 专业活动的消费。
  - 积极参与社区生活 / 家庭生活。

11.3.1 物理治疗

患者教育

- 医生与患者讨论治疗的内容和目标。
- 关于重返工作和运动的信息。
- 告知患者他们仍有哪些限制：
  - 半月板缝合术后患者，术后 3 个月内无负荷＞90°膝关节屈曲（无深蹲）。
  - 髌骨治疗：术后第 4 个月——开始平地跑步训练、骑自行车、蛙泳［术后第 6 周后内侧髌股韧带（MPFL）无发育不良。］
  - 换位截骨术：如果从术后第 16 周左右开始在平坦地面上进行跑步训练，则在术后第 16 周之前不得跳跃。
- 日常生活、工作和运动的生物力学建议。

提高活动度

- 髌骨移动；有 / 无压缩、静止和移动。
- 组合压缩、移动或摆动技术（3~5 组，重复 20 次。通过主动辅助关节移动进行主动突破；轴向压缩，随后进行移动）（图 11.33）。
- 无软骨受累：通过手法治疗（MT）进行被动运动：
  - 静止位置和预定位摆动牵引。
  - 活动度（控制生物力学）。
  - 改善膝关节的主动运动和被动运动。
- 主动和被动关节活动（软骨或半月板治疗）。
  - 膝关节在无痛范围内的主动辅助运动。
  - 独立动员，同时进行腿轴训练，例如通过墙壁滑梯。
  - 髌骨移动（4 个方向）。
  - 小心牵引（Ⅰ~Ⅱ级），可移动也可不移动（不适用于附着型假体）。
  - 压缩下的运动。

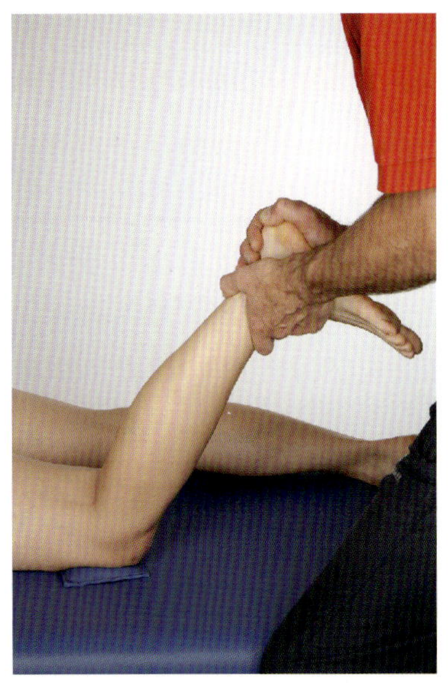

图 11.33 联合加压、松动或摆动技术（3~5 组，重复 20 次。通过主动辅助关节移动进行主动突破；轴向加压，随后进行松动）

- 邻近关节的移动：取决于发现骨盆、腰椎、远侧和近侧胫腓关节的移动。
- 神经系统的运动：
  - 直腿抬高（SLR）。
  - 用于隐神经（膝关节伸直 + 髋关节伸直 / 外展 / 外旋 + 足底 EV/DE 或足底屈曲）的俯卧位屈膝（PKB）。
  - Slump 试验。
- 手法治疗：根据研究结果，股骨背侧用于膝关节伸展（图 11.34）。
- 软组织治疗：
  - 邻近肌肉：坐骨沟肌、腰肌、髂肌、髂胫束、内收肌群、骨盆转子肌（主要是梨状肌）、臀

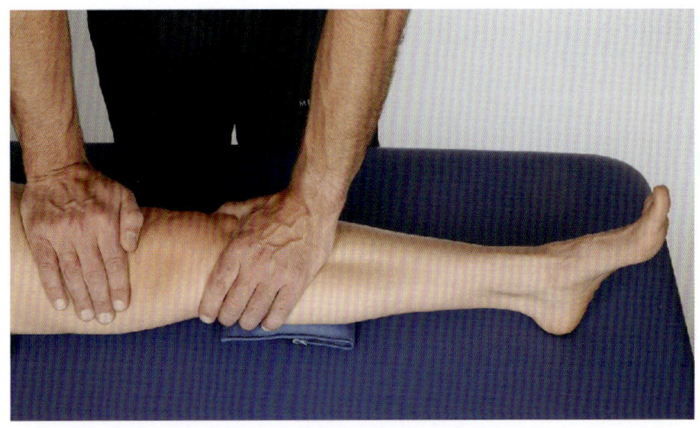

图 11.34 手法治疗：股骨背侧膝关节伸展

肌、股方肌、比目鱼肌、腓肠肌、腘肌、足部长肌（胫骨高度调整时胫骨前肌分离的调整）。
初始化。
应变计数器。
MET：5 s 等长收缩 – 放松 – 拉伸肌肉。重复 5 次或直到没有进一步地扩展发生，从 PNF 概念开始的放松技术（保持放松和收缩放松以对抗性抑制、节律稳定）。
功能性按摩。
缩短结构的潜在拉伸（保持拉伸位置至少 1 min）。
- 通过交叉纤维按摩治疗韧带结构：半月板股韧带和半月板胫韧带、髌上隐窝、副外侧韧带、髌韧带。
- 通过骨盆和下肢的压力和释放技术进行腹肌治疗：长跖韧带、脚筋膜、大腿外侧筋膜、大腿和小腿坐骨筋膜、阔筋膜、跖筋膜。
- 肌筋膜结构的处理：浅背线和前线（图 11.35），螺旋线和侧线。

- 主动和被动联合运动：
  - 膝关节在各种起始位置的无痛范围内的活跃运动。
  - 通过墙壁滑梯进行独立运动和腿轴训练。
  - 髌骨手动松动术（4 个方向）。
  - 髌骨问题的治疗。
  - 改善股内侧斜肌的时间（在偏心和同心运动中，在整个运动路径上，VMO 应比 VLO 更早、更强烈地激活）。
  - 随后整合到整体肌肉协同作用中（旋后肌、内收肌、臀肌）。

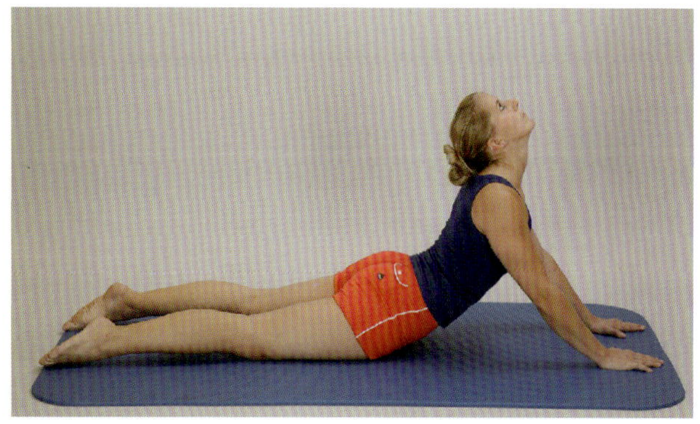

图 11.35 肌筋膜结构的治疗：浅背线和前线

  - 腿轴训练，以更好地控制动态 Q 角（减少外翻，减少小腿内侧旋转）。
  - 伸缩或延伸至紧密支撑结构（支持带、髂胫束、VLO、髌腱）。

髌骨位置
- 滑动：髌骨侧向移动，通常为侧向移动（屈曲时也可向内侧滑动）。
- 倾斜：向侧面倾斜髌骨（内侧和外侧髌股关节线应大小相同）。
- 轮换：外展——下极位于上极的侧面，内收——下极位于上极的中间。
- A/P 倾斜：髌骨在矢状面上水平倾斜，与上极相比，下极向后倾斜。

- 激活股四头肌：促进髌上隐窝表层和深层之间的滑动，以防止粘连。
- 控制伸屈关节机制：仅在截骨线的骨融合（等待影像学检查）后进行旋转活动。
- 伸展和屈曲的自动移动，例如，将重量从四足位置转移，臀部处于禅宗姿势，而不摇摆骨盆。
- 改善手术区域的组织移位。
- 检查因果链（示例见附录）。
- 伸展和屈曲的自动移动，例如，从站立姿势开始：脚放在椅子或凳子上。通过向前移动重量，枢轴发生移动，从而扩大膝关节屈曲。
- 通过以下技术移动神经结构：PKB（图 11.36）、SLR 或 Slump 试验。
- 半月板运动（图 11.37）。

实用提示

半月板活动
- 概述：半月板股骨水平伸展和弯曲，半月板股骨水平旋转。在胫骨 IR/ER 的情况下，半月板沿着股骨髁。
- 对于外侧半月板：屈曲时移动膝关节和髋关节 + 内旋时移动膝关节。
- 活动时，膝关节始终保持内翻姿势——从屈曲 + 内翻位置，到伸展 + 内翻位置移动。完全延期的期限很短。
- 内侧半月板：为屈曲 + 内翻 + 外翻伸展 + 内翻 + 移动外翻。

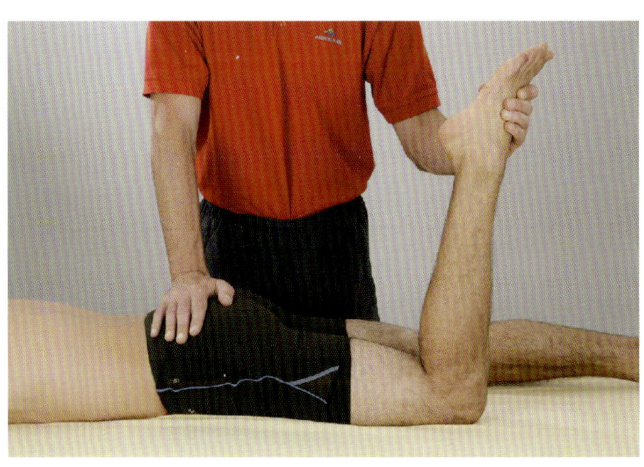

图 11.36 自主神经和神经肌肉的调节，PKB 对神经结构动员

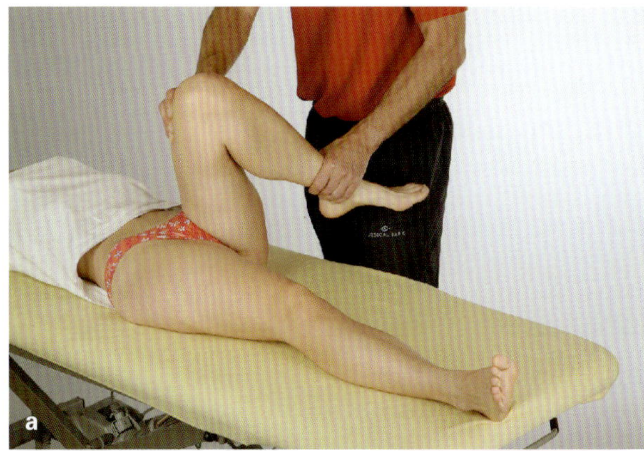

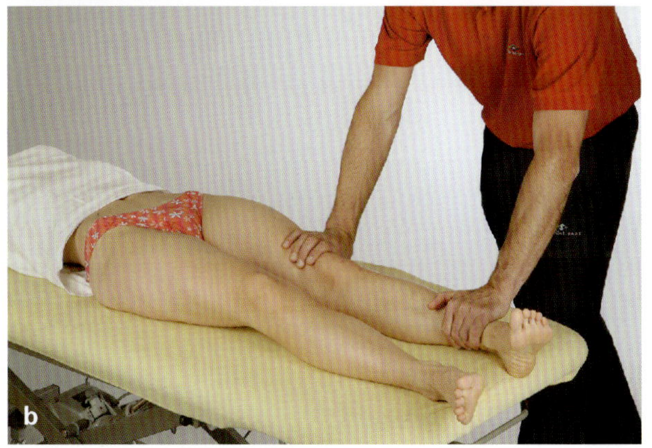

图 11.37 a、b. 外侧半月板松动

> **固定后，关节软骨的弹性显著降低。应尽可能避免剪切运动。**

调节自主神经和神经肌肉的功能

- 压痛点的治疗：
  - 应变反训练技术：对疼痛点或肌肉最硬化的区域施加压力。通过移动相邻关节放松组织，直到疼痛减轻或组织没有明显放松。保持此位置 90 s，然后被动回到起始位置。
- 触发点治疗：
  - 初始：通过加压对触发点进行缺血压迫，直到疼痛减轻。如果 30 s 后疼痛没有变化，则应减轻压迫并应用潜在的释放技术，即汇聚结构直到释放。然后进行 7 s 的等长拉伸和肌肉拉伸。

改善感觉运动功能

- 在各种不稳定支撑面上促进协调运动：
  - 更多高级选项：闭上眼睛或执行其他任务（图 11.38）。
  - 抬起直到单腿站立。
- 在有障碍的一条腿或双腿上进行稳定训练：跷跷板（图 11.39 a）、健身棒（图 11.39 b）、平衡板（图 11.39 c）、稳定垫（图 11.39 d）、平台。
- 两足站立时（跟骨和跖骨接触），闭上眼睛，观察平衡站立姿势。
- 神经电生理反馈，例如通过表面肌电图（图 11.40）。
- 系统练习，包括在不稳定的表面上执行过量运动。
  - 睁大眼睛。

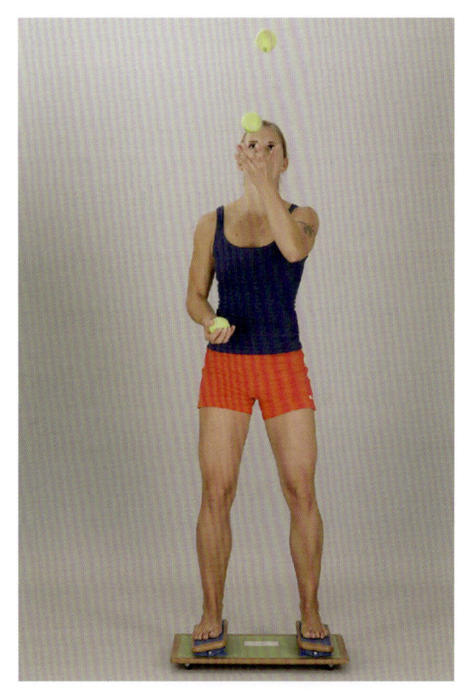

图 11.38 MFT 运动光盘上的协调促进练习

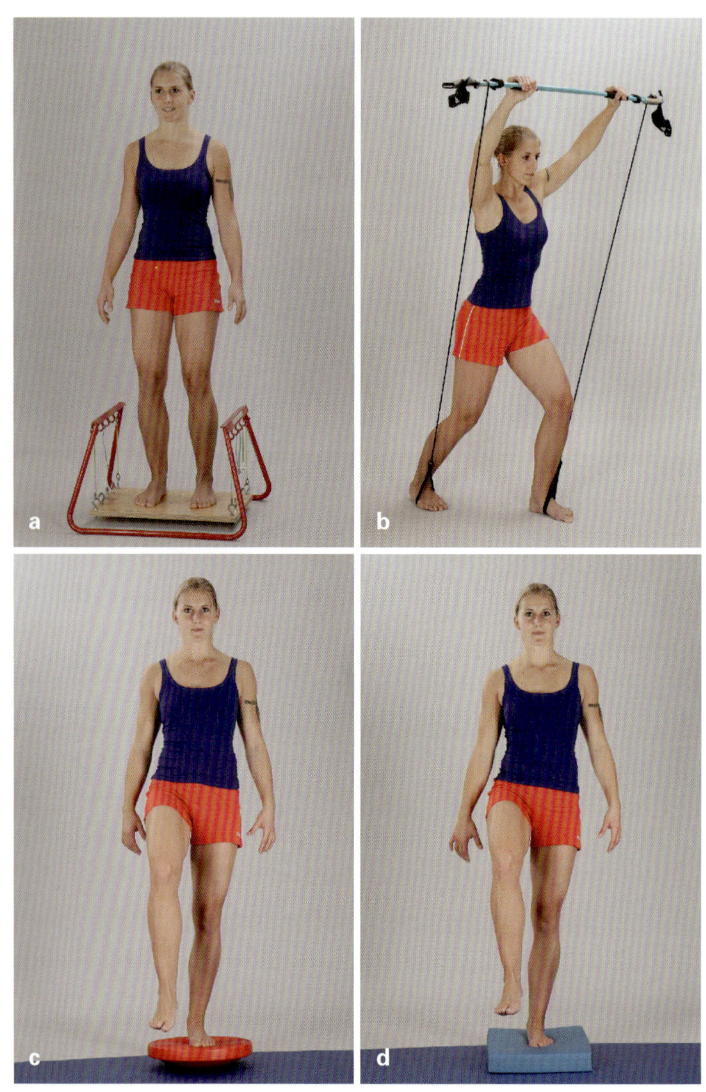

图 11.39 a~d. 对有障碍的一条腿或双腿进行稳定训练。跷跷板、健身棒、平衡板、稳定垫

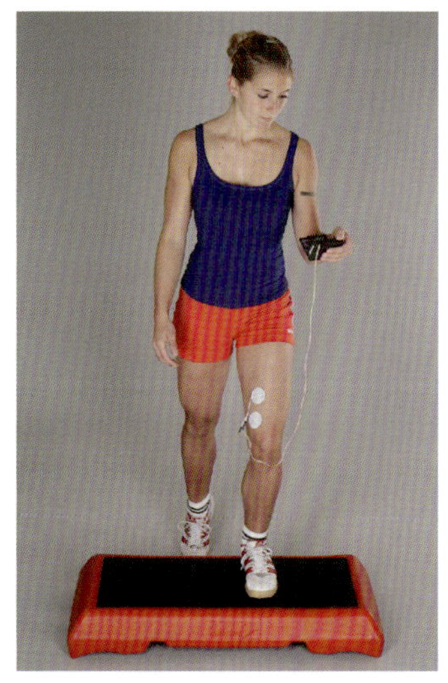

图 11.40 表面肌电生物反馈

  - 离开。
  - 闭上眼睛（图 11.41）。
- 支撑腿阶段的反应性训练 / 单腿站立。
- 太极拳用于物理感知，脚中的静态力，腿轴的 3D 螺纹连接。
- 增加闭合系统等速运动的强度，以改善肌肉内协调（或者应用穿梭机、重整机）。
- 反应性单腿稳定（如弓箭步）。
- 不稳定 / 稳定支撑面上的旋转控制。
- 不要在球场上到处乱跑。
- 加速和制动训练。
- 功能性起始姿势的离心股四头肌训练，例如，从站立的动作过渡→通过骨盆模式（PNF）半跪（图 11.42）。

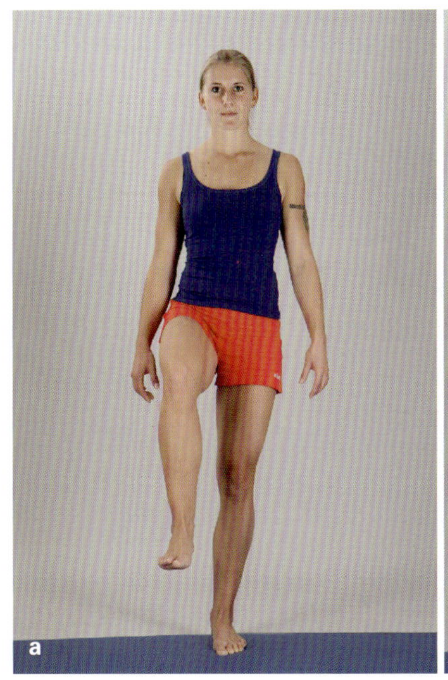
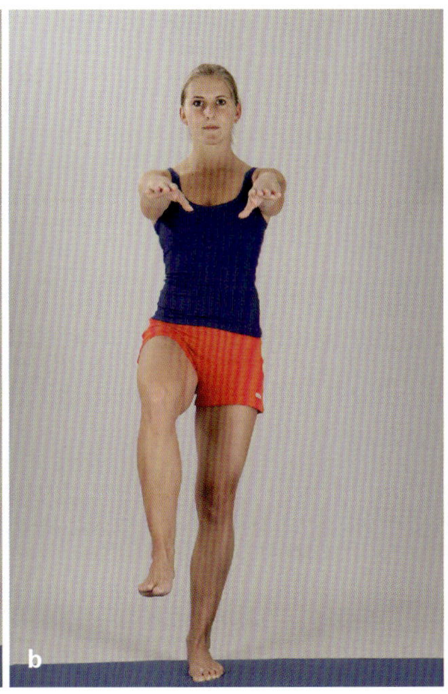
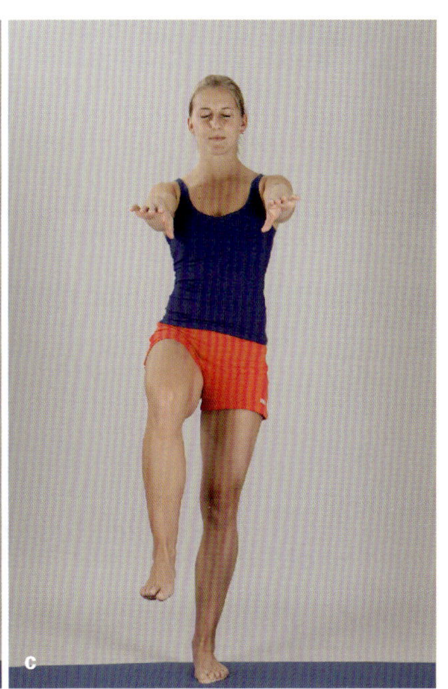

图 11.41　a~c. 附加任务的封闭系统练习

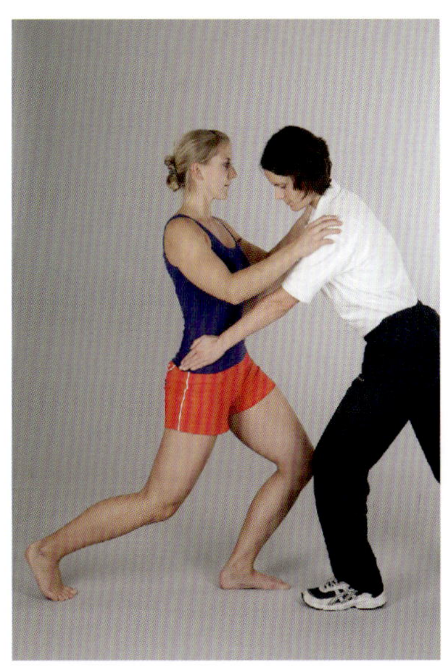

图 11.42　离心股四头肌训练：通过骨盆模式（PNF）从站立 1/2 半膝的运动过渡

稳定和加强

- 半月板和软骨治疗：靠墙滑动（离心稳定）。
- 加强足部和小腿肌肉的力量，如 Nurejew（图 11.43 a、b）、比目鱼肌（图 11.43 c）、腓肠肌（图 11.43 d）。
- 部分负载下的初始踏步（图 11.44），然后逐渐增加负荷，直到满载，并增加重量：在监测身体稳定性的同时，头颅腹侧移动体重。
- 动态单腿稳定：单腿弓箭步接受手术治疗；在控制稳定性的同时，从尾部和头部进行重心移动。膝关节最多屈曲 60°。
- 用牵引装置（在平衡板、跷跷板、泡沫材料上对进行手术的腿）在一条腿或双腿上固定。

在关节囊 / 韧带重建的情况下

- 加强稳定训练；从部分负载下的跳跃开始。
- 从坐姿开始的剧烈（疼痛）等长股四头肌练习，70° 膝关节屈曲 8~10 s 张力 /15 s 休息。
- 侧副韧带重建：加强内收肌和半膜肌（屈曲和内收）。
- 用关节附近的阻力进行脉冲和反应训练。
- 训练股内侧肌：闭合链伸展 / 开放链屈曲。
- 使用 Redcord® 系统锻炼肌肉链（图 11.45）。
- 膝关节屈曲：从 60° 至 40°（受伤 / 健康）、20° 至 60° 发展到 50° 至 50°，并增加重量。
- 如轴心训练。
- 加强下肢肌肉链：右侧臀大肌和左侧背阔肌。
- 负载增加时的动态稳定（图 11.46）。
- 加强足部和小腿肌肉的力量。
- 在垫子上进行稳定训练。
- 开始单腿稳定训练（图 11.47）。
- 应用逆向弹力带在现场行走。
- 在牵引设备上的稳定训练：患侧腿在陀螺仪上，

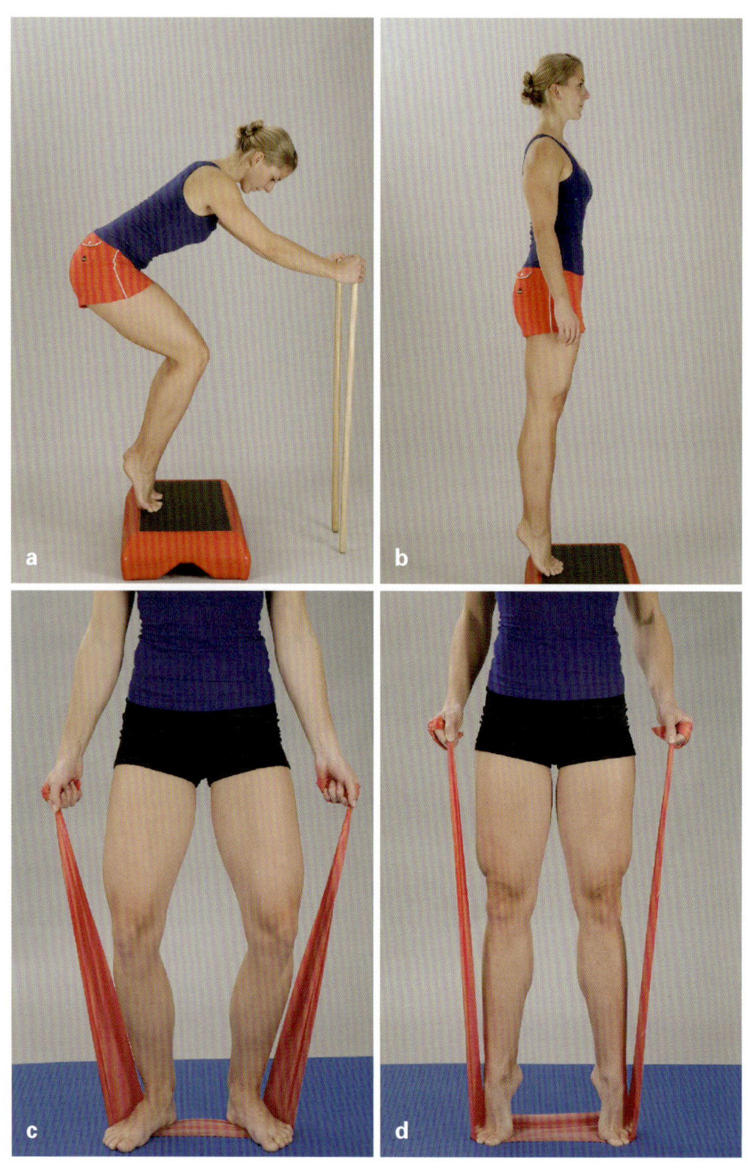

图 11.43 a~d. 强化足部和小腿肌肉。Nurejew，比目鱼肌，腓肠肌

蹦床上。
- 单腿膝关节屈曲（疼痛）时疼痛。
- 稳定化与核心参与（图 11.48）。
- 在协同链中加强骨盆 / 腿部肌肉组织。
- 下肢核心肌力强化训练（图 11.49）。
- 动态运动，从部分负荷开始，使用各种表面（垫子训练）、球垫、MFT、平衡板、蹦床、瑞士球（图 11.50 a）、Haramed（图 11.50 b）、姿势（图 11.50 c）进行动态训练。
- 发展支撑和自由腿阶段的动态稳定性，可能从双杠开始。
- 通过使用红绳进行锻炼来加强 / 改善肌肉链中的神经支配系统（前臂正面支撑，双腿悬垂）。
- 支撑腿阶段的反应性训练 / 单腿站立（枢轴、固定支撑腿、打击腿、前面、侧面、后面）
- 普拉提：塑身器的使用（图 11.51）。
- 加强腘肌（背囊张力器）：屈曲 + 内旋转。
- 日常活动的培训要求。
- 运动：协调性反应性运动；水上慢跑。

步态训练

视觉“改善感觉运动功能”。
- 腿轴培训：
  - 开发足部三点负重。

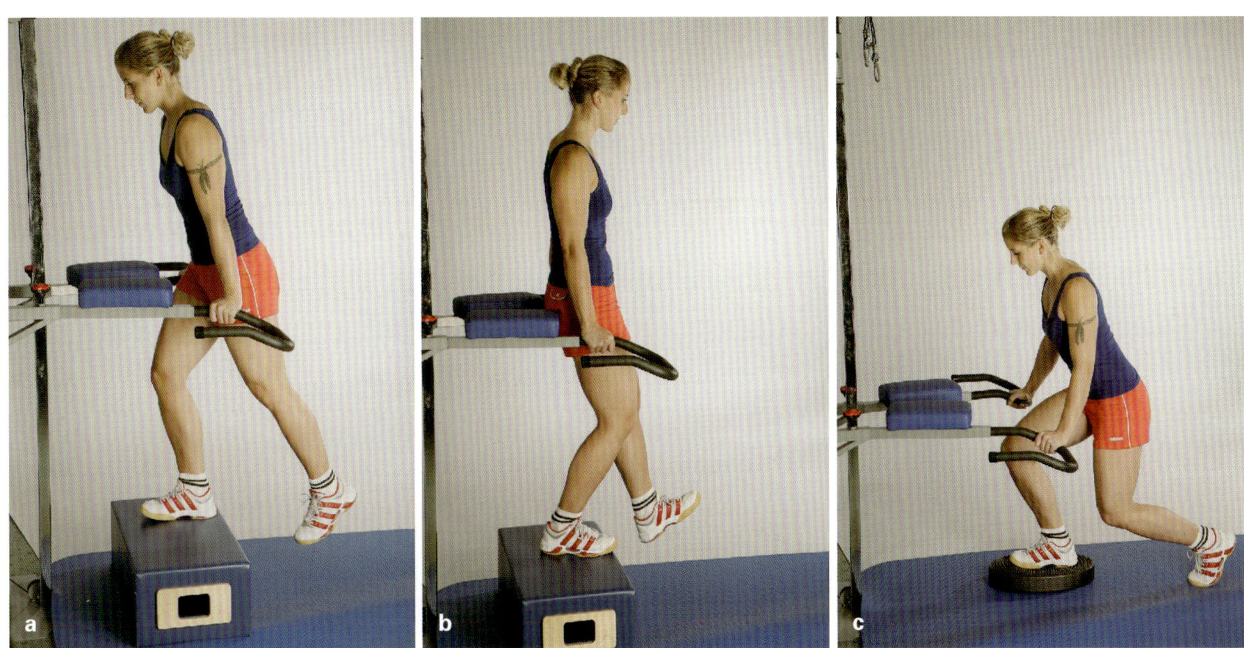

图 11.44　部分负荷下的升压：监测身体稳定性时体重的头颅腹侧移位

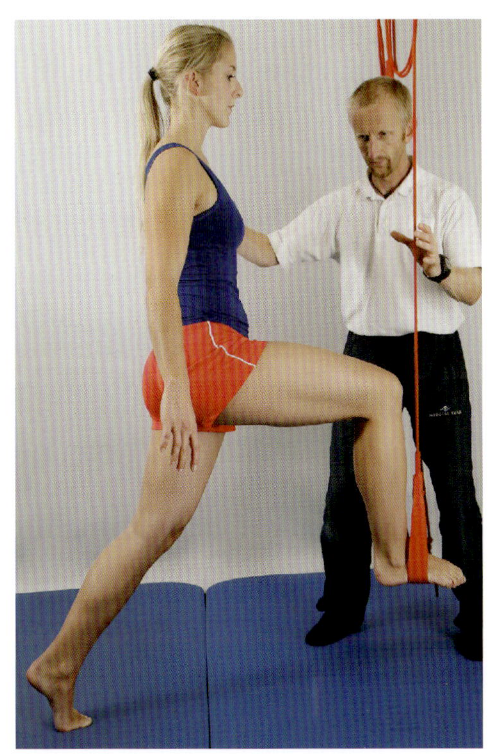

图 11.45　用红绳训练锻炼肌肉筋膜链系统

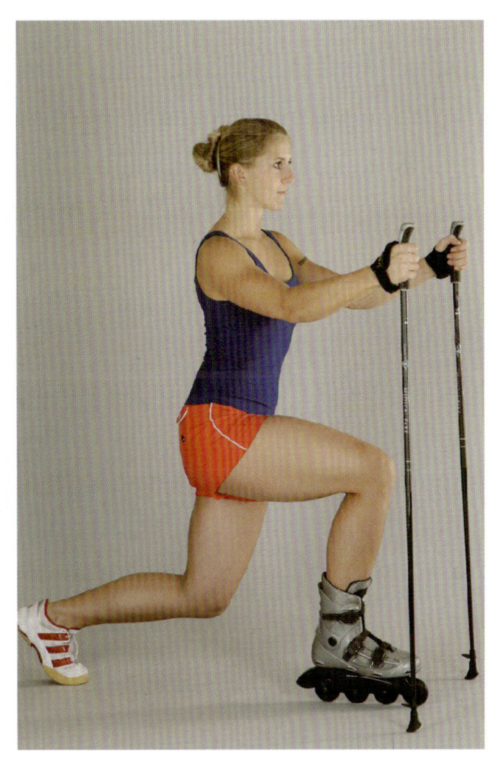

图 11.46　负载增加时的动态稳定：弓步

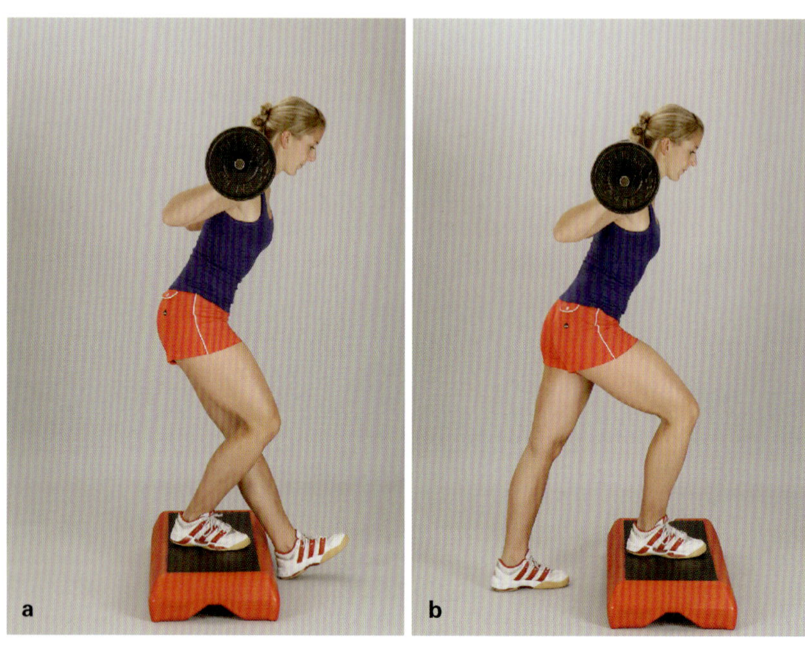

图 11.47 a、b. 单腿稳定练习。a. 带着附加重量下台阶。b. 带着附加重量上台阶

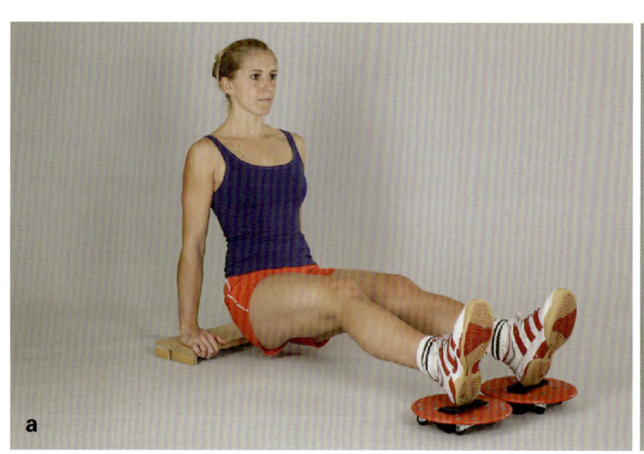

图 11.48 a、b. 核心参与稳定

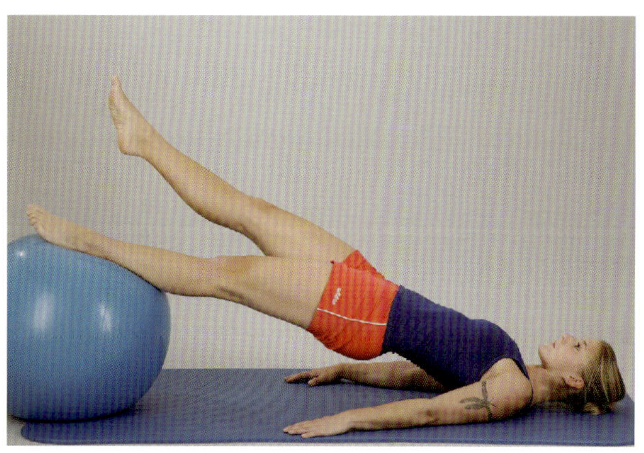

图 11.49 瑞士球上下肢参与的核心强化

- 定位膝关节以防止内侧塌陷。
- 髋关节前方、矢状面和横向的矫正。
- 腰椎的正常位置。

中间塌陷病理机制

- 纵弓下陷。
- 胫骨内侧旋转和尾端倾斜。
- 膝关节股骨髁内侧旋转。
- 骨盆内收 / 外旋或外展。
- 腰椎向对侧屈曲。

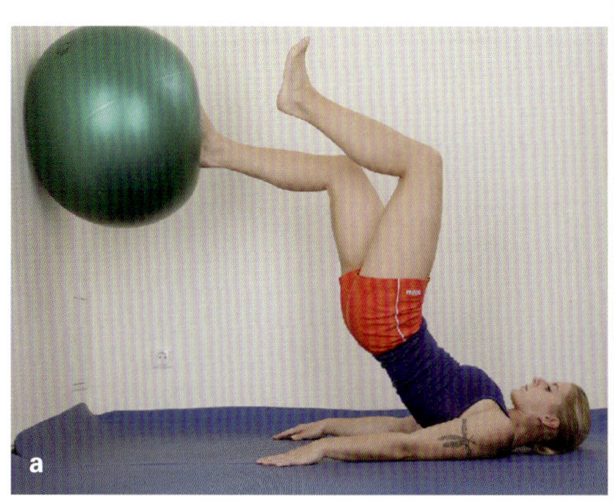
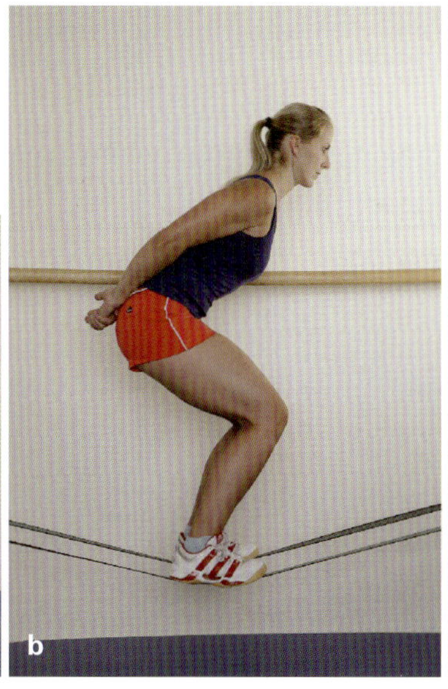
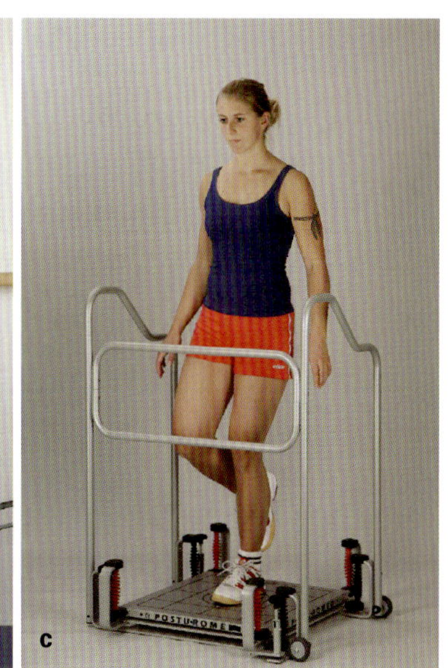

图 11.50　a~c. 使用瑞士球（a）、Haramed（b）、姿势（c）进行动态训练

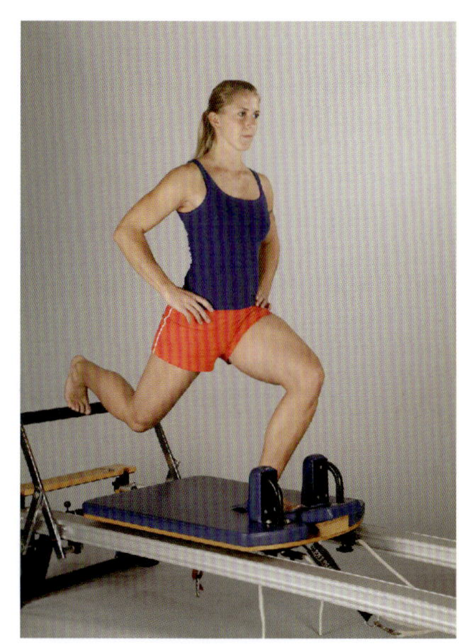

图 11.51　普拉提：塑身器的使用

- 治疗车的反应和制动试验。
- 有可能脱离拐杖。

无拐杖行走的要求

- 无须回避动作即可行走。
- 桌腿轴：无内侧塌陷。
- 骨盆稳定（例如，无特伦德伦堡征）。
- 尽可能自由行走。
- 腿长均匀。

- 增加对日常生活模式的模拟（例如，在步行花园中行走，执行其他任务），在不同的地面上，使用不同的协调选项（向后、斜线、缓慢、快速等）。
- 使用视觉（镜子、地板标记）和声学（节奏敲击）辅助工具。
- 加强训练，以提高感知能力，适应潜在的新压力，例如，在不同的表面上行走，视觉和听觉分散注意力：在步行花园中行走 / 步行课程。
  - 谈话。
  - 打开伞。
  - 唱歌。
  - 协调变化（向后、侧向、缓慢、快速）。
  - 不同情景的区分（模拟日常情况）。
- 一边在跑步机上锻炼，一边照镜子。
- 视频步态分析作为患者的反馈。
- 在测力板上行走以控制负载：负载是否放置在操作的一侧。
- 满负荷步行（1~6 km/h）或快走（6~8 km/h），禁止慢跑。
- 抗阻行走、活力带、锁轮。
- 监测末端摆动阶段的小腿加速度。

物理措施

- 手法淋巴引流技术（MLD）。
- 为过度劳累的肌肉进行重建按摩。
- 电疗法：离子导入，动态电流，高电压疗法。

- 针灸按摩：对瘢痕的有效治疗。

> - **经络系统的能量流中断可能导致局部或身体其他部位的功能紊乱，这是由干扰场引起的。瘢痕可能需要这样的干扰场。**
> - **在强化训练中注意组织重建**

- 下肢功能测量。
- 影像学：骨膜按摩，广泛的结缔组织按摩。

应变限制的标准
- 24 h 疼痛行为。
- 渗出液。
- 不稳定性。
- 过热。
- 运动范围缩小或停滞。
- 力量缩小或停滞。

11.3.2 运动康复

- 核心和上肢的一般伴随训练：划船、侧拉、卧推、倾斜训练、腹肌训练（图 11.52）。
- 步态培训：摆脱拐杖。

感觉运动功能训练
- 在可变条件下，包括在中等负荷下，对腿轴进行稳定训练，例如，在不稳定表面上使用横向电缆滑轮负荷，垫上进行站立稳定（图 11.53）。
- 可变条件下的单腿站立练习：
  - 单腿负重 5 lb（1 lb ≈ 0.4536 kg），不同的屈曲角度：稳定核心、腿轴、足弓；站在圆点秋千上，旋转板，Haramed（图 11.54），平衡板 +Vitality® 带（图 11.54 b）。
  - 发展脚的稳定性和活动性，例如：脚的螺旋动态螺旋连接，在动态情况下对脚进行负荷分配训练；在侧踏板上稳定一条腿，同时遵守三点负荷。
  - 在使用镜子检查时，双腿或一条腿在允许的运动范围内 1/4 且运动范围较小，防止负重时内侧塌陷。
- 开发步行字母表：
  - 站立位状态下的步伐组合（向前、侧身、原地交替）（图 11.55）。
  - 站立时的踝关节锻炼，例如，从脚趾到脚跟滚动。
  - 前脚小幅度跑步，缓慢向前（脚跟始终保持在空中）。

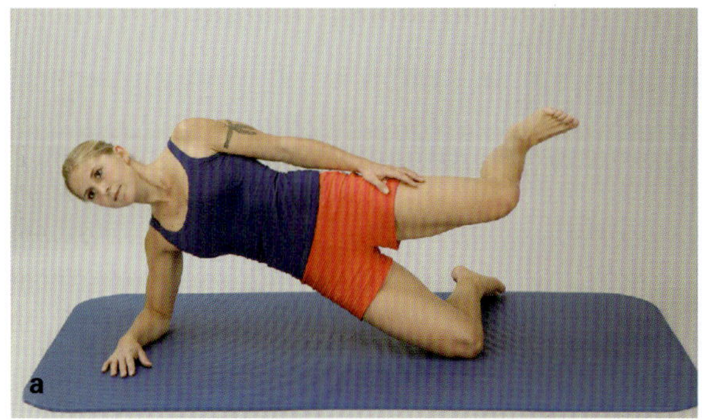
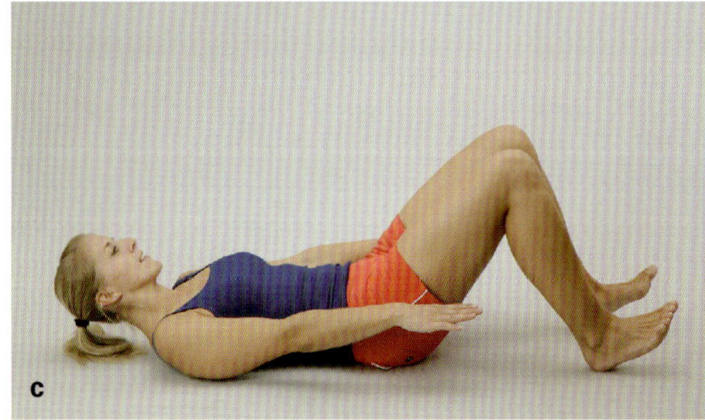
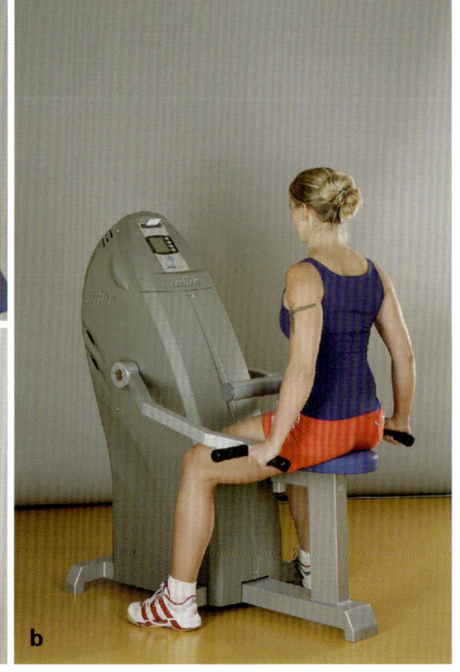

图 11.52 a~c. 核心和上肢的一般伴随训练：腹肌训练。a. 前臂侧面支撑物。b. 训练器。c. 仰卧起坐

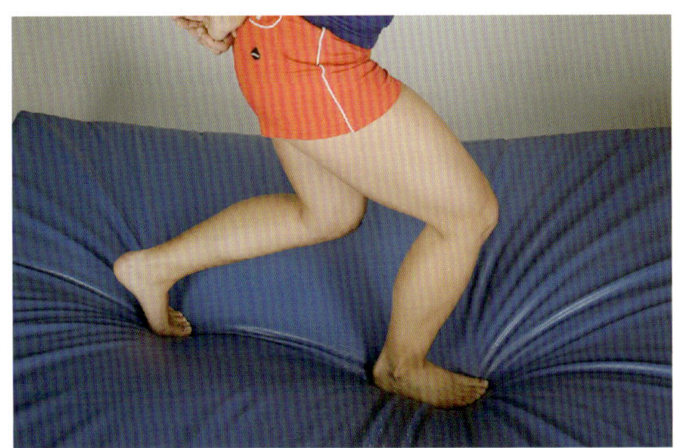

图 11.53　在不稳定表面上站立稳定：垫上训练

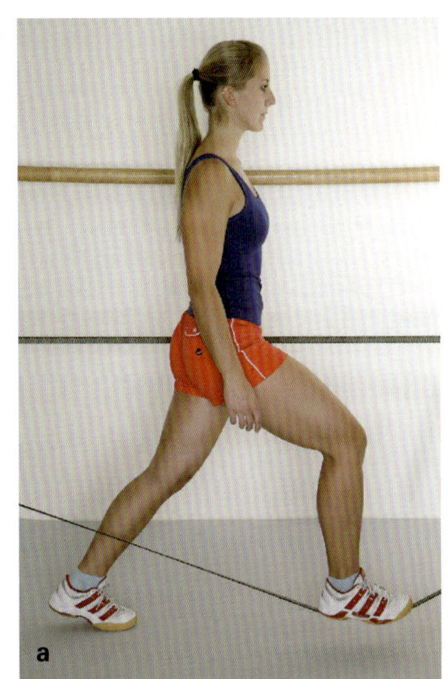

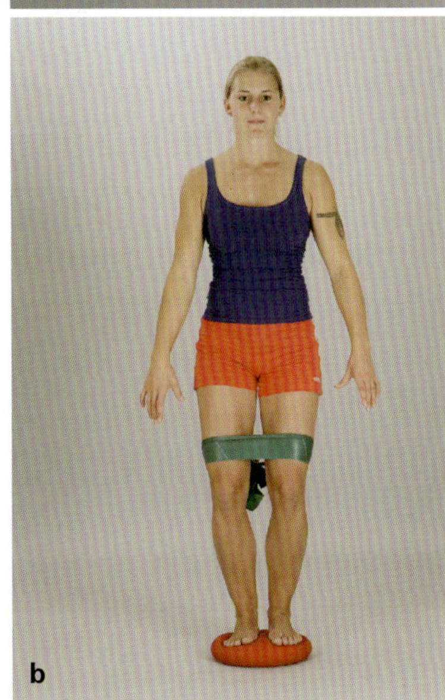

图 11.54　a、b. 可变条件下的单腿站立练习。a. Haramed。b. 平衡板 +Vitality® 带

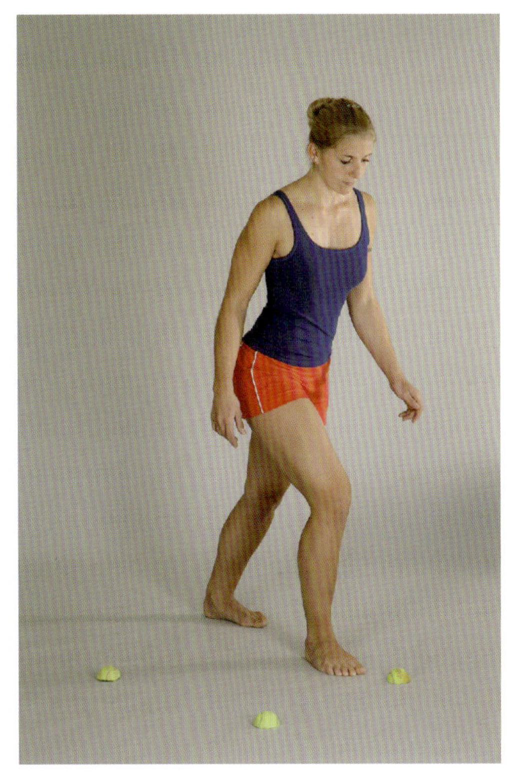

图 11.55　开发步行字母表：站着的步数组合（向前走，原地交替侧着走）

- 在倾斜的平面上行走。
- 侧踏板（单腿上有一个短暂稳定阶段的侧踏板）。
- 侧跳（侧向小跳），在滑垫上进行短暂的稳定阶段（图 11.56）。

- 红绳系统训练：腿轴训练（图 11.57）。
- 训练偏心肌肉阶段，例如，从低位（5~10 cm 平台）下台阶，向前下台阶，注意骨盆和腿轴的稳定性，首先将自由腿放在脚跟上。
- 处理跳转：
  - 侧步向前，并在着陆阶段进行训练和制动功能（注意偏心阶段的最小屈服和进一步延伸到站立位置）
  - 两条腿向外跳，例如，软着陆时跳上水平台阶。
- 肌痉挛：腘绳肌（图 11.58 a），股直肌（图 11.58 b）。
- 反馈训练，也包括中等负荷，例如，单腿蹲坐在原地摆动系统上。
- 特殊运动状态，例如侧踏网、内线、篮球传球（图 11.59 a、b）、冰球传球（图 11.59 c）。

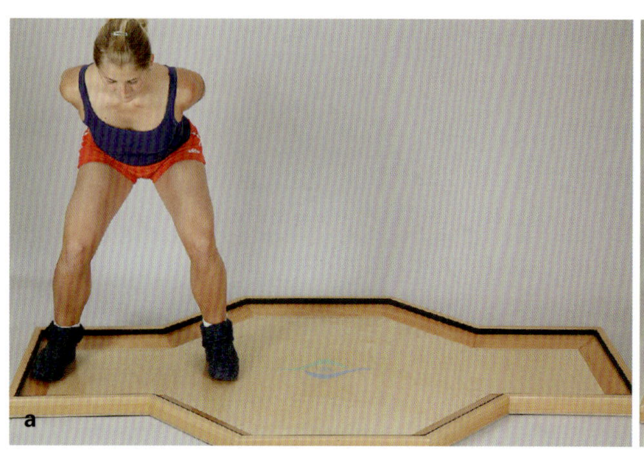
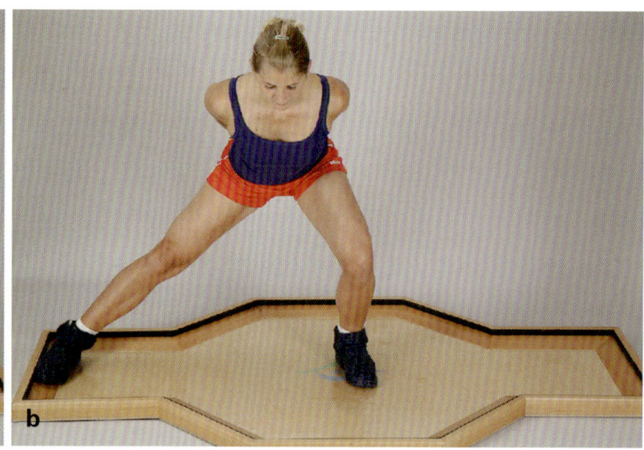

图 11.56 a、b. 开发步行字母表：侧跳（小的侧跳），在滑垫上有短暂的稳定阶段

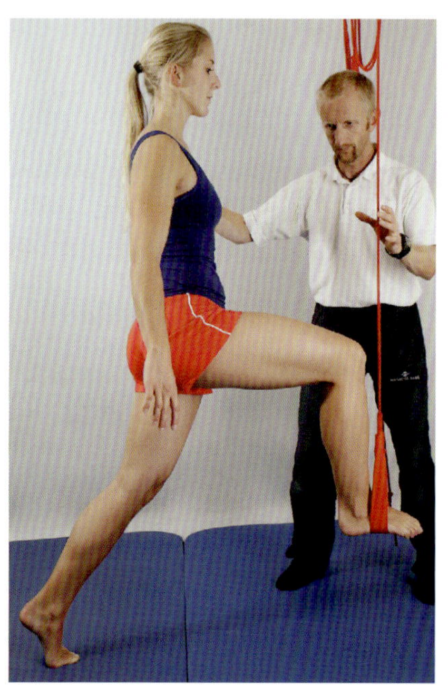

图 11.57 红绳腿轴训练系统

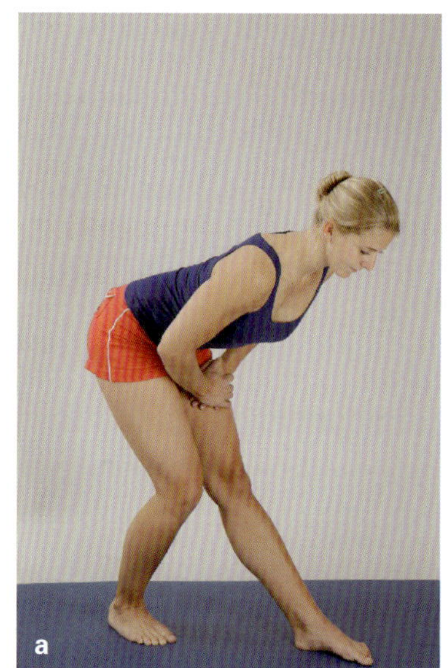
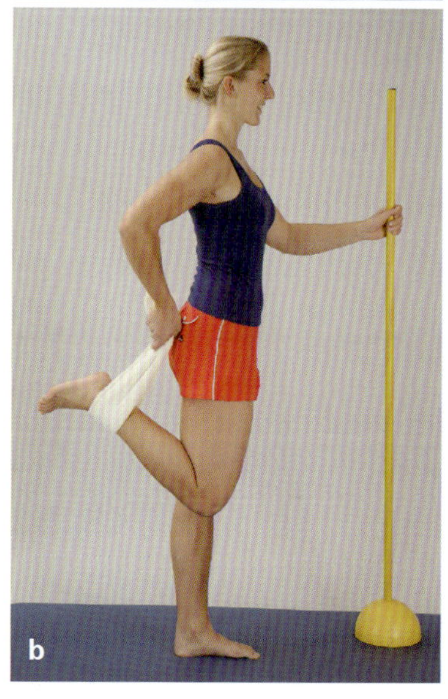

图 11.58 a、b. 伸展。a. 腘绳肌。b. 股直肌

力量训练

- 耐力训练，作为局部稳定的热身训练，见第Ⅱ阶段。
- 全身肌肉组织增生，中等运动范围：代表 6×15 次，18/15/12/12/15/18 金字塔式训练（在完全无痛的范围内）。
- 膝关节屈曲：腿部按压、改型、梭式、蹲式和变型：蹲式（图 11.60 a、b）、前部（图 11.60 c、d），下蹲弓步（图 11.60 e、f）。
- 阶梯练习（图 11.61）。
- 腿后腱卷曲。

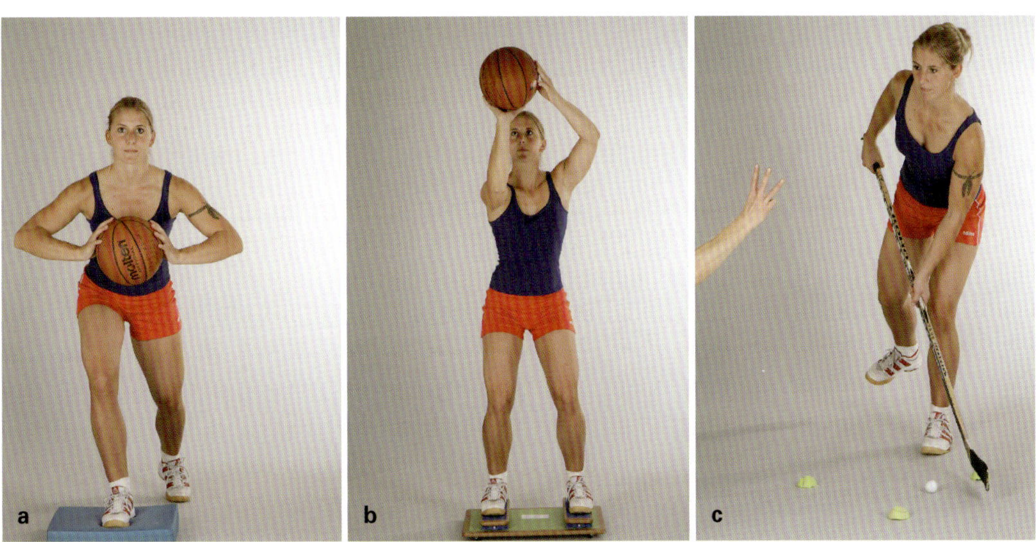

图 11.59　a~c. 运动特定条件反射。a. 篮球传球。b、c. 冰球传球

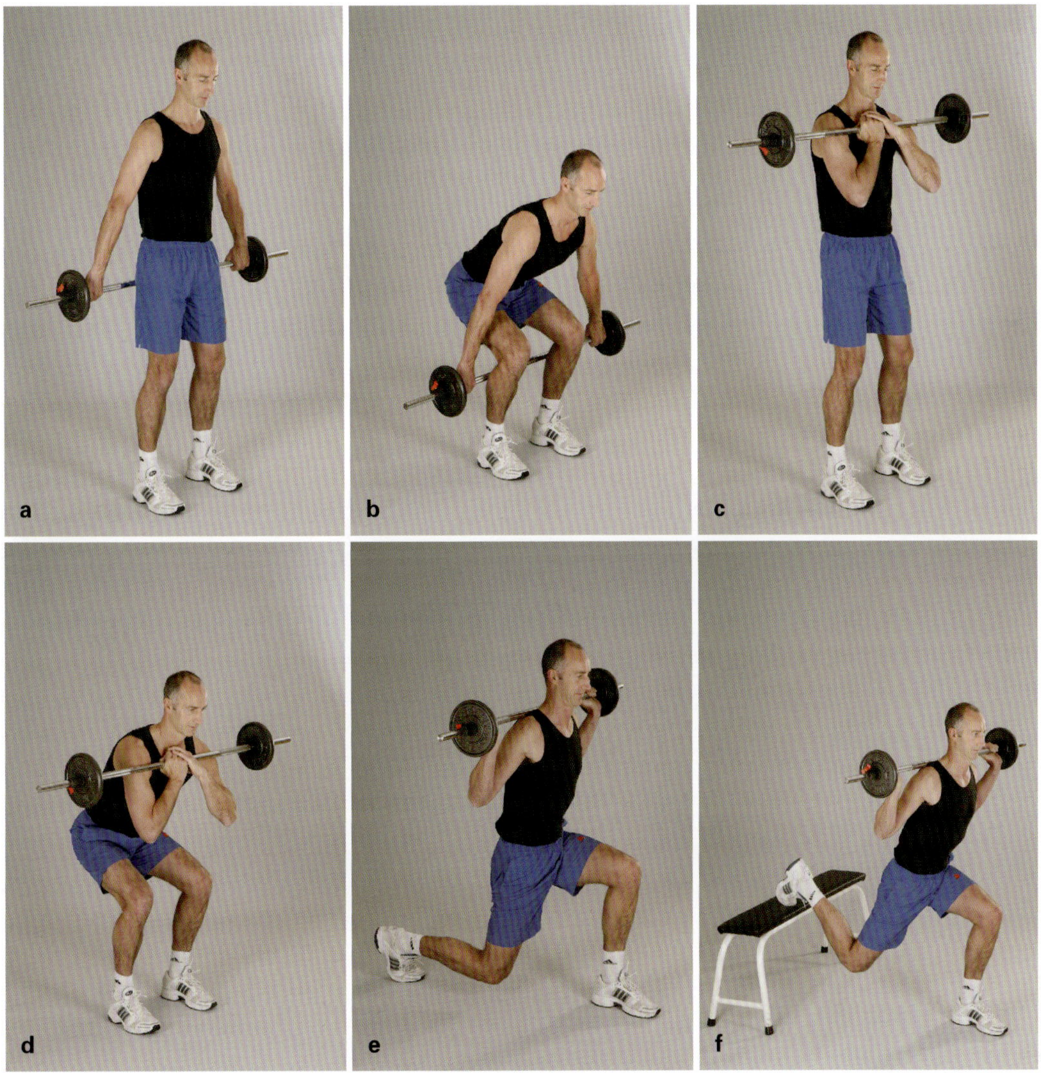

图 11.60　膝关节屈曲。a、b. 下蹲。c、d. 前蹲。e、f. 下蹲弓步

- 腓侧训练（交叉韧带重建）。
- 内收肌训练。
- 训练腹部肌肉和臀肌［早安式（图 11.62），划船弯腰，杠铃划船］。
- 跳跃作业（半月板或软骨治疗除外）：
  - 次跳跃 – 落地。
  - 跳跃 – 睁眼 = 落地。
  - 闭上眼睛 – 跳跃 – 着陆。
  - 双腿练习 – 单腿练习。
  - 伸展 1/4，1/2，3/4，360°。
  - 不稳定平面上的落地练习。
  - 步行向前，在着陆阶段进行训练，并具有刹车功能。
  - 两条腿向外跳（例如，跳上水平台阶）。
  - 交叉跳跃。
  - 在一条线上向前和向后（图 11.63）。
  - 侧跳。
  - Z 字形跳跃。

耐力训练

- 功率自行车训练 20~30 min，持续时间和功率根据身体状况增加。
- 重复练习：以 3~5 km/h 的速度上坡 10~20 min，坡度 10%。

治疗性攀登

- 在牵引支持下，从垂直壁区域的深关节位置开始进行初始稳定：正面站立，双手抓住肩部以上高度，通过踏出深角位置，手臂支撑运动。
- 旋转启动模式的批准（如上所述，但从轻微受伤的位置开始）。
- 在正面墙壁区域进行交叉步训练（手臂将两个把手固定到位，双腿在不同的台阶上交替，确定某些动作后果（移动）（上 / 下，左右水平移动）（图 11.64）。

11.4 第Ⅳ阶段

第Ⅳ阶段训练的目标在于患者恢复日常锻炼活动的能力。第 15.4 节总结了膝关节术后第Ⅳ阶段康复的运动治疗内容。

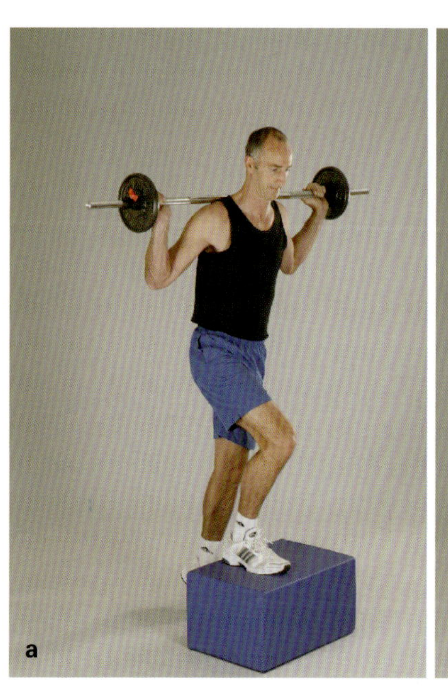

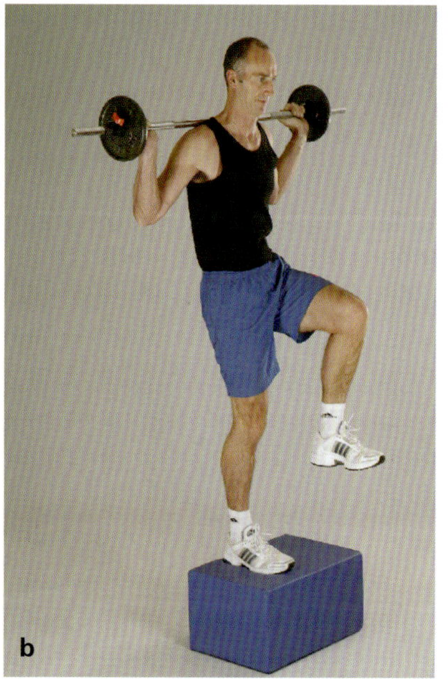

图 11.61 a、b. 杠铃负荷下踏步。a. 起始位。b. 结束位

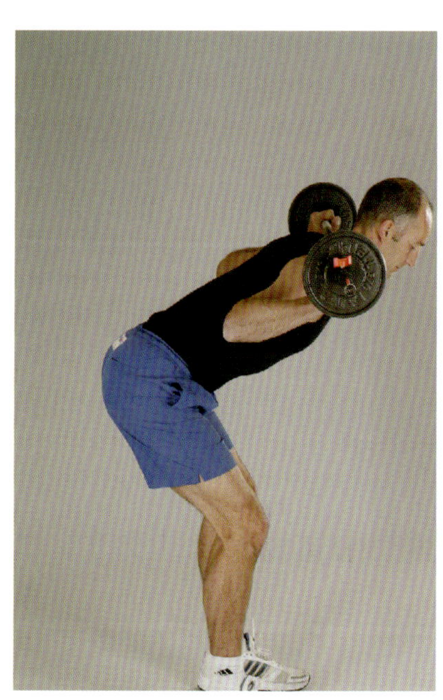

图 11.62 训练核心肌和臀肌：早安式

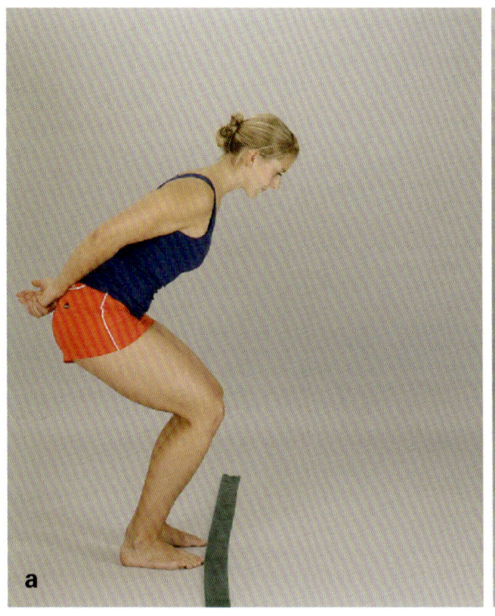

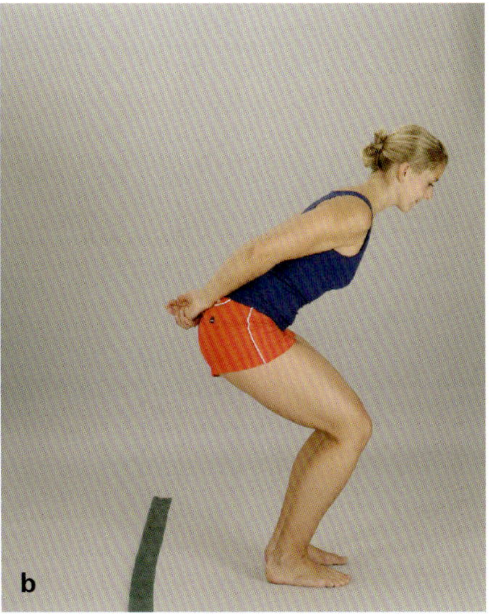

图 11.63 a、b. 在一条线上前后跳跃

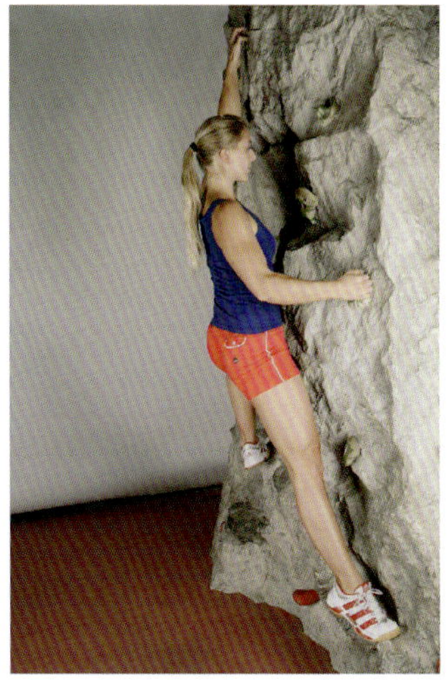

图 11.64 在正面墙区域交替进行跨步训练：双臂握住两个把手，双腿在不同的跨步上交替进行

参考文献

[1] Akuthota V, Nadler SF (2004) Core strengthening. Arch Phys Med Rehabil 85 (3 Suppl 1):86–92.

[2] Barral JP, Croibier A (2005) Manipulation peripherer Nerven. Osteopathische Diagnostik und Therapie. Urban & Fischer/Elsevier, Munich.

[3] Barral JP, Mercier P (2002) Lehrbuch der viszeralen Osteopathie, vol. 1. Urban & Fischer/Elsevier, Munich.

[4] Berg F van den (1999) Angewandte Physiotherapie, vol. 1–4. Thieme, Stuttgart.

[5] Bizzini M (2000) Sensomotorische Rehabilitation nach Beinverletzung. Thieme, Stuttgart.

[6] Bizzini M, Boldt J,·Munzinger U, Drobny T (2003) Rehabilitationsrichtlinien nach Knieendoprothesen. Orthopäde 32:527–534. doi: 10.1007/s00132-003-0482-6.

[7] Buck M, Beckers D, Adler S (2005) PNF in der Praxis, 5th edition Springer, Berlin Heidelberg.

[8] Butler D (1995) Mobilisation des Nervensystems. Springer, Berlin Heidelberg.

[9] Chaitow L (2002) Neuromuskuläre Techniken. Urban & Fischer/ Elsevier, Munich.

[10] Cook G (ed) (2010) Functional movement systems. Screening, assessment, and corrective strategies. On Target Publications, Santa Cruz (CA).

[11] Engelhardt M, Freiwald J, Rittmeister M (2002) Rehabilitation nach vorderer Kreuzbandplastik. Orthopäde 31:791–798. doi 10.1007/ s00132-002-0337-6.

[12] Fitts PM: Perceptual-motor skills learning. In: Welto AW (ed) Categories of Human Learning. Academic Press 1964, New York.

[13] Götz-Neumann K (2003). Gehen verstehen. Ganganalyse in der Physio therapie, 2nd edition, Thieme, Stuttgart.

[14] Hagerman GR, Atkins JW, Dillman CJ (1995) Rehabilitation of chondral injuries and chronic injuries and chronic degenerative arthritis of the knee in the athlete. Oper Techn Sports Med 3(2):127–135.

[15] Hambly K, Bobic V, Wondrasch B, Assche D van, Marlovits S (2006) Autologous chondrocyte implantation postoperative care and rehabilitation: science and practice. Am J Sports Med 34:1020. Originally published online Jan 25, 2006; doi: 10.1177/0363546505281918.

[16] Hinkelthein E, Zalpour C (2006) Diagnose- und Therapiekonzepte in der Osteopathie. Springer, Berlin Heidelberg.

[17] Hochschild J (2002) Strukturen und Funktionen begreifen., vol. 2: LWS, Becken und Untere Extremität. Thieme, Stuttgart.

[18] Imhoff AB, Baumgartner R, Linke RD (2014) Checkliste Orthopädie. 3rd edition. Thieme, Stuttgart.

[19] Imhoff AB, Feucht M (Hrsg) (2013) Atlas sportorthopädisch-sporttraumatologische Operationen. Springer, Berlin Heidelberg.

[20] Janda V (1994) Manuelle Muskelfunktionsdiagnostik , 3rd, revised edition Ullstein Mosby, Berlin.

[21] Kapandji IA (1999) Funktionelle Anatomie der Gelenke, vol. 2: Lower extremity. Enke, Stuttgart.

[22] Kapandji IA (1999) Funktionelle Anatomie der Gelenke, vol. 1: Upper extremity. Enke, Stuttgart.

[23] Kasseroller R (2002) Kompendium der Manuellen Lymphdrainage nach Dr. Vodder, 3rd edition Haug, Stuttgart.

[24] Kendall F, Kendall-McCreary E (1988) Muskeln – Funktionen und Test. G. Fischer, Stuttgart.

[25] Liem T (2005) Kraniosakrale Osteopathie, 4th edition Hippokrates, Stuttgart.

[26] Meert G (2007) Das venöse und lympathische System aus osteopathischer Sicht. Urban & Fischer/Elsevier, Munich.

[27] Meert G (2009) Das Becken aus osteopathischer Sicht: Funktionelle Zusammenhänge nach dem Tensegrity Modell, 3rd edition Elsevier, Munich.

[28] Mitchell FL Jr, Mitchell PKG (2004) Handbuch der MuskelEnergie Techniken, vol. 1–3. Hippokrates, Stuttgart.

[29] Mumenthaler M, Stöhr M, Müller-Vahl H (Hrsg) (2003) Kompendium der Läsionen des peripheren Nervensystems .Thieme, Stuttgart.

[30] Myers T (2004) Anatomy Trains: Myofasziale Leitbahnen. Elsevier, Munich.

[31] Paoletti S (2001) Faszien: Anatomie, Strukturen, Techniken, Spezielle Osteopathie. Urban & Fischer/Elsevier, Munich.

[32] Ramsak I, Gerz W (2001) AK-Muskeltests auf einen Blick, AKSE, Wörthsee.

[33] Schmidt RA, Lee TD. Motor control and learning: A behavioral emphasis. Champaign/IL: Human Kinetiks; 1999.

[34] Schwind P (2003) Faszien- und Membrantechniken. Urban & Fischer/Elsevier, Munich.

[35] Scott M, Lephart DM, Pincivero JL, Fu G, Fu FH (1997) The role of proprioception in the management and rehabilitation of athletic injuries. Am J Sports Med 25:130. doi: 10.1177/036354659702500126.

[36] Stehle P (Hrsg) (2009) BISp-Expertise „Sensomotorisches Training– Propriozeptives Training“. Sportverlag Strauß, Bonn.

[37] Travell JG, Simons DG (2002) Handbuch der Muskeltriggerpunkte, 2 volumes, 2nd edition Urban & Fischer/Elsevier, Munich.

[38] Weber KG (2004) Kraniosakrale Therapie. Resource-oriented treatment concepts. Springer, Berlin Heidelberg.

[39] Wingerden, B van (1995) Connective tissue in rehabilitation .Scipro, Vaduz.

第十二章　膝关节软骨：外科手术 / 术后康复

Andreas B. Imhoff, Knut Beitzel, Knut Stamer, Elke Klein

12.1 骨软骨治疗的外科手术技巧

12.1.1 微骨折

适应证

- 局灶性单纯骨软骨缺损（根据 Outerbridge 分期 Ⅱ ~ Ⅳ期）。

手术方法

- 首先通过标准入路的诊断性关节镜探查术评估已存在病理改变。
- 使用锋利刮匙清创。
- 微骨折尖钻钻孔至脂肪滴溢出（图 12.1）。

术后康复

表 12.1 提供了术后康复的概述。

12.1.2 同种异体骨软骨移植（OATS）

适应证

- 骨软骨病变 $< 4\ cm^2$。
- 局灶性软骨缺损（根据 Outerbridge 分期 Ⅱ ~ Ⅳ期）或局限性的缺血性骨坏死。
- 剥脱性骨软骨炎（Ⅲ / Ⅳ级）。

手术方法

- 首先通过标准入路的诊断性关节镜探查术评估已存在病理改变。
- 缺损区域行小型关节切开术（入口大小和部位取决于缺损）。
- 在缺损处打出一个或多个圆柱形钻孔（使用一个或多个圆柱形采样器敲打缺损处）（图 12.2）。
- 从外侧滑车区域取出相关圆柱形分离物（可能需

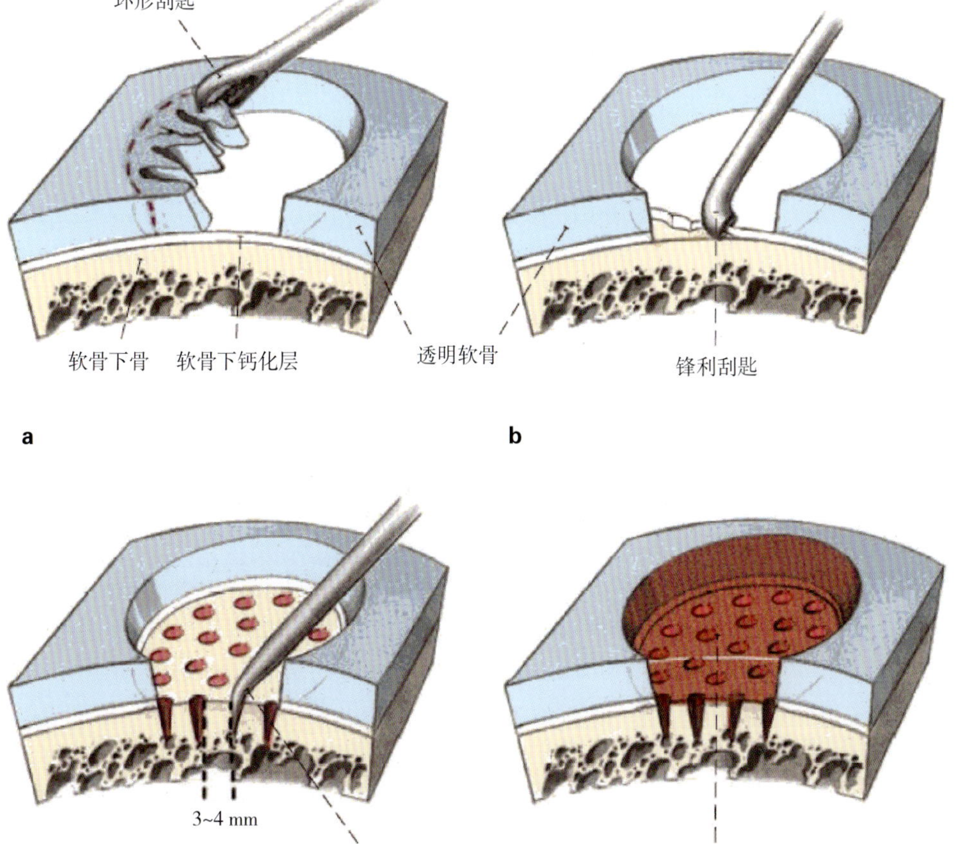

图 12.1　a~d. 关节镜下微骨折技术

表 12.1 微骨折术后康复（无须特殊的矫形器治疗）

阶段		活动度和允许的负荷
Ⅰ	术后第 1~6 周	自由活动，无负重
Ⅱ	术后第 7 周 ~ 术后 3 个月	在医疗监护下每周增加 20 kg 负荷
Ⅲ	术后 3~6 个月	开始跑步训练（平地），骑自行车，游泳（爬行）
Ⅳ	术后 6~12 个月	恢复运动和运动针对性训练（遵循医生指导）
	术后 12 个月后	接触性运动和高风险运动［取决于缺损的大小和位置以及种植体转换（手术）时长］

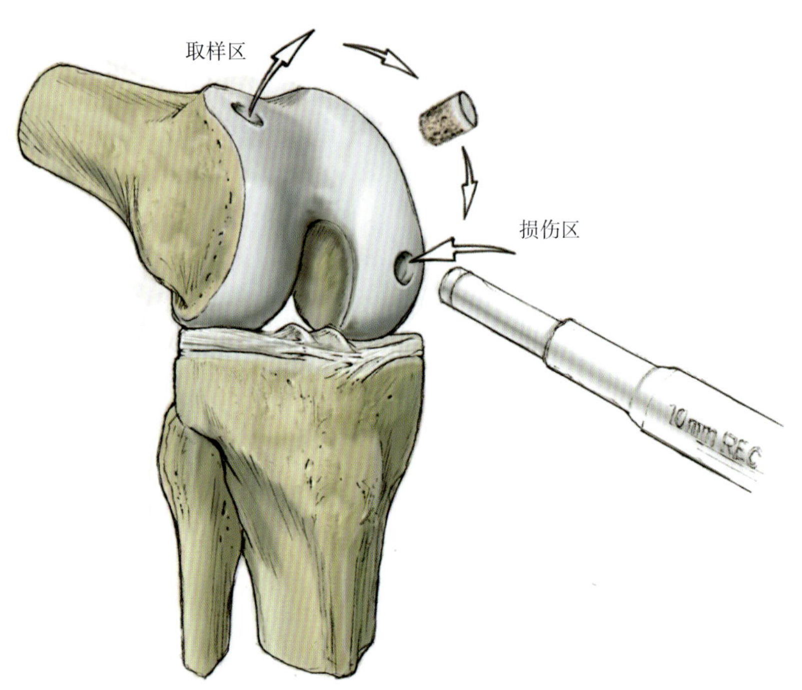

图 12.2 使用单个 OATS 系统进行骨软骨移植（Arthrex）

要在提取点附近的皮肤上做 1 个额外小切口）。

- 在监控圆柱体对齐和位置的同时，应用压配技术植入圆柱形分离物。

术后康复

表 12.2 描述了术后康复。

12.1.3 大型 OATS 技术

适应证

- 与同种异体骨软骨移植（OATS）一致。
- 缺损范围＞ 4 cm^2，直径最大在 35 mm 内。

手术方法

- 正中皮肤切口，行前内侧或前外侧关节囊切开术。
- 向外侧或内侧翻转髌骨（根据缺损的位置）。
- 对缺损部位进行评估、打孔和制备。
- 膝关节最大屈曲角度时，截取出同侧股骨后髁（图 12.3）。
- 在工作台制备适应缺损区的圆柱形移植块。
- 应用压配技术植入圆柱形移植块（如果稳定性不够，可使用小型碎片螺钉进行额外加固，并在 6 周后用 ASK 取出）。
- 逐层缝合伤口。

表 12.2　同种异体骨软骨移植（OATS）术后康复（无须特殊的支具治疗）

阶段		活动度和允许的负荷
Ⅰ	术后第 1~6 周	根据缺损的位置和大小，部分负荷或无负重
Ⅱ	术后第 7 周 ~ 术后 3 个月	每周增加 20 kg 负荷，游泳（爬行）
Ⅲ	术后 3~6 个月	开始跑步训练（平地），骑自行车
Ⅳ	术后 6~9 个月	恢复运动和运动针对性训练（遵循医生指导）
	术后 9~12 个月	接触性运动和高风险运动（取决于缺陷的大小和位置）

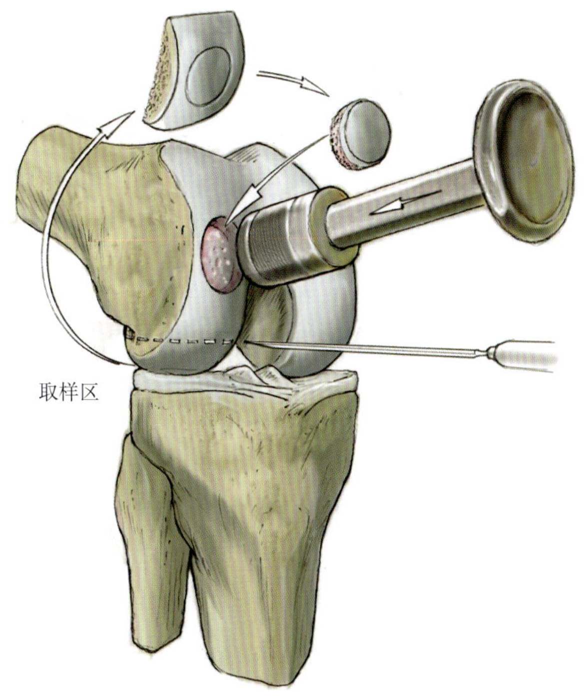

图 12.3　大型同种异体骨软骨移植术

术后康复

术后康复的要点详见表 12.3。

12.1.4 基质相关的 OATS（MACT）

适应证

- 不累及软骨下骨的局灶性软骨缺损。

手术方法

- 双侧入路。
- 首先通过关节镜探查并提取软骨细胞。
- 在实验室中培养软骨细胞（约 3 周）。
- 第二次手术根据缺损位置和程度采用对应的小型关节切开术。
- 清除软骨缺损区域，使用可吸收缝线材料将浸泡在细胞中的基质膜缝合到缺损区域（图 12.4）。
- 逐层缝合伤口。

术后康复

术后康复的要点详见表 12.4。

12.1.5 髌骨同种异体骨软骨移植（髌骨 OATS）

适应证

- 髌骨后表面区域的骨软骨病变（> 4 cm^2）。
- 局灶性软骨缺损（根据 Outerbridge 分期Ⅱ ~ Ⅳ期）和缺血性骨坏死。

手术方法

- 正中切口。
- 行内侧关节切开术，并外翻髌骨（也可以是外侧关节囊切开术）。
- 在缺损区域钻孔，制备圆柱形缺损（在缺损区域钻孔，并使用圆柱形采样器制备）。
- 从滑车外侧缘截取圆柱形分离物（非承重区）。

表 12.3　大型 OATS 术后康复。术后 6 周佩戴四点硬性固定支具（medi-M4 型）（屈 / 伸：90° 至 0°）

阶段		活动度和允许的负荷
Ⅰ	术后第 1~6 周	无负重，主动屈伸 90° 至 0°
Ⅱ	术后第 7 周 ~ 术后 3 个月	全范围活动，在医学监护下每周增加 20 kg 负荷
Ⅲ	术后 3~6 个月	开始跑步训练（平地），骑自行车，游泳（爬行）
	术后 6~9 个月	恢复运动和运动针对性训练（遵循医生指导）
Ⅳ	术后 9~12 个月	接触性运动和高风险运动

- 在监控圆柱形分离物对准和位置的同时，应用压配技术植入圆柱形分离物。
- 逐层缝合伤口。

术后康复

术后康复的要点详见表 12.5。

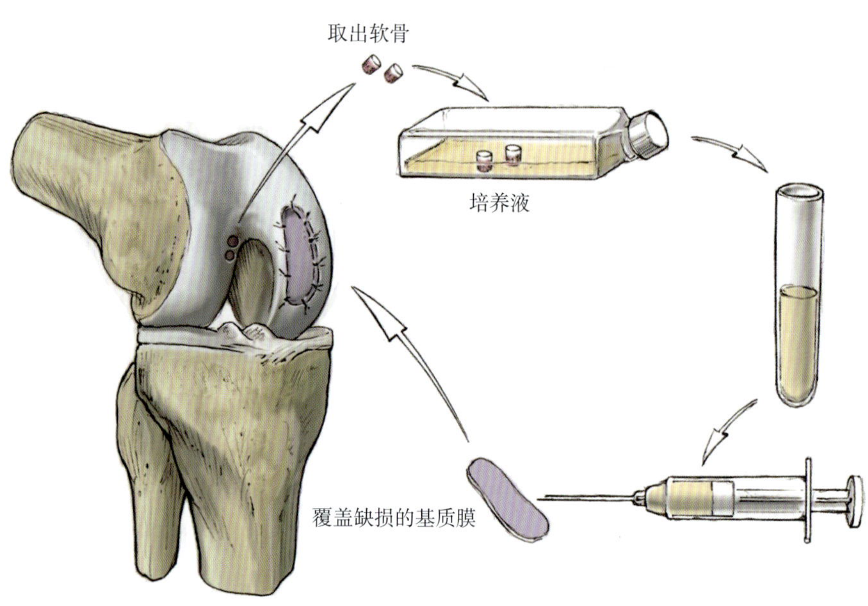

图 12.4 基质相关的 OATS 示意图

12

表 12.4 基质相关的 OATS 术后康复。术后无须佩戴支具

阶段		活动度和允许的负荷
Ⅰ	术后第 1~6 周	无负重全范围内活动
Ⅱ	术后第 7 周 ~ 术后 3 个月	在医学监护下每周增加 20 kg 负荷
Ⅲ	术后 3~6 个月	开始跑步训练（平地），骑自行车，游泳（爬行）
Ⅳ	术后 6~9 个月	恢复运动和运动针对性训练（遵循医生指导）
	术后 9~12 个月	接触性运动和高风险运动（取决于缺损的大小和位置以及种植体转换时长）

表 12.5 髌骨 OATS 术后康复。术后佩戴可调式四点硬框架支具（如 M-4-X-Lock 硬式支具）

阶段		活动度和允许的负荷
Ⅰ	术后第 1~6 周	主动屈伸：0° ~90°，伸直位部分负重 20 kg
Ⅱ	术后第 7 周 ~ 术后 3 个月	全范围自由活动，在医学监护下每周增加 20 kg 负荷
Ⅲ	术后 3~6 个月	开始跑步训练（平地），骑自行车，游泳（爬行）
Ⅳ	术后 6~9 个月	恢复运动和运动针对性训练（遵循医生指导）
	术后 9~12 个月	接触性运动和高风险运动

参考文献

[1] Bizzini M (2000) Sensomotorische Rehabilitation nach Beinverletzung. Thieme, Stuttgart.

[2] Hagerman GR, Atkins JW, Dillman CJ (1995) Rehabilitation of chondral injuries and chronic injuries and chronic degenerative arthritis of the knee in the athlete. Oper Techn Sports Med 3 (2):127–135.

[3] Hambly K, Bobic V, Wondrasch B, Assche D van, Marlovits S (2006) Autologous chondrocyte implantation postoperative care and rehabilitation: science and practice. Am J Sports Med 34:1020. Originally published online Jan 25, 2006; doi: 10.1177/0363546505281918.

[4] Hochschild J (2002) Strukturen und Funktionen begreifen., vol. 2: LWS, Becken und Untere Extremität. Thieme, Stuttgart.

[5] Stehle P (Hrsg) (2009) BISp-Expertise „Sensomotorisches Training–Propriozeptives Training". Sportverlag Strauß, Bonn.w

第十三章　膝关节软骨：康复治疗

Andreas B. Imhoff, Knut Beitzel, Knut Stamer, Elke Klein

13.1 第Ⅰ阶段

膝关节软骨术后第Ⅰ阶段康复同臀部术后的第Ⅰ阶段（第 7.1 节）。

13.2 第Ⅱ阶段

目标（依据 ICF）

第Ⅱ阶段的目标（依据 ICF）
- 生理功能 / 身体结构：
  - 促进吸收。
  - 调节受损的自主神经和神经肌肉功能。
  - 改善关节活动能力。
  - 避免功能性和结构性的损伤。
  - 提高关节稳定性。
  - 改善影响感觉运动功能的相关功能。
  - 保持行走时的生理运动模式。
  - 减轻疼痛。
- 活动 / 参与：
  - 开拓运动和负载的限度。
  - 在遵循负载指南的同时，提高行走的动态稳定性。
  - 优化运动中的支撑功能，以及核心和骨盆的稳定性。
  - 提高日常生活自理能力。
  - 学习居家训练计划。

13.2.1 物理治疗

患者教育
- 解释一定强度下被动运动的必要性，例如，前 6 周内每天 6~8 h 的 CPM 训练。
- 巨大骨软骨自体移植：前 6 周内屈伸 60° 至 0° 和放松训练。
- OATS：前 6 周内全范围活动（随意活动）和部分负重（10~15 kg）。
- MACI：前 6 周内全范围活动和放松训练。
- 髌骨 OATS：仅完全伸直位部分负重。

软骨移植的愈合阶段

软骨移植完全愈合需近 24 个月：
- 增殖阶段 < 6 周。
- 过渡阶段（3~4 个月）。
- 稳固阶段（3~6 个月）。
- 重塑阶段（12~24 个月）。

预防性治疗
- 每秒间歇性地主动踝泵运动。
- 上肢主动运动。
- 日常活动。
- 在疼痛发作期间控制血栓压力疼痛、肿胀的增加和相关区域温度的升高。

促进吸收
- 抬高患肢。
- 主动挤压运动。
- 手法淋巴引流技术。
- 沿淋巴回流路径吸盘按摩，缓解瘀血肿胀。
- 下肢的等张收缩。

提高活动度

> 应尽早进行 CPM 训练。

进行 CPM 的相关建议

对于软骨治疗后进行 CPM，存在以下共识：
- 术后第 1 天即可开始 CPM（术后 > 12~18 h）。
- 每日 6~8 h。
- 术后至少进行 CPM 治疗 6 周。
- 其他替代治疗：例如：无阻力测功仪训练（每天 60 min）。

- 软组织治疗：
  - 周围肌肉：腰大肌，腰肌，髂肌，股四头肌，内收肌群，骨盆转子肌，臀肌，髂胫束，比目鱼肌，腓肠肌，腘肌，足长肌（Cave：胫前肌在胫骨行高位矫正时出现分离）。可通过以下方法治疗。

    INIT。

    拮抗松弛技术。

    MET：5 s 等长收缩 – 放松 – 牵伸肌肉。重复 5 次，或直至无进一步牵伸。

    Cave：最早也仅在软骨手术结束的第Ⅱ阶段末期才进行，因为高静态成分对软骨有影响。

- 功能性按摩。

> **原则上，对于软骨治疗，需要注意以下几点：**
> - **避免长时间保持静态荷载和过长时间的加压（因为高强度静态成分会对软骨产生影响！）。**
> - **在软骨治疗后，只应使用振荡技术，因为有可能发生软骨片的剪切。**
> - **治疗应在完全无痛的范围内进行。如果出现疼痛，应该注意负荷已经明显超过限制，因为软骨没有任何直接的神经支配。**

- 主动和被动关节活动：
  - CPM 被动运动或功率自行车。
  - 进行膝关节在无痛范围内的主动辅助运动（图 13.1），如使用滑板。
  - 通过壁式轮滑进行独立运动，同时进行下肢轴线训练。

> **手术或固定后滑膜液的修复需要 2~3 周。在此期间，关节表面的压力分布并不是最佳的，因此对透明软骨的保护就减少了！由于承载能力降低，应尽量避免剪切性运动。**

调节自主神经和神经肌肉的功能

- 在交感神经和副交感神经节的治疗：T8~L2 和 S2~S4：手法，热疗，电疗，振荡治疗。
- 治疗可能的扳机点：阔筋膜张肌（TFL），缝匠肌，股四头肌，内收肌，腘肌。
- 自主神经 Slump 试验：脊柱前屈 + 脊柱侧屈 + 颈椎侧屈和伸展。
- 神经淋巴和神经血管反射点的治疗：
  - 臀大肌、臀中肌和臀小肌。
  - 股后肌群。
  - 腘肌。
  - 股直肌。
  - 缝匠肌。
  - 阔筋膜张肌（TFL）。
  - 胫前肌和胫后肌。

改善感觉运动功能

- 肌肉电刺激：可见的肌肉收缩。
- PNF 技术应用于上肢、对侧（泛化）和步态模式中的核心。
- 在不稳定表面进行闭链运动，例如，从坐着或半坐着开始，配合上肢和（或）不稳定的辅助设备，如气球、平衡板（图 13.2）。
- 在放松状态或部分负荷下进行协调性训练。
- 等长收缩。
- 增强闭链感觉运动练习。
- 膝关节、整个下肢（轴线）及姿势的感知训练（图 13.3）。

稳定和加强

- 不同位置和角度的等长收缩。

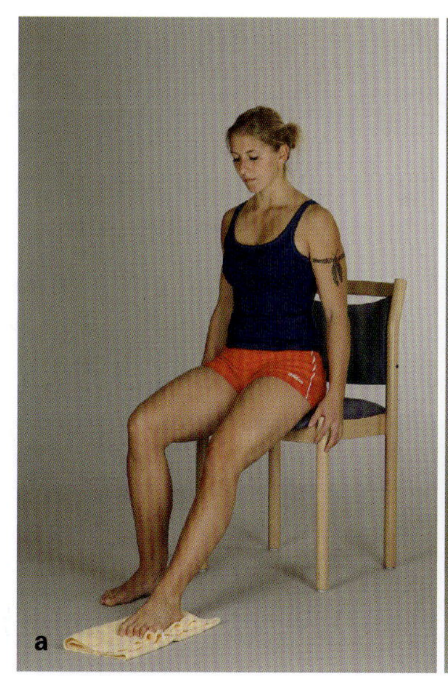

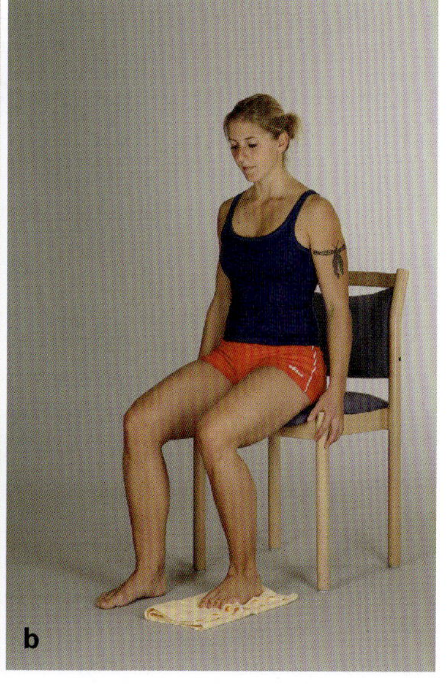

图 13.1　a、b. 无痛范围内主动辅助运动

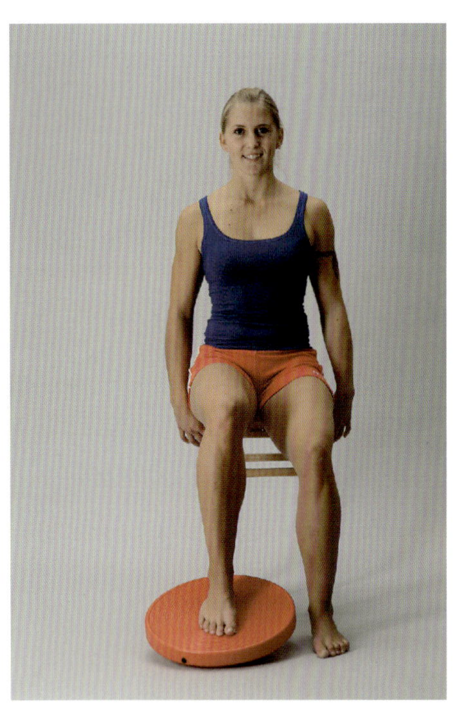

图 13.2 不稳定支撑面的闭链运动：使用不稳定辅助装置（平衡板）

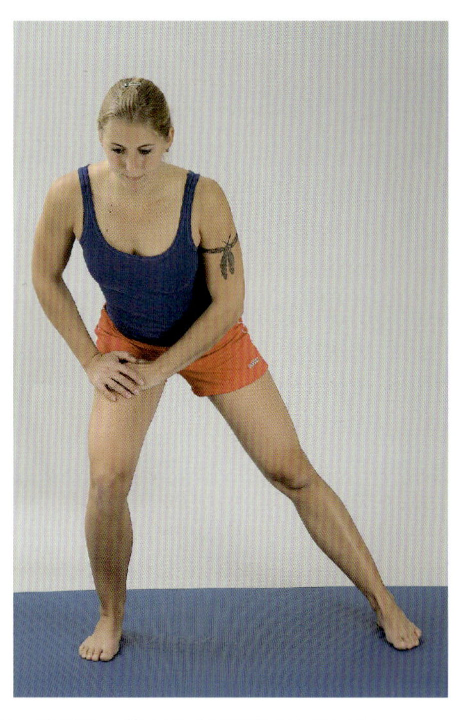

图 13.3 膝关节、整个下肢及姿势的感知训练

- 增强上肢肌力训练。
- 意识到三点足负重作为下肢轴的基础，伴随静态核心的参与。足部的承压点由木块支撑。患者首先应感知压力点，然后建立足弓。
- 下肢轴线训练：应用镜像治疗，患者可以看到他 / 她的新下肢轴线，并初步从治疗师那里获得额外的触觉支持。
- 典型步态姿势的稳定性——来自 PNF 概念中的泛化效应。
  - 手术侧下肢针对支撑活动的练习：
    起始于侧卧位或仰卧位，下肢运动模式，对侧屈曲、内收、外旋。
    起始于侧卧位或仰卧位，足部运动模式，同侧趾屈、内旋。
    起始于手术侧侧卧位，骨盆运动模式，向前侧提升。
  - 手术侧下肢针对摆动活动的练习：
    起始于侧卧位或仰卧位，下肢运动模式，对侧伸直、外展、内旋。
    起始于侧卧位或仰卧位，足部运动模式，同侧 DE 足内翻，屈曲 – 内收 – 外旋获得更多张力，或 DE 足外翻，屈曲 – 外展 – 外旋获得更多张力（对称或相反的）。
    起始于从仰卧位 / 侧卧位 / 坐位：同侧上肢运动模式，伸直 – 外展 – 内旋。
- 从侧卧位、俯卧位、仰卧位加强骨盆和腿部肌肉力量：PNF 伸展和屈曲运动模式，不同位置抗阻（但非远端）。Cave：膝关节无旋转！（图 13.4）。
- 股内斜肌训练（感知、触觉刺激），例如：(足）背伸 + 旋后。
- 核心控制的动态训练，或核心和足部稳定性的动态训练。
- 运动水池：稳定性和动态训练。

步态训练

- 逐步上台阶：上台阶时健腿在前（图 13.5 a），而下台阶时患腿在前。
- 学习四点或三点步态时，根据负荷指南，同时观察下肢轴线和姿势。
- 足跟滚动阶段的训练。
- 逐步上台阶（图 13.5 b）。
- 在测力板进行负荷的控制。
- 姿势控制。
- 日常活动：进出治疗性车辆的训练。
- 治疗花园：行走于不同的表面、倾面、斜坡。

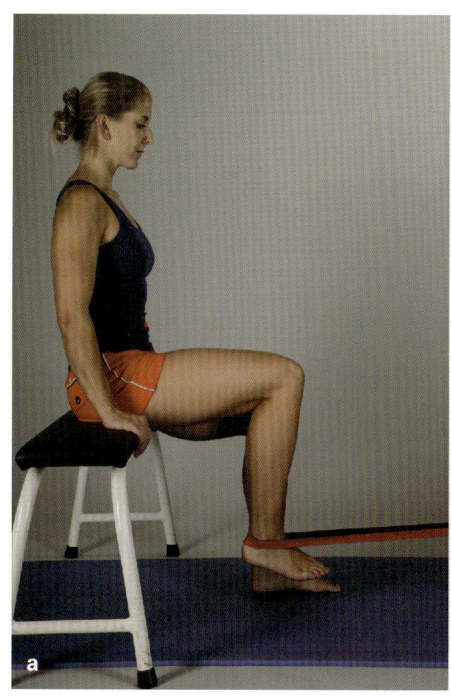
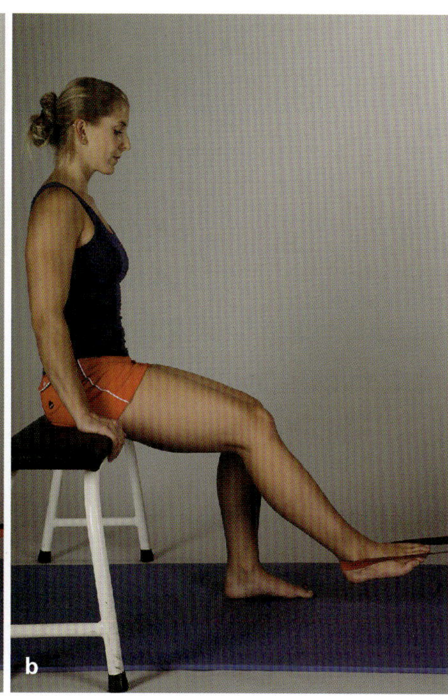

图 13.4　骨盆和下肢肌肉的力量训练

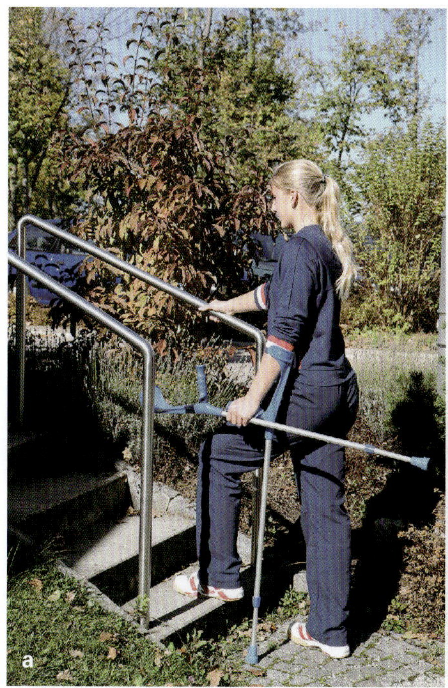
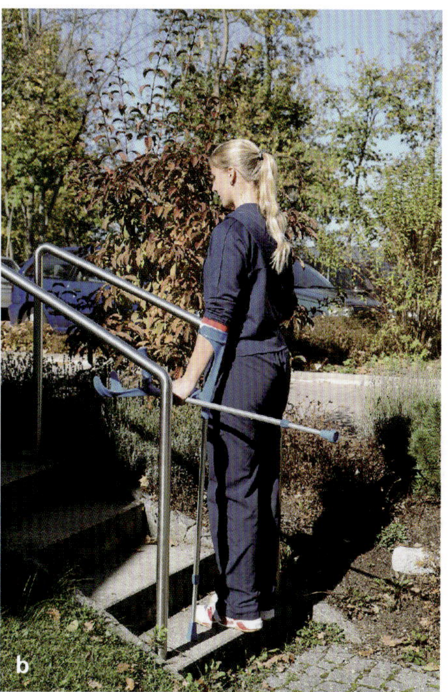

图 13.5　逐步上台阶：a. 上升时健腿在前。b. 采用逐级技术控制上台阶

物理治疗

- 手法淋巴引流技术。
- 加压包扎。
- CTM：腿部动脉区、静脉淋巴管区、肢体。
- 气动脉冲疗法：肌张力的调节和放松。
  - 松解组织压迫。
  - 激活和促进淋巴回流。
  - 刺激血液循环，包括深层组织。

- 低温冷疗和电疗促进局部吸收，如间动电流。
- 针灸按摩：
  - 腹侧：胃经、脾经、肾经。
  - 侧面：胆经。
  - 背侧：膀胱经。
  - 中间：肾经和肝经。
- 经皮电神经刺激（TENS）。
- 电刺激：每天至少 1.5 h。
- 足底热疗刺激足部反射。
- 低温动力学：间歇性短时间冰敷（冷疗 20 s，然后激活肢体至皮肤再次变暖，然后再次冷疗，3~4 个循环）。
- CPM 运动：每天 6 h，反复应用。

13.2.2 运动康复

- 核心和上肢的伴随训练：普拉提，侧拉，臂屈伸，划船，卧推，腹部和背部训练。

耐力训练

- 三点功率踏车，不使用患肢，因为不允许负重。可使用短曲柄的 TB（Total Body 四肢联动功率踏车）。
- 功率踏车训练：低负荷在 20~50 W，（1 × 10）~（2 × 15）min，可使用短曲柄。
- 步态训练。

力量训练

- 通过等长收缩激活肌肉。
- 力量耐力训练，根据计划调整；关注局部稳定性：在完全无痛的范围内，重复 4 ×（20~50）次。
- 通过对侧起始于仰卧位的泛化练习（力量耐力训练；4 × 20 次）：PNF 对角线模式的钢索滑轮运动。
- 训练髋关节稳定性：
  - 屈 / 伸［仰卧位，脚后跟平放在地板上，臀部屈曲；（在长凳上）俯卧位抬腿］。
  - 内收 / 外展（身体外侧固定下站立，脚放在瓷砖片上，向侧方滑动）。
- 在滑板或 Flowin 垫上滑动（图 13.6）。
- 伸展（通过支撑位置牵伸，从 20° 屈曲至完全伸展，无载荷）。Cave：不适用于髌骨后软骨重建患者，需注意髌骨后症状。
- 训练踝关节稳定性。
  - 坐位（趾屈）屈足：弹力带环绕着前脚，用手固定，足底缓慢屈曲，并缓慢离心松弛直到处于中立位。
- 坐姿时的背部伸展：弹力带从前面固定（例如，墙栏杆或桌腿）小腿轻微支撑，然后背部伸展对抗 Thera 带的牵引力。
- 小腿肌力训练（图 13.7）。

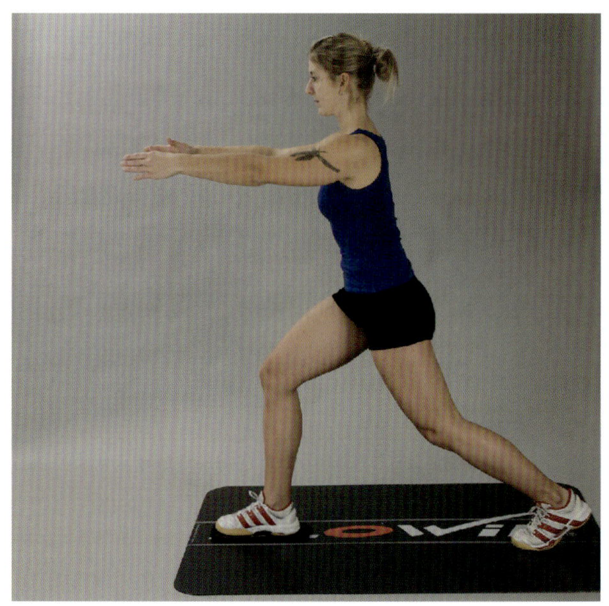

图 13.6 在滑板或 Flowin 垫上滑动

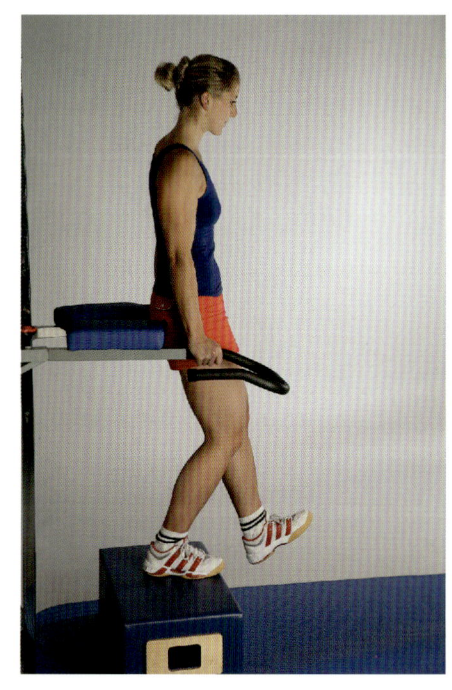

图 13.7 减重下的小腿肌力训练

应变限制的标准
- 24 h 疼痛行为。
- 肿胀 / 积液。
- 发红。
- 发热。
- 关节活动度的降低或停滞。
- 力量的减少或停滞。

13.3 第Ⅲ阶段

目标（依据 ICF）

第Ⅲ阶段的目标（依据 ICF）
- 生理功能 / 身体结构：
  - 改善关节活动。
  - 优化核心和骨盆稳定性。
  - 恢复肌肉力量。
  - 恢复关节的动态稳定性。
  - 优化改善影响感觉运动功能的相关功能。
  - 优化运动过程中沿运动链的协调运动模式。
  - 优化神经组织的滑动能力。
- 活动 / 参与：
  - 在日常生活、工作和运动中发展符合人体工程学的姿势和动作。
  - 恢复从事专业活动。
  - 积极参与社区生活 / 家庭生活。

13.3.1 物理治疗

患者教育
- 医生与患者讨论治疗的内容和目标。
- 告知关于重返工作和运动的相关讯息。
- 告知患者他们仍有存在的限制：
  - 软骨手术：术后近 3 个月时，从跑步训练开始运动。
- 为日常生活、工作和运动提供人体工程学建议。

软骨细胞移植后，需要很长时间的康复时间，直到再生细胞完全成熟（18~24 个月）。移植敏感性最高的时期是在植入后的前 3 个月内。在此期间，应避免对移植区域的冲击和剪切负荷。

提高活动度
- 髌骨松动；有 / 无加压、静止和伴随运动。
- 主动和被动关节活动：
  - 在膝关节无痛范围内的主动辅助运动。
  - 在下肢运动轴线训练的同时进行独立运动。例如：靠墙滑动。
  - 髌骨的松动（4 个方向）。
  - 加压运动。
- 邻近关节的松动：骨盆、腰椎、胫腓骨远端和近端关节。
- 神经结构的松动。
  - 直腿抬高（SLR）。
  - 俯卧位屈膝（PKB）牵拉隐神经（膝关节伸直 + 髋关节伸直 / 外展 / 外旋 + 足外翻 / 跖屈或足跟屈）。
  - Slump 试验。
- 手法治疗。
- 软组织治疗：
  - 邻近肌肉：股后肌群：髂肌，腰肌，髂胫束，内收肌群，闭孔肌，臀肌，股方肌，比目鱼肌，腓肠肌，腘肌，足长肌。进行：
    INIT。
    拮抗松弛术。
    MET：5 s 等长收缩 – 放松 – 牵伸。重复 5 次或者无法牵伸为止。
    来自 PNF 的放松技术（拮抗肌抑制的保持 – 放松和收缩 – 放松，节律稳定）。
    功能性按摩。
  - 通过横向按摩治疗韧带结构：股股韧带和胫骨韧带，髌骨上隐窝，外侧副韧带、髌韧带。
  - 通过按压和松解骨盆和下肢筋膜，例如：足底长韧带、小腿筋膜、大腿外侧筋膜，大腿和小腿的坐骨筋膜，阔筋膜，足底筋膜。
  - 肌筋膜结构的治疗：浅表前后线、螺旋线和侧线。
- 主动 / 被动关节运动。
  - 膝关节从不同起始位置的无痛范围内主动运动。
  - 通过靠墙滑轨进行独立运动和下肢轴性训练。
  - 髌骨问题的治疗。
  - 循序渐进（在时间上改进）改善股内斜肌（在向心和离心运动中，VMO 应该比 VLO 激活得更早且更强烈）。
  - 随后整合到全身协调运动中（旋后肌、内收肌、臀肌）。
- 下肢轴线训练以更好地控制动态 Q 角（减少外翻，减少小腿内侧旋转）。
- 牵伸或伸展至紧张状态的支撑结构（支持带、髂胫束、VLO、髌韧带）。
- 股四头肌的激活：促进髌上隐窝表面和深层之间的滑动，以防止粘连。
- 改善手术区组织的移位。
- 检查因果效应链（见第 7.3.1 节）。
- 屈伸自动化，例如，站立位开始：脚放在椅子或凳子上。通过向前转移重量，中枢发生移动，从而扩大膝关节屈曲范围。
- 或者以四点支撑的姿势，臀部靠近小腿，不发生骨盆的摇晃前提下转移重量。
- 神经结构激活技术：PKB，SLR 或者 Slump 试验（图 13.8）。

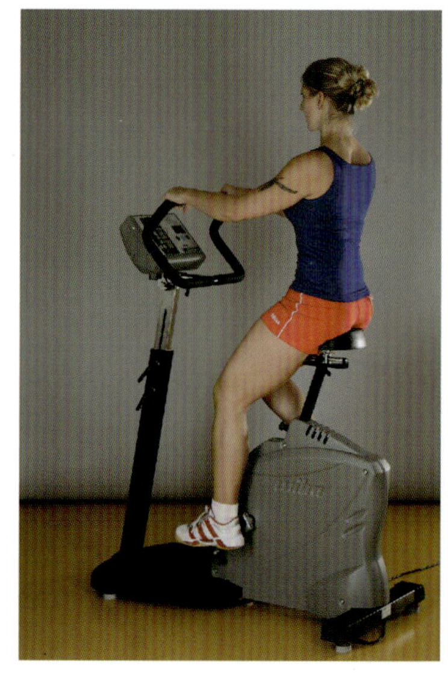

图 13.8 神经结构的激活

调节自主神经和神经肌肉的功能

- 激痛点的处理：
  - 拮抗松弛术：对疼痛点或肌肉最僵硬的区域施加压力。通过移动相邻的关节来放松组织，直到疼痛减轻或组织明显放松。保持这个位置 90 s，然后被动地返回到起始位置。
- 扳机点的处理：
  - INIT：通过压力对触发点施加缺血性加压，直到疼痛减轻。如果 30 s 后疼痛没有发生变化，放松压力并应用位置松解技术，即强直收缩直至放松。然后是 7 s 等长收缩和肌肉牵伸。

改善感觉运动功能

- 在各种不稳定的支撑面上进行的协调促进训练。
- 单腿或双腿稳定性运动：跷跷板、Gymstick 训练棍、平衡板、稳定垫、平台（图 13.10）。
- 闭眼双足站立（跟骨和跖骨接触）时，站立平衡姿势的感知训练。
- 生物反馈，例如：应用表面肌电图（EMG）。
- 闭链运动，包括在不稳定支撑面完成附加任务（图 13.9，图 13.11）。顺序：
  - 睁眼。
  - 远移视线。
  - 闭眼。

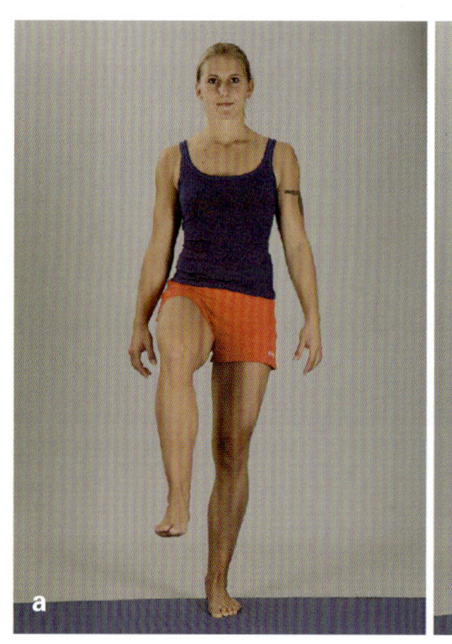

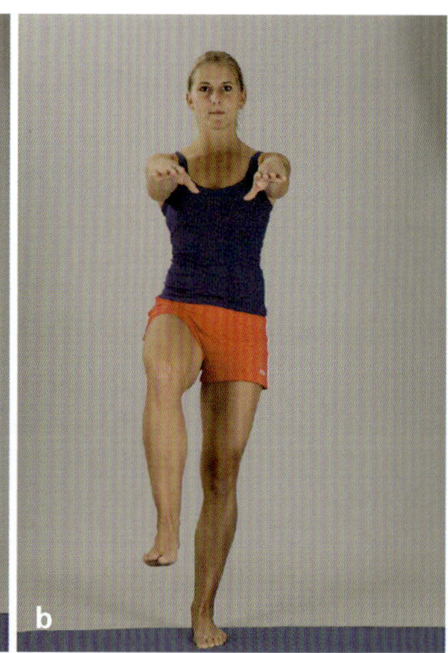

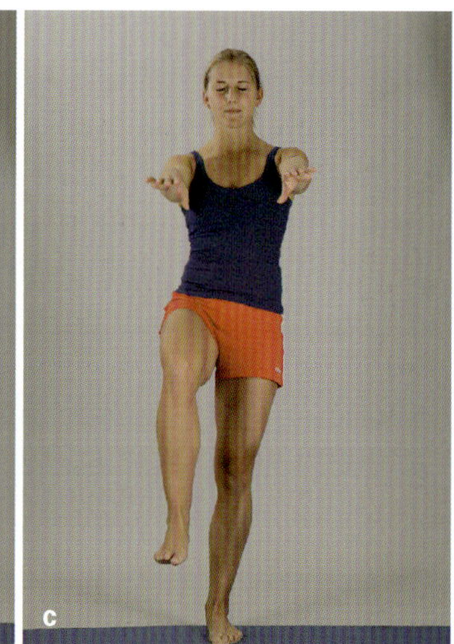

图 13.9 a~c. 促进协调训练，可进阶采用闭眼和附加任务

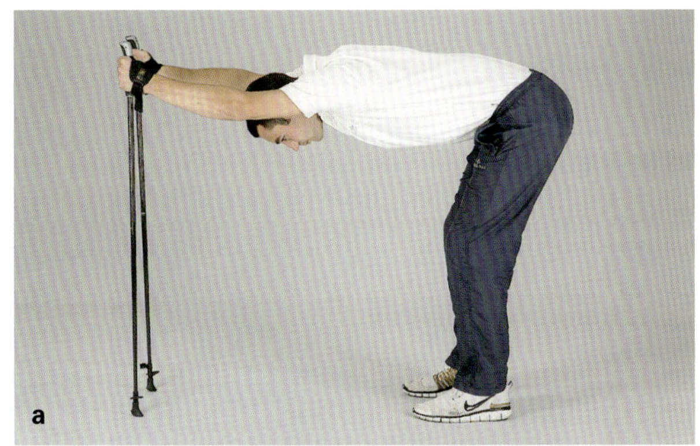

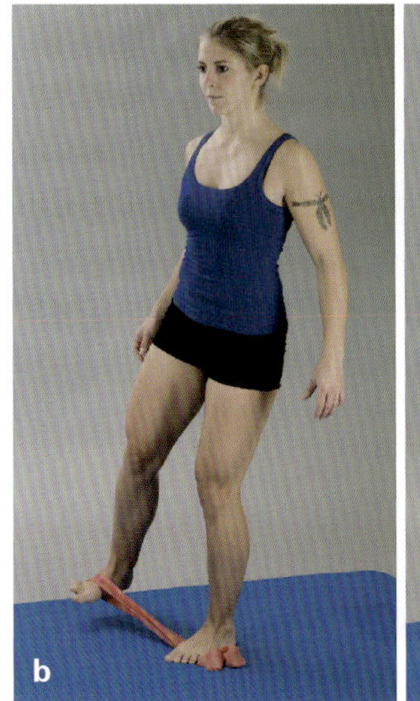

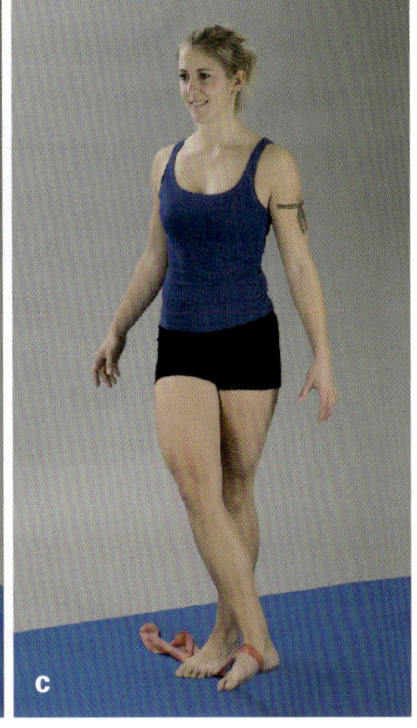

图 13.10 a~c. 在髋股关节尽可能低的负荷下，进行单腿或双腿稳定性训练

稳定和加强

- 靠墙滑行（离心稳定性）。
- 强化足部和下肢肌肉，例如比目鱼肌、腓肠肌。
- 上跨步训练，从初始的部分负荷逐渐增加负荷，直至附加重量的全负荷：在监测身体稳定性的同时进行重心转移训练。
- 单腿动态稳定性：在控制稳定性同时，手术侧下肢向前的弓步站立，前后移动重心。膝关节最多屈曲 60°。
- 使用牵引装置的单腿或双腿稳定性训练（手术侧下肢置于平衡板、跷跷板、泡沫板上）。

> **软骨治疗后康复的重点**
> - 保护移植体。
> - 恢复关节活动度（FROM）。
> - 促进肌肉控制和感觉运动功能。
> - 逐步增加重量负荷。

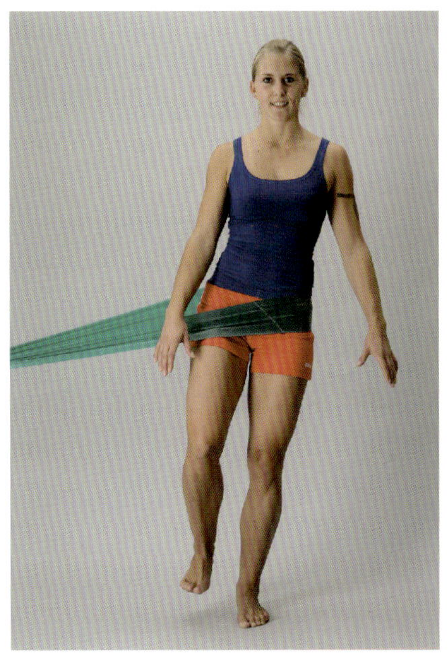

图 13.11 带有附加任务的封闭系统练习

步态训练

- 下肢轴训练：
  - 发展三点支撑的足部负重。
  - 调整膝关节的位置防止内侧塌陷。
  - 矫正髋关节前侧、矢状面和冠状面。
  - 腰椎中立位。
- 脱离拐杖可能性。
- 在不同地面上应对不同的协调任务（前后、侧向、快速、缓慢等）增加对日常应变（如在步行花园里完成附加任务的步行训练）的模拟。
- 使用视觉（镜子、地面标记）和声音（有节奏地敲击）辅助。
- 加强训练以提高感知，适应潜在的新应变，例如，在声光干扰下行走于不同的地面：在花园小径 / 步行路线上行走的同时：
  - 进行对话。
  - 打开雨伞。
  - 唱歌。
  - 协调变化（前后、侧向、慢速、快速）。
  - 不同照明条件（模拟日常情况）。
- 检查镜像时增加在跑步机上的锻炼时间。
- 视频步态分析作为对患者的反馈。
- 行走在负荷控制的压力测量板上：承载负荷的是否为手术侧?
- 全负荷步行（1~6 km/h）或快走（6~8 km/h），不得慢跑。

第十四章　踝关节：外科手术 / 术后康复

Andreas Imhoff, Knut Beitzel, Knut Stamer, Elke Klein

14.1 肌腱修复

经皮支架缝合跟腱

手术指征

- 急性断裂［跖屈时肌腱残端衔接不足（> 5 mm）］。
- 慢性断裂或再次断裂（保守治疗失败，可能需要肌腱整形手术）。

手术方法

- 约 3 cm 长的皮肤切口（破裂水平），潜在的血肿引流。
- 破裂末端的清创术和取出坏死组织。
- 每侧 1~2 cm 长的切口（外侧 / 内侧）。破裂高度近端 3 cm，远端靠近肌腱止点。
- 通过两条线（如光纤线）引导并插入 X 形框架缝线（图 14.1）。
- 监测再适应和肌腱张力。
- 逐层缝合伤口。

术后康复

表 14.1 提供了术后康复的概述。

14.2 囊 / 韧带重建

14.2.1 踝关节上韧带手术（外侧）上踝关节韧带手术（外侧）

手术指征

- 慢性侧向不稳定。
- 外侧囊 / 韧带装置存在不稳定性的情况下的 2 期破裂。
- 高强度运动员至少二级韧带断裂的相对指征（至少距腓前韧带和跟腓韧带断裂）。

手术方法

- 围绕腓骨远端头部的约 4 cm 长的弧形皮肤切口。
- 在跖骨基底 V 的区域做 2 cm 长的第二个皮肤切口。

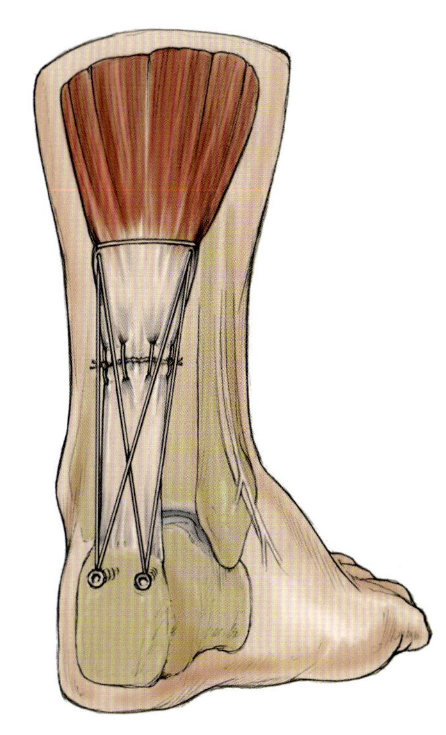

图 14.1　跟腱支架缝合

表 14.1　跟腱经皮支架缝合术后康复。术后 1~2 周：应用镫骨石膏；术后 3~6 周：应用 Aircast 步行器 / 楔形行走石膏；术后 6 个月内：使用跟腱保护石膏（注意：洗澡时也使用！）

阶段		活动度和允许的负荷
Ⅰ	术后 1~2 周	主动辅助跖屈 / 自由背伸 /30° /0° 缓解镫骨石膏的压力
Ⅱ	术后 3~4 周	增加疼痛以适应空投步行者（楔形足底）的疼痛水平屈曲 15° 适应 Aircast 步行器的疼痛程度的增加（楔形跖屈 15°） 主动辅助跖屈 / 自由背伸 /15° /0°
	术后 5~6 周	视疼痛程度而定，在 Aircast 步行器中承受全部重量（不使用楔子） 主动辅助跖屈 / 自由背伸 /0° /0°
Ⅲ	自第 7 周起	允许背伸（仅在医疗咨询后）
Ⅳ	约术后 3 个月	游泳（爬行）
	约术后 4 个月	开始跑步训练（平地），骑车
	约术后 6 个月	恢复运动和运动专项训练（咨询医生后）
	约术后 9~12 个月	接触和高危运动（咨询医生后）

- 腓骨远端和外侧韧带装置的准备（评估韧带残端和残余组织）。
- 准备和调动腓骨短肌肌腱，以及远端肌腱的一半剥离（肌腱的分裂）。
- 如有必要，可选择自体肌腱移植（如股薄肌腱）。
- 保护腓肠肌腱区的同时，使用肌腱剥离器切除分裂的肌腱。
- 在距腓肠肌前韧带的解剖插入部位准备和插入一个钻孔通道。
- 两个矢状腓通道（距腓前韧带和跟腓前韧带的起始区域）的准备和钻孔。
- 在跟腓骨韧带解剖插入区准备和插入 1 个钻孔通道。
- 用生物可吸收螺钉在距骨内固定肌腱移植，通过腓骨钻通道牵引移植肌腱，在张力控制下用生物可吸收螺钉在足内旋时固定跟骨（图 14.2）。
- 逐层缝合伤口。

术后康复

表 14.2 提供了术后康复的概述。

14.2.2 上踝关节韧带联合重建（Tight Rope®）

手术指征

- 急性联合韧带断裂（在 Weber B 和 C 骨折的情况下，可能行骨接合术）。

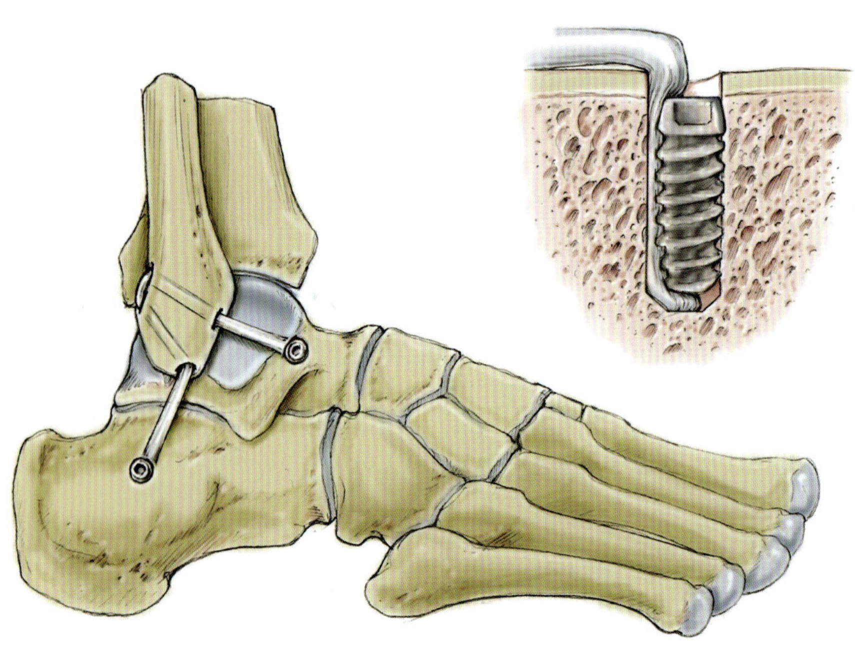

图 14.2 上踝关节外侧肌腱增强

表 14.2 上踝关节韧带手术（外侧）术后康复。术后 1~2 周：足底屈伸 / 背侧伸小腿石膏固定（0° /0° /0°）；术后 3~6 周：应用 Aircast 步行器 / 步行石膏

阶段		活动度和允许的负荷
Ⅰ	术后 1~2 周	减轻石膏模型上的压力 无内旋或外旋 石膏外自由活动背伸 / 跖屈
Ⅱ	术后 3~6 周	Aircast 步行器 / 步行石膏全负荷 无内旋或外旋 石膏外自由活动背伸 / 跖屈
Ⅲ	术后 7 周	运动范围自由
Ⅳ	术后 3 个月	游泳（爬行），开始跑步训练（平地），骑自行车
	术后 6 个月	恢复运动和特定运动训练、接触和高风险运动（在咨询医生后）

- 慢性和以前的韧带联合断裂（慢性不稳定）。

手术方法

- 约 2 cm 长的切口。距外踝约近端 3 cm 处（或通过现有通道在同时行骨合术的情况下）。
- 在腓骨和胫骨之间钻个洞。
- 用针在皮肤中间穿 1 根线。
- 通过通道缝合线牵引紧绳（Arthrex），倾斜金属板并内侧夹板。
- 张力控制和横向系紧绳索（图 14.3）。
- 逐层缝合伤口。

术后康复

表 14.3 提供了术后康复的概述。

14.3 软骨手术

Talus 骨软骨同种异体移植 / 骨软骨自体移植

手术指征

- 有限的骨软骨病变。
- 局灶性软骨缺损［符合 Outerbridge Ⅲ ~ Ⅳ级（> 软骨密度的 50%）］或局灶性局限性骨痂。
- 剥脱性骨软骨炎（Ⅲ / Ⅳ级）。

手术方法

- 大约 4 cm 长的内侧或外侧皮肤切口，在相应的踝腹侧。
- 准备工作，描述软骨缺损的关节切开术（内侧：潜在的内踝截骨术；外侧：描述所需的韧带联合骨加深）。
- 用抽提筒（通常 1~2 筒）打入软骨缺损。
- 如有必要，可通过外侧小关节切开术，从膝关节同侧滑车中取出自体圆筒式分药器。
- 在控制位置的同时，用压合技术将圆筒式点胶机（制造的圆筒式点胶机，如 Bio Matrix 或自体圆筒式点胶机）插入距骨缺损区（图 14.4）。
- 逐层缝合伤口。

术后康复

表 14.4 提供了术后康复的概述。

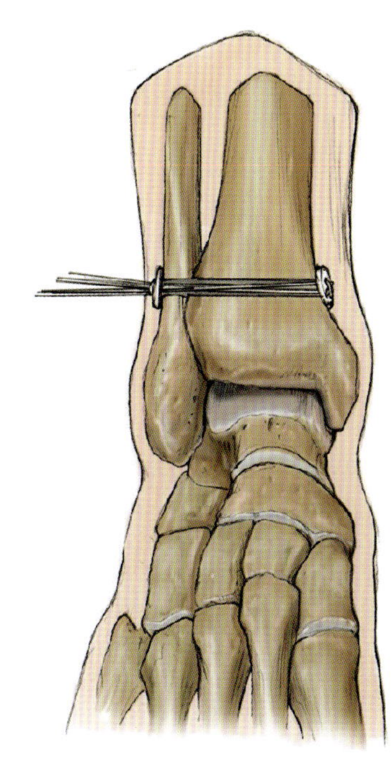

图 14.3　踝关节韧带联合重建（Tight Rope®，Arthrex）

表 14.3　踝关节韧带联合重建（Tight Rope®）术后康复。术后 1~2 周：小腿跖屈 / 背伸打石膏（0° /0° /0°）；应用术后 3~6 周：Aircast 步行器 / 步行石膏

阶段		活动度和允许的负荷
Ⅰ	术后 1~2 周	减轻石膏上的压力 无内旋或外旋 石膏外的背伸 / 跖屈：20° /0° /0°
Ⅱ	术后 3~6 周	Aircast 步行器 / 步行石膏全负重 无内旋或外旋 石膏外的背伸 / 跖屈：20° /0° /0°
Ⅲ	从第 7 周开始	自由运动，满载
Ⅳ	术后 3 个月	游泳（爬行），开始跑步训练（平地），骑自行车
	术后 6 个月	恢复运动和运动专项训练、接触和高风险运动（咨询医生后）

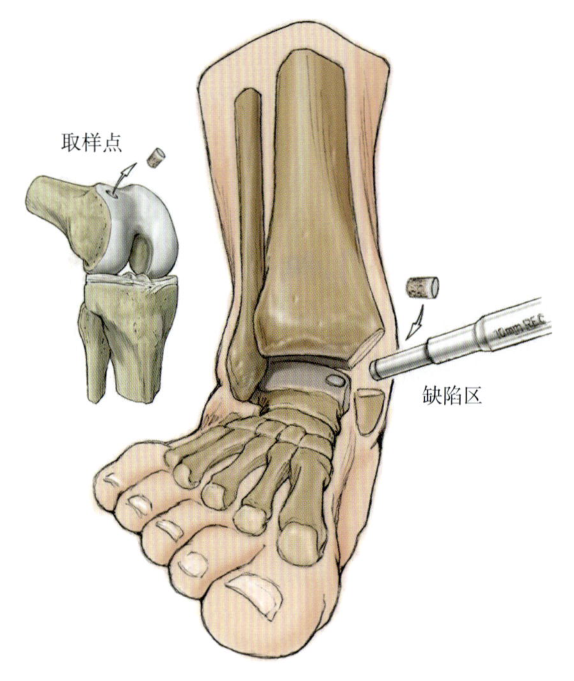

图 14.4 从股骨近外侧髁取下使用圆筒式分骨器进行自体骨－软骨移植和内踝截骨术

14.4 内固定假体

全上踝关节假体内固定（Salto®）

手术指征

- 上踝关节的初级和次级关节（韧带稳定）。
- 类风湿性关节炎。

手术方法

- 宽阔的前路和潜在的骨赘去除。
- 对齐锯条，切除胫骨和距骨穹隆。
- 在恒定的轴位控制下进一步准备距骨和胫骨远端。
- 通过试验种植体确定种植体大小和软组织平衡。
- 插入胫骨和距骨植入物，以及移动嵌体。
- 潜在的额外经皮跟腱瘢痕。
- 逐层缝合伤口。

术后康复

表 14.5 提供术后康复的概述。

表 14.4 Talus OATS 术后康复。术后 1~6 周：小腿跖屈 / 背伸打石膏（0° /0° /0°）

阶段		活动度和允许的负荷
Ⅰ	术后第 1~6 周	缓解压力 无内旋或外旋 允许在石膏外进行背伸 / 跖屈运动（膝关节自由活动）
Ⅱ	术后第 7 周	检查石膏模型 X 线监测下每周缓慢增加 20 kg 负荷 运动范围自由 游泳（爬）
Ⅲ	术后 3 个月	开始跑步训练（平地），骑车
Ⅳ	术后 6 个月	恢复运动和运动专项训练、接触和高风险运动（咨询医生后）

表 14.5 上踝关节全假体固定（Salto®）术后康复。足底屈伸 / 背伸小腿打石膏（0° /0° /0°），术后持续 6 周

阶段		活动度和允许的负荷
Ⅰ Ⅱ	术后 1~6 周	缓解压力 无内旋或外旋 允许石膏外背部伸展 / 跖屈
Ⅲ	术后 7 周开始	活动范围自由，每周负重增加 10 kg（临床和放射学检查后），游泳
Ⅳ	术后 4 个月	骑车 进一步增加负荷需要特定的治疗决定 / 接触和高风险运动不推荐

14.5 关节松动

上踝关节松动

手术指征

- 临床上明显的上踝关节运动受限。
- 软组织或骨性撞击（如创伤后、术后、感染后）。

手术方法

关节镜：

- 通过前面的标准入口和可能的额外的背侧入口进入。

开放手术（很少需要）：

- 皮肤切口和小关节切开术。
- 在控制活动范围的同时，切除任何骨赘和可能的游离关节体，切除瘢痕和粘连。
- 逐层缝合伤口。

术后康复

表 14.6 提供了术后康复的概述。

表 14.6 上踝关节松动术后康复（不需要特殊的矫形器治疗）

阶段		活动度和允许的负荷
Ⅰ Ⅱ	术后 1~2 周	局部负重 20 kg
Ⅲ Ⅳ	术后第 3 周	增加负荷至满负荷（取决于疼痛和积液），释放后能恢复运动活动

参考文献

[1] Bizzini M (2000) Sensomotorische Rehabilitation nach Beinverletzung. Thieme, Stuttgart.
[2] Bizzini M, Boldt J, Munzinger U, Drobny T (2003) Rehabilitationsrichtlinien nach Knieendoprothesen. Orthopäde 32:527–534. doi: 10.1007/s00132-003-0482-6.
[3] Engelhardt M, Freiwald J, Rittmeister M (2002) Rehabilitation nach vorderer Kreuzbandplastik. Orthopäde 31:791–798. doi 10.1007/s00132-002-0337-6.
[4] Hagerman GR, Atkins JW, Dillman CJ (1995) Rehabilitation of chondral injuries and chronic injuries and chronic degenerative arthritis of the knee in the athlete. Oper Techn Sports Med 3 (2):127–135.
[5] Hambly K, Bobic V, Wondrasch B, Assche D van, Marlovits S (2006) Autologous chondrocyte implantation postoperative care and rehabilitation: science and practice. Am J Sports Med 34:1020. Originally published online Jan 25, 2006; doi: 10.1177/0363546505281918.
[6] Hochschild J (2002) Strukturen und Funktionen begreifen., vol. 2: LWS, Becken und Untere Extremität. Thieme, Stuttgart.
[7] Imhoff AB, Baumgartner R, Linke RD (2014) Checkliste Orthopädie. 3rd edition. Thieme, Stuttgart.
[8] Imhoff AB, Feucht M (Hrsg) (2013) Atlas sportorthopädisch-sporttraumatologische Operationen. Springer, Berlin Heidelberg.
[9] Meert G (2009) Das Becken aus osteopathischer Sicht: Funktionelle Zusammenhänge nach dem Tensegrity Modell, 3rd edition Elsevier, Munich.
[10] Stehle P (Hrsg) (2009) BISp-Expertise „Sensomotorisches Training–Propriozeptives Training". Sportverlag Strauß, Bonn.

第十五章　踝关节：康复治疗

Andreas B. Imhoff, Knut Beitzel, Knut Stamer, Elke Klein

15.1 第Ⅰ阶段

软骨术后的第Ⅰ阶段康复同髋关节术后的第Ⅰ阶段康复（第 7.1 节）。

15.2 第Ⅱ阶段

目标（依据 ICF）

第Ⅱ阶段的目标（依据 ICF）
- 生理功能、身体结构：
  - 促进吸收。
  - 缓解疼痛。
  - 避免功能和结构损伤。
  - 调节受损的营养和神经肌肉功能。
  - 保持关节活动性。
  - 改善感觉运动功能。
  - 行走时保持生理运动模式。
- 活动 / 参与：
  - 在符合载荷准则的情况下，发展行走时的动态稳定性。
  - 优化核心和骨盆稳定性在运动中的支撑作用。
  - 独立面对日常生活中的挑战。
  - 利用移动和载荷的极限。
  - 学习家庭训练课程。

15.2.1 物理治疗

患者教育
- 一起讨论治疗的内容和目标。
- 解释在肌腱重建的情况下，什么是必要的和禁止的：
  - 从术后第 7 周起，仅在中立位以上进行背伸。
  - 从术后第 3 周开始，仅用 Aircast 步行器进行负荷：
    - 控制步态负荷。
    - 向患者解释情况，以减少对运动的恐惧，并促进允许的运动：患者个人病理信息（使用足部模型或插图），伤口愈合状况，以及相关的恢复力和活动能力。
- 解释囊 / 韧带重建的限制：
  - 不允许内旋或外旋。
  - 术后约 3 个月开始爬泳。
- 处理矫形器。
- 关于软骨治疗局限性的信息：
  - 无负荷。
  - 术后 6 周无内旋或外旋。
  - 避免站立太久：增加的肿胀会导致伤口愈合问题。
- 关于假体内固定术的建议信息：
  - 不要跳跃。
  - 一般情况下，避免高风险的运动。
  - 从术后第 7 周开始游泳、骑固定自行车。
  - 从术后第 4 个月开始：骑车。
- 关节松动术：解释加强动员技术和患者积极配合的必要性。

预防性治疗
- 腿部肌肉的等长训练。
- 上肢的主动运动。
- 在出现疼痛和相应区域肿胀增加时检查血栓－疼痛压点。
- 日常活动。
- 经常站起来走动：更频繁，但时间更短，因为有增加肿胀的风险。
- 根据患者的情况，预防血栓和肺炎。

促进吸收
- 抬高。
- 积极的减压运动。
- 在关节松解的情况下学习独立的运动方案：
  - 屈身：禅宗的姿势。
  - 伸展：向前迈步，从 DII（转移重心）开始向前伸展膝关节，脚跟保持在地板上，屈曲膝关节或在单杠上向内侧或外向移动，脚跟保持在地板上（图 15.1）。
- 手法淋巴引流技术。
- 冰敷仪。
- 压缩绷带。
- 腿水疗法，膝关节水疗法。

提高活动度
- 软组织治疗：
  - 治疗周围肌肉：腓肠肌、比目鱼肌、长足肌、腓骨肌、胫前肌，采用整合性神经肌肉抑制术（INIT）、拮抗松弛术（SCS）、等长收缩后松弛术（PIR）、收缩－放松、肌肉能量技术。

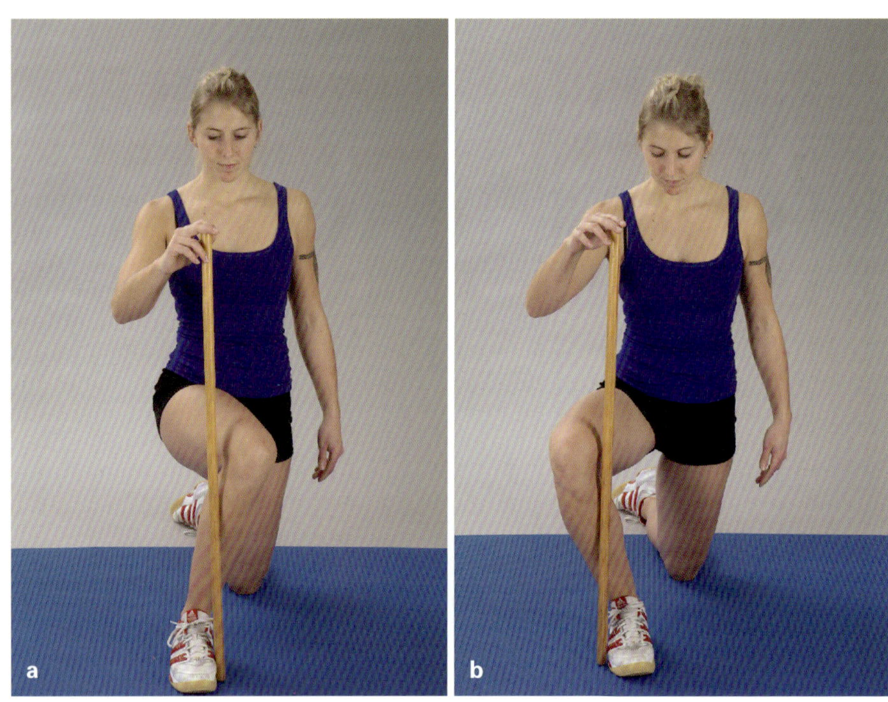

图 15.1 a、b. 关节松解情况下的独立运动方案：伸展：向前伸展，从 DII（转移重心）开始向前伸展膝关节，足跟保持在地板上，向前移动膝关节向内侧（a）或向外侧（b），足跟保持在地板上

- 骨盆和下肢筋膜技术（加压和释放技术）：足底长韧带（图 15.2 a）、小腿筋膜、大腿外侧筋膜、坐骨大腿筋膜和小腿筋膜（图 15.2 b），阔筋膜。
- 后脚与前脚之间的螺旋连接（图 15.3）。
- 上踝关节在所有自由方向无疼痛和放松地活动，有压缩和无压缩。注意事项：用于软骨 / 韧带重建。
- 软骨治疗：在自由活动范围内小心地活动上踝关节（不是终点，因为在这种情况下有软骨破坏的风险）。注意事项：内踝截骨术中，下踝关节不活动。
- 根据检查结果，活动跗骨、下踝关节、胫腓骨近端和远端关节，以及足弓。
- 在跟腱缝合的情况下，提高肌腱结构在腱鞘中的滑动能力（图 15.4）。
- 检查内翻或外翻位置。
- 手法治疗骨盆 / 腰椎。
- 对上踝关节进行间歇性压迫以刺激滑膜。
- 通过脚趾沿地板爬行来独立移动跖趾关节（图

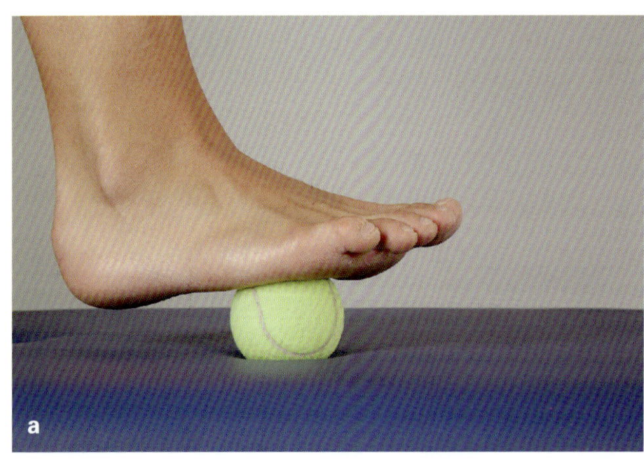

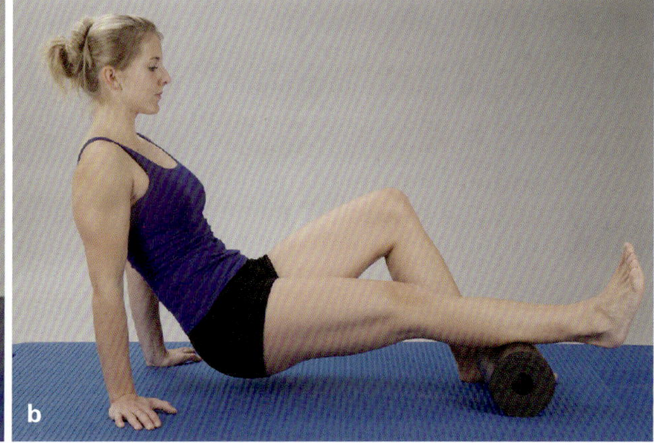

图 15.2 a、b. 骨盆和下肢的筋膜技术（加压和释放技术）。a. 足底长韧带。b. 坐骨神经大腿和小腿筋膜

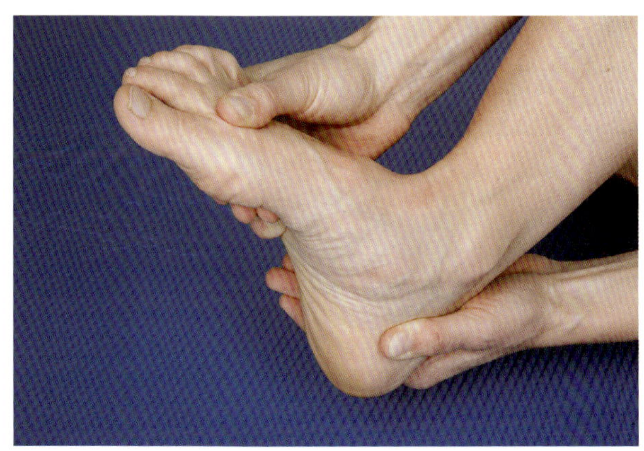

图 15.3 后足与前足的螺旋连接

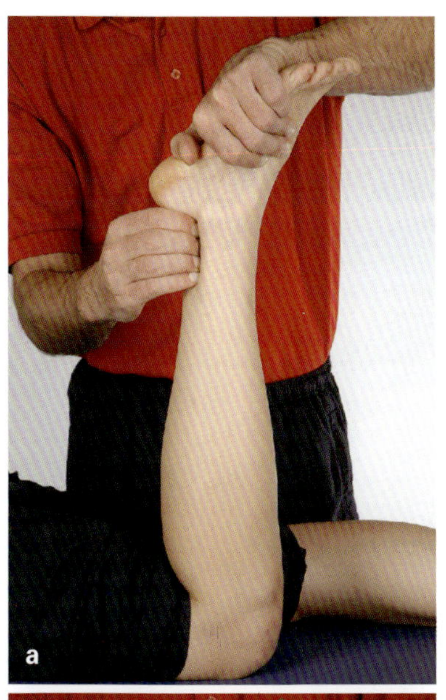

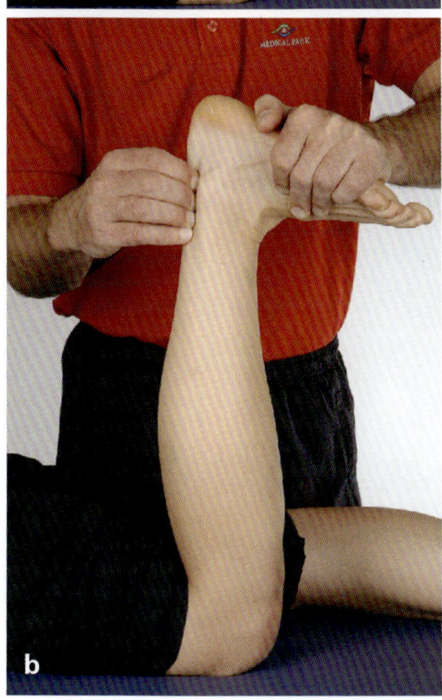

图 15.4 a、b. 在跟腱缝合的情况下提高肌腱结构在腱鞘内的滑动能力

15.5），坐着时的毛虫式行走：通过爬行脚趾将脚向前移动。

- 通过以下方式认真动员踝关节的跖屈和背伸：
  - 用脚擦拭运动（图 15.6）。
  - 坐在 Pezzi 球上前后滚动（全脚底接触）。
- 关节松动：动员上下踝关节：
  - 有针对性地手动关节动员技术，以提高关节囊的弹性：3 级肌力（抗阻！）。
  - 在这种情况下，完全避免痛苦是不可能的，在治疗期间也要给患者提供止痛药。
  - 独立动员（图 15.7）。

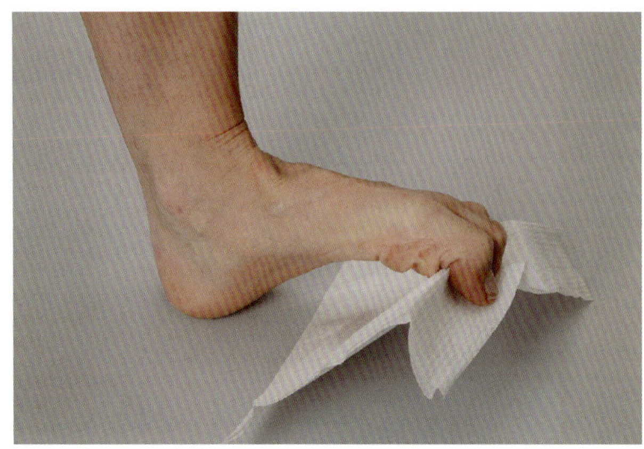

图 15.5 通过脚趾沿地板爬行，独立活动跖趾关节

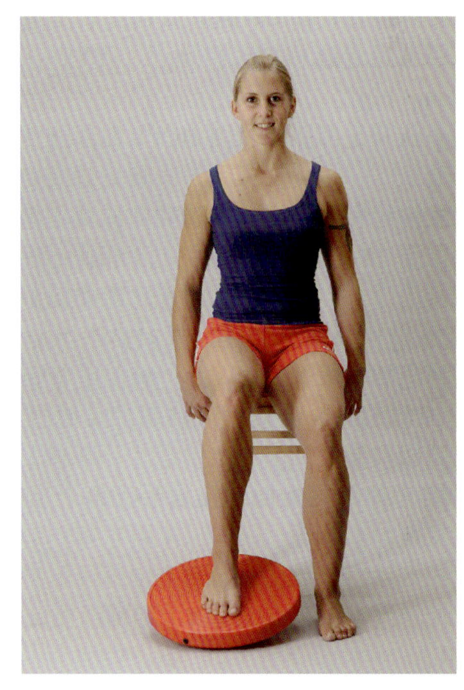

图 15.6 通过用脚进行擦拭运动，仔细调动踝关节的跖屈和背伸

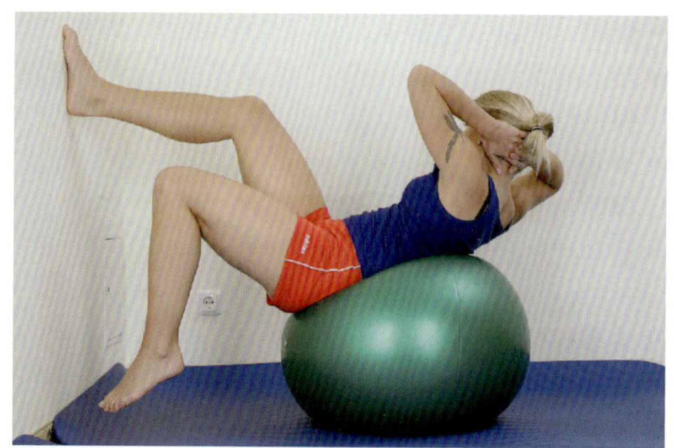

图 15.16 腹部、背部及上肢肌力训练

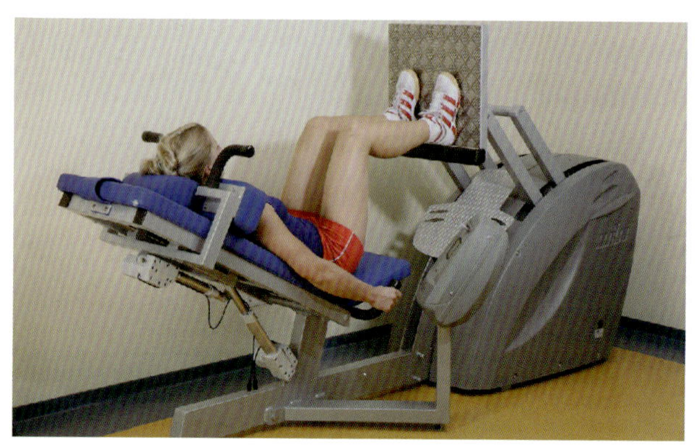

图 15.17 双腿在低负荷情况下压腿 / 蹬腿（双足完全接触支撑面）

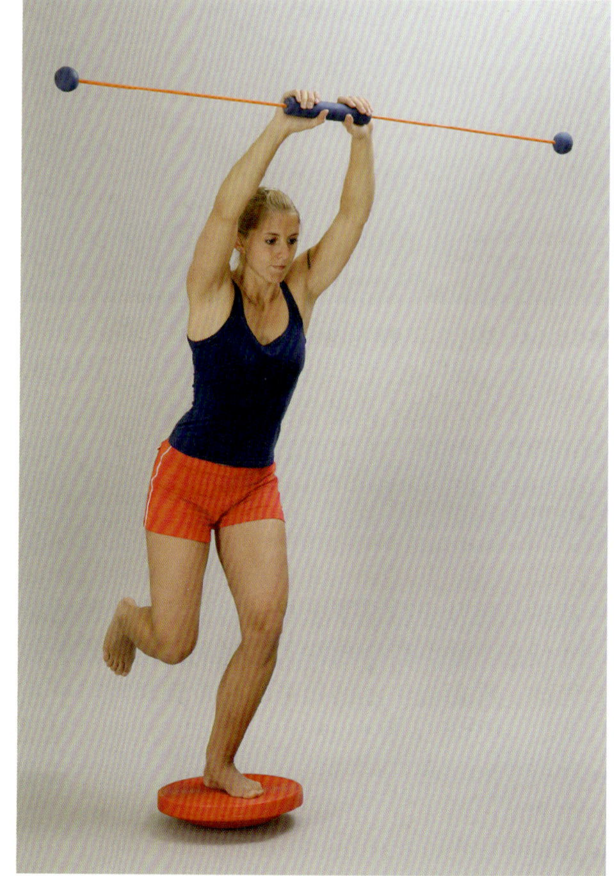

图 15.18 单腿站立于平衡板上同时活动双上肢

15

肌力。

- 膝部屈曲 / 深蹲训练：
  - 在压腿机 / 推杆上进行两腿 / 单腿屈膝运动，逐渐增加负重（鞋底完全触地）。
  - 高负重时双腿 / 单腿屈曲屈膝于压腿机 / 推杆（鞋底完全触地）。
  - 深蹲时提 / 不提脚跟。
  - 额外负重时的深蹲。
- 着地训练：
  - 仰卧于 Pezzi 球上双脚靠墙，两腿着地练习。
  - 仰卧于 Pezzi 球上一脚着地一脚蹬墙。
  - 双腿交替的着地练习。
  - 单腿的着地练习。
- 弓步：
  - 弓步（接受手术的腿在前）。
  - 在不稳定平面（平衡板和平衡垫）上练习弓步（接受手术的腿在前）。
  - 弓步（重心偏移）。
  - 弓步（重心偏移 – 重心居中）。
  - 在不稳定平面上 / 额外负重下进行弓步（接受手术的腿在前）。
- 小腿训练：
  - 单腿或双腿置于器械上的小腿训练。
  - 站立在脚踏板或台阶上同时抬高双小腿。
  - 在器械上的单腿的小腿训练。
  - 站立 / 脚踏板 / 台阶上的单腿抬高训练。
- 动态步行训练：
  - 行走过程中中断行走进行轴心和重心转移训练。
  - 快速行走过程中停止进行各方向的动态重心转移。
  - 跨过障碍物和回旋练习。
- 滚筒训练：
  - 在向后、有节奏、倾斜的条件下行走时进行滚动训练。
  - 在不平稳平面上往不同方向（走边路、方向随时改变）行走时进行滚动训练。
- 等速训练：
  - 训练跖屈（PF）/ 背伸（DE）（主动 – 被动）。
  - 训练跖屈 / 背伸（主动 – 向心 / 向心）。
  - 训练外翻 / 内翻（主动 – 向心 / 向心）。

物理措施
- 手法淋巴引流技术。
- 加压绷带。
- 冰水足浴。
- CTM：下肢动脉区；静脉淋巴管区域，四肢。
- 冷冻动力学：间歇性冰水浴（冷疗 20 s，然后暂停冷疗至四肢末端皮肤重新温暖，然后重复冷疗，重复 3~4 次）。
- 促进局部吸收的电疗：动态电流、高压振动、经皮电神经刺激。注意：金属植入物。
- 凹凸不平的按摩球：在足底热滚，刺激足底反射。
- 按摩关节附近的软组织和肌肉。
- CPM：可以每天反复练习 6 h。

步态训练
- 在监控下每日在日常生活中进行多任务式的三点 / 四点步行：步行同时交流，避开障碍物。
- 训练肩带的支撑功能：
  - 肩胛骨与双杠或拐杖支撑接触。
  - 伸展 – 外展 – 内旋中的手臂模式。
  - 使用 Vitality® 带的独立训练说明。
  - 泥铲上的木板。
- 控制运动转换，例如，患者学习将患肢置于前面进行坐位和站立转换。
- 分步运动上台阶：上台阶时健侧先上，下台阶时患侧先下。
- 治疗园。
- 以足三点负重作为腿部轴线基础，此阶段结束时有静态核心参与。
  - 任务：想象一下在足跟和大脚趾的跖趾关节中间有一根紧绷的带子，你想用脚后跟向前推。应该尽可能在胫前肌没有收缩的情况下建立张力。
- 缓解压力的腿轴训练：使用镜子，患者可以看到他 / 她的腿轴并从治疗师那里获得触觉支持。
  - 加强足三点负重。
  - 固定膝关节防止内翻。
  - 髋关节前方、矢状和横向水平的矫正。
  - 腰椎处于中立位。
- 在测力板上进行负重控制。

在治疗过程中必须定期检查腓骨和骨盆的位置：髂骨旋转、上滑或下滑、骶骨移位。同时还需要考虑内脏联系：髂骨前旋：髂肌 – 盆腔内器官；骨盆后旋：腰大肌 – 腹部器官。

在关节松动的情况下
- 在多任务情况下，在部分或全部负荷下控制步态：同时走路和说话，避开障碍物。
- 使用视觉（镜子、地板标记）和听觉（有节奏地敲击）辅助。
- 在不同的质地地面上进行不同的协调任务（向后、侧身、缓慢、快速）增加对日常多样的模拟训练（例如，在步行花园中行走并完成额外的任务）。
- 在跑步机上增加锻炼时间，同时照镜子检查。
- 视频步态分析作为患者的反馈训练。

15.2.2 运动康复

- 核心肌群和上肢的联合训练：俯卧撑训练器、背阔肌拉伸、卧推、划船、仰卧起坐、背部伸展。
- 在未达到承重上限的情况下，功率自行车上进行耐力训练，但不涉及四肢。
- 测力计训练：（1 × 10）~（2 × 15）min，低负荷：20~50 W，可能使用缩短的曲柄，也可能使用支架。
- 步态训练。

感觉运动功能训练

感觉运动功能训练原则
- 静态训练：
  - 持续时间：5~30 s。
  - 重复次数：10 次。
  - 练习次数：1~4 次。
- 动态训练：
  - 重复次数：10~20 次。
  - 系列：1~3。
  - 练习次数：1~4 次。

> **在感觉运动训练中，动作执行的质量非常重要。在这里，特别重要的是要考虑：**
> - **减少主动稳定性（足部控制、腿轴、核心稳定性）。**
> - **协调障碍。**
> - **肌肉震颤。**
> - **注意力下降。**

- 在允许的载荷和运动范围内计算腿部轴线：
  - 在 Keilholz 上，双腿膝关节微屈曲，最大屈曲 60°（防止背部伸展）。
  - 普拉提：一旦内置假肢允许负重（从第 7 周开始）及足跟撞击，以 10~15 kg 负重的腿部推举形式进行的循序渐进的训练。
- 训练站立稳定性（水平表面，后面不稳定 / 稳定）：
  - 承重双腿平行站立在楔形表面上。
  - 在前腿上向前迈步时承重（软骨治疗的情况下除外）。

力量训练

- 通过等长收缩激活肌肉：
  - 力量耐力训练［及时调整计划；专注于局部稳定；在绝对无痛范围内重复 4 ×（20~50）次］
  - 通过对侧辅助进行力量耐力训练；4 × 20 次重复。
  - 训练髋关节的稳定性：
    - 屈曲 / 伸展（脚下有瓷砖的情况下，Vitality® 带从坐位伸展滑行）。
    - 外展 / 内收（通过支撑位置从 20° 屈曲到完全伸展，无负重）（图 15.19）。
- 训练膝关节稳定性：
  - 屈曲（Vitality® 带平铺在脚后跟下方时滑动伸展）。
  - 伸展（通过支撑位置从 20° 屈曲伸展到完全伸展，无负重）。
  - 屈曲 / 内旋。
  - 训练膝关节稳定性：在器械（图 15.20）或电动滑轮上屈曲 / 伸展，在开放系统中引导大腿。
- 训练踝关节稳定性：
  - 跖屈（Vitality® 带，小腿支撑，活动踝关节）（图 15.21）。
  - 背伸（Vitality® 带）训练一旦允许，从跖屈位置等长收缩开始训练。
  - 使用 Vitality® 带进行等长收缩进行外翻 / 内翻

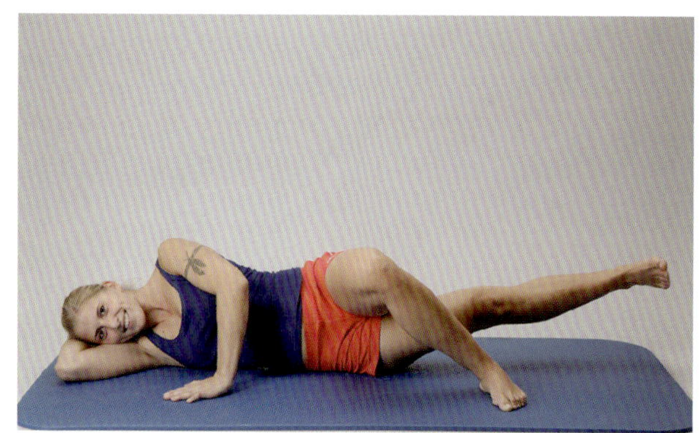

图 15.19 训练髋关节稳定性：外展 / 内收

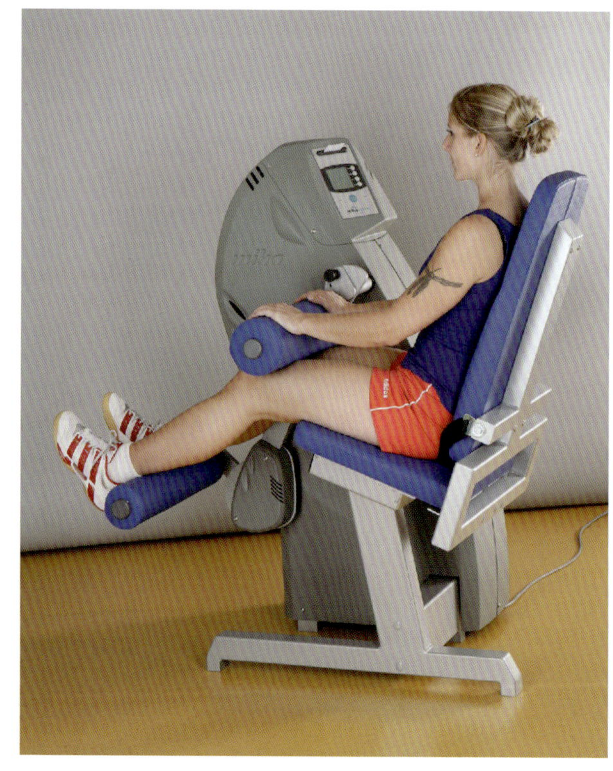

图 15.20 训练膝关节稳定性：器械上的屈曲 / 伸展

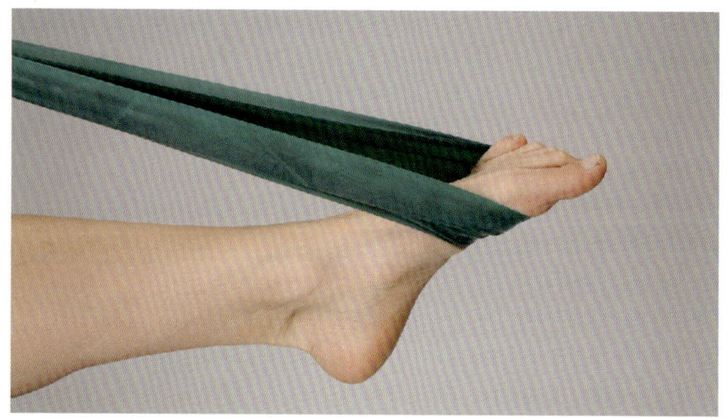

图 15.21 训练踝关节稳定性：使用 Vitality® 带进行跖屈，小腿支撑，活动踝关节

15

的耐力训练，坐在地板上固定的踝关节进行髋关节内 / 外旋转。

15.3 第Ⅲ阶段

目标（依据 ICF）

第Ⅲ阶段的目标（依据 ICF）
- 生理机能 / 身体结构：
  - 改善影响感觉运动功能的功能。
  - 恢复关节活动度。
  - 恢复肌肉力量。
  - 提升关节稳定性。
  - 在运动过程中沿运动链提升运动协调功能。
  - 促进吸收。
  - 避免功能和结构损坏。
  - 调节受损的自主神经和神经肌肉的功能。
- 活动 / 参与：
  - 在行走时训练动态稳定性，同时遵守负重指南。
  - 提升运动中的支撑功能、核心和骨盆稳定性。
  - 独立应对日常生活挑战。
  - 在工作和运动中达到运动和负荷的极限。
  - 学习家庭培训计划。

15.3.1 物理治疗

患者教育
- 关于肌腱修复过程需限制的活动：
  - 从大约术后 4 个月开始，可以进行跑步训练。
  - 从第 12 周开始，并且对侧至少负重 80%：开始进行跳跃改变支撑重量。
- 关于软骨治疗现有限制的活动：
  - 术后 3 个月开始在平坦的表面上进行跑步训练。
- 关于内固定假体的信息：
  - 不进行跳跃。
  - 一般情况下避免高风险运动。
  - 术后第 7 周进行游泳、固定自行车训练。
  - 从大约术后 4 个月：骑自行车。
  - 禁止慢跑。
- 医生与患者讨论治疗的内容和目标：
  - 指导家庭训练计划以继续进行稳定性训练，从而防止复发。

促进吸收
- 抬高患肢。
- 积极的疏通练习。
- 手法淋巴引流技术。
- 加压绷带。
- 冷热水交替。

提高活动度
- 软组织治疗：
  - 周围肌肉的治疗：采用整合性神经肌肉抑制术（INIT）、拮抗松弛术（SCS）、等长收缩后松弛术（PIR）、收缩－放松、肌肉能量技术治疗腓肠肌、比目鱼肌、长足肌、腓骨肌、胫前肌。
  - 骨盆和下肢筋膜技术（压力和释放技术）：跖长韧带、股筋膜、大腿外侧筋膜、坐骨大腿筋膜和小腿筋膜、阔筋膜（图 15.22）。
- 跗骨的活动（图 15.23），胫腓关节远端和近端，

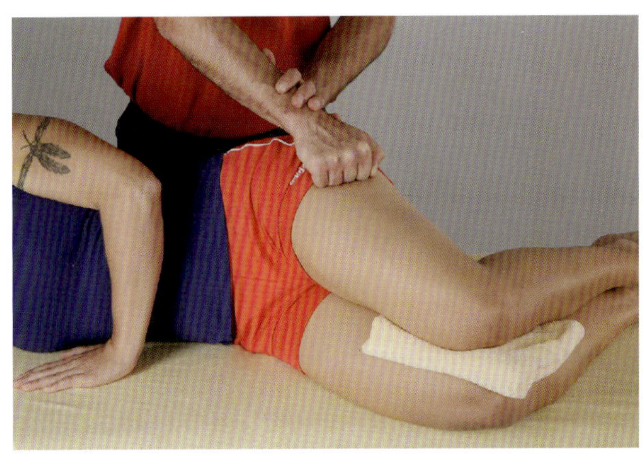

图 15.22 骨盆和下肢的筋膜技术（压力和释放技术）：阔筋膜

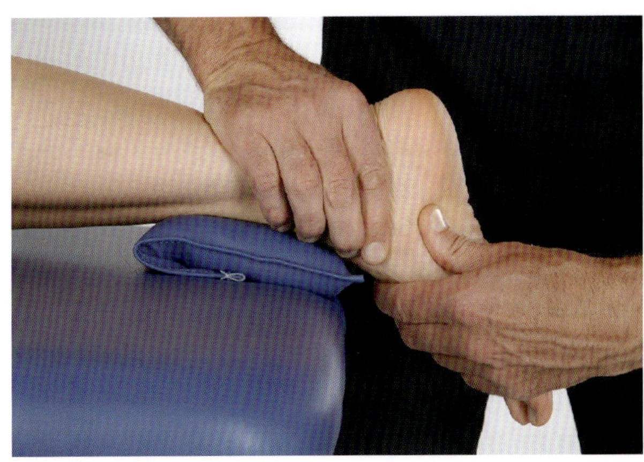

图 15.23 跗骨的活动

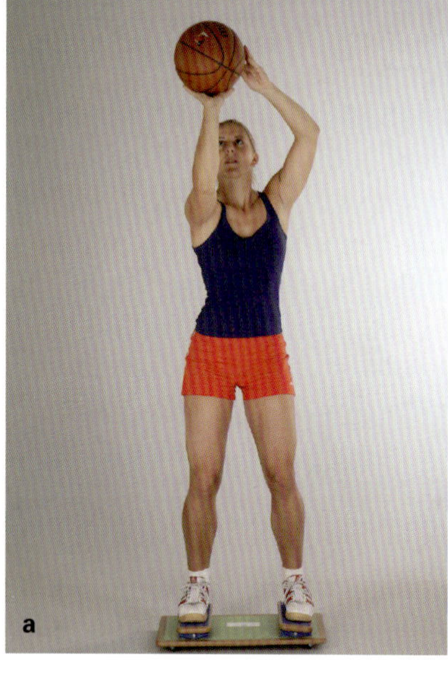
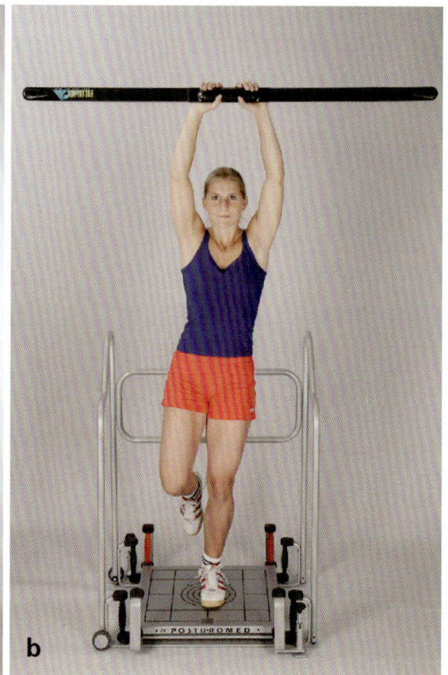

图 15.27 a、b. 不稳定 / 稳定支撑面上的旋转控制

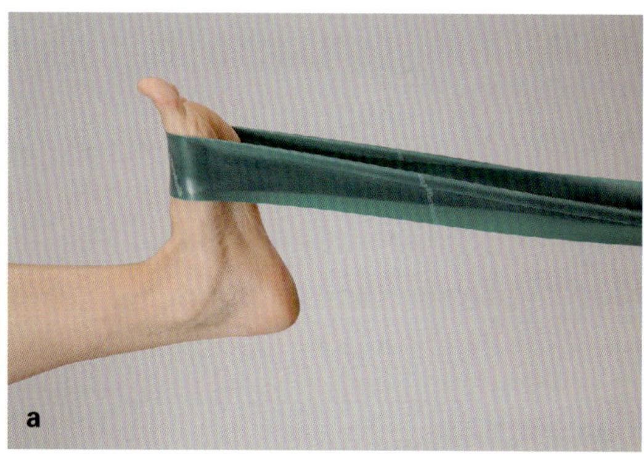
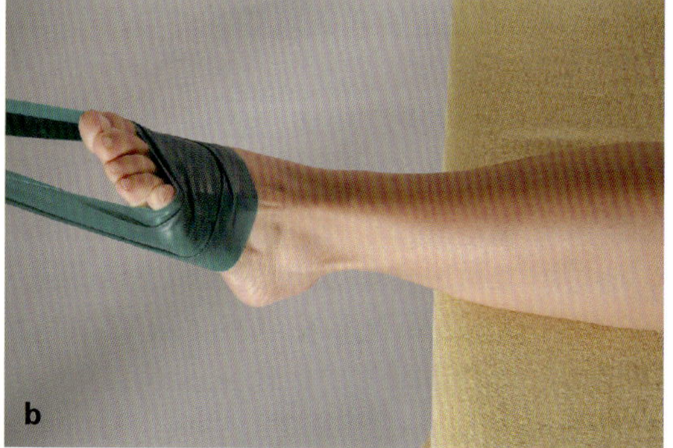

图 15.28 a、b. 使用 Vitality® 带进行胫前肌的离心训练

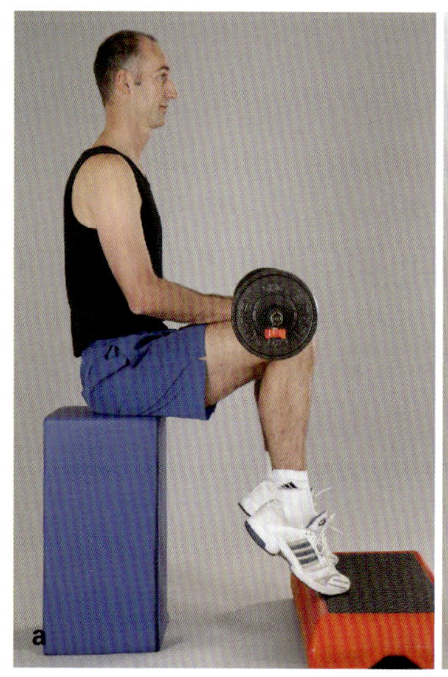
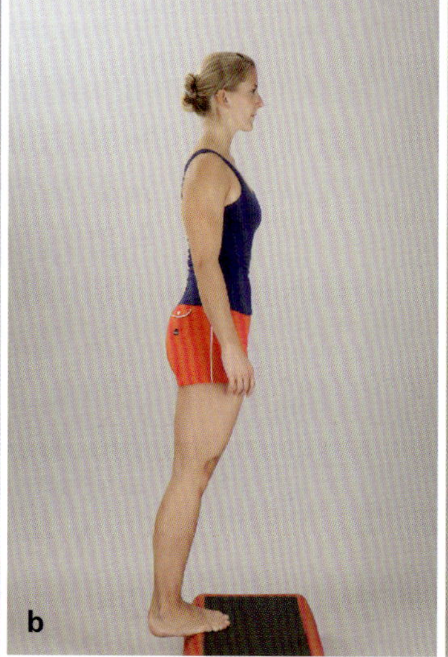
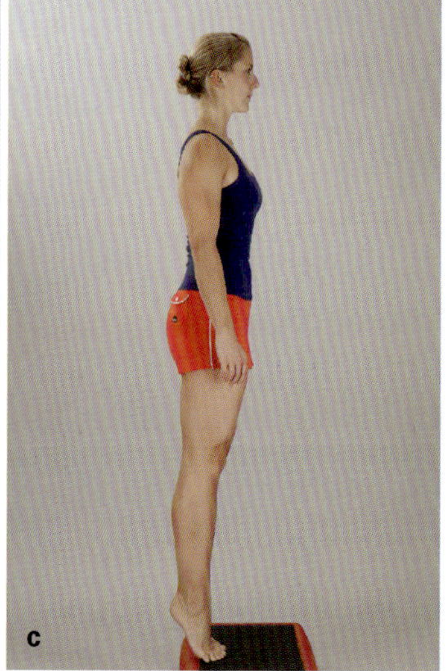

图 15.29 a~c. 加强跖屈。a. 坐位 + 负重（脚跟抬高）。b、c. 双腿踮着脚尖站立

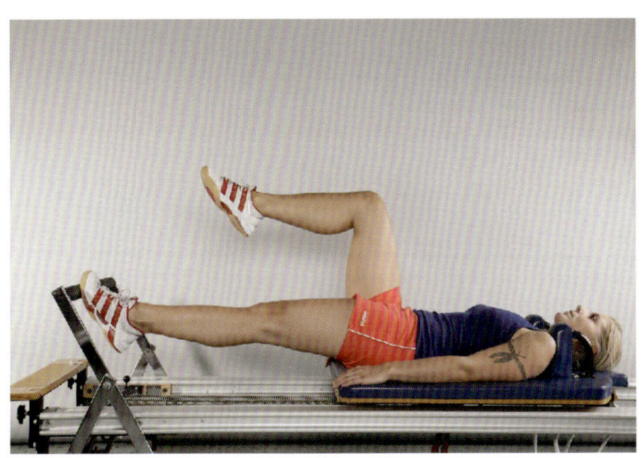

图 15.30 单腿小腿按压 / 推举训练

缆滑轮、Vitality® 带）（图 15.31）。

- 在楼梯 / 踏步板上向前迈步（增加压力）往上运动。
- 持续训练核心和上半身。
- 持续加强整个骨盆 / 腿部肌肉组织的同时放松其他相关组织结构。
- 拉伸：小腿三头肌、腘绳肌群、浅层背肌（熊式姿）、背屈肌（图 15.32）。

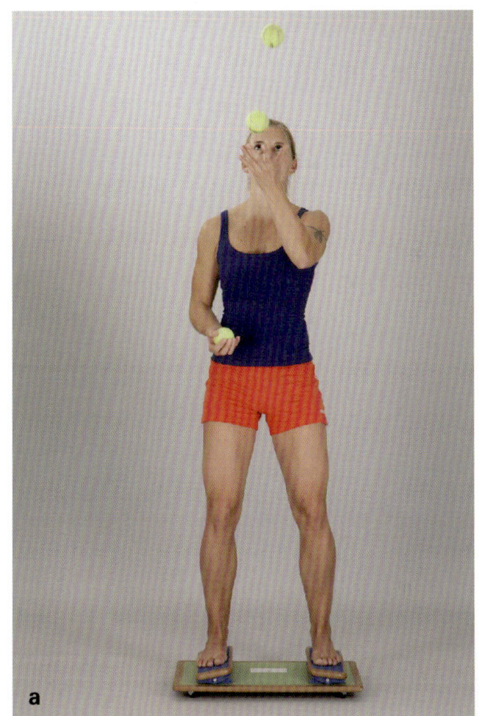

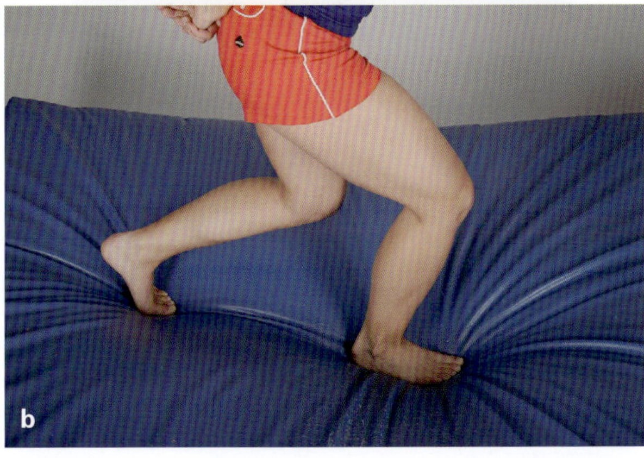

图 15.31 a、b. 单腿 / 双腿站立在不稳定的表面（如倾板）上同时进行额外手臂运动，例如杂耍，在软垫上弓步练习

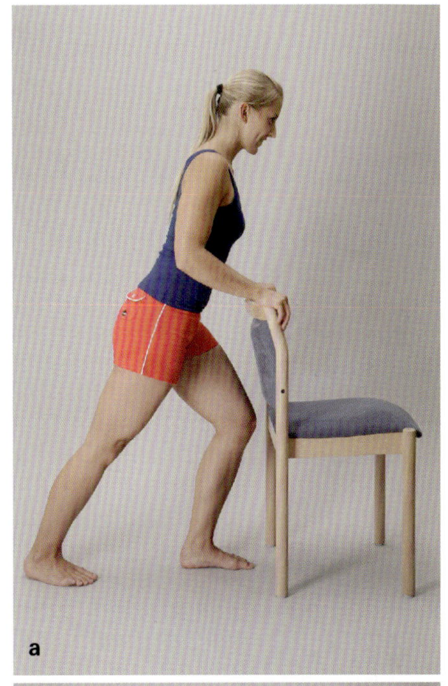

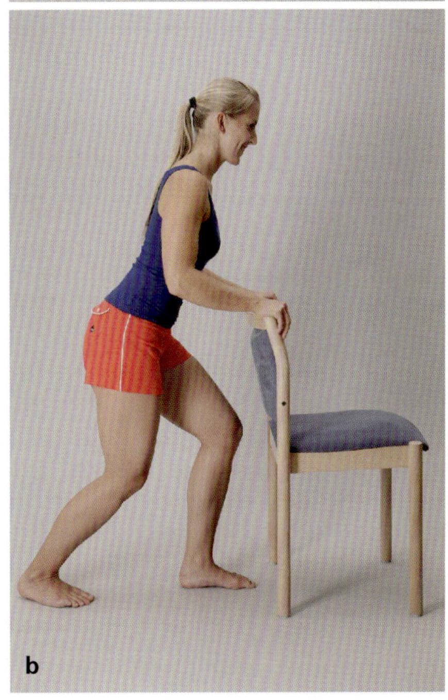

图 15.32 a、b. 拉伸小腿三头肌，腘绳肌群

- 弓步：
  - 弓步：接受手术的腿在前面。
  - 在不稳定表面上保持弓步（接受手术的腿在前面）（图 15.33 a、b）。
  - 弓步（重心偏移）（图 15.33 c）。
  - 弓步（接受手术的腿在前面），接受手术的腿在不稳定的表面上同时负重（图 15.33 d）。
  - 弓步（重心转移：偏心 – 同心）。
- 膝关节屈曲 / 深蹲：
  - 高负荷情况下双腿 / 单腿膝关节屈曲使用腿部推举器 / 滑板（脚底完全与地板接触）。
  - 增加负荷并完全接触地板同时双腿 / 单腿使用 Shuttle 腿部力量训练机训练（图 15.34 a）。
  - 在不稳定的支撑面上进行高负荷（完全与地板接触）双腿 / 单腿膝关节屈曲使用腿部推举器 / 滑板（图 15.34 b）。

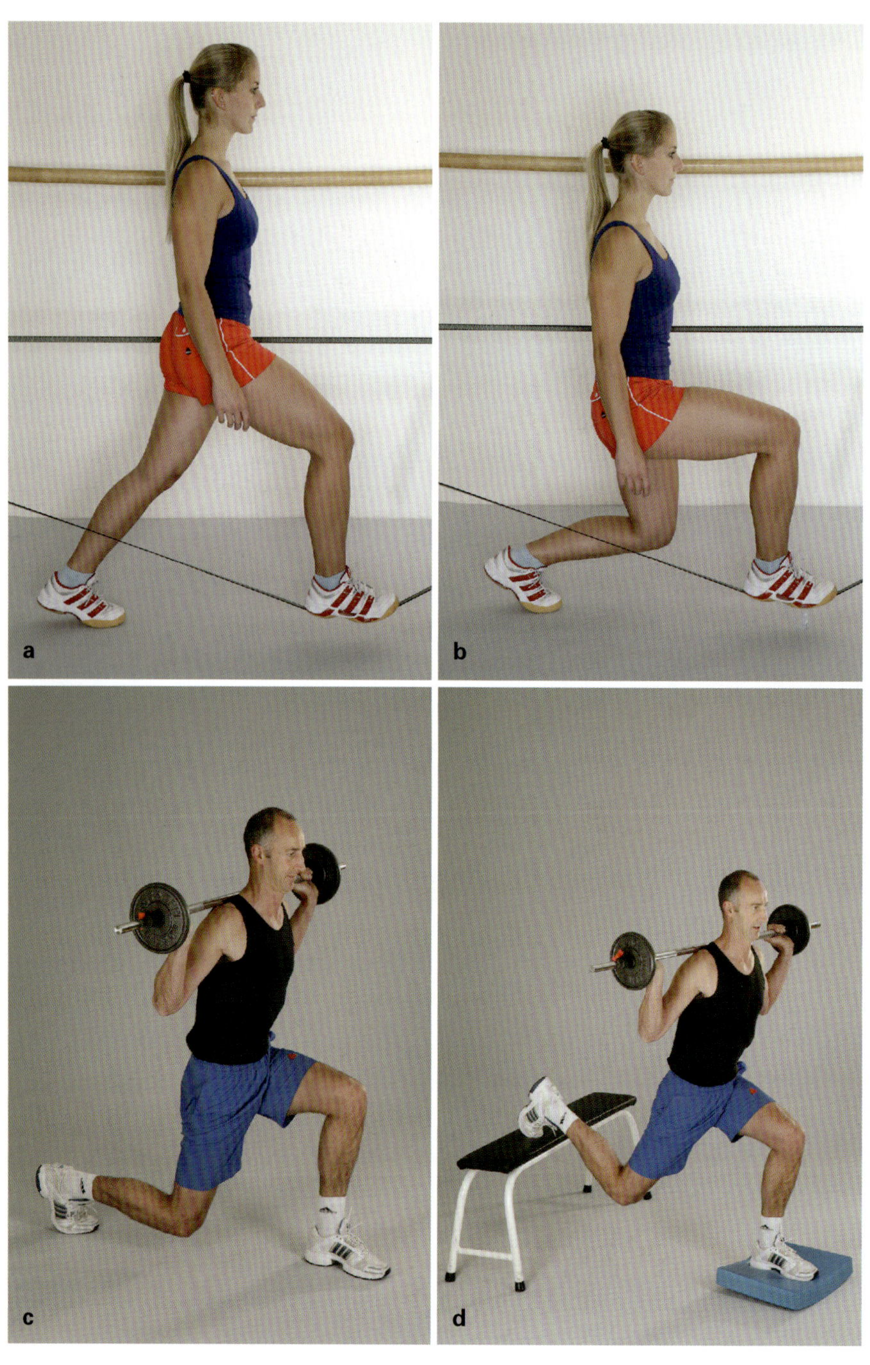

图 15.33 a~d. 弓步。a、b. 在不稳定的表面上。c. 偏心。d. 在不稳定的地面上负重。接受手术的腿应该在前面

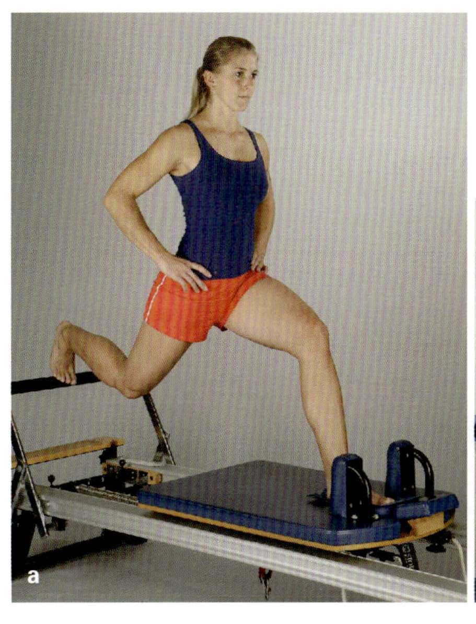
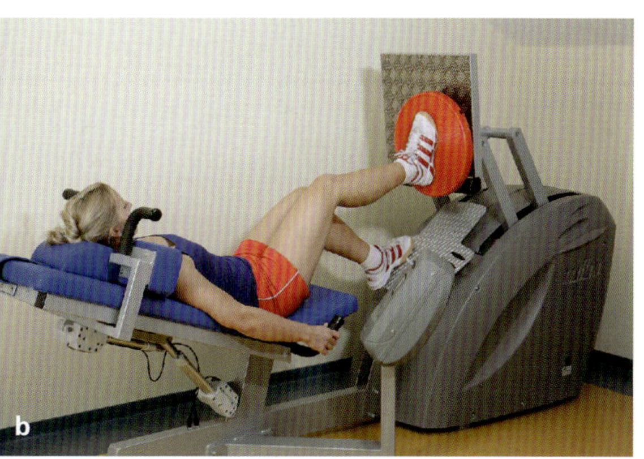

图 15.34 a、b. 两腿 / 单腿膝关节屈曲。a. 高负荷单腿使用推举器 / 滑板，脚底与地板完全接触。b. 使用不稳定支持面

- 立位深蹲，有 / 没有抬高脚跟。
- 立位并增加负重深蹲。
- 着地训练：
  - 仰卧在 Pezzi 球上进行双腿落地练习（图 15.35）。
  - 双腿在腿部推举器 / 滑板上进行着地练习。
  - 单腿落地练习，双脚靠墙，仰卧在 Pezzi 球上。
  - 单腿在腿部推举器 / 滑板上进行着地练习。
- 滚动练习：
  - 在增加的（轴向）要求下行走时滚动（向后行走、节奏、倾斜）。
  - 动态偏心运动，轴向通过边走边停。
  - 动态偏心训练，在快走过程中在各个方向停下来。
  - 障碍和回转路线。
- 等速训练：
  - 跖屈（PF）/ 背伸（DE）（主动辅助）。
  - 跖屈 / 背伸（主动 – 向心 / 向心）。
  - 外翻 / 内翻（主动 – 同心 / 同心）。
  - 旋前肌和旋后肌在攀岩上的初步稳定（图 15.36）。

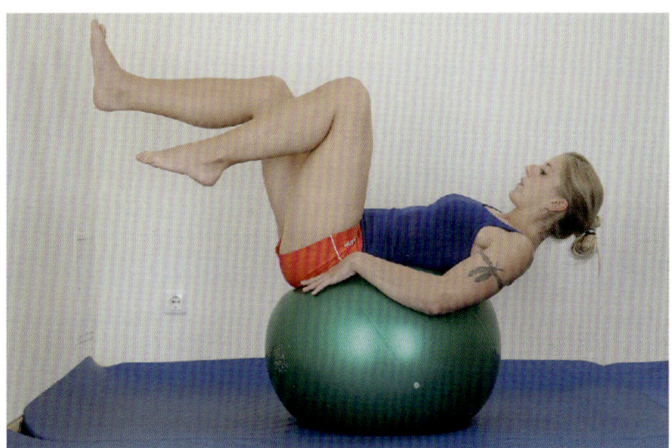

图 15.35 在 Pezzi 球上保持仰卧位练习双腿着墙

物理措施

- 按摩关节和相关肌肉环附近的结构。
- 下肢功能性按摩。
- 反射疗法：Marnitz 疗法、足部反射按摩、结缔组织按摩。
- 热疗。
- 针灸按摩：能量治疗瘢痕。

步态训练

- 改善和纠正步态。

> **实用提示**
>
> **改善步态**
>
> - 步行周期被划分为序列分期，单独的运动分期单独进行。
>   - 示例：如果没有从中间站立阶段过渡到最

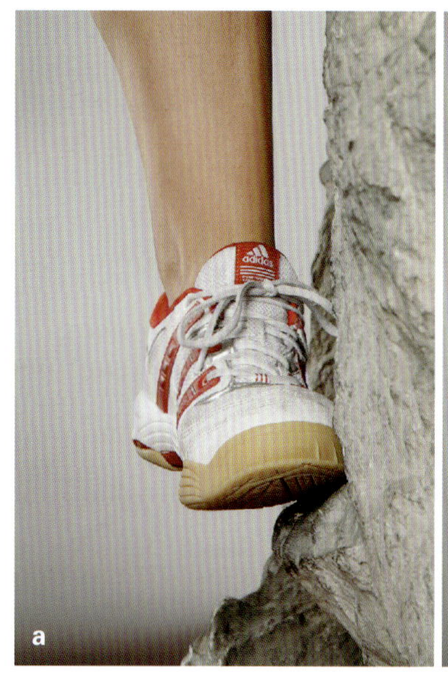

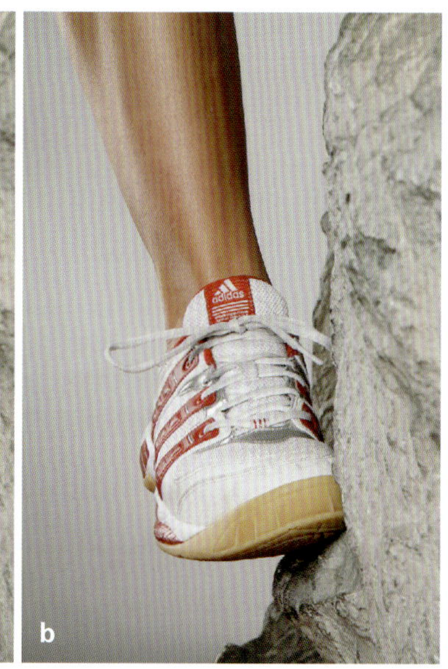

图 15.36 a、b. 旋前肌和旋后肌在攀岩上的初始稳定性训练

终站立阶段，跖屈 / 旋前扭转被激活。首先，需要控制大脚趾跖趾关节负荷的情况下然后踮起脚尖站立。
  - 例如，作为部分任务，患者使用平行杆锻炼末端支撑腿阶段，例如，同时向对侧摆动（屈曲 – 内收 – 外旋中的下肢模式）。
- 然后将序列整合到整体运动过程中的支撑腿阶段。

- 在镜子前的跑步机上进行步行训练。
- 动态步行练习：
  - 行走时停止的动态偏心轴向运动。
  - 在增加（轴向）要求（向后行走、节奏、倾斜）下行走时滚动。
  - 在增加（不同方向）要求（侧行，自发改变方向）在不平坦地面上行走时进行滚动训练。
  - 动态偏心训练，通过在快走 / 跑步时进行各个方向停下来的训练。
  - 障碍和回旋路线。
- 加强足部三点负重：
  - 稳定膝关节以防止内侧塌陷。
  - 髋关节前方、矢状、横向水平的矫正。
  - 腰椎的中立位。
- 强化训练以提高感知能力，适应潜在的新应变：
  - 受视觉和听觉干扰时在不同地面上行走。
  - 在步行花园 / 比赛场地上散步，同时进行交谈。
  - 打开雨伞。
  - 唱歌。
  - 协调变化（向后，侧身，缓慢，快速，不同方向）。
  - 不同的强度光线下（模拟日常生活）。
- 治疗车上进行反应和制动试验。
- 根据步幅、节律、速度纠正步态。
- 使用视觉（镜子、地板标记）和听觉（有节奏地敲击）辅助训练。
- 视频步态分析作为患者的反馈训练。
- 在测力板上行走以控制负荷：被操作的一侧是否承重？
- 抗阻力行走：Vitality® 带，电缆滑轮。

监测腿长：是否存在解剖腿长或功能腿长差异？可以考虑进行矫形或足部矫形鞋垫治疗！

- 变化节奏在不同的不稳定表面上进行平衡训练。

15.3.2 运动康复

- 核心和上肢的联合训练。
- 步态训练：不使用拐杖。

感觉运动功能训练

- 在变化条件下训练腿轴的稳定性，包括中等强度，例如，在不稳定的表面上站立稳定，侧向接触电缆滑轮、倾斜的倾斜板、手术侧的腿在倾斜板上向前踩、横向拉电缆滑轮。

- 单腿稳定性训练：
  - 单腿承重（例如，在台阶上单腿上下台阶）。
  - 加强足部稳定性和动态运动训练，例如，足部的动态螺旋螺训练，在动态情况下足部部分负重训练，例如侧步。
  - 在照镜子时，单腿下蹲，保持全运动范围。
- 加强初步步行训练：
  - 从站立开始的步骤组合。
  - 站立时进行的脚踝锻炼，例如，从脚趾滚动到脚跟。
  - 前脚小幅度、缓慢跑步前行。
  - 侧步（短暂稳定练习侧踏步）。
- 进行跳跃（不适用于有内置假肢）：
  - 跳跃 – 着地。
  - 跳跃 – 睁开眼睛 = 着地。
  - 闭眼 – 跳跃 – 着地。
  - 双腿 – 单腿。
  - 拉伸 1/4、1/2、3/4、360°。
  - 在不稳定的表面着地。
- 通过着陆阶段的训练和制动功能向前迈进。
- 双腿跳跃，例如，跳上水平台阶。
- 进行肌肉的离心训练：小腿抬高上下台阶进行功能训练。
- 反馈训练，中等强度，例如，自由摆动系统上的可变高度站立稳定（足底 / 背侧倾斜；内翻 / 外翻倾斜，对角线平面），训练站立稳定性。
- 运动专项训练：侧跨步玩网球、足背踢较轻的足球（图 15.37 a）、利用直排轮滑进行弓步（图 15.37 b）、拍篮球、摔倒训练。
- 力量耐力训练，稳定性训练的热身运动，见第 15.2.2 节。
- 中等运动强度的肌肉训练，完全无痛范围内进行 6 × 15 次 18/15/12/12/15/18 金字塔式训练。
- 深蹲、腹肌 / 内收肌训练、核心和臀肌训练、压腿、肌腱屈曲。
- 测力计训练 20~30 min，根据身体状况增加持续时间和功率。
- 跑步机运动：10% 坡度的上坡步行，速度为 3~5 km/h，10~20 min。
- 步行器。

治疗性攀登

- 踝关节处于中立位垂直立于有支撑或大踏步器的墙上进行初步稳定性训练：
  - 轻微内翻 / 外翻体位。

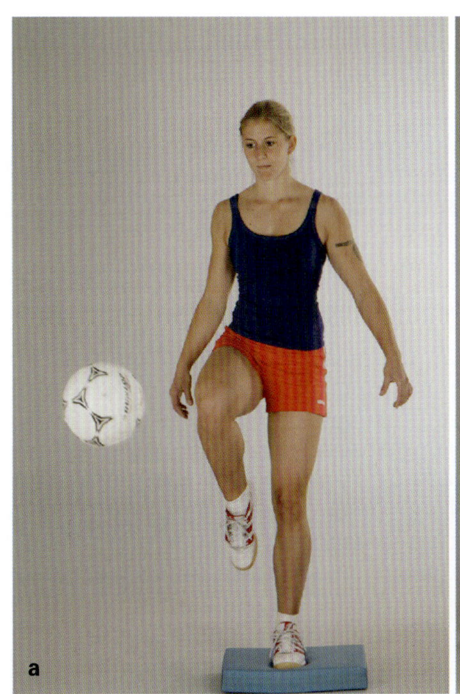

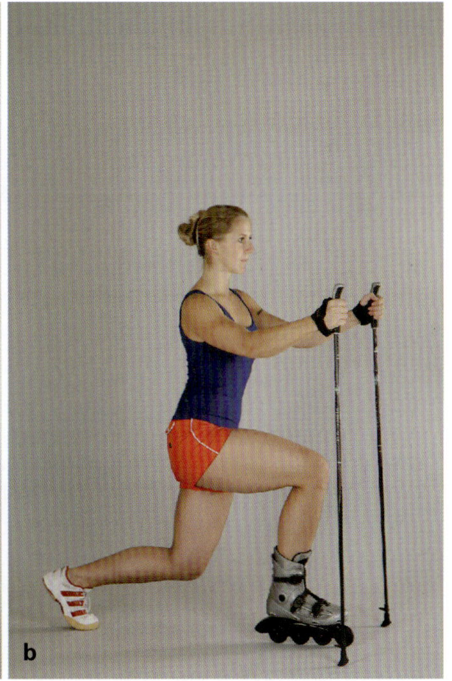

图 15.37 a、b. 运动调节。a. 脚背踢轻球。b. 直排轮滑练习弓步

- 在墙正面区域给予手小部分支撑。
- 在小台阶上。
- 在墙的低处自由攀岩。

15.4 第Ⅳ阶段

下肢的运动治疗内容

一般训练

- 确定单次重复的最大训练强度。
- 不同时间段内进行不同肌肉的力量训练。
- 遵守经典的训练原则。
- 内容详细 / 诊疗计划协调规范 / 阶段性。
- 通过锻炼的顺序来控制负荷而不是制定一系列锻炼，例如踢腿、深蹲、跳跃。

感觉运动功能训练

- 在热身阶段之后融入每个训练单元。
- 将特定运动的练习融入每节训练课。从特定运动中获得身体意识（自己的内部错误分析），比较自己的 / 外部的和视频分析中的错误。
  - 增加不稳定环境需求［在 Redcord® 上单腿屈曲（图 15.38）；脚踏划船时表演杂技，Redcord® 训练］。
  - 前反馈训练，传递不同重量或大小的球，闭着眼睛落地，在未知的（视觉模糊的）表面落地。

力量训练

- 核心和上肢的一般性耐力训练。
- 在热身阶段进行局部稳定肌（腹横肌、多裂肌、盆底肌）的耐力力量训练：
  - 通过练习较低的负荷类型为运动做准备。
  - 训练局部稳定性（动态地功能性耐力训练，大量重复低强度的练习），踝 / 膝 / 髋关节稳定性。
- 全身肌肉的最大力量训练（每周 2~3 次）：
  - 肌肉协调训练［全范围运动，6×（3~5）次］：
    器械训练：压腿、肌腱屈曲。
    负重训练：膝关节屈曲（深蹲和体位改变，弓步和体位改变）（图 15.39），小腿抬高。
  - 速度和爆发力训练（例如冲刺、冲刺准备）。
  - 爆发性负荷（正跳、蜘蛛跳）。
  - 跳跃练习：
    跳跃 – 着地。
    跳跃 – 睁眼 – 着地。

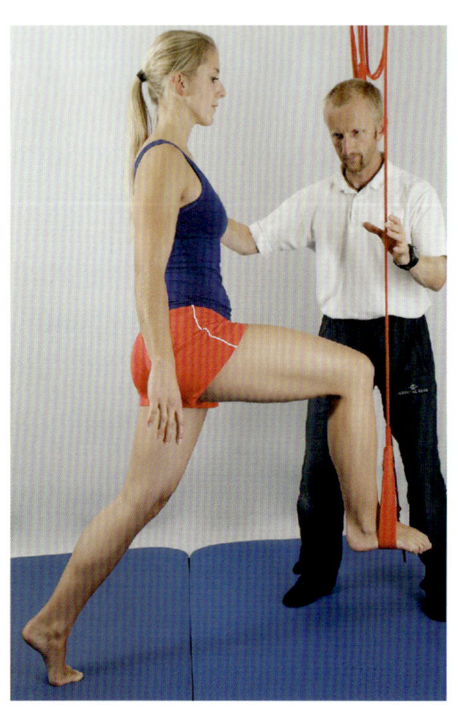

图 15.38 不稳定的环境，增加训练要求：脚踩在 Red-Cord® 上的单腿屈膝

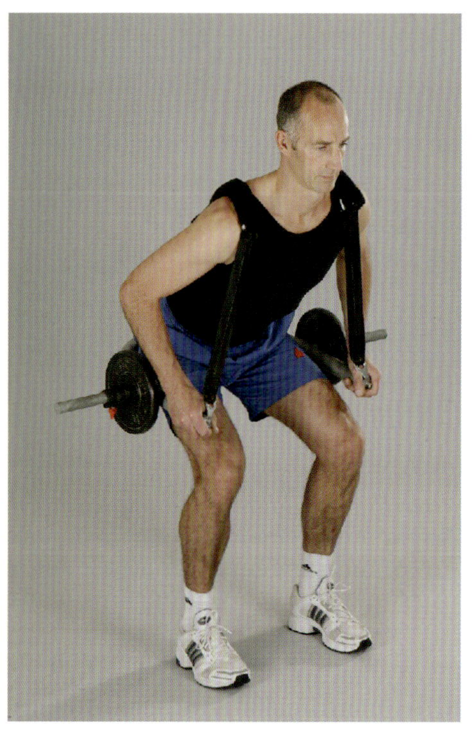

图 15.39 肌肉协调训练：屈膝举重训练（深蹲和变化体位）

闭眼 – 跳跃 – 着地。
双腿 – 单腿。
拉伸 1/4、1/2、3/4、360°。
在不稳定的表面上着地。
通过着地阶段和制动功能的训练向前迈进。
双腿向外跳（例如，跳上水平台阶）。

- 灵活性负荷［反向运动跳跃（图 15.40）、跳跃下降、运行时改变方向停止和前进］。
- 反应性负荷（图 15.41）、测速训练、拉伸缩短周期（SSC）训练，例如跳跃着地、目标训练、越野跑、走走停停。
- 强化条件改变的训练：精确度控制（例如跳绳、控球）（图 15.42）、节奏控制（例如敲击、跳跃）、情景（位置）控制（例如对信号响应的选择、复杂性控制）。
- 从可变起始位置开始在不稳定表面上进行多向负重弓步训练。

加强有条不紊的训练

- 例如，足球：
  - 站立时脚背颠轻球（图 15.43）。
  - 站立时脚背颠正常重量的球。

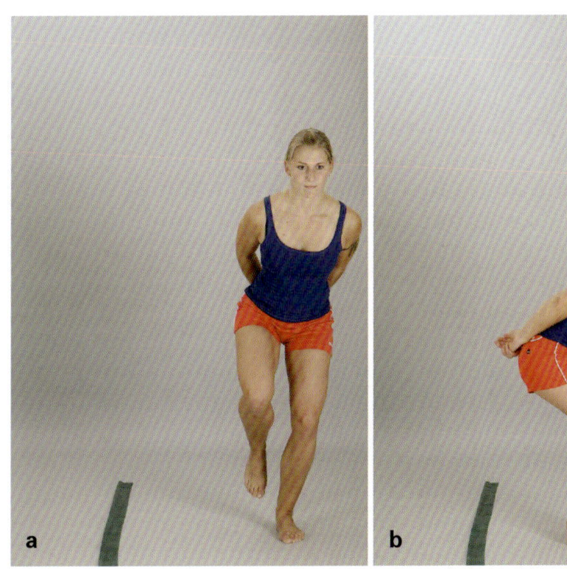

图 15.40　a、b. 灵活性负重：各种体位

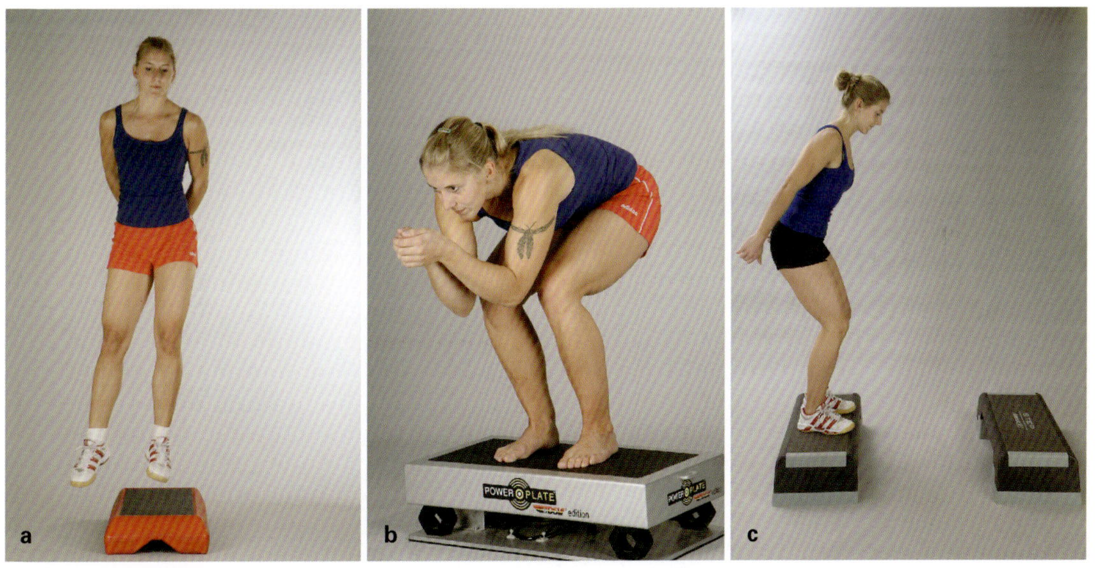

图 15.41　a~c. 灵活性负重

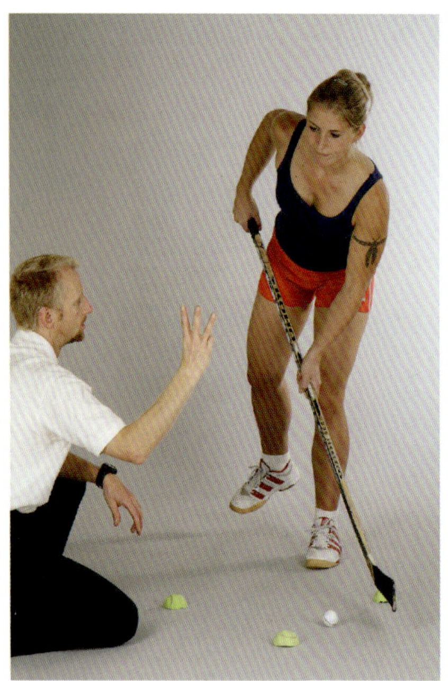

图 15.42 加强变量控制：精度控制

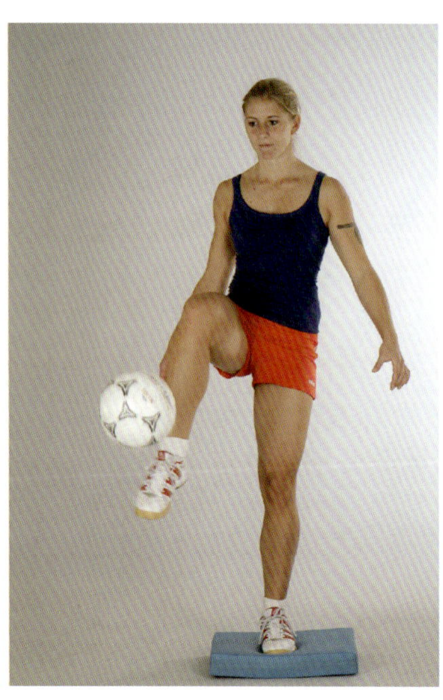

图 15.43 站立时脚背颠轻球

- 从侧步用脚背传球。
- 向前、向后、侧面用脚背传球。
- 用右 / 左腿作为支撑腿脚背传球。
- 精准压力下的传球（接球）。
- 一定时间内的传球（连踢快速连续两个球）。
- 在不同情境环境下的传球（传球到不同的位置，进行短传、长传、慢传球、快速传球）。

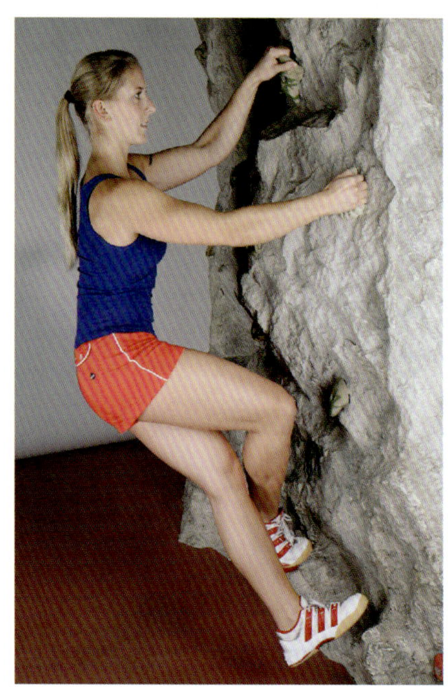

图 15.44 不同方向落脚点攀登训练

  - 在复杂性压力下（与对手）传球。
- 专项竞技训练。

治疗性攀登

- 不同方向落脚点攀登训练（图 15.44）。

参考文献

[1] Bizzini M (2000) Sensomotorische Rehabilitation nach Beinverletzung. Thieme, Stuttgart.

[2] Bizzini M, Boldt J, Munzinger U, Drobny T (2003) Rehabilitationsrichtlinien nach Knieendoprothesen. Orthopäde 32:527–534. doi: 10.1007/s00132-003-0482-6.

[3] Engelhardt M, Freiwald J, Rittmeister M (2002) Rehabilitation nach vorderer Kreuzbandplastik. Orthopäde 31:791–798. doi 10.1007/s00132-002-0337-6.

[4] Fitts PM: Perceptual-motor skills learning. In: Welto AW (ed) Categories of Human Learning. Academic Press 1964, New York.

[5] Hagerman GR, Atkins JW, Dillman CJ (1995) Rehabilitation of chondral injuries and chronic injuries and chronic degenerative arthritis of the knee in the athlete. Oper Techn Sports Med 3 (2):127–135.

[6] Hambly K, Bobic V, Wondrasch B, Assche D van, Marlovits S (2006) Autologous chondrocyte implantation postoperative care and rehabilitation: science and practice. Am J Sports Med 34:1020. Originally published online Jan 25, 2006; doi: 10.1177/0363546505281918.

[7] Hochschild J (2002) Strukturen und Funktionen begreifen., vol. 2: LWS, Becken und Untere Extremität. Thieme, Stuttgart.

[8] Imhoff AB, Baumgartner R, Linke RD (2014) Checkliste Orthopädie. 3rd edition. Thieme, Stuttgart.

[9] Imhoff AB, Feucht M (Hrsg) (2013) Atlas sportorthopädisch-sporttraumatologische Operationen. Springer, Berlin Heidelberg.

[10] Meert G (2009) Das Becken aus osteopathischer Sicht: Funktionelle Zusammenhänge nach dem Tensegrity Modell, 3rd edition Elsevier, Munich.

[11] Stehle P (Hrsg) (2009) BISp-Expertise „Sensomotorisches Training–Propriozeptives Training". Sportverlag Strauß, Bonn.

第三部分　脊椎

脊柱康复策略（第Ⅰ～Ⅳ阶段）

- 保证手术结果：
  - 患者教育。
  - 解剖学、生物力学、病理生理学和神经生理学知识（伤口愈合阶段、组织再生时间）。
  - 手术过程知识。
  - 提升患者 / 运动员的依从性。
- 掌握脊柱节段稳定性、生理神经支配程序（前馈系统）、颅颈屈曲试验（主要改善颈深屈肌耐力）：
  - 伸展静态稳定。
  - 旋转静态稳定。
  - 横向静态稳定。
- 抑制 / 阻止抑制性传入神经通路。
- 感觉运动功能 / 协调训练。
- 轴向挤压。
- 提高周围结构的活动性，减少粘连。
- 学习节段运动控制：
  - 屈曲 / 伸展运动。
  - 侧向屈曲运动。
  - 旋转运动。
- 学习节段运动控制：
  - 伸展偏心旋转运动。
  - 屈曲偏心旋转运动。
- 投掷。
- 跳跃。
- 日常或特定运动的训练。

不同阶段的各治疗的权重

	第Ⅱ阶段	第Ⅲ阶段	第Ⅳ阶段
物理治疗	25%	15%	10%
感觉运动训练	25%	35%	10%
力量训练	10%	20%	35%
运动专项训练	10%	10%	30%
稳定性训练	30%	20%	15%

第十六章　颈椎：外科手术 / 术后康复

Andreas Imhoff, Knut Beitzel, Knut Stamer, Elke Klein

16.1 椎间盘手术

16.1.1 颈椎间盘假体

手术指征

- 退行性椎间盘疾病的症状不稳定。
- 椎间盘切除术后综合征。
- 复发性脱垂。
- 颈椎区域内的脱垂。

手术方法

- 取患者仰卧位，脊柱中立位。
- 经前外侧（气管 / 食管外侧，主要血管内侧）手术入路。
- 受影响椎间盘切除术（椎间盘切除术）和减压。
- 使用牵引器恢复椎间盘所需的高度。
- 去除所有骨赘和软骨终板，同时保留骨皮质。
- 测量正确的植入物尺寸，并在影像学检查筛查下插入样本植入物。
- 借助假体专用器械准备假体。
- 在压配合技术中，在 BV 控制下插入最终植入物。
- 逐层关闭伤口。

术后康复

表 16.1 为术后康复的概述。

16.1.2 椎板切除 / 减压

手术指征

- 退行性椎管狭窄。

手术方法

- 受损阶段的影像学定位。
- 通过相关脊柱节段进行严格的中央纵向切口。
- 将背部伸肌从棘突移到椎弓。
- 暴露棘突、椎板和椎关节。
- 切除受影响节段的棘突。
- 通过椎板切除术小心暴露具有传出神经通路的脊柱部分。
- 发生不稳定时的后续脊柱融合术（第 16.2 节）。
- 逐层关闭伤口。

术后康复

表 16.2 为术后康复的概述。

16.2 稳定性

腹侧脊柱融合术 / 椎体置换术

手术指征

- 多椎间隙破坏。

手术方法

- 根据相关缺陷的高度，经宫颈、腹膜后或经胸进入。
- 移除 1 个或多个椎体并插入占位器，例如，椎体笼、可牵张椎体置换或自体骨（髂骨移植、肋骨或腓骨移植）。
- 通过桥接骨合成稳定邻近节段。
- 在桥接时间较长的情况下，增加背部稳定性。
- 逐层关闭伤口。

表 16.1 颈椎椎间盘假体术后康复。颈部支撑约 7 天

阶段		活动度和允许的负荷
Ⅰ	从术后第 1 天开始	根据颈部支撑的疼痛情况进行活动
Ⅱ	从术后第 6 周开始	骑自行车，开始跑步训练
Ⅲ		
Ⅳ	约术后 3 个月	运动专项训练

表 16.2 椎板切除 / 减压术后康复。使用 Lumbotrain 支具

阶段		活动度和允许的负荷
	从术后第 1 天开始	根据疼痛情况进行活动

表 16.3 腹侧脊柱融合术 / 椎体置换术术后康复。椅背支撑

阶段		活动度和允许的负荷
	从术后第 1 天开始	允许“整体”旋转。站在床前然后用椅背支撑缓慢移动 腰椎融合术后 6 周内不能深坐 术后 6 周的影像学检查
	从术后 12 周开始	脊椎融合术巩固后，离开椅背支撑。日益增加自由活动。对于脊椎融合术且无不适的患者，最早于术后 6 个月开始运动

术后康复

表 16.3 为术后康复的概述。

参考文献

[1] Hallgren RC, Andary MT (2008) Undershooting of a neutral reference position by asymptomatic subjects after cervical motion in the sagittal plane. J Manipulative Physiol Ther 31(7): 547–552.

[2] Jull G, Falla D, Treleaven J, Hodges P, Vicenzino B (2007) Retraining cervical joint position sense: the effect of two exercise regimes. J Orthop Res 25(3):404–412.

[3] Jull G, Falla D, Treleaven J, Sterling M (2003) Dizziness and unsteadiness following whiplash injury: characteristic features and relationship with cervical joint position error. J Rehabil Med 35:36–43.

[4] Lee HY, Wang ID, Yao G, Wang SF (2008) Association between cervicocephalic kinestethic sensibility and frequency of subclinical neck pain. Man Ther 13(5):419–425.

[5] McKenzie R (1988) Behandle deinen Rücken selbst, 4th edition Spinal Publications, New Zealand.

[6] Piekartz-Doppelhofer D von, Piekartz H von, Hengeveld E (2012) Okuläre Dysfunktionen bei WAD: Behandlungsmöglichkeiten und Effekte neuromuskuloskelettaler Therapie. Systematischer Review. Manuelle Therapie 16:42–51.

[7] Richardson C, Hodges P, Hides J (2009) Segmentale Stabilisation LWS- und Beckenbereich. Elsevier, Munich.

[8] Twomey LT, Taylor JR (2000) Physical therapy of the low back. Churchill Livingstone, New York.

第十七章　颈椎：康复治疗

Andreas B. Imhoff, Knut Beitzel, Knut Stamer, Elke Klein

17.1 第Ⅰ阶段

颈椎第Ⅰ阶段的康复同胸椎及腰椎第Ⅰ阶段的康复。

目标（依据 ICF）

第Ⅰ阶段的目标（依据 ICF）
- 生理功能 / 人体结构：
  - 缓解疼痛 / 疼痛管理。
  - 避免结构及功能的损伤。
  - 提高核心肌群的稳定性。
  - 促进再吸收。
  - 改善感觉运动功能。
  - 调节受损伤的自主神经和神经肌肉的功能。
- 活动 / 参与：
  - 学习手术所需的体位变化。
  - 纠正不正确的姿势和运动模式。
  - 制定积极应对疼痛的策略。
  - 独自应对日常生活中的困难时的技巧。
  - 学习家庭培训计划。
  - 提高转移能力（保持和改变身体姿势、行走和运动）。
  - 打破妨碍参与的障碍（焦虑）。

物理治疗

患者教育

- 医生与患者讨论治疗的内容和目标。
- 向患者提供有关手术限制的更多信息。

> **以下是禁止的：**
> - **腰椎术后的深坐。**
> - **手术区域内的活动 / 移动。**
> - **手术区域内的旋转。**
> - **抬举重物。**

- 学习从仰卧位到侧卧位的运动转移 / 转换位置，站立时避免在手术区域内移动：整体旋转。
- 穿脱衣服、洗衣服、系鞋带的策略；咳嗽 / 打喷嚏的策略。
- 出现不适 / 疼痛时，缓解压力的技巧（例如，使用侧位靠垫辅助支撑）。
- 解释独立练习的必要性。

预防性治疗

- 术后第 1 天或第 2 天采用垂直姿势，同时在水平面上训练。
- SMI 教练指导，深呼吸技术，如缩窄鼻腔、“嗅探”吸入，呼吸控制。
- 踝关节或手腕每隔 1 s 进行主动末端运动。
- 腰椎 / 胸椎手术过程中上肢的主动运动，或颈椎术中仅手和肘关节的主动运动。

> **每小时独立进行 1 次耐力训练（有氧训练）。**

促进吸收

- 手法淋巴引流技术。
- 热敷。
- 呼吸疗法。
- 腹部大动作（帮助消化）。

提高活动度

- 根据体查发现改善关节活动度：OAA、胸椎、撕裂关节、肩关节和髋关节的手法治疗措施。
- 调节骨盆 / 骶髂关节移位（例如髂骨旋转、骶骨移位）（Cave：腰椎持续运动）。
- 颅骶部治疗取决于体查发现，例如，骶骨上的“静止点”诱导。静点诱导可致组织和筋膜张力的平衡。
  技巧：手掌位于骶骨下方，指尖指向颅骨。治疗师追求运动幅度最大的运动（例如，骶骨的伸展运动），并对减弱的运动施加温和的阻力。经过多次循环后，达到 1 个静止点，即组织放松。治疗师一直保持这一点，直到运动恢复（图 17.1）。

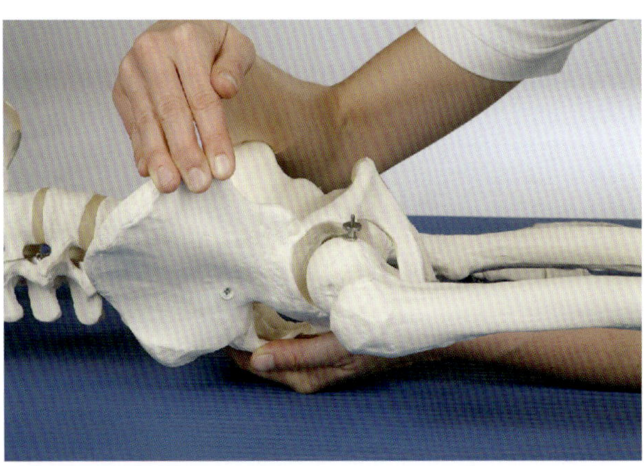

图 17.1 颅骶疗法

- 检查足和腓骨位置：腓骨作为 1 个指示器，指示是否存在上升或下降因果链 = 髂骨旋转的影响。

调节自主神经和神经肌肉的功能

- 起源于 C8~L2，以及 OAA 和 S2~S4 的正交感和副交感神经区域的治疗：
  - 手法治疗：胸椎和肋骨关节松动术。
  - 物理治疗：按摩、热敷、电疗、结缔组织按摩。
- 神经淋巴反射点和神经血管反射点的治疗：
  - 背阔肌。
  - 臀大肌。
  - 髂腰肌。
  - 颈部屈肌和伸肌。
  - 斜方肌。
- 颅骶疗法：CV4 技术降低交感神经系统张力。

改善感觉运动功能

- MT 作为传入感觉输入的最小 1 级压缩剂量。
- 利用 PNF 概念中的短杠杆技术，通过上肢（腰椎）和下肢（颈椎）溢流，促进功能性肌肉链的生理激活（图 17.2）。使用压力反馈装置（PBU）控制肌肉张力。
- 意识训练：如念力训练，意念训练。
- 眼球运动：头眼协调。

稳定性和力量训练

- 提高核心稳定性，例如通过：
  - PNF 骨盆模式（图 17.3）。
  - 符合 Brunkow 概念的技术（例如符合 Brunkow 的基本张力）。

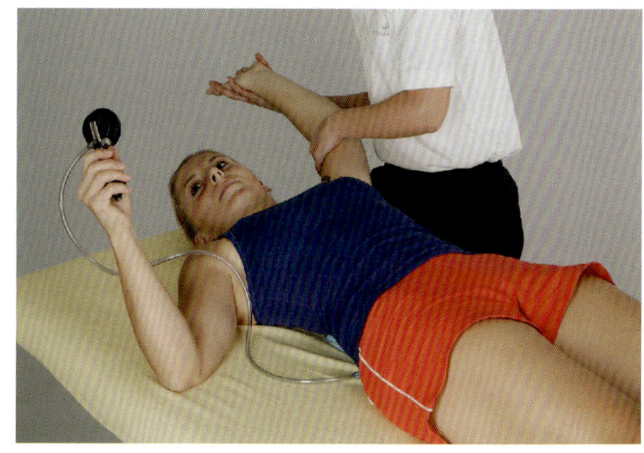

图 17.2 利用 PNF 概念中的短杠杆技术通过上肢溢出，同时通过压力反馈装置（PBU）控制肌肉张力

  - “俄罗斯方块”（FBL 技术）。
  - 站立位稳定性训练时使用弹力带。
  - 三维螺纹连接楼梯行走。
- 加强肩胛胸肌。
- 俯卧位、侧卧位、仰卧位和站立时的等长张力练习（强度：无痛、少痛）。
- 姿势训练。

实用提示

开始节段性腰椎稳定训练：

- 使用压力反馈装置（PBU）进行腹部空鼓试验，以测试腹横肌的活动。
  - 测试结构：从俯卧姿势开始，双臂放在两侧，双脚悬空在长凳边缘。PBU 位于胃下；肚脐位于 PBU 的中心和 SIAS 水平的远端边缘。
  - 试运行：在 70 mmHg（1 mmHg=133.322 Pa）

17

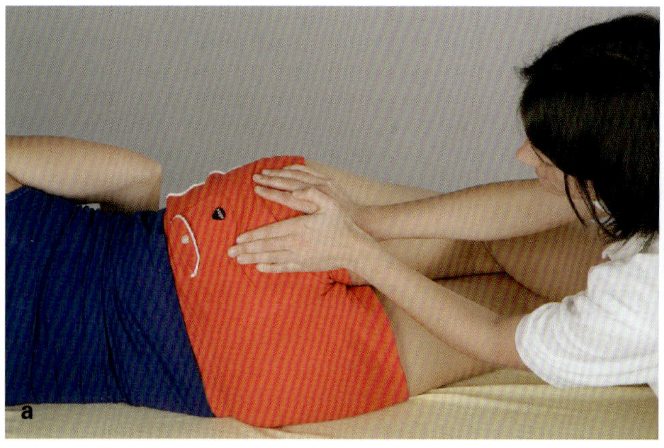

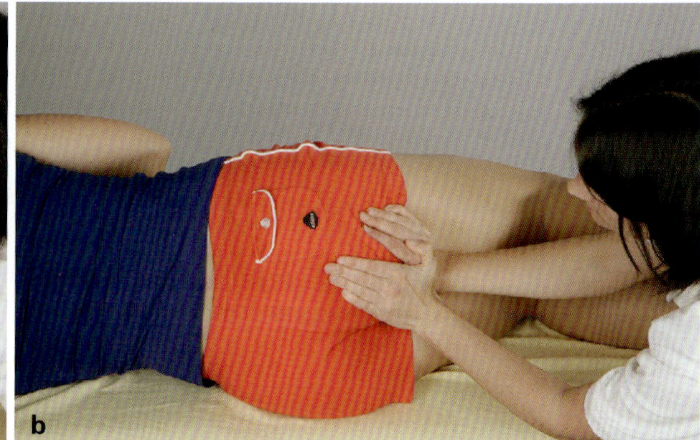

图 17.3 a、b. 通过 PNF 骨盆模式提高核心稳定性

压力下使用 PBU；然后，患者应向内和向上拉动下腹，而不移动脊柱或骨盆。动作任务：保持小腹平放，吸气和呼气时保持张力 10 s，重复 10 次。

试验的解释：患者减压越少，活动越差：

< 72 mmHg：异常反应。

72~74 mmHg：平均反应。

> 74/76 mmHg：正常反应。

- 使用压力反馈装置（PBU）（站立或仰卧位 / 四足 / 侧卧位 / 俯卧位）激活盆底肌和腹横肌。

物理措施

- 热敷。
- 手法淋巴引流技术。
- 电疗（动态电流，50/100 Hz）。

17.2 第Ⅱ阶段

目标（依据 ICF）

第Ⅱ阶段的目标（依据 ICF）

- 生理功能 / 身体结构：
  - 提高节段稳定性。
  - 提高核心肌力稳定性。
  - 改善身体知觉。
  - 改善感觉运动功能。
  - 增强肌肉力量。
  - 减轻疼痛 / 疼痛管理。
  - 避免结构及功能的损伤。
  - 提高转移能力。
  - 促进再吸收。
  - 调节受损伤的自主神经和神经肌肉的功能。
- 活动 / 参与：
  - 练习手术所需的体位变化。
  - 纠正不正确的姿势和运动模式。
  - 制定积极应对疼痛的策略。
  - 独自应对日常生活中的困难时的技巧。
  - 学习家庭培训计划。
  - 提高转移能力（保持和改变身体姿势、行走和脊柱运动时的肌肉稳定）。
  - 打破妨碍参与的障碍（焦虑）。

17.2.1 物理治疗

患者教育

- 与患者讨论治疗的内容和目标。
- 背部训练取决于患者参与 ADL 活动的情况。
- 人体工程学建议。
- 日常生活记忆功能：创建自己的记忆辅助工具（例如通过设置提醒）。

实用提示

向患者解释清楚以便其更好地理解治疗：

- 以下肌群是脊柱局部稳定性的重要组成部分，也与四肢运动有关：颈长肌、头长肌、头直肌前肌和外侧肌、腹横（TA）肌、多裂肌和盆底肌。
- 解释颈椎的神经运动控制。
- 肌群的位置、解剖学解读。
- 疼痛、休息、炎症或创伤可能导致肌肉协调不足、前馈机制不足，以及颈椎出现问题时颈部肌肉快速疲劳。

治疗目标

- 改善颈深屈肌和颈浅屈肌的运动控制 / 协调。
- 提高颈深屈肌（头长肌和颈长肌）的耐力。
- 胸锁乳突肌、舌骨肌、斜角肌表面屈肌的抑制：这些可能不占优势。
- 改善屈肌的离心运动。
- 改善颈椎伸肌。

促进吸收

- 手法淋巴引流技术。
- 呼吸疗法——训练膈肌呼吸。

提高活动度

- 软组织处理：
  - 高渗缩短肌肉的治疗：胸锁乳突肌（图 17.4）、斜方肌、肩胛提肌、斜角肌、胸大肌和胸小肌。
  - 筋膜的治疗：颈筋膜和颈阔肌放松技术。
- 胸椎 / 腰椎 / 骨盆 / 肩部的运动控制（可能采用手法治疗）。
- 第 1~5 肋骨（肋椎、胸肋关节）和胸部（1~5）

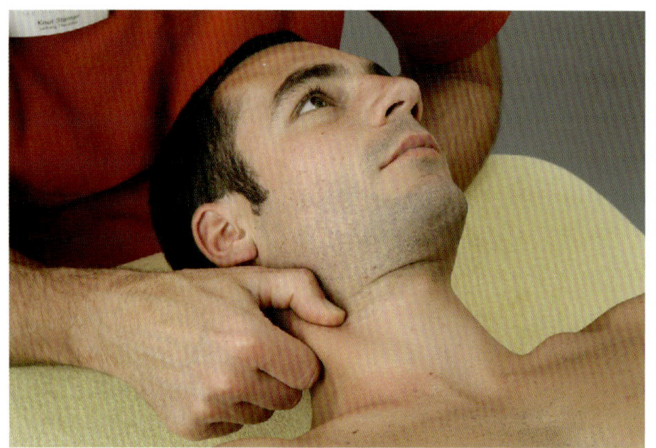

图 17.4 胸锁乳突肌治疗高渗性肌肉缩短

的活动。
- 放松 / 松解韧带结构：颈胸膜韧带。
- 用活动楔或手法治疗矫正骨盆移位。
- 颅骶治疗：
  - CV4 技术使颅骶节律正常化（图 17.5 a）。功效：减少结缔组织和交感神经系统的张力，改善静脉回流。
  - 颈胸横膈膜：放松技术：治疗师的一只手放在第 7 颈椎至第 2 胸椎的水平位置，另一只手放在上肋骨上。
  - 寰枢椎关节松动术（Cave：进一步运动）（图 17.5）。
- 腰骶过渡失代偿。
- 骶骨技术围绕不同的轴取决于检查发现。
- 检查是否存在颅下颌功能障碍（CMD），即检查下颌关节、咬肌、颅骨、打开 / 关闭两者时的下颌位置，以及周围结构。

调节自主神经和神经肌肉的功能

- 交感神经和副交感神经元区 T1~T5，以及 OAA 的治疗，如振荡、手法治疗、热敷等。
- 神经淋巴反射点（NLR）和神经血管反射点（NVR）的治疗：
  - 颈部伸肌和屈肌，SCM。
  - 斜方肌。

> **在长期紧张的情况下，肌肉链的超负荷也必须考虑到 Brügger's 胸骨联合载荷。**

- 通过对可能的压痛点进行治疗，通过应变 – 反应变技术处理可能的痛点：对肌肉的压痛点施加压力。移动邻近的关节，直到疼痛减轻或组织明显放松。保持该位置 90 s，然后被动地返回到起始位置。

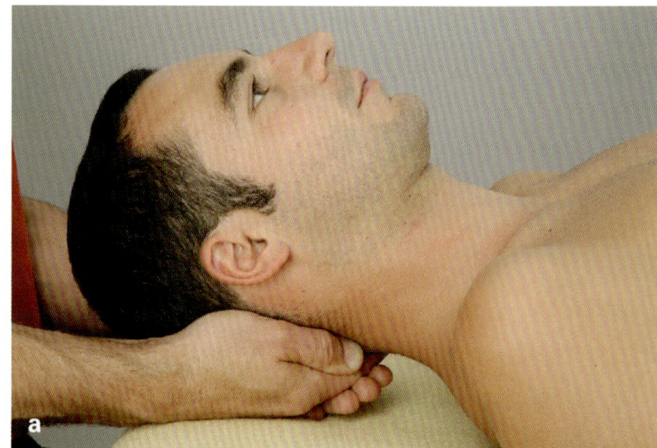

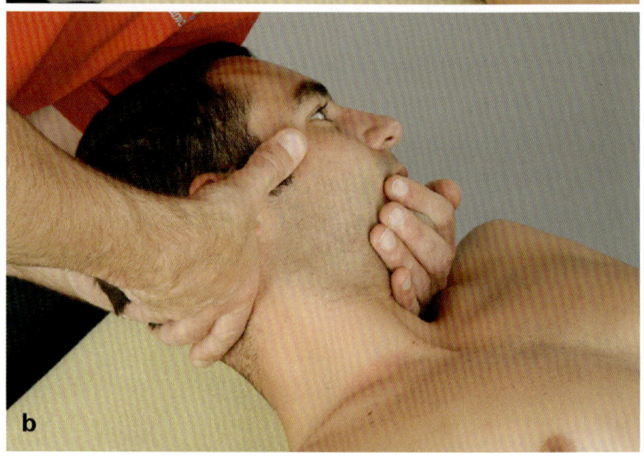

图 17.5 a、b. 颅骶治疗。a. CV4 技术使颅骶节律正常化。b. 寰枢椎关节松动术（Cave：持续运动）

- 根据 Simons/Travel 或 INIT 的技术处理潜在的触发点：
  - INIT：对触发点进行缺血性压缩，直到疼痛减轻。如果 30 s 后疼痛没有变化，缓解症状并应用位置释放技术：结构收敛（注意：手术区域）直到释放，然后持续 7 s，随后的拉伸和冰敷——从触发点向过渡区的方向：
    肌腱鞘。
    胸腺乳突肌。
    肩胛提肌。

改善感觉运动功能

- 生理脊柱位置的姿势 / 感知训练（镜像）。

提高深度感知能力，减少疼痛
- 激光笔进行头部定位练习（固定头部）：例

如，在墙上按照水平八字进行定位。
- 头眼协调练习。
- 眼球运动练习。
- 训练关节位置感。

运动觉的评估是通过患者在不需要视觉或前庭辅助的情况下，从无痛末梢运动返回到自己事先选择的中立参考位置的能力来衡量的。由此可能产生的任何偏差被称为 JPE（关节位置误差），是用激光附在头部测量。JPE 确定如下：
- 结构：目标位于墙上的视线水平处。
- 起始位置：患者坐位。大腿处于它们可能的最低接触面，手臂更松散地悬挂在下面（触觉输入最小）。放置一激光指针在头部（图 17.6）。
  （1）采用颈部中立位。
  （2）意识到位置与起点在中间。
  （3）眼睛闭合，再次感知位置。
  （4）伸展 / 旋转至大约 30°（无痛区间）闭眼。
  （5）患者应尽可能回到起始点并保持体位（正常，平时速度）。

评估：偏离超过 3° 或颈椎运动剧烈可能是关节位置感知受损的指征。

- 训练运动感 / 关节位置的练习：
  - 从坐姿开始。在颈椎的屈、伸、侧屈和旋转活动后恢复到预定的位置。激光用于辅助定向。先用开眼再用闭眼：尽量屈曲，尽量伸展，然后尽可能回到起始位置，尽量伸展，尽量屈曲，最后尽可能回到起始位置，侧屈和旋转同样。
  - 潜在的练习顺序，用激光跟踪：遵循直线，对角线和椭圆线图形“8”。
  - 所有要点的进展：增加速度和活动范围、运动持续时间、改变视觉目标（背景）、改变起始位置（坐、站立、单腿站立……）。
- 锻炼视力的稳定性：
  - 视力保持固定状态（眼睛固定在单个点上）。
    头部移动：
    仰卧位：头部活动凝视着某一点。
    总部：目光仍然稳定地集中在一个点和头部移动，例如旋转。
  - 眼睛聚焦于目标，而核心则会横向旋转或屈曲。

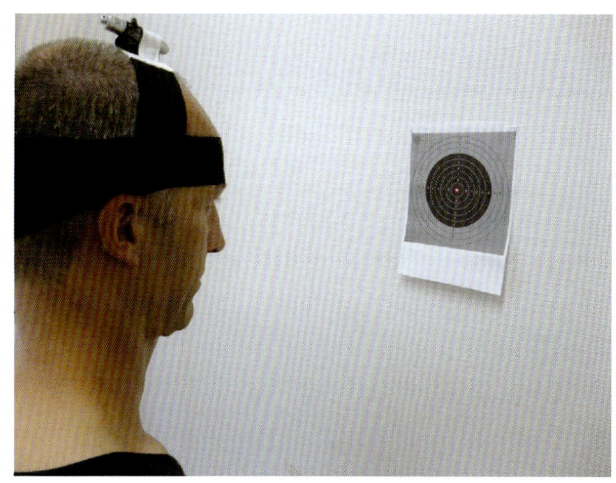

图 17.6　使用激光笔确定 JPE

  - 作为眼 – 臂 – 头协调的独立练习：折叠手臂，伸展到肩膀高度。将眼睛固定在拇指上，左右旋转 / 横向屈曲 / 伸展和屈曲头部，同时保持目光稳定地注视在拇指上。
- 呼吸意识（横膈肌、腹部呼吸）。
- 通过接触颈椎进行牵引和滑动刺激。从仰卧位或坐姿开始：
  - 患者应静卧位对抗治疗师对神经弓施加压力。
  - 患者积极跟踪治疗师指导接触的运动。
- 在平衡 / 跷跷板上的感觉运动功能训练。
- 将书或豆袋放在头上平衡；坐着时（图 17.7），站立时，行走时。
- 思想运动：在视觉表现的帮助下，增加身体和运动的敏感性。

稳定和加强

- 从仰卧位开始，在不同的起始位置进行节段性稳定（参见第 19.2.1 节）。

颅颈屈曲试验（CCF）

通过颈椎深层肌肉组织对颈椎进行节段性稳定：
- 颈长肌。
- 头长肌。
- 头前直肌、外侧肌 = 深颈屈肌。
- 颈部半腱肌。
- 多裂肌。

患者位置
- 固定位置。

- 颈椎处于中立位。
- 舌头放松地放在嘴上。
- 颈下压力反馈装置（PBU）或在颈下进行触诊。手的位置：右手放在枕部，左手手指放在颈椎前凸外，左手拇指触诊颈阔肌 / 胸锁乳突肌（图 17.8）。
- 用力膈肌呼吸。

运动

- 为了排除上斜方肌和肩胛提肌的过度活动，首先将肩胛骨向背侧和尾部移动。
- 进行上颈屈曲运动：将“点头”压力传感器抽到 20 mmHg，患者应增加传感器压力，保持姿势 10 s，以有控制的方式缓慢移动，不要有大的用力。
- 没有代偿的情况，增加 2 mmHg。

解释

- 正确的激活会导致颈椎前凸的扁平化。
- 显示压力的增加。
- 压力从 20~22 mmHg 仅增加 2 mmHg；以 2 mmHg 的间隔增加，直至 30 mmHg。
- 手部触诊：正确操作时，压力会上升到左手。

补偿

- 胸锁乳突肌功能亢进：头部后缩。
- 伸肌过度活跃（枕部重量增加）。
- 上 / 下颌骨肌过度活动（下颌骨应放松）。

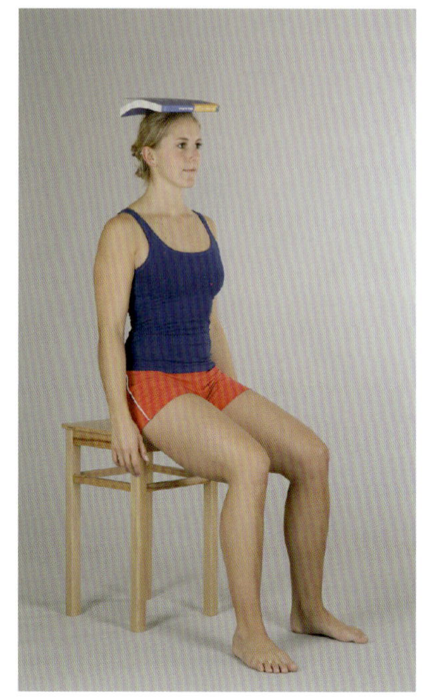

图 17.7 坐着把书放在头上平衡，以激活肌肉

- 通过保持个人压力水平 10 s（目标：10 × 10 s）来提高耐力。
- 俯卧位、侧卧位、仰卧位或坐位的等长张力练习（强度：无痛、低痛），也可结合舌头和眼睛的运动。
- 抗弹性阻力的等距伸展：上半身伸展，同时保持颈椎的中立位（图 17.9）。
- 胸椎 / 腰椎的稳定性。
- 训练正确的直立姿势。
- 加强肩臂和肩胛骨的肌肉，同时保持颈椎的稳定。
- 站立时配合弹力带或缆绳滑轮进行稳定练习。
- 通过肩胛骨和骨盆进行的对称和互不对称阻力组合。
- 站立时用枕头顶住瑜伽球靠在墙上（下颈椎处于中立位）。

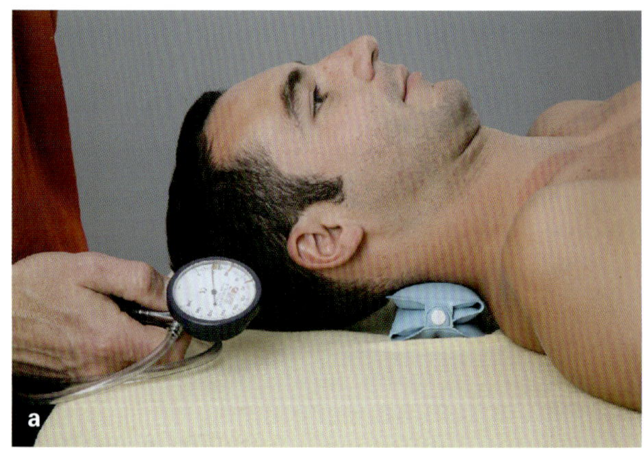

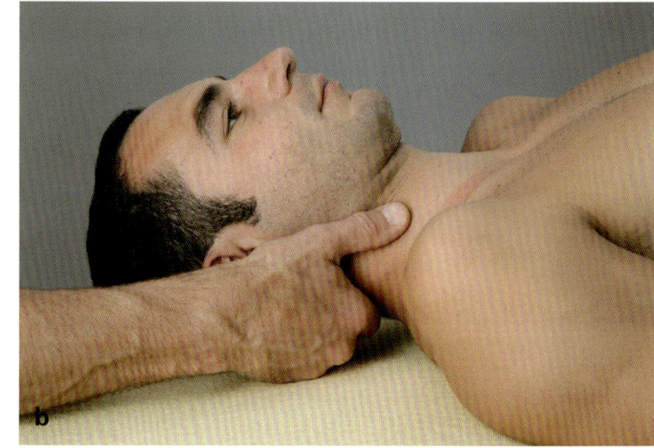

图 17.8 a. 颅颈屈曲试验（CCF）：枕下压力反馈装置（PBU）。b. 颈部触诊。手插入：右手放在枕骨上，左手手指放在颈椎前凸处，左手拇指触摸胸锁乳突肌

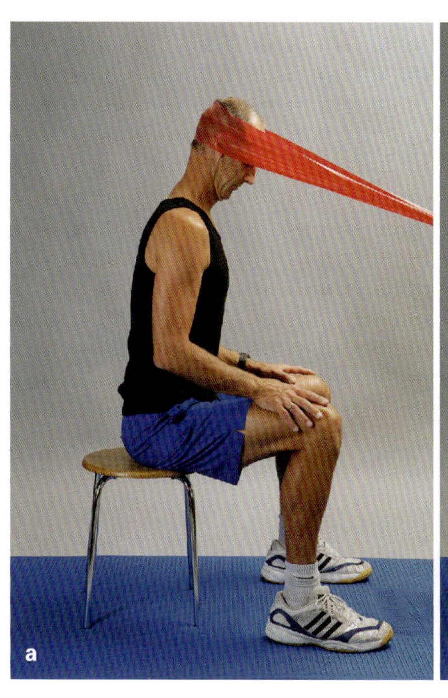

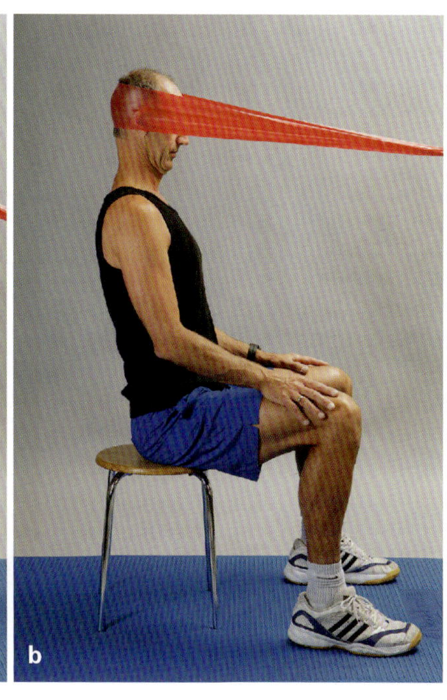

图 17.9　a、b. 抵抗弹性阻力的等长伸展：上半身伸展，同时保持颈椎的中立位

- 运动过渡以肌肉稳定为主。
- 对深颈屈肌的训练：
  - 靠墙坐时（图 17.10）。
  - 在腰椎节段稳定状态下自由坐姿 / 站立。
- 日常生活 / 工作场所的整合训练（功能和人体工程学）。
- Redcord®：从仰卧位开始（图 17.11）或站立。
- 普拉提：头部点头。

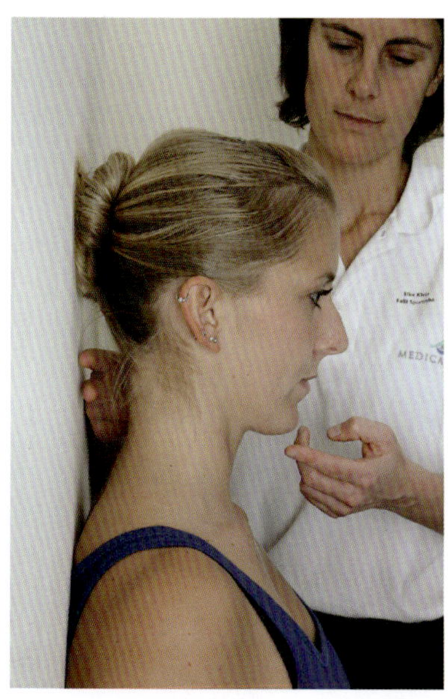

图 17.10　靠墙坐时训练伸颈屈肌

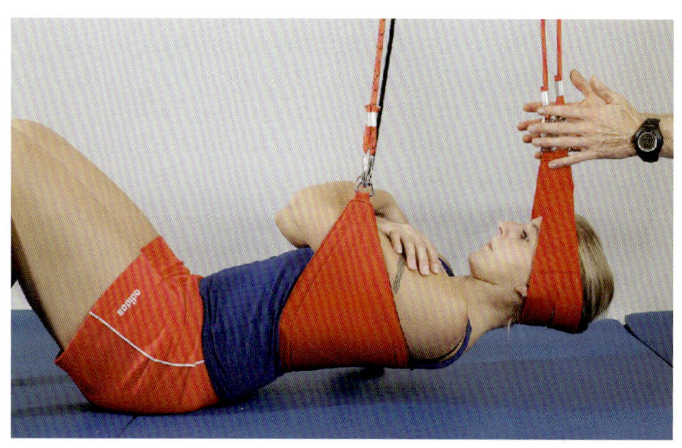

图 17.11　Redcord®：从仰卧位开始

- 采用轴向压缩练习：深蹲，大腿。
- 在伸展和屈曲位置的等长练习。
- 在跑步机上行走。
- 在颈椎稳定下的脊柱节段的自动固定。
- 治疗性攀登。
- 提高脚的稳定性。

> **所有的运动都必须考虑到颈椎和腰椎的节段稳定。**

物理措施

- 足底反射疗法按摩：
  - 喝足够的水，不要忘记平衡握力。

  - 症状区和植物区的治疗。
- 针灸按摩（APM）。
- 手法淋巴引流技术（注意：锁骨上间隙肿胀）。
- 按摩。
- 电疗（抑制性电流）。
- 肩颈部进行广泛的结缔组织按摩。
- 热敷。

实用提示

- 尽快做到垂直方向。
- 在所有的稳定练习中保持低强度，以防止普遍的肌肉激活。
- 局部稳定性：前馈训练：低紧张神经支配，本体感觉输入。
- 坐着保持最基本的紧张感。
- 将休息和身体感知训练纳入日常生活（计划在休息时躺下）。
- 步行。
- 后备培训计划（实践和理论）。
- 由于咬合和牙齿问题的影响可能会咨询牙医。

17.2.2 运动康复

- 心血管系统的一般伴随训练：
  - 测力计训练（1 × 10）~（2 × 15）min，低负荷在 20~50 W。
  - 跑步机运动作为轻微倾斜的步行训练。
  - 串联训练器 / 椭圆机训练（1 × 10）~（2 × 15）min，低负荷在 2~50 W。
  - 矫形步行。

感知运动功能训练

从有意识的运动控制过渡到无意识的运动控制。

- 节段性的稳定。
- 深度位置（感知颈椎的关节位置）。
- 关于腰椎和骨盆的位置和运动的身体感知训练：
  - 费登奎斯法，太极拳。

力量训练

- 通过等距法肌肉内激活（图 17.12）。
- 力量耐力训练，根据计划调整；重点是局部稳定器；在绝对无痛范围重复 4 × 20 次。
- 通过低强度的长时间保持进行等距激活（20%~30%，保持时间＞ 1 min）。
- 通过四肢运动与颈椎的稳定（节段性稳定）溢出：
  - 卧推。
  - 划船。
  - 实时摄影测量。
  - 缆绳滑轮。
  - PNF 对角线模式。
- 单一方向训练，从稳定的起始位置开始：坐在健身器材上；只做一侧的训练，而且重量要轻（图 17.13）。
- 通过呼吸来增强 / 节律化。

治疗性攀登

- 站立时在中间把手上进行重量转移训练（图 17.14）。
- 在大台阶上进行台阶交替训练，有稳定的握力固定。

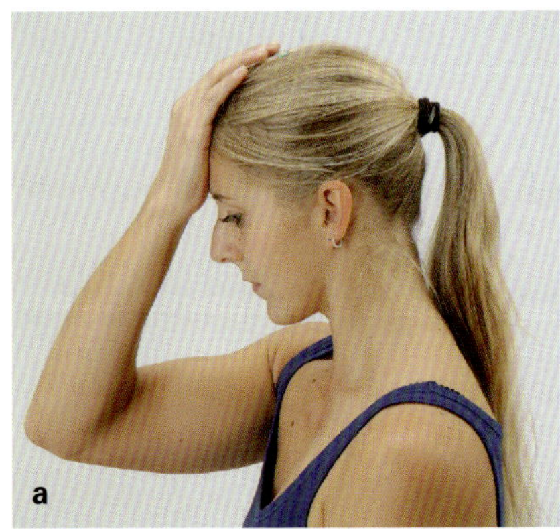

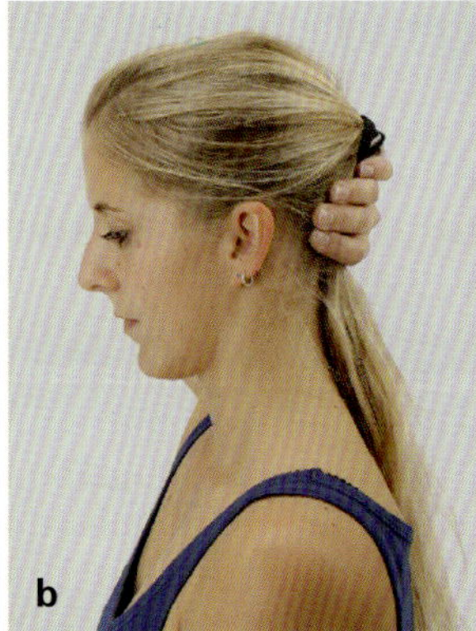

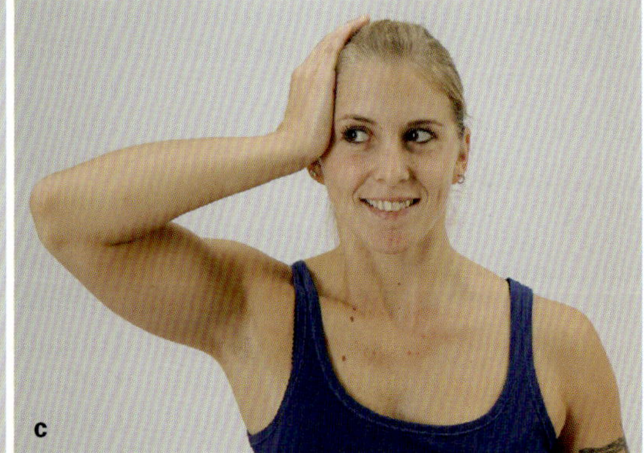

图 17.12 a~c. 通过等距法肌肉内激活

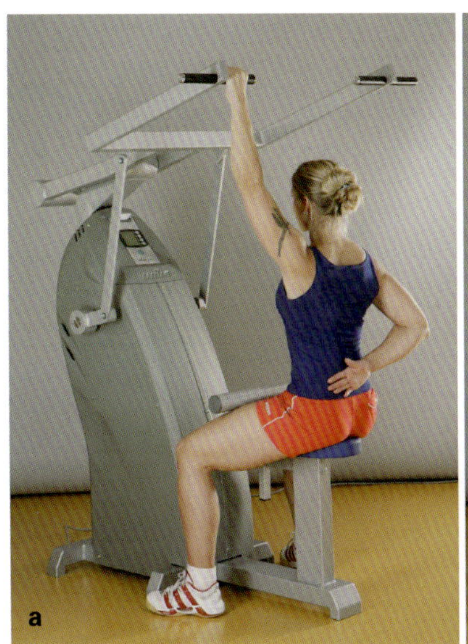

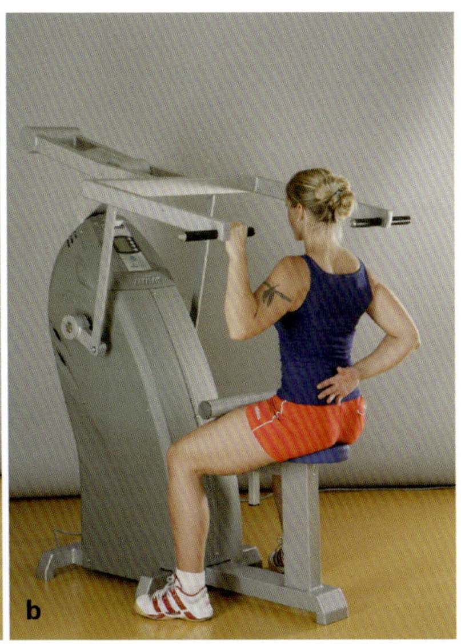

图 17.13　a、b. 单一方向训练，从稳定的起始位置开始：坐在健身器材上；只做一侧的训练，而且重量要轻

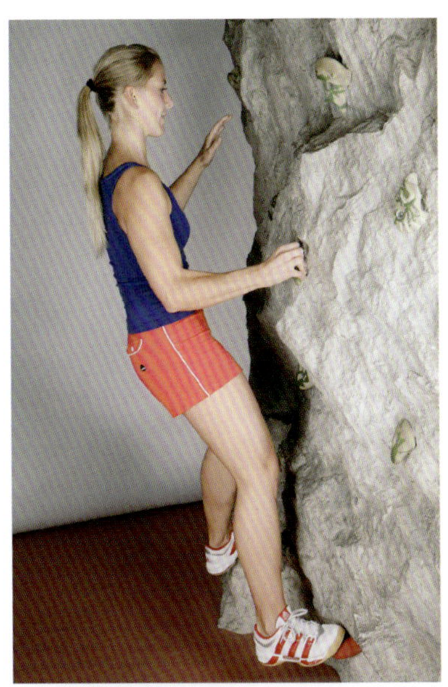

图 17.14　治疗性攀登：站立时在中间把手上进行重量转移训练

17.3 第Ⅲ阶段

目标（依据 ICF）

第Ⅲ阶段的目标（依据 ICF）

- 生理功能 / 身体结构：
  - 提高身体感知力。
  - 恢复节段稳定性。
  - 优化核心稳定性 / 肌肉束缚。
  - 提高移动性。
  - 改善感觉运动功能。
  - 提高肌肉力量。
  - 疼痛缓解 / 管理。
  - 改善生理运动模式。
- 活动 / 参与：
  - 纠正姿势（形成符合人体工程学要求的姿势 / 工作姿势）。
  - 制定积极应对疼痛的策略。
  - 应对日常生活中面临的挑战时，提供自给自足的提示和技巧。
  - 学习家庭培训计划。
  - 促进活动能力（保持和改变身体姿势，在肌肉稳定脊柱的情况下行走和运动）。
  - 打破阻碍参与的障碍（焦虑）。
  - 康复工作，运动。
  - 日常和工作生活中的人体工程学建议。

17.3.1 物理治疗

患者教育

- 与患者讨论治疗的内容和目标。
- 日常生活和工作的人体工程学建议：如椅子，电脑位置；运动，如骑自行车时的车把位置。
- 进一步减少焦虑 / 激发进行体育活动的积极性。
- 训练驾驶或其他日常活动时训练头部姿势和动作。

提高活动度

- 对颈胸椎过渡区，肋骨关节和胸椎进行动员。
- 颅骶疗法的技术：枕部提升、颅底释放、颅颈部横膈膜的松动。
- 通过学习生理上的中间位置来改善骨盆倾斜。
- 神经结构的动员：Slump 试验，上肢神经张力测试（ULNT）1~3。
- 节段性动员（Cave：在手术节段的方向上仔细进行，而不是在脊柱融合术的情况下）。
- 软组织治疗：
  - 对周围肌肉的处理：胸锁乳突肌、口基部、鳞状肌、肩胛提肌、斜方肌、上睑肌（图 17.15 a），枕下肌肉。
  - 筋膜的治疗：颈部浅层和深层筋膜（图 17.15 b）。
  - 治疗韧带：颈部胸膜韧带。

与以下结构的关系是通过插入舌骨肌肉产生：下颌、颞骨、咽、肩胛骨、胸骨、锁骨和舌头。

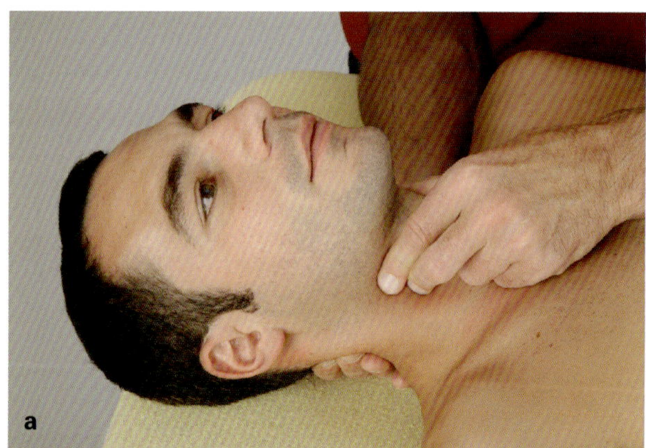

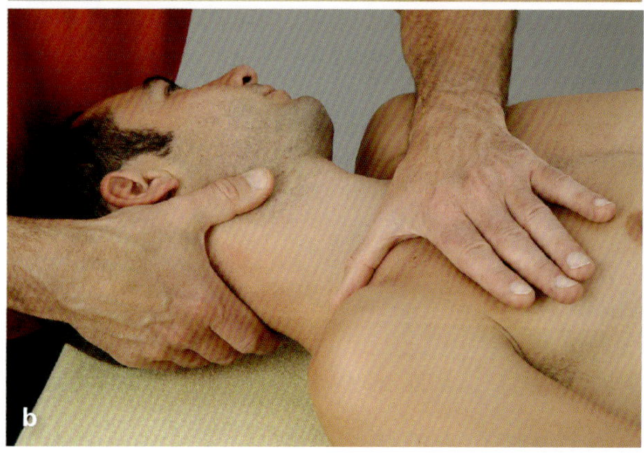

图 17.15 a、b. 软组织治疗。a. 舌骨上肌。b. 浅层和深层颈筋膜

由于对颈椎的影响，监测颅 – 下颌骨功能。例如增加咬肌和颞肌的张力，这导致了颈椎的高度伸展。通过来自颅下颌和颅颈区域的传入神经通路对三叉神经核有更高的输入。

- 腰椎、胸椎的活动性控制（可能采用人工治疗）。
- 控制骨盆的位置和下肢。
- 根据研究结果进行内脏调动，例如膈肌、纵隔、肝、胃、脾等筋膜（图 17.16）。
- 在压力下的动员。

调节自主神经和神经肌肉的功能

- 治疗 OAA 以及 T1~T5 和肋骨 1~5。
- 神经淋巴反射点和神经血管反射点的治疗：颈部伸肌和屈肌。

改善感觉运动功能

- 用小型设备进行协调和平衡训练：
  - 飞力士棒（图 17.17）。
  - 旋律。
- 在不稳定表面（平衡垫、MFT、平衡板、Pezzi 球、平台等）上进行训练。

稳定和加强

- 增加节段性稳定；所有起始位置都有节段性的颈椎稳定：

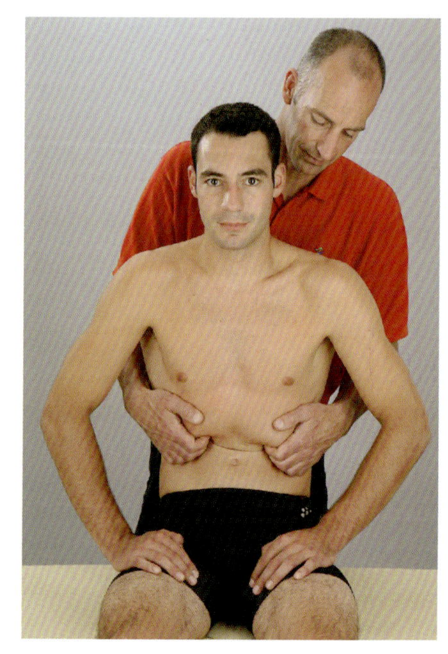

图 17.16 内脏调整

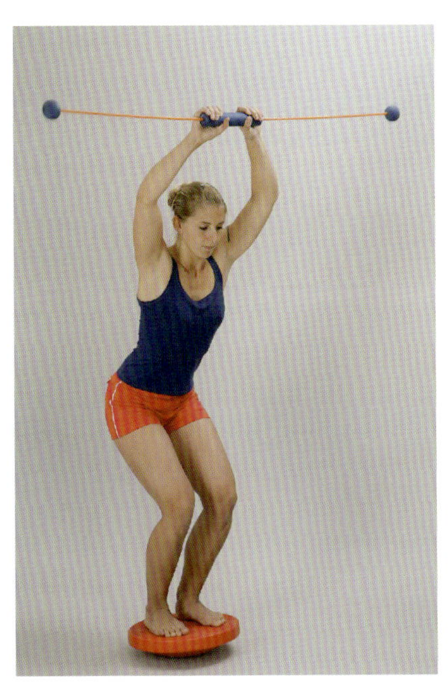

图 17.17　使用飞力士棒进行协调和平衡训练

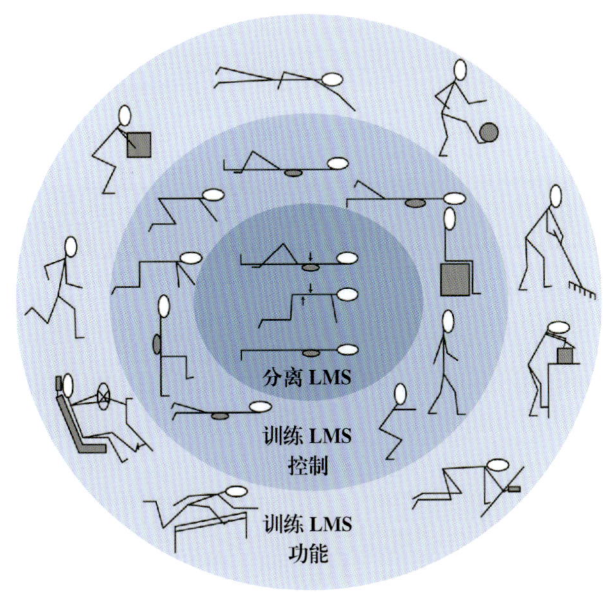

图 17.18　稳定性练习进展模型（根据 Twomey 和 Taylor 2000，爱思唯尔）

- 过渡到日常负荷。
- 姿势训练 / 支持功能。
- 膝关节屈曲 / 间歇训练 / 爬楼梯。
- 通过加长杠杆 / 动力装置来实现进步（图 17.18）。
- 初始旋转变体。
- 步态训练。
- 训练颈部深层屈肌从伸展到屈曲，从坐姿开始到仰卧位悬空。
  - 站立时抬起：头支撑在球上（图 17.19）。
- 半跪着或单腿跪着在电缆滑轮上跳起（臀部处于中立位，控制核心）。
- 与屈曲运动同心伸展和偏心控制：从前臂平板开始，站在板凳前或四足位置：应保持上颈椎屈曲。更高级的选择是将小重物（小豆袋或类似物）放在头上（图 17.20）。
- 颈椎等距伸展，对抗重量吊带或 Vitality® 带。
  - 站立时靠电缆滑轮动态伸展手臂。
  - 随着肩关节的水平外展。
- 使用自由重量进行阻力训练。
- 俯卧位训练颈伸肌：腰椎节段性稳定，肩胛骨回缩：
  - 提头。
  - 更高级的选择使用重量腕带或 Vitality® 带。
- 不同起始位置的节律性稳定。通过短而快速的动作，不断地对背部肌肉施加不同的刺激。
- 从肌肉锻炼训练开始，用牵引装置或哑铃（单侧）站立时开始旋转（图 17.21）。

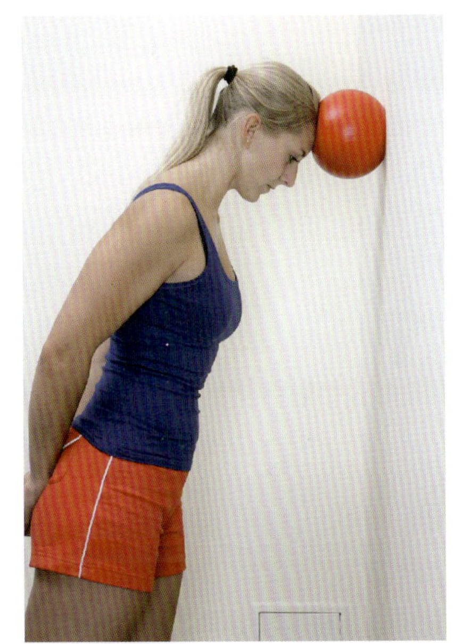

图 17.19　训练深颈屈肌从伸展到屈曲，站立时抬起：头部支撑在球上

- 俯卧位运动，没有重量，如游泳。
- 日常活动：具有节段性稳定的运动过渡（提举和屈曲训练）。

❯ 所有的运动都必须在颈椎节段性稳定的情况下进行。

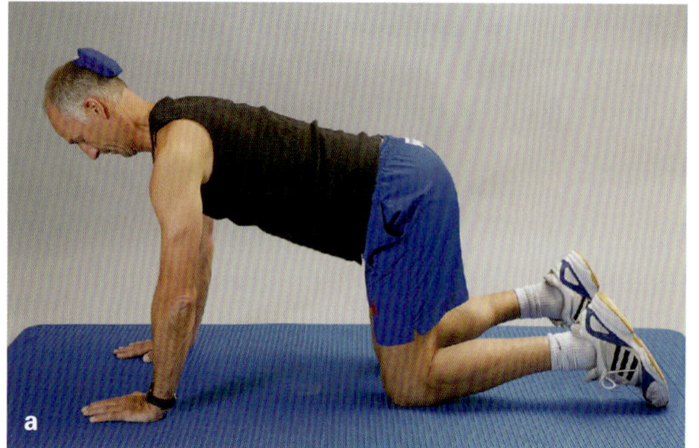

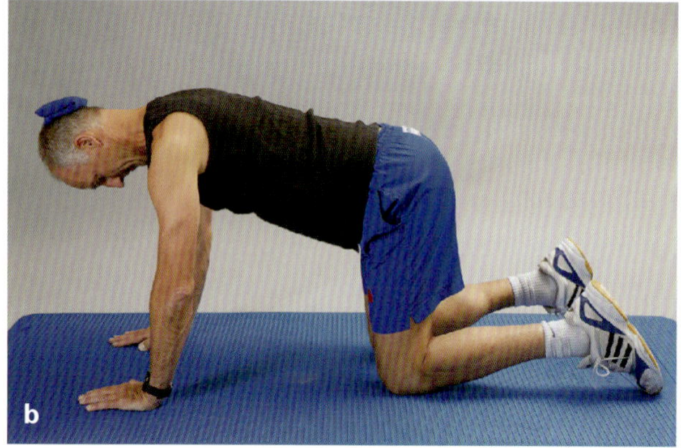

图 17.20 同心伸展（a）和偏心控制（b）的屈曲运动

物理措施

- 胸椎及肩颈区域的传统按摩。
- Marnitz 关键区治疗。
- 加热的应用（可能在腹腔内，与 Brugger 的理论相一致）。
- 针灸按摩（APM）。
- 脚底反射区按摩。

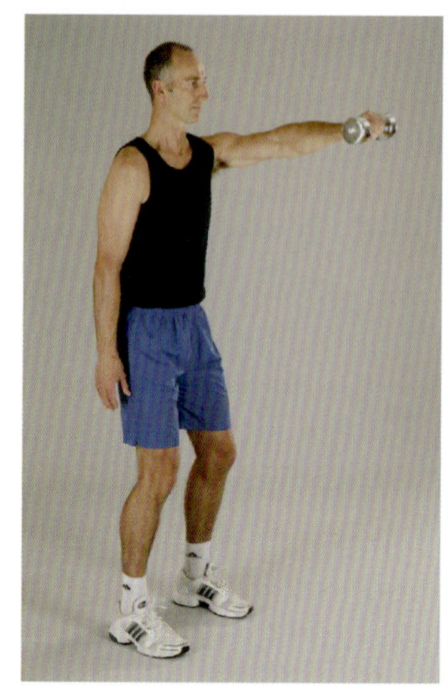

图 17.21 肌肉锻炼训练，以及在站立时使用哑铃（单侧）旋转

17.3.2 运动康复

- 心血管系统的一般伴随训练：
  - 测力计训练：50~75 W 低负荷，20 min。
  - 跑步机运动作为步行训练（3~4 km/h），轻微倾斜（5%~10%）。
  - 椭圆 / 交叉训练器：20 min 低负荷。75 W。
  - 骨科步行。

感觉运动功能训练

- 各种体位下的节段性稳定：仰卧位（图 17.22 a），侧卧位（图 17.22 b），站立，跪位。
- 在低运动范围内激活颈椎的活动。
- 缓慢地控制重量转移：

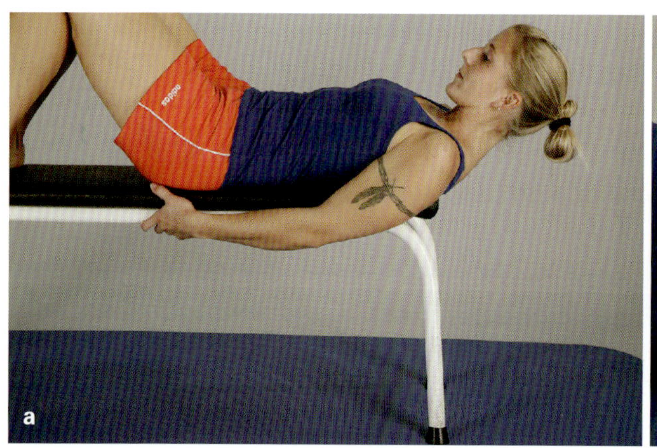

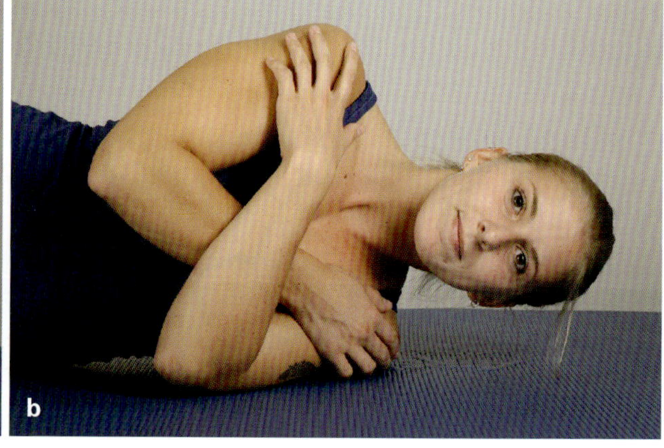

图 17.22 a、b. 节段稳定。a. 仰卧位。b. 侧卧位

- 对角线模式，保持腰椎 / 颈椎稳定（图 17.23）。
- 故意启动前馈功能：
  - 从不同的位置拿取 / 传递小重量，并有眼神交流。
- 关于颈椎 / 腰椎和骨盆的位置和运动的身体感知训练（图 17.24）。

力量训练

- 通过等位法进行肌肉内的激活。
- 力量耐力训练，根据计划调整；重点是局部稳定器。在完全无痛范围内重复 4×（20~50）次。
- 在 Redcord® 中，通过长时间保持和低强度的等距激活（20%~30%，保持时间 > 1 min）（图 17.25）。
- 使用电缆滑轮，Vitality® 带（图 17.26 a）或哑铃

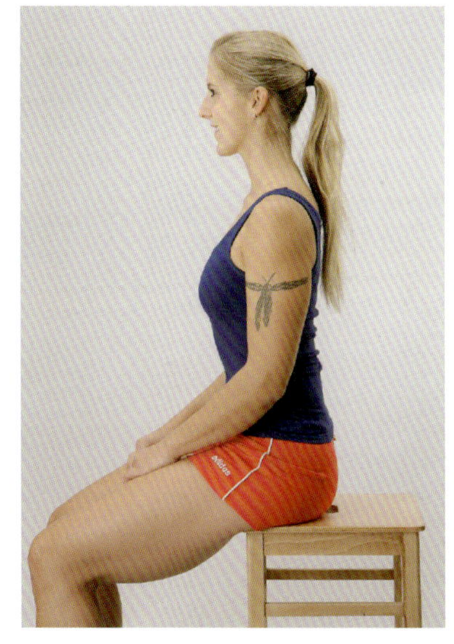

图 17.24　关于颈椎 / 腰椎和骨盆位置及运动的物理感知训练

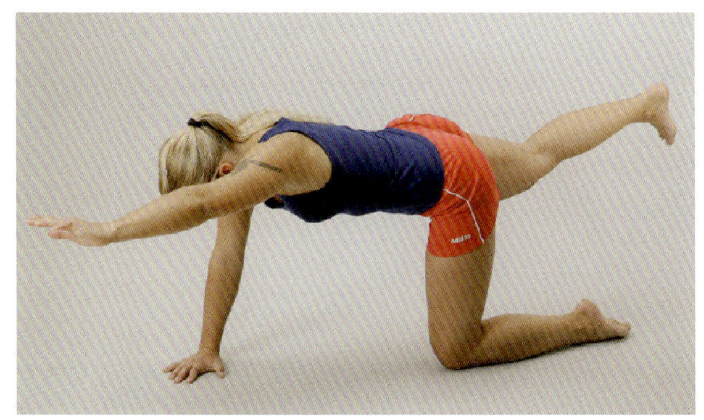

图 17.23　缓慢地控制重量转移：对角线模式，保持腰椎 / 颈椎稳定

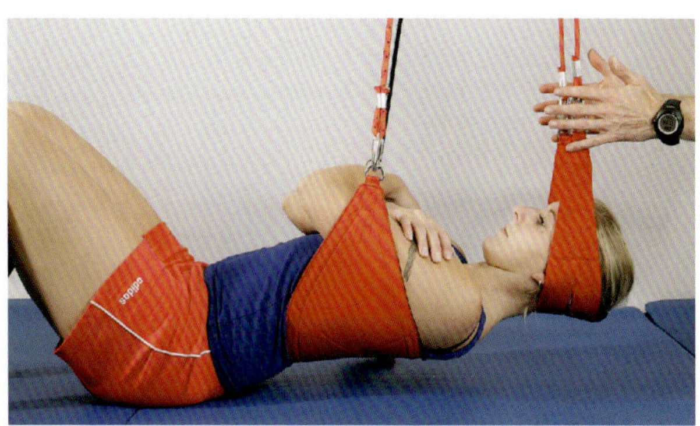

图 17.25　通过长时间保持低强度的等长激活（在 Redcord® 系统中强度为 20%~30%，保持时间 > 1min）

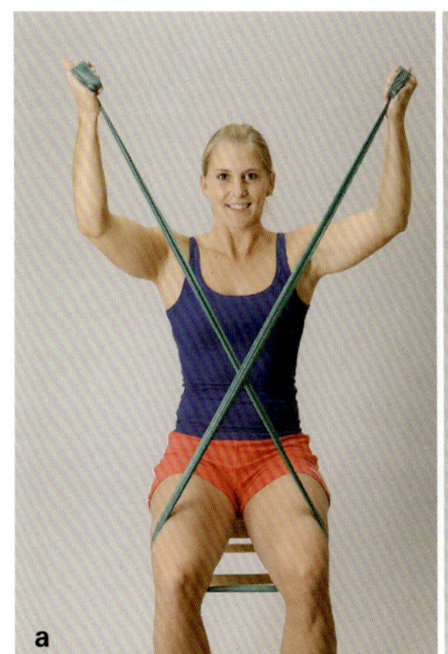

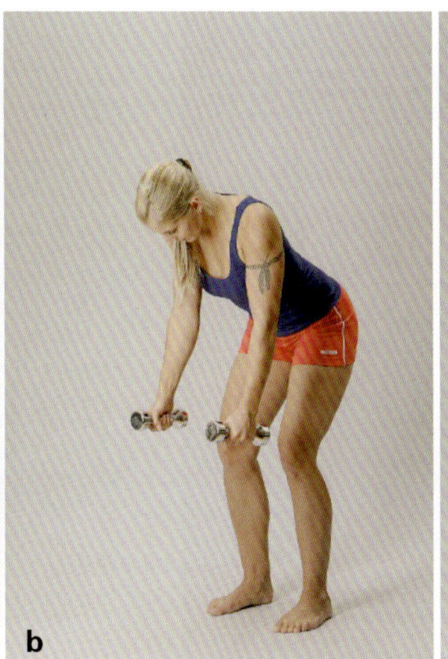

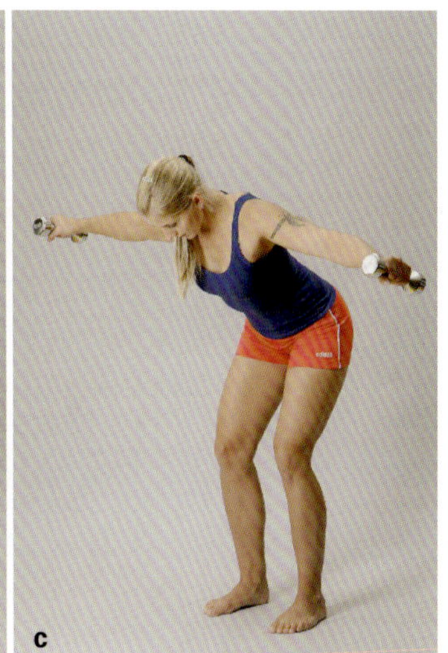

图 17.26　a~c. 在控制颈椎运动（节段控制）下，使用 Vitality® 带（a）和哑铃（b、c）进行四肢运动训练

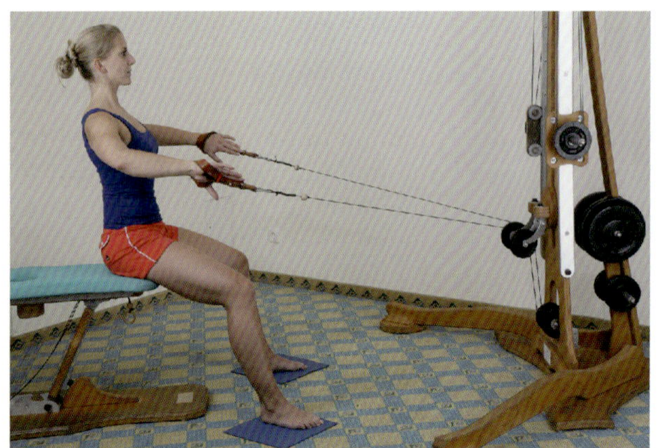

图 17.27 从不同起始位置进行多方向训练，如应用陀螺仪

（图 17.26 b、c），控制颈椎运动（节段控制）下的四肢运动。
- 从不同起始位置进行多方向训练，如应用陀螺仪（图 17.27）。
- 通过呼吸强化 / 节律化。

治疗性攀登

- 在正面墙区域进行步法交替训练，改变动作（上 / 下，侧向）。
- 在垂直墙区域的中间把手上进行重量转移训练。
- 认可旋转手部动作。

> 所有的手部动作都是通过视觉来预测的！

17.4 第Ⅳ阶段

第Ⅳ阶段的训练目标在于使患者恢复体育运动的能力。颈椎术后第Ⅳ阶段康复的运动治疗内容参见第 19.4 节。

17

参考文献

[1] Akuthota V, Nadler SF (2004) Core strengthening. Arch Phys Med Rehabil 85 (3 Suppl 1):86–92.
[2] Barral JP, Croibier A (2005) Manipulation peripherer Nerven. Osteopathische Diagnostik und Therapie. Urban & Fischer/Elsevier, Munich.
[3] Barral JP, Mercier P (2002) Lehrbuch der viszeralen Osteopathie, vol. 1. Urban & Fischer/Elsevier, Munich.
[4] Berg F van den (1999) Angewandte Physiotherapie, vol. 1–4. Thieme, Stuttgart.
[5] Buck M, Beckers D, Adler S (2005) PNF in der Praxis, 5th edition Springer, Berlin Heidelberg.
[6] Butler D (1995) Mobilisation des Nervensystems. Springer, Berlin Heidelberg.
[7] Chaitow L (2002) Neuromuskuläre Techniken. Urban & Fischer/Elsevier, Munich.
[8] Cook G (ed) (2010) Functional movement systems. Screening, assessment, and corrective strategies. On Target Publications, Santa Cruz (CA).
[9] Fitts PM: Perceptual-motor skills learning. In: Welto AW (ed) Categories of Human Learning. Academic Press 1964, New York.
[10] Hallgren RC, Andary MT (2008) Undershooting of a neutral reference position by asymptomatic subjects after cervical motion in the sagittal plane. J Manipulative Physiol Ther 31(7): 547–552.
[11] Hinkelthein E, Zalpour C (2006) Diagnose- und Therapiekonzepte in der Osteopathie. Springer, Berlin Heidelberg.
[12] Janda V (1994) Manuelle Muskelfunktionsdiagnostik , 3rd, revised edition Ullstein Mosby, Berlin.
[13] Jull G, Falla D, Treleaven J, Hodges P, Vicenzino B (2007) Retraining cervical joint position sense: the effect of two exercise regimes. J Orthop Res 25(3):404–412.
[14] Jull G, Falla D, Treleaven J, Sterling M (2003) Dizziness and unsteadiness following whiplash injury: characteristic features and relationship with cervical joint position error. J Rehabil Med 35:36–43.
[15] Kapandji IA (1999) Funktionelle Anatomie der Gelenke, vol. 2: Lower extremity. Enke, Stuttgart.
[16] Kapandji IA (1999) Funktionelle Anatomie der Gelenke, vol. 1: Upper extremity. Enke, Stuttgart.
[17] Kasseroller R (2002) Kompendium der Manuellen Lymphdrainage nach Dr. Vodder, 3rd edition Haug, Stuttgart.
[18] Kendall F, Kendall-McCreary E (1988) Muskeln – Funktionen und Test. G. Fischer, Stuttgart.
[19] Lee HY, Wang ID, Yao G, Wang SF (2008) Association between cervicocephalic kinestethic sensibility and frequency of subclinical neck pain. Man Ther 13(5):419–425.
[20] Liem T (2005) Kraniosakrale Osteopathie, 4th edition Hippokrates, Stuttgart.
[21] McKenzie R (1988) Behandle deinen Rücken selbst, 4th edition Spinal Publications, New Zealand.
[22] Meert G (2007) Das venöse und lympathische System aus osteopathischer Sicht. Urban & Fischer/Elsevier, Munich.
[23] Mitchell FL Jr, Mitchell PKG (2004) Handbuch der MuskelEnergie Techniken, vol. 1–3. Hippokrates, Stuttgart.
[24] Mumenthaler M, Stöhr M, Müller-Vahl H (Hrsg) (2003) Kompendium der Läsionen des peripheren Nervensystems .Thieme, Stuttgart.
[25] Myers T (2004) Anatomy Trains: Myofasziale Leitbahnen. Elsevier, Munich.
[26] Paoletti S (2001) Faszien: Anatomie, Strukturen, Techniken, Spezielle Osteopathie. Urban & Fischer/Elsevier, Munich.
[27] Piekartz-Doppelhofer D von, Piekartz H von, Hengeveld E (2012) Okuläre Dysfunktionen bei WAD: Behandlungsmöglichkeiten und Effekte neuromuskuloskelettaler Therapie. Systematischer Review. Manuelle Therapie 16:42–51.
[28] Ramsak I, Gerz W (2001) AK-Muskeltests auf einen Blick, AKSE, Wörthsee.
[29] Richardson C, Hodges P, Hides J (2009) Segmentale Stabilisation LWS-und Beckenbereich. Elsevier, Munich.
[30] Schmidt RA, Lee TD. Motor control and learning: A behavioral emphasis. Champaign/IL: Human Kinetiks; 1999.
[31] Schwind P (2003) Faszien- und Membrantechniken. Urban & Fischer/Elsevier, Munich.
[32] Scott M, Lephart DM, Pincivero JL, Fu G, Fu FH (1997) The role of proprioception in the management and rehabilitation of athletic injuries. Am J Sports Med 25:130. doi: 10.1177/036354659702500126.
[33] Travell JG, Simons DG (2002) Handbuch der Muskeltriggerpunkte, 2 volumes, 2nd edition Urban & Fischer/Elsevier, Munich.
[34] Twomey LT, Taylor JR (2000) Physical therapy of the low back. Churchill Livingstone, New York.
[35] Weber KG (2004) Kraniosakrale Therapie. Resource-oriented treatment concepts. Springer, Berlin Heidelberg.
[36] Wingerden, B van (1995) Connective tissue in rehabilitation. Scipro, Vaduz.

第十八章　胸 / 腰椎：外科手术 / 术后康复

Andreas Imhoff, Knut Beitzel, Knut Stamer, Elke Klein

18.1 骨折手术

椎体后凸成形术

适应证

- 病理性脊柱骨折，无后缘受累，也无更严重的轴向缺损。

手术方法

- 俯卧在有 X 线检查功能的工作台上。
- 机器转动到胸部和骨盆下方（重新定位）。
- 病灶节段的放射学定位（C 臂机）。
- 用 Jamshidi 套管针经皮穿刺到椎体。
- 将球囊导管插入椎体至腹侧皮质骨前 4 mm 处（可能双侧经椎弓根）。
- 脊柱病灶部位的球囊扩张［最大 300 psi（1 psi ≈ 6.895 kPa）］。
- 将低黏度骨水泥用在空腔内（图 18.1）。

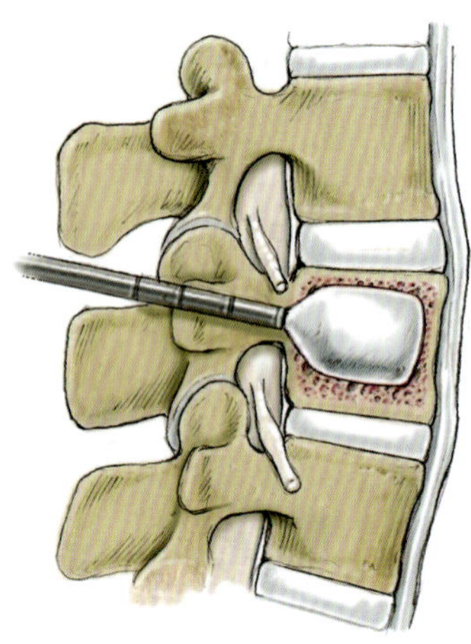

图 18.1 椎体后凸成形术

- X 线检查，防止骨水泥泄漏。
- 逐层缝合伤口。

术后康复

表 18.1 提供了术后康复的概述。

18.2 椎间盘手术

显微腰椎椎间盘切除术

适应证

- 椎间盘脱出，并伴有明显的神经根症状。
- 急性马尾 – 圆锥综合征。

手术方法

- 将患者保持在屈膝姿势。
- 通过影像处理技术和插管精确定位节段。
- 后方切大约 3 cm 的切口。
- 头尾纵向切开胸腰筋膜。
- 从棘间韧带和周围的棘突分离多裂肌。
- 描绘椎间孔和黄韧带。
- 将内镜插入黄韧带并固定。
- 插入手术显微镜，使用显微外科技术继续手术。
- 修整黄韧带，进入硬膜外间隙。
- 视情况可能要进行半椎板切除术。
- 将硬膜囊用钩正中固定防止收缩。
- 用脱垂钳切除可能游离的椎间盘节段并取出隔离器。
- 闭合筋膜后，逐层缝合伤口。

术后康复

表 18.2 提供了术后康复的概述。

表 18.1 椎体后凸成形术术后康复。特定的矫形器是必要的

阶段		活动度和允许的负荷
	术后第 1 天	不需要支撑 膝关节核心稳定性 根据疼痛情况进行松动，同时严格遵守背部训练的基本原则

表 18.2 显微腰椎椎间盘切除术术后康复。佩戴腰椎稳定矫形器（如 medi™ 胸腰骶椎支撑腰带）3 个月

阶段		活动度和允许的负荷
Ⅰ	术后第 1 天	根据疼痛情况进行松动，同时严格遵守背部训练的基本原则
Ⅱ	术后第 12 周	自行车训练，开始跑步训练
Ⅲ		
Ⅳ	术后第 6 个月	特定运动训练

18

18.3 固定术

背侧脊椎融合术

适应证

- 椎板切除术导致的不稳定（双侧或多节段）。
- 症状性脊柱滑脱。
- 退化性脊柱侧凸。

手术方法

- 对病灶节段进行影像学定位。
- 经相应的脊柱节段进行严格的中央纵切口。
- 将背伸肌群从棘突拨移到椎弓。
- 暴露棘突、椎板和椎间关节。
- 通过椎弓根上将螺钉锚定到两侧的椎体。
- 在椎管狭窄的情况下，通过椎板切除受影响的节段，小心地暴露出伴有传出神经通路的脊髓节段。
- 通过纵向支撑线连接各侧的螺钉。在纵向支撑线周围植入椎骨，以便后期融合及椎弓根融合术（图 18.2）。
- 逐层缝合伤口。

术后康复

表 18.3 提供了术后康复的概述。

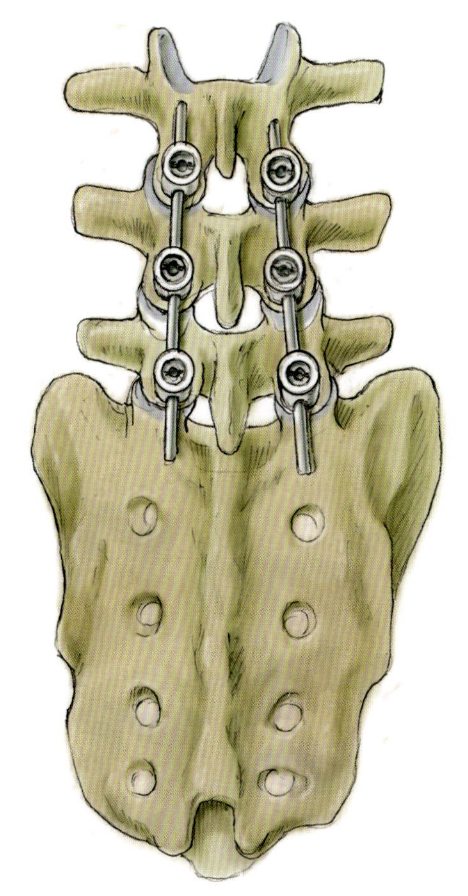

图 18.2　腰椎 3~5 椎体背侧脊椎融合术

表 18.3　背侧脊椎融合术术后康复。术后 12 周内使用靠背式支具

阶段		活动度和允许的负荷
	术后第 1 天	允许整体旋转。站在床前，然后用靠背支具缓慢移动（腰椎融合术后 6 周内不能坐矮凳子）
	术后第 12 周	脊椎固定术稳固后，停止使用靠背支具，逐步放开活动

参考文献

[1] Hallgren RC, Andary MT (2008) Undershooting of a neutral reference position by asymptomatic subjects after cervical motion in the sagittal plane. J Manipulative Physiol Ther 31(7): 547–52.

[2] Jull G, Falla D, Treleaven J, Hodges P, Vicenzino B (2007) Retraining cervical joint position sense: the effect of two exercise regimes. J Orthop Res 25(3):404–412.

[3] Jull G, Falla D, Treleaven J, Sterling M (2003) Dizziness and unsteadiness following whiplash injury: characteristic features and relationship with cervical joint position error. J Rehabil Med 35:36–43.

[4] Lee HY, Wang ID, Yao G, Wang SF (2008) Association between cervicocephalic kinestethic sensibility and frequency of subclinical neck pain. Man Ther 13(5):419–425.

[5] McKenzie R (1988) Behandle deinen Rücken selbst, 4th edition Spinal Publications, New Zealand.

[6] Piekartz-Doppelhofer D von, Piekartz H von, Hengeveld E (2012) Okuläre Dysfunktionen bei WAD: Behandlungsmöglichkeiten und Effekte neuromuskuloskelettaler Therapie. Systematischer Review. Manuelle Therapie 16:42–51.

[7] Richardson C, Hodges P, Hides J (2009) Segmentale Stabilisation LWS- und Beckenbereich. Elsevier, Munich.

第十九章 胸 / 腰椎：康复治疗

Andreas B. Imhoff, Knut Beitzel, Knut Stamer, Elke Klein

19.1 第 Ⅰ 阶段

胸 / 腰椎术后的康复第Ⅰ阶段与颈椎术后的康复第Ⅰ阶段相同（第 17.1 节）。

19.2 第 Ⅱ 阶段

目标（依据 ICF）

第 Ⅱ 阶段的目标（依据 ICF）
- 生理功能 / 身体结构：
  - 提高脊柱节段稳定性。
  - 提高核心稳定 / 肌肉束腹能力。
  - 提高身体感知能力。
  - 提高感觉运动功能。
  - 提高肌肉力量。
  - 缓解 / 管理疼痛。
  - 避免功能和结构损伤。
  - 提高活动能力。
  - 促进吸收。
  - 调节受损的营养和神经肌肉功能。
- 活动 / 参与：
  - 根据手术需要学习变换体位。
  - 纠正不正确的姿势和运动模式。
  - 建立对疼痛的积极应对策略。
  - 独立面对日常生活中挑战的提示与技巧。
  - 学习家庭训练方案。
  - 促进活动能力（通过肌肉维持脊柱稳定以保持和改变身体姿势、行走及运动）。
  - 打破阻碍参与的障碍（焦虑）。

19.2.1 物理治疗

患者教育

- 与患者讨论治疗的内容和目标。
- 解释现阶段的伤口愈合情况和相应的限制（负重能力和运动），以建立对所允许的运动活动的信心。
- 根据患者 ADL 活动的参与情况，介绍有关背部受益的行为活动（背部训练）：
  - 不能有长杠杆，例如直腿抬高。
  - 不能直立弯腰。
  - “整体”脊柱旋转。
  - 通过有意识地收缩肌肉，有控制地去完成体位变换和活动转移。
  - 不能长时间坐着。
- 符合人体工程学的建议。
- 日常生活记忆功能：创建自己的记忆辅助工具（例如设置提醒）。
- 在腰椎融合术的情况下，髋关节屈曲角度的限制在一定程度上取决于融合节段的高度，一般限制在 45°（下腰椎）或 90°，持续 6 周（咨询外科医生），因此只允许坐高凳子。

实用提示

解释说明，以便患者更好地了解治疗方法：
- 以下肌群是脊柱局部稳定性的重要组成部分，也参与四肢的运动：腹横肌（TA）、多裂肌（MF）、盆底肌和膈肌。
- 内收肌、盆底肌和腹横肌之间的协同作用。
- 肌群的位置：在解剖学上的解释。
- 腰椎问题（疼痛、保护反应、椎间盘问题、术后和保守治疗期间）引起的激活不良。

治疗目标
- 在膈肌和盆底肌的共同激活下，自发和自主地同时激活 MF/TA。
- 横腹肌 + 盆底肌收紧（同时收紧腘绳肌群和臀肌肌群，否则会触发腰椎的自动活动）。
- 启动 + 协调 + 耐力 = 激活两个肌肉群，通过增加负荷（延长杠杆）使训练更深入。

促进吸收
- 视调查结果而定（参见第 17.1 节）

提高活动度
- 软组织治疗：
  - 周围肌肉的治疗：梨状肌、腰大肌、髂肌、腰方肌、盆底肌、阔筋膜张肌。
  - 韧带松动：骶结节韧带、骶棘韧带、髂腰韧带。
  - 筋膜治疗：胸腰筋膜（图 19.1）。
  - 臀区横向牵伸。
- 骶骨技巧：各种骶轴周围活动：伸展，屈曲，侧倾。Cave：手术区（L5/S1）！

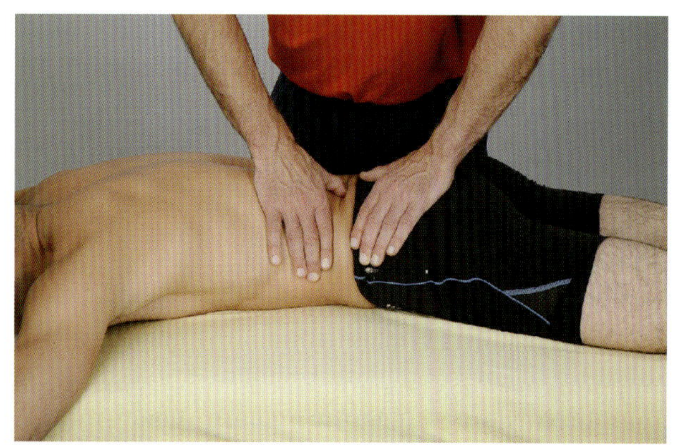

图 19.1 筋膜的治疗：胸腰椎筋膜

> **敏感性的治疗是重要的，因为可能会触发显著的植物性和情绪反应。**

- 颈椎、骶髂关节、髋关节的活动控制（可能采用手法治疗）。
- 足踝松动。
- 控制因果链（示例见第 15.3.1 节）。
- 使用楔形垫或者手法治疗来矫正骨盆移位。
- 颅骶疗法：
  - 腰骶部过渡过程失代偿。
  - 盆底的治疗：对骶骨、尾骨、耻骨（腹肌）、髋关节（骨盆粗隆肌）、小骨盆内各器官的位置的影响。
- 通过使用神经滑动技术或神经张力技术来增加神经结构的滑动能力，减少瘢痕粘连。
  - 尾部松动：从侧卧位开始：支撑腰部，小腿支撑在垫块上；髋关节屈曲 70° 以防止腰椎进一步运动（当心：注意腘绳肌的缩短）；上踝关节最大背伸，通过膝关节屈伸活动来进行松动。
  - 颅底松动：从侧卧位开始：腰椎支撑；双腿伸展；通过胸椎和颈椎的屈曲活动进行松动。

调节自主神经和神经肌肉的功能

- 在交感神经和副交感神经起始区的 C8~L2，以及 S2~S4、OAA 的治疗：手法治疗，热敷。
- 神经淋巴反射点（NLR）和神经血管反射点（NVP）的治疗：
  - 臀大肌、臀中肌和臀小肌。
  - 髂腰肌。
- 根据 Simons/Travel 或 INIT 的技术处理潜在的扳机点：
  - 臀中肌和臀小肌。
  - 胸最长肌。
  - 腰方肌。
- 在俯卧手术部位的上或下节段小心地进行振动松动。
- 大面积的结缔组织按摩。
- Brügger's 胸骨联合综合征和腹内斜肌的联合治疗。

正交感神经和副交感神经与轴向系统和器官之间的关系

- 椎体 C0–C2/OAA。
  迷走神经（副交感神经）颈上神经节（正交感神经）。
  - 头部 / 颈部器官（副交感神经和正交感神经）
  - 心脏、肺、胸腺、食道、肝脏、胆囊、胃、脾脏、胰腺、十二指肠、小肠、盲肠、升结肠和横结肠、肾脏、肾上腺、输尿管上 1/3（副交感神经）
- 椎体 C6~C7。
  颈中神经节（正交感神经）。
  - 心脏，肺，食道，肝脏，胆囊，胃，脾脏，胰腺，十二指肠。
- 椎体 T1~T5/ 第 1~5 肋骨。
  星状神经节（正交感神经）、交感神经干（正交感神经），心丛（正交感神经）。
  - 头颈部器官、心脏、肺、胸腺、食管。
- 椎体 T6~T9/ 第 6~9 肋骨。
  腹腔神经节（正交感神经），交感神经干（正交感神经）。
  - 肝脏、胆囊、胃、脾脏、胰腺、十二指肠。
- 椎体 T10~T11/ 第 10~11 肋骨。
  肠系膜上神经节（正交感神经），交感神经干（正交感神经）。
  - 小肠、盲肠。
- 椎体 T12/ 第 12 肋骨。
  肠系膜下神经节（正交感神经）、交感神经神经干（正交感神经）。
  - 升结肠，横结肠，降结肠，乙状结肠，肾上腺，肾脏，尿道，骨盆器官，生殖器。
- S2~S4/ 骶骨。
  骶神经丛（副交感神经）
  - 下结肠，乙状结肠，盆腔器官，生殖器，尿道下 2/3。

- 尾骨。

奇神经节（正交感神经）。

- 盆腔器官。

改善感觉运动功能

- 对脊柱生理位置的感知（镜像）。
- 呼吸意识感知（横膈肌、腹部呼吸）。
- 平衡板 / 跷跷板感觉运动功能训练（图 19.2）。

稳定性和力量训练

- 不同起始位置的节段稳定性训练（见以下概述）。

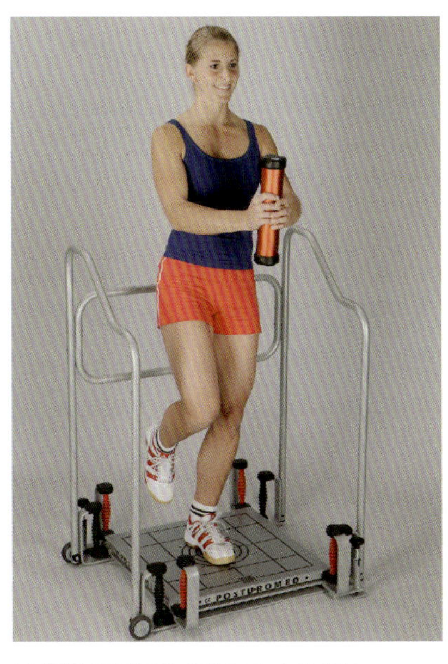

图 19.2　平衡板 / 跷跷板感觉运动功能训练

脊柱节段稳定性

使用压力反馈装置（PBU）。

腹横肌

- 从仰卧位开始。
- 解释身体位置，让患者做到"完全放松腹壁"。
- 从感知腹式呼吸开始。
- 触诊（触诊启动），在髂前上棘内侧 1~2 cm 触诊腹横肌，治疗师或患者均可（图 19.3 a）。
- 给患者指导语的提示：
  - "将肚脐下方腹壁轻微地向内收"。
  - "保持下腹平坦"。
  - "收缩髂前上棘 1 mm"。
  - "拉紧皮带"。

多裂肌

- 从俯卧位开始。
- 建立张力的解释模型：用 3 块积木重叠在一起代表椎体，中间的积木向腹侧拉 1 mm。
- 触诊横突上（图 19.3 b）或棘突外侧深部，用中指和食指支撑（位置稍微倾斜）。在轻微的压力下，患者应出现脊柱旁 / 对称的张力。
- 先从手术、瘢痕或不适区域之外开始，然后慢慢地进入有问题的区域。

盆底肌

- 通过触诊和咳嗽来感知。
- 收缩盆底。
  - 给患者指导语的提示：
    "提肛"。
    "憋尿"。
- 然后改变起始体位：仰卧 / 侧卧 / 俯卧 / 站立 /

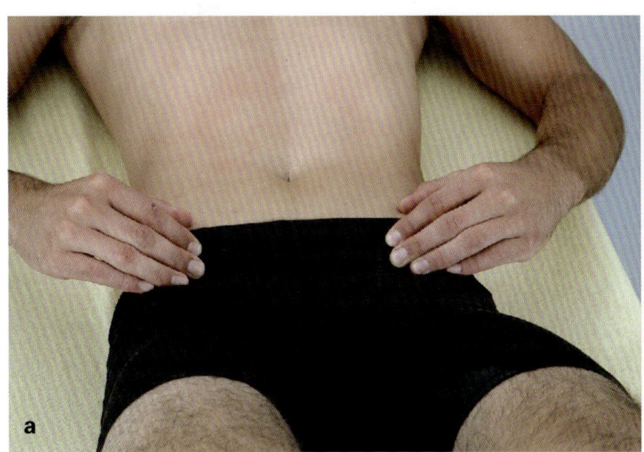

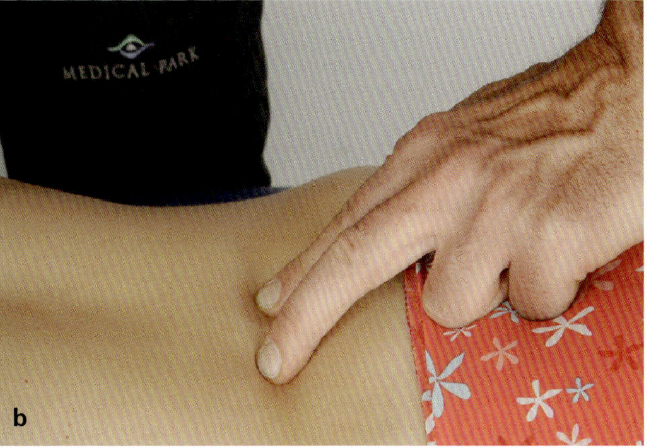

图 19.3　a、b. 节段稳定。a. 横腹肌：患者触诊至髂前上棘内侧 1~2 cm。b. 多裂肌：触诊横突上或棘突外侧深部，用中指和食指支撑（位置轻微倾斜）。在轻微的按压下，患者会出现脊柱旁 / 对称的张力

四点跪位 = 尽可能快地变成直立体位！

- 家庭作业：在日常生活的各种体位中（ADL 和转移）：轻微收缩 10 × 10 s。
- 收缩强度应为温和、缓慢和低强度的。
- 无论呼吸如何 – 当呼气时，必须保持节段的稳定性！
- 触觉辅助：一只手在肚脐上方，另一只手在肚脐下方（患者或治疗师）。
- 分阶段的收缩（100%/50%/20%）持续保持 20% 的收缩为基础强度！

运动变化

- 侧卧位变化。
  - 首先，支撑腰三角。
  - 患者应该能够协调地将腰部间隙代偿——挺直脊柱！
  - 特别对于 L5/S1 节段：想象将大腿沿纵轴向髋臼方向拉伸。
  - 如果在单独情况下没有收缩（身体知觉差，认知障碍），通过从近端到远端抗阻旋转来练习。

掌握了核心激活以后，根据可能的变化进行拓展

- 仰卧位的变化：
  - 从 20% 开始增加基础收缩。
  - 使用 PBU 的方法控制收缩。
  - 双腿并拢抬起至 90° /90° 的姿势，然后放回床面。
  - 缓慢伸展一条腿，屈曲 90° 至 0°。
  - 重复的次数取决于保持正确的基本张力的持续时间。
- 四点跪位的变化：
  - 基础的核心收缩（20% 的肌肉紧张度）。
  - 控制局部稳定。
  - 难度的系数 / 变化：
    - 减少支持面积。
    - 通过延长杠杆杠杆 / 动态活动来进阶。
    - 四肢对角抬起静态稳定。
    - 四肢对角动作中维持动态稳定。
- 源自 Hanke 的技术，如 “Kriechmuster” 姿势。
- 治疗性攀登：站立时通过肌肉链进行收缩练习，3D 螺旋链（图 19.4）。
- 脚和下肢的轴向螺旋动态稳定。
- 在俯卧位进行稳定练习以加强伸肌群，同时控制节段稳定性（PBU）（图 19.5）。
- 站立位的稳定性训练，配合 Vitality® 带练习向上伸展和向腹侧屈曲（图 19.6）。
- 使用短杠杆侧位稳定练习（骨盆和下胸环旋转抗阻）。
- 用体操杆坐式划行加强背部和手臂的力量（图 19.7）。
- 轴向挤压的技术训练和初始力量训练：颈后推举、胸前推举、屈膝下蹲包括 120° 和 100° 的等长收缩（图 19.8）。

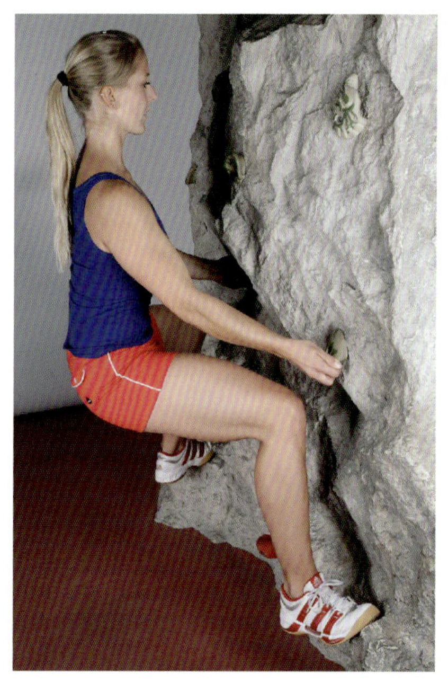

图 19.4 治疗性攀登：站立时通过肌肉链进行收缩练习，3D 螺旋链

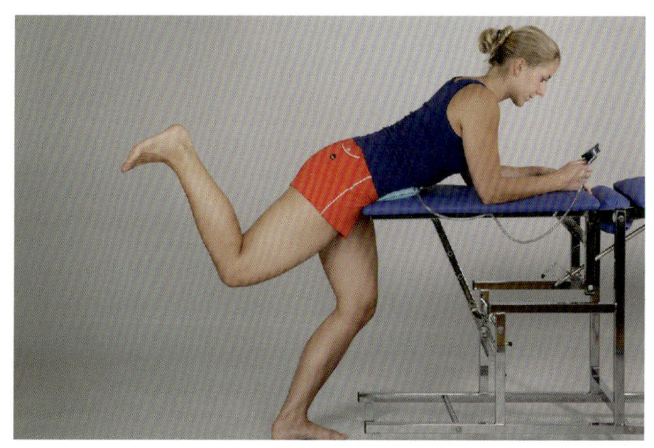

图 19.5 在俯卧位进行稳定练习以加强伸肌群，同时控制节段稳定性（PBU）

19

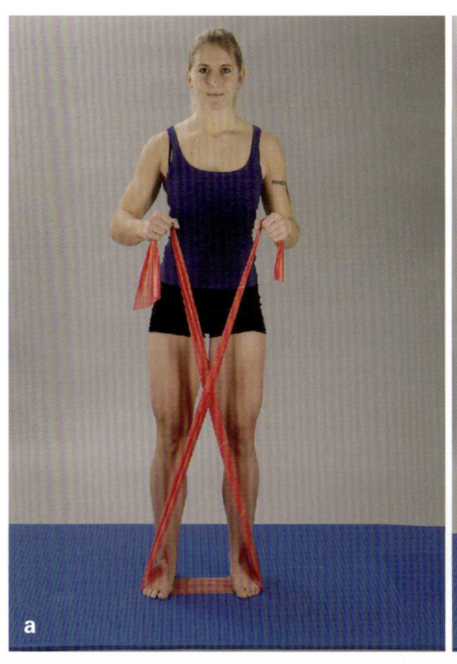
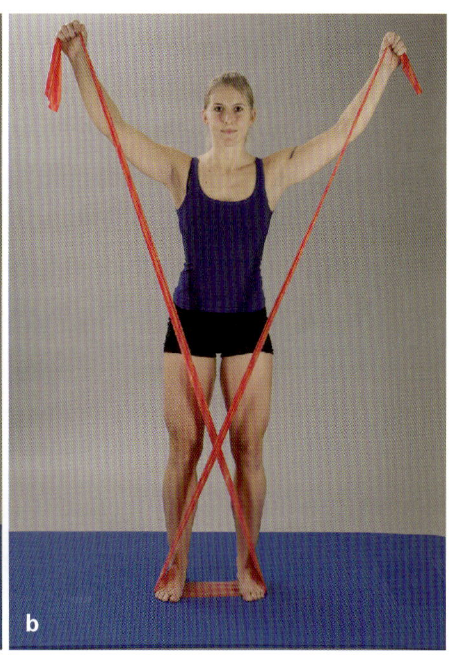

图 19.6 a、b. 站立位的稳定性训练，配合 Vitality® 带练习向上伸展和向腹侧屈曲

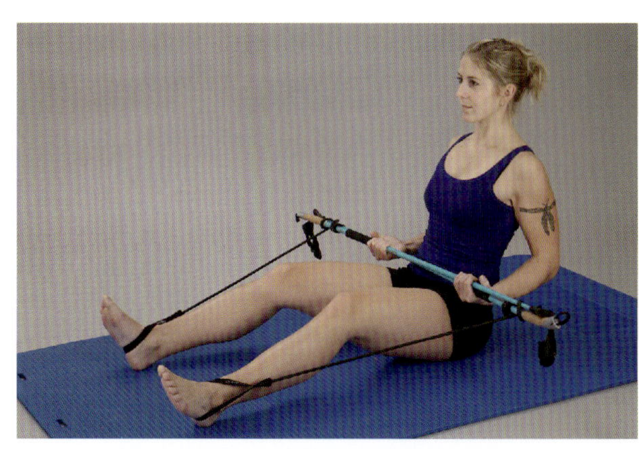

图 19.7 使用体操杆坐式划行加强背部和手臂力量

- 肩胛骨和骨盆的对称和相反不对称的阻力组合。
- 动作转换练习肌肉的稳定（图 19.9）。
- 日常生活 / 工作场所的整合训练（功能和人体工程学）。
- 挪威红绳系统（起始体位：仰卧位，站立位）（图 19.10）。
- 普拉提系统：Reformer 普拉提核心床（图 19.11）。
- 水中运动。
- 太极拳：作用于初始的练习阶段，熊式（图 19.12）。

物理措施

- 足底反射区按摩。
- 手法淋巴引流技术（注意：上腹部和腹股沟区域肿胀）。
- 针灸按摩（APM）。
- 在腹部区域进行热敷。
- 推拿按摩。
- 电疗法：抑制电流、微刺激电流或指数电流，用于治疗失神经肌肉。
- CTM。
- 热敷。

实用提示

- 越早进入直立状态越好。
- 在所有的稳定性训练时进行低强度的运动，以防止一般的大肌群被激活。
- Cave：术后第 3 周在水中运动时，由于缺乏稳定的能力，存在失稳的风险！
- 坐位时保持稳定的核心收缩。
- 定期将休息和身体知觉训练融入日常生活中（计划休息时要躺着休息）。
- 行走。
- 背部训练计划（理论与实践）。

所有的练习都应该在观察节段稳定的同时进行，即：首先建立核心收缩，然后进行复杂的动作。

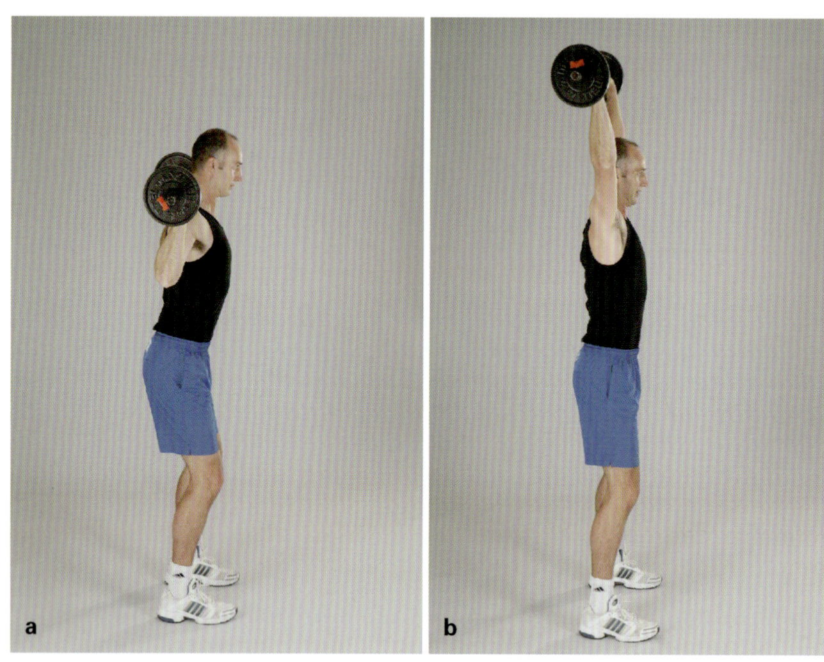

图 19.8 a、b. 轴向挤压的技术训练和初始力量训练

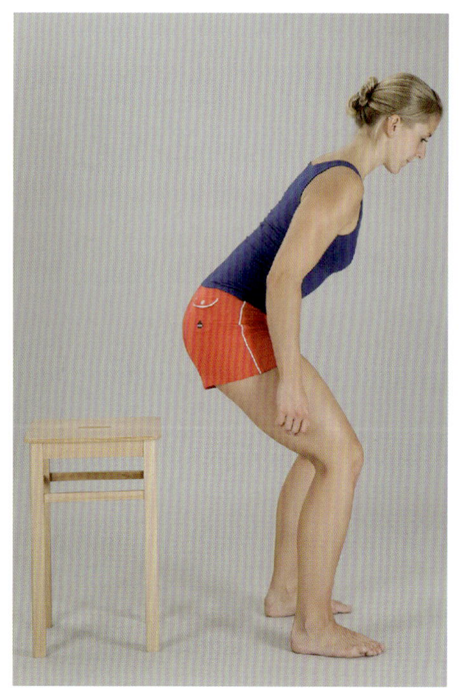

图 19.9 练习肌肉稳定的动作转换

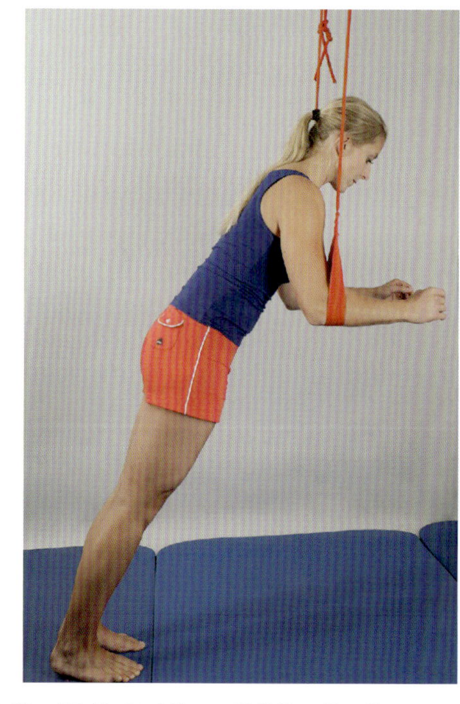

图 19.10 挪威红绳系统，开始体位：站立位

19.2.2 运动康复

- 心血管系统的常规附加训练：
  - 测力器训练：2 × 10 min，20~50 W 的低强度训练。
  - 跑步机训练，用于小坡度的步行练习（最大倾斜 5%）。
  - 椭圆机训练：2 × 10 min，约 50 W 的低强度训练。
  - 佩戴矫形器的行走。

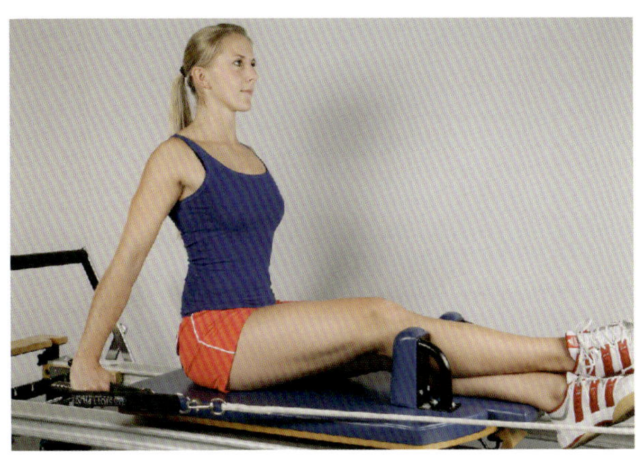

图 19.11 普拉提系统：使用 Reformer 普拉提核心床

感觉运动功能训练

- 在不稳定支撑面（平衡板、Dotte 秋千、Posturomed 静态平衡仪）上的节段稳定性训练。
- 普拉提训练，核心稳定性（动力源）。
- 基于腰椎及骨盆位置和运动的身体感知训练（图 19.13）：
  - 费登奎斯法，太极拳。

力量训练

- 通过等长收缩激活肌肉（图 19.14）。
- 肌耐力训练：调整合适的计划；注重局部稳定性；在完全无痛范围内重复 4×（20~50）次。

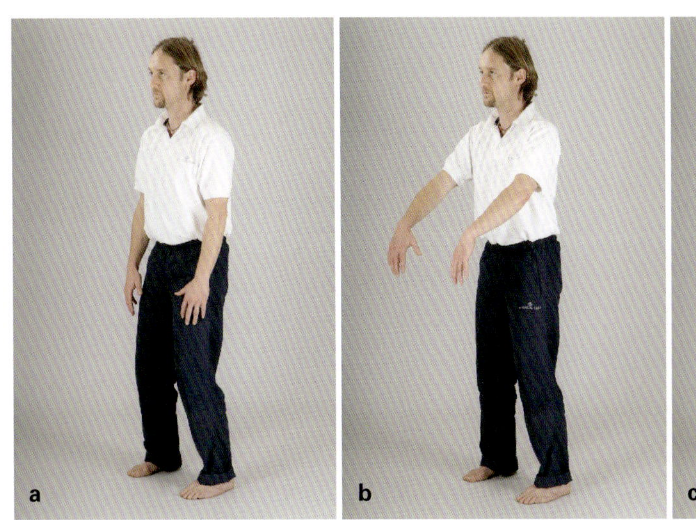

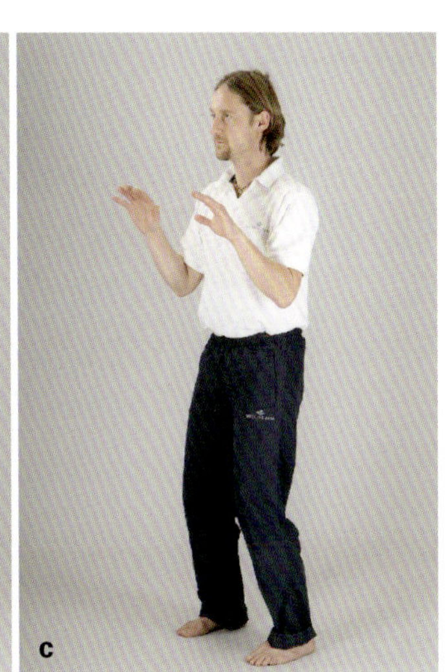

图 19.12 a~c. 太极拳：初始动作，熊式

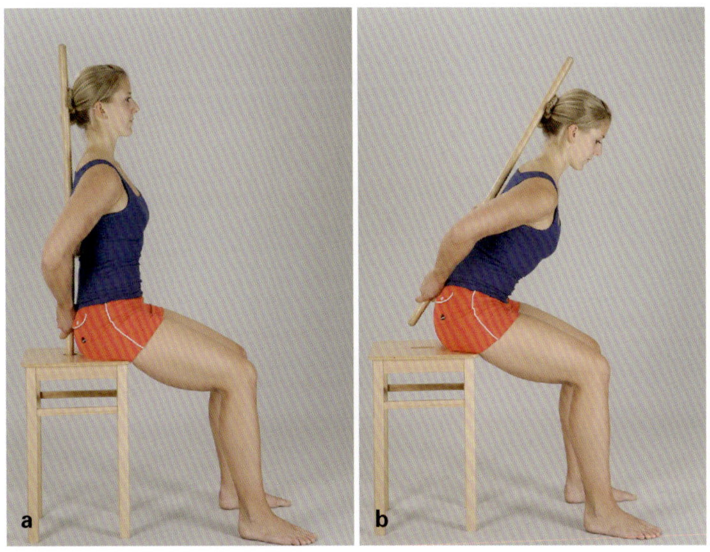

图 19.13 a、b. 基于腰椎及骨盆位置和运动的身体感知训练，木棍作为控制身体各部位位置的工具

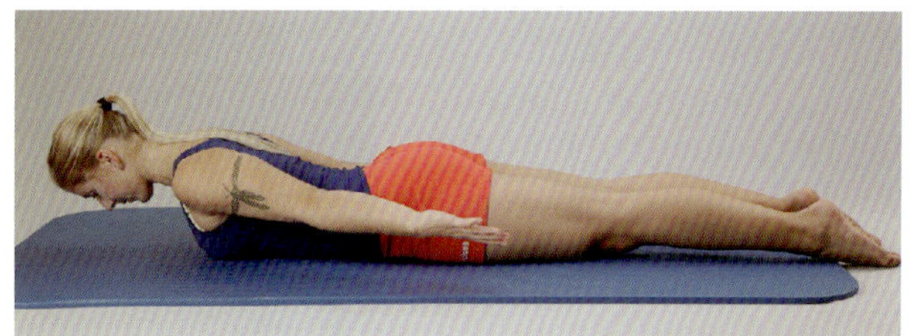

图 19.14 通过等长收缩激活肌肉

- 长时间低强度的等长收缩（20%~30%，保持时间＞ 1 min）。
- 腰椎稳定（节段稳定）下的四肢强化运动：应用 Vitality® 带、电缆滑轮、Pezzi 健身球、哑铃在不同起始位置的训练。
- 从稳定的起始位置开始的单向训练，例如，仰卧位，保持骨盆稳定的情况下最小限度地抬起一条腿。
- 轴向加压：深蹲，哑铃加压。
- 伸展静态稳定。
  - 硬拉。
  - 胸前推举（图 19.15 a、b）。
  - 杠铃划船（图 19.15 c、d）。
- 旋转静态稳定：哑铃前举（图 19.16）。
- 外展静态稳定：哑铃侧举（图 19.17）。
- 通过配合呼吸来强化 / 节奏化训练动作。

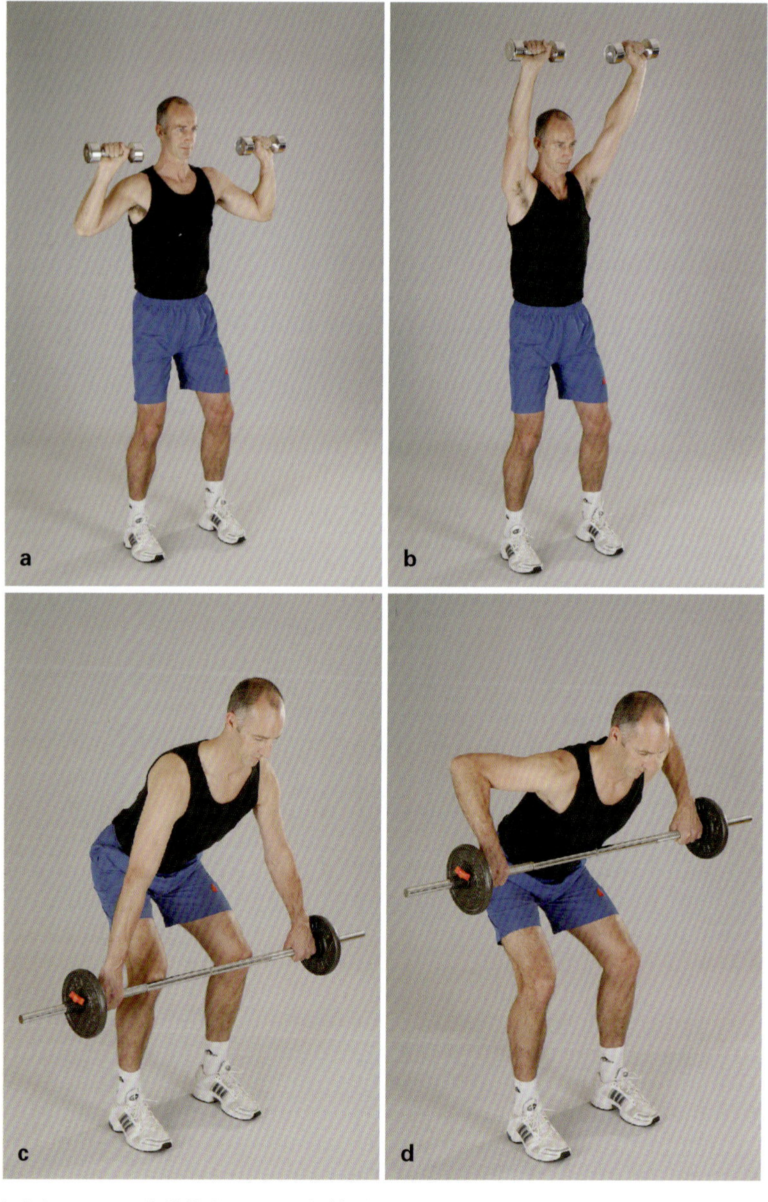

图 19.15 a~d. 伸展静态稳定。a、b. 胸前推举。c、d. 杠铃划船

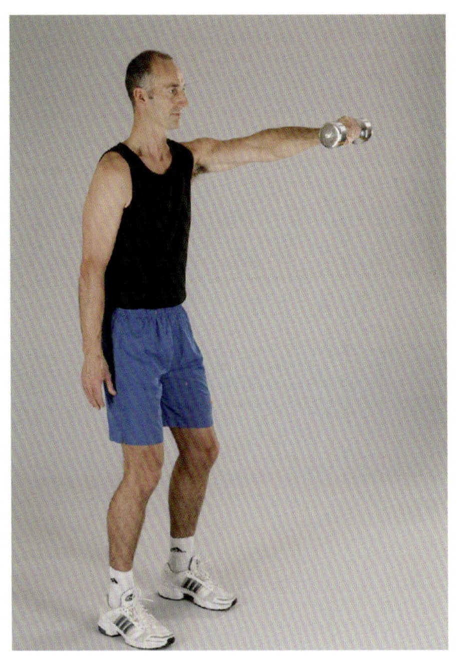

图 19.16　旋转静态稳定：哑铃前举

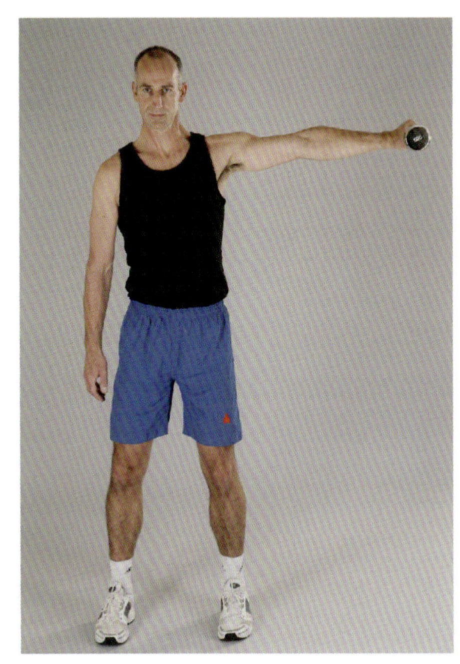

图 19.17　外展静态稳定：哑铃侧举

治疗性攀登

- 站立时用中间把手区域进行重心转移训练。
- 具备牢固稳定的抓握基础上，进行大台阶的交替移动训练。

19.3 第 Ⅲ 阶段

目标（依据 ICF）

第 Ⅲ 阶段的目标（依据 ICF）

- 生理功能 / 身体结构：
  - 改善身体感知。
  - 最大化节段稳定性。
  - 恢复核心稳定性 / 肌肉束腹能力。
  - 提高活动能力。
  - 提高感觉运动功能。
  - 提高肌肉力量。
  - 管理疼痛 / 消除疼痛。
  - 改善运动模式。
- 活动 / 参与：
  - 纠正不正确的姿势和运动模式。
  - 制定积极应对疼痛的策略。
  - 面对日常生活中的挑战时，能自己找到提示与技巧。
  - 学习家庭训练计划。
  - 促进活动能力（保持和改变身体姿势，脊柱和肌肉稳定状态下行走与运动）。
  - 打破阻碍社会参与的障碍（焦虑）。
  - 重返工作与运动。
  - 对日常生活和工作的人体工程学建议。

19.3.1 物理治疗

患者教育

- 与患者讨论治疗的内容和目标。
- 符合人体工程学的建议（日常、工作、运动）。
- 关于提供援助的信息。
- 通过向患者提供有关伤口愈合水平和相关组织负重能力的信息，从而进一步减少患者焦虑，并激发患者进行身体活动的积极性。
- 向患者解释家庭方案的重要性并提供助力，以确保取得更好的长期手术效果。

提高活动度

- 学习生理学上的中立位，改善骨盆倾斜。
- 神经组织松动：从神经滑动到神经张力技术的过渡：Slump 试验，SLR，PKB。
- 脊柱节段松动（小心：就像脊椎融合术后一样，

小心地向手术的节段方向进行）。

- 骶骨技术的延续：围绕骶骨轴松动。通过支持的体位来提高技术强度：头部旋转 / 伸展或屈曲体位，腰椎 / 脊柱下段体位。
- 软组织治疗：
  - 对周围肌肉的治疗：梨状肌、腰大肌、髂肌、腰方肌、阔筋膜张肌、盆底肌、内收肌。
  - 通过交叉纤维按摩治疗韧带：骶结节韧带、棘结节韧带、髂腰韧带。
  - 通过加压和释放技术治疗筋膜：胸腰椎筋膜、脊柱表面筋膜。
  - 根据检测结果进行内脏松动术：小肠、大肠、回盲膜、肾筋膜。
- 监测颈椎、胸椎的活动，根据检测结果，在腰椎保持稳定的同时，用手法或杠铃的颈部推举训练来治疗。
- 松动胸腰椎逐步过渡穿过 AP 和 PA 的肌肉链，以及前后重力线以下（以 T11 和 T12 水平为中心）。
- 控制骨盆体位：上滑、下滑、闭合、打开、髂骨旋转、L5（通过胸椎下段或髋关节固定而产生旋转体位）。
- 检查因果链。

调节自主神经和神经肌肉的功能

- 根据检查结果治疗神经淋巴反射点。

改善感觉运动功能

- 开始进行协调与平衡的训练，可以使用一些小器械也可以不用。
  - 平衡板，振动棒（图 19.18 a）。
  - 普拉提核心床（图 19.18 b）。
  - 禅柔（19.18 c）。
- 在不稳定平面（平衡垫、MFT、平衡板、Pezzi 球、跑台等）上的训练（图 19.19）。
- 水中运动：
  - 抗阻力练习（例如游泳浮漂、球类等）。
  - 水中慢跑。
  - 协调性训练。

稳定性和力量训练

- 增强脊柱节段稳定——在所有的起始体位中变化。
  - 基础收缩（20% 的肌肉收缩），控制局部稳定性！
  - 过渡到日常的负重。
  - 站立时考虑 3P 足部协调。
  - 支撑功能。
  - 屈膝训练 / 间歇训练 / 爬楼训练。
  - 通过延长杠杆杠杆和训练动态化来进阶。
  - 开始旋转体位变化。
  - 步态训练。

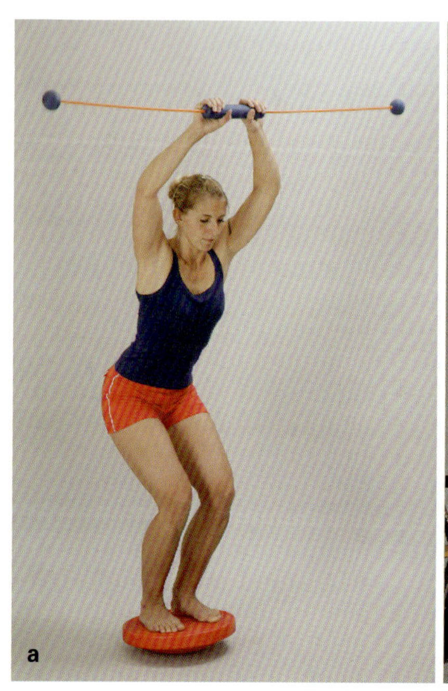

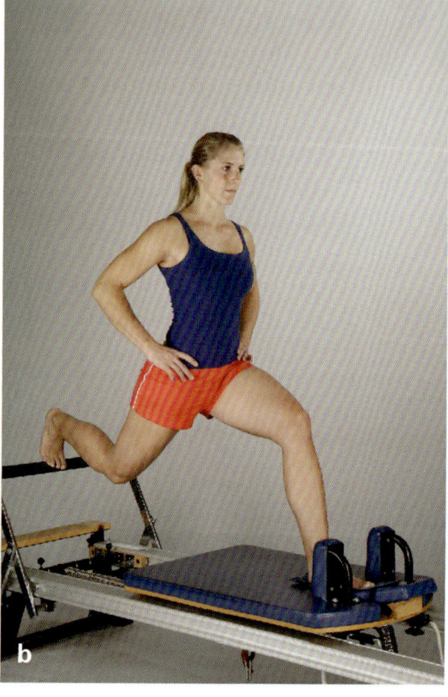

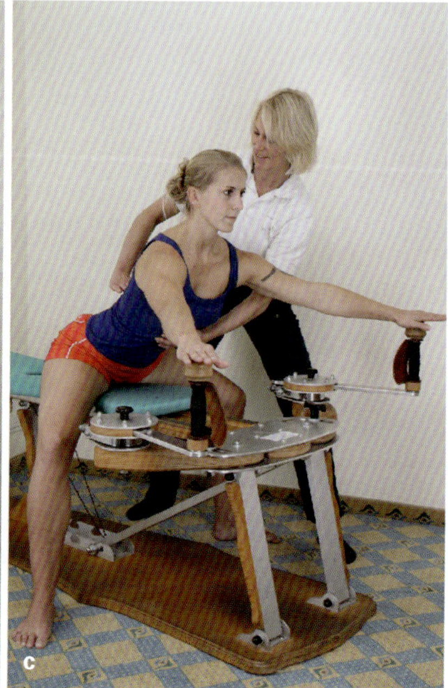

图 19.18 a~c. 小器械的协调和平衡训练。a. 平衡板。b. 普拉提核心床。c. 禅柔

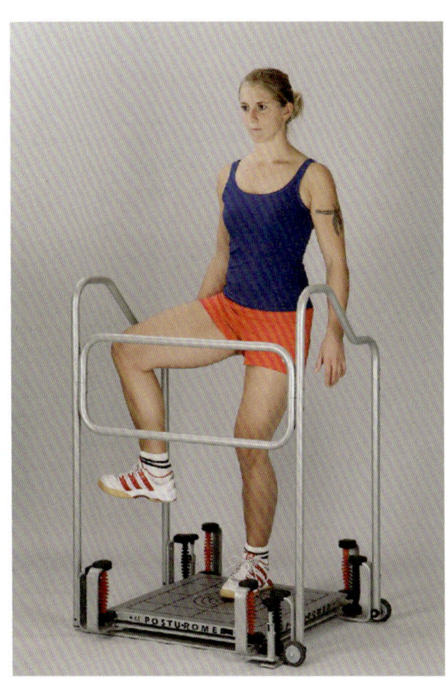

图 19.19　在不稳定平面上的训练：单脚站立在 Posturomed 静态平衡仪上

- 在侧卧位通过长杠杆的等长收缩来激发稳定性：在骨盆和肩胛带或在骨盆和外展的手臂上进行不同方向的抗阻。
- 从不同的起始体位用 Vitality® 带练习。
- 侧卧位在腰椎稳定的情况下进行下肢外展训练。
- 不同起始位置有节奏的稳定性训练：通过小幅度、高频率的活动不断对背部肌肉施加不同的刺激来进阶训练。
- 通过在仰卧位和侧卧位使用牵引装置（单侧、双侧）来进行站立初期的肌肉训练和旋转运动。
- 通过肌肉链促进稳定（图 19.20）。
- 增加俯卧位的运动（例如“游泳”）（图 19.21）。
- 腰椎固定（3D 螺旋链）状态下，爬凳子练习（单腿）。
- 动态 Pezzi 球练习（参照 Klein-Vogelbach 所著的相关书中所说的训练方法：Cowboy、Cocktail 等）。
- 增加对腿部和臀部以及腹部肌肉的训练：Flowin

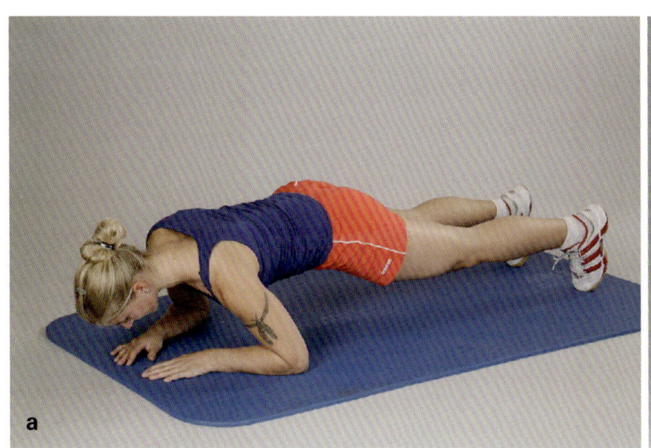

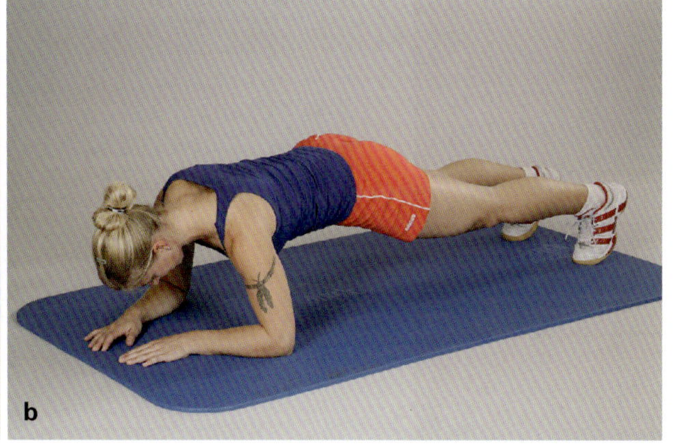

图 19.20　a、b. 通过肌肉链促进稳定，例如平板支撑

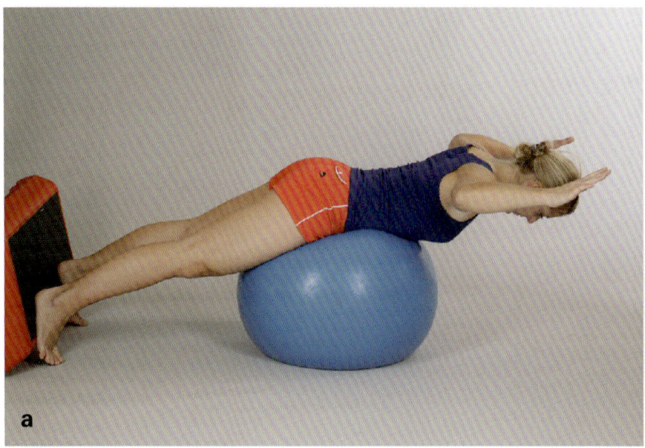

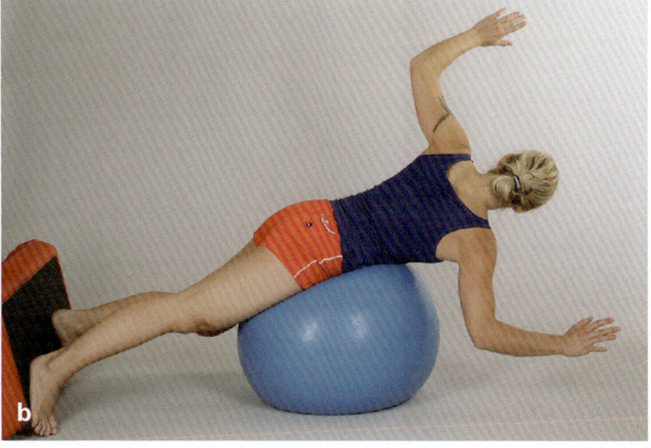

图 19.21　a、b. 增加俯卧位的运动：“游泳”

垫，“桥”式动作（图 19.22）。
- 日常活动：具有脊柱节段稳定的活动过渡（提拉和屈曲训练）。
- 台阶训练。
- 挪威红绳系统：高强度的腹横肌训练（图 19.23）。
- 开始进行双桥训练，逐步进阶到单桥训练（图 19.24 a）。
- 在对侧强化激活屈髋肌（图 19.24 b）。

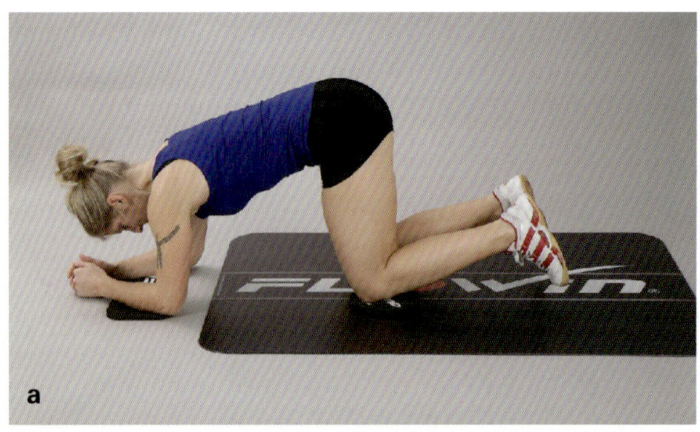

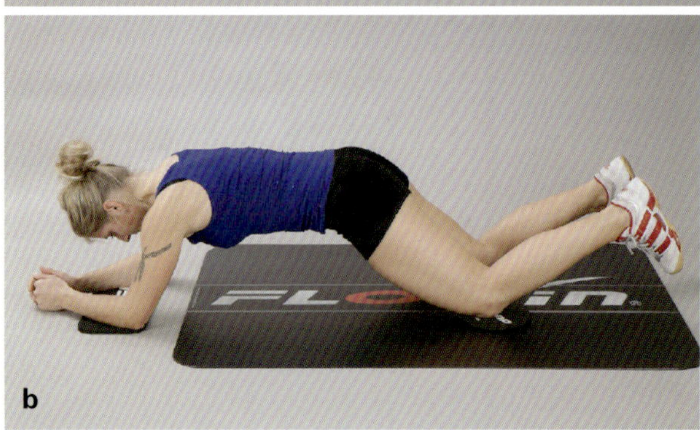

图 19.22 a、b. 增加对腿部和臀部以及腹部肌肉的训练：Flowin 垫，“桥”式动作

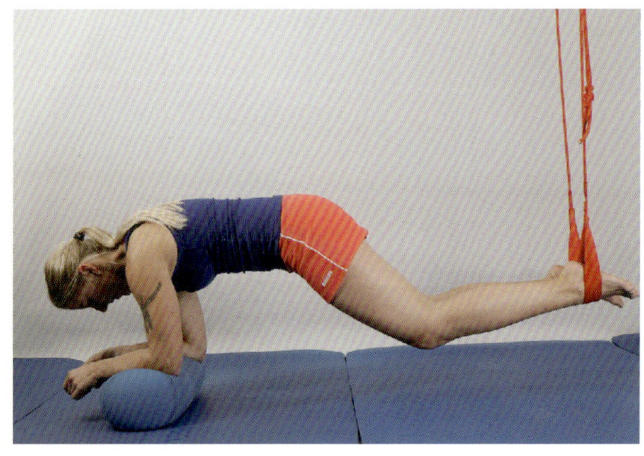

图 19.23 Redcord®：高强度的腹横肌训练

物理措施

- 胸椎、颈椎和臀部的传统按摩（小心腰椎）。
- Marnitz 关键区治疗：坐骨神经的反射点。
- 热疗的应用（在腹侧进行中医治疗）。
- 针灸按摩（APM）。
- 足底反射按摩治疗症状区和营养区。

19.3.2 运动康复

- 心血管系统的常规协同训练：
  - 测力计训练。
  - 跑步机上步行训练（4~5 km/h），大约 10% 的倾斜度。
  - 人行横道行走练习。
  - 佩戴矫形器的行走。

感觉运动功能训练

- 在不同体位下的脊柱节段稳定性，以及各种相关练习：

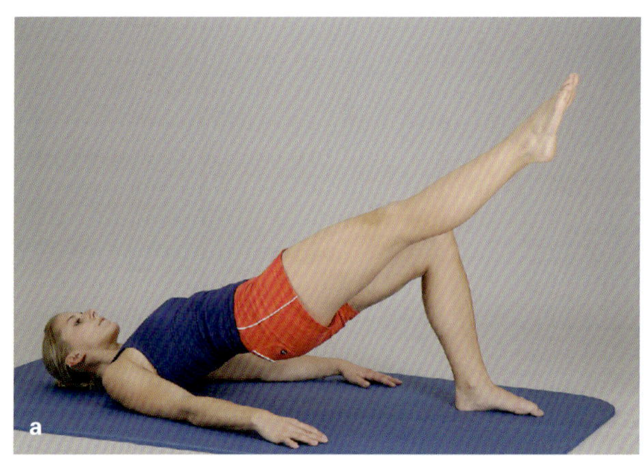

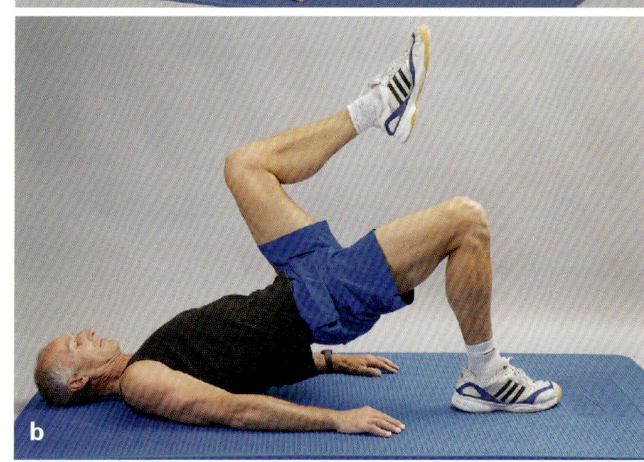

图 19.24 a. 先双桥训练，然后过渡到单桥训练。b. 在对侧强化激活屈髋肌

起始体位：站立位、侧卧位、跪位。

- 在平均活动范围内控制腰椎的活动（例如四点跪位、坐位）：
  任务：转动和伸展骨盆。
- 缓慢地控制重心转移：
  - 腰椎稳定状态下的手 / 脚对角线练习模式（在受力和不受力状态）。
- 启动前馈：
  - 在不同的位置接收 / 传递小重量的物品。
- 基于腰椎和骨盆的位置与运动的物理知觉训练。

力量训练

- 通过等长收缩激活肌肉：变化的平板支撑（图 19.25 a~c）或在不稳定平面上的支撑（图 19.25 d、e）。
- 调整耐力训练计划；着重关注局部稳定性，无痛范围内 4 ×（20~50）次。
- 低强度长时间的等长收缩（20%~30%，保持时

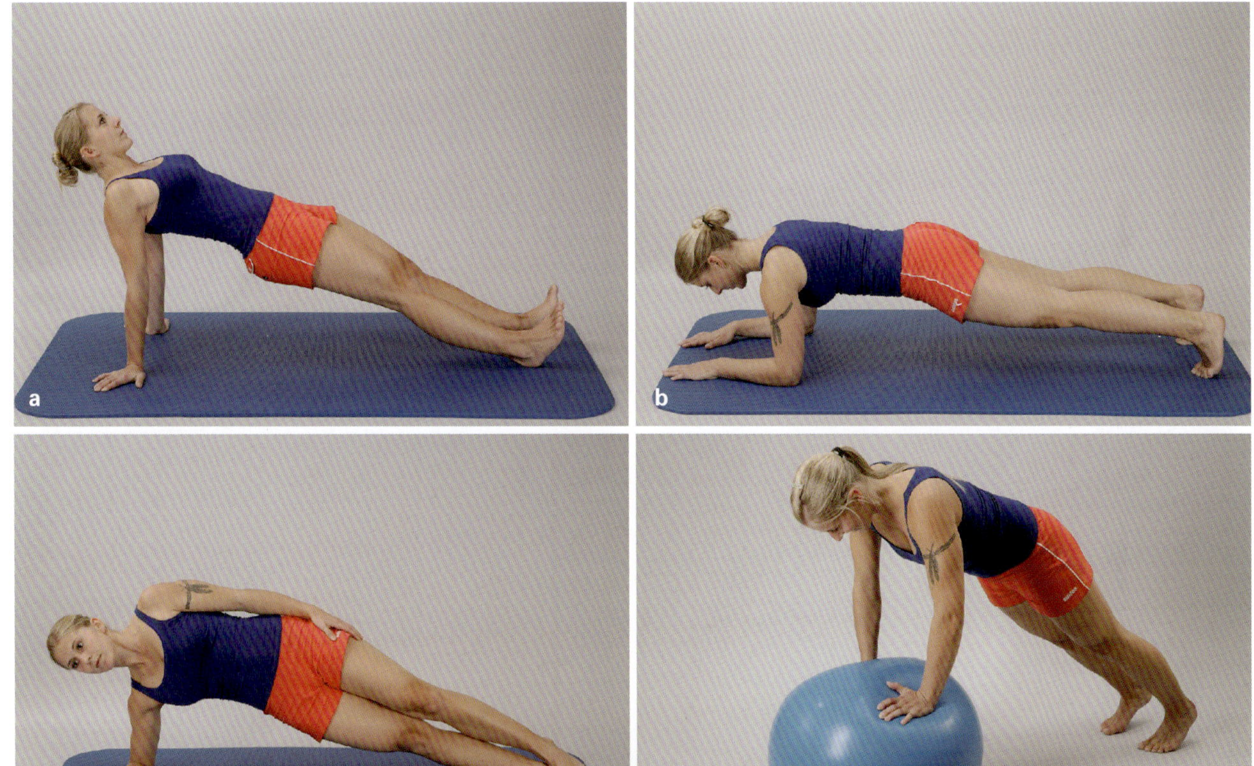

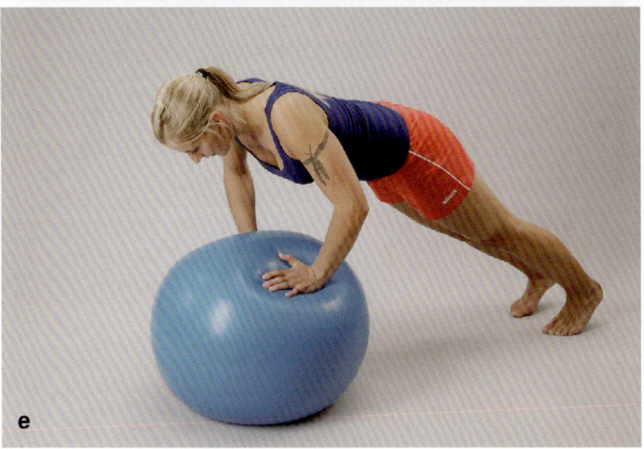

图 19.25　a~e. 通过等长收缩激活肌肉。a~c. 变化的平板支撑。d、e. 在不稳定平面上的支撑

间> 1 min）。

- 在控制腰椎运动（脊柱节段控制）下，进行四肢强化运动。
- 脊柱节段运动控制：
  - 屈 / 伸运动：俯身弯起，背部伸展，直腿硬拉（图 19.26 a）。
  - 侧屈运动。
  - 旋转运动：杠铃旋转，俯身划船，单臂划船，上台阶，弓步（图 19.26 b~e）。
- 不同起始体位的多方向训练，例如，踏步向前，斜拉轮索从后低位到前高位，应用 Haramed 系统（图 19.27）。
- 在斜向牵引的轮索上进行半站立的踮脚，以及单脚跳训练。
- 通过呼吸来强化 / 节奏化训练。
- 禅柔（图 19.28）。

治疗性攀登

- 在墙壁正面区域进行交替跨步训练，交替移动（上 / 下、左 / 右），注意骨盆的稳定性。

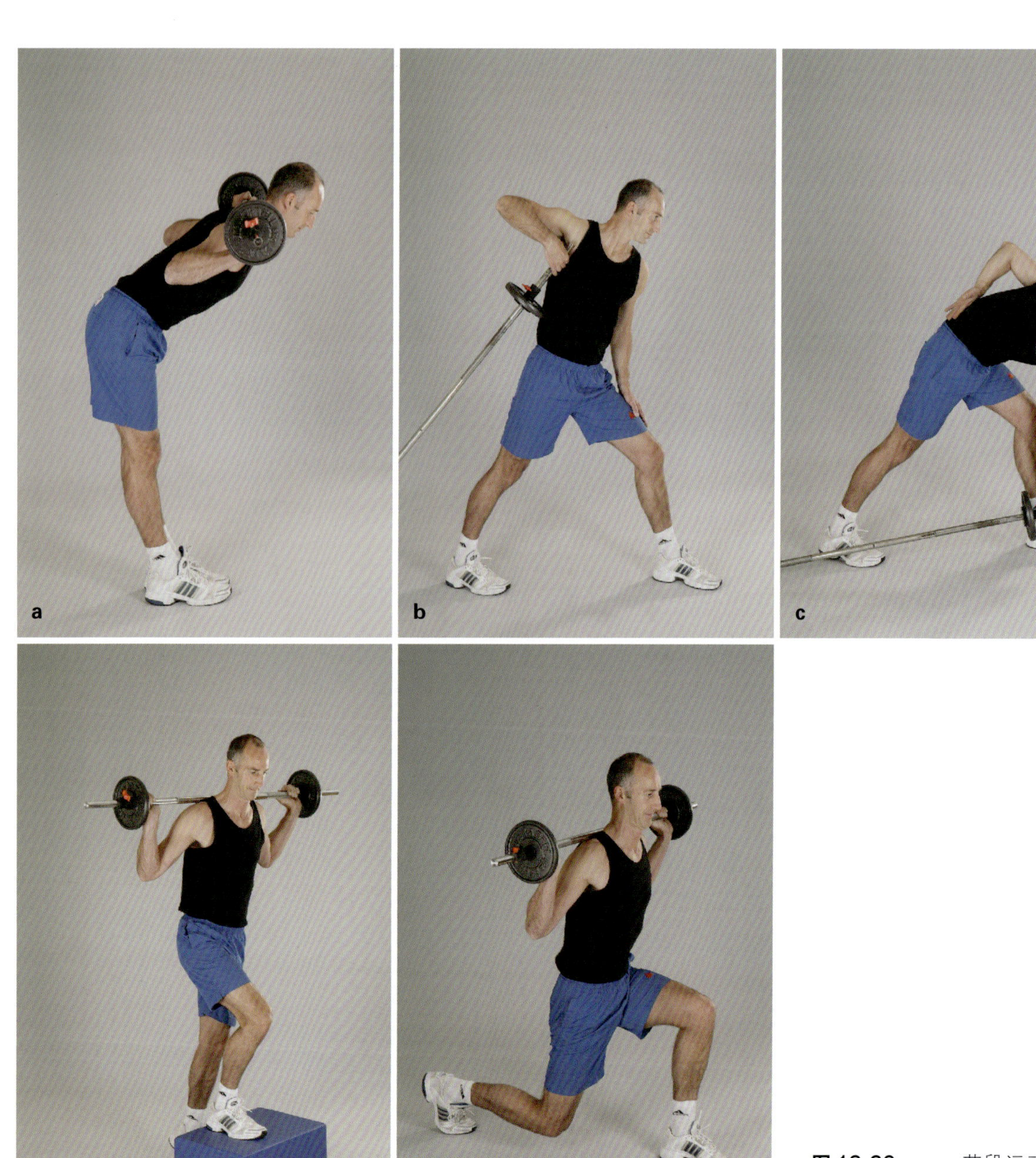

图 19.26 a~e. 节段运动控制。a. 屈伸活动：硬拉。b~e. 旋转活动：单臂划船（b、c），上台阶（d），弓步（e）

19

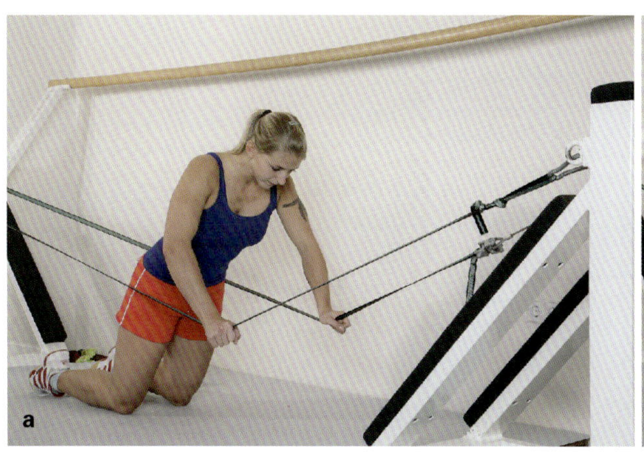
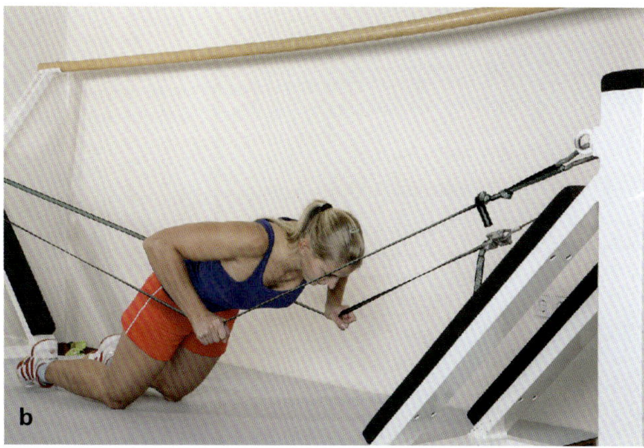

图 19.27　a、b. 从起始体位的多向训练，Haramed 上进行前臂平板撑

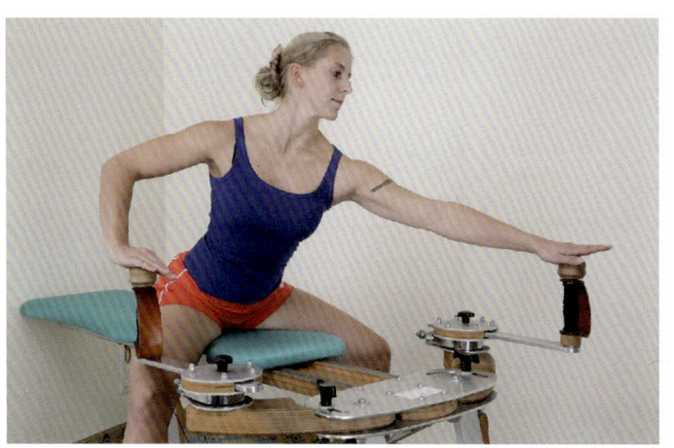

图 19.28　禅柔

- 在垂直墙壁的中间把手处进行重心转移训练。
- 在不同的抓法固定下进行大步的交替跨步训练。
- 在允许范围内进行手的旋转活动（图 19.29）。
- 等速运动：在随机的冲击下保持站立稳定（图 19.30）。

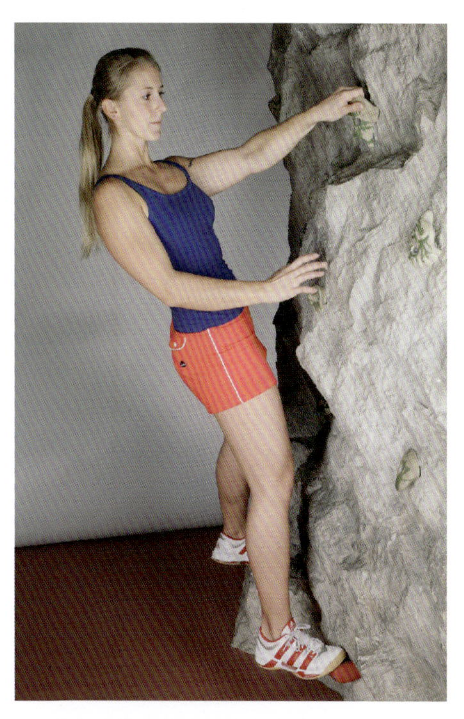

图 19.29　在允许范围内进行手的旋转活动

19.4 第Ⅳ阶段

脊柱的运动治疗内容

第Ⅳ阶段是指脊柱的完全康复。

常规运动

- 通过轻重量负荷类型的练习来为锻炼做预备。
- 对全身肌肉进行最大强度的力量强化训练（2~3 次 / 周）。
- 在不同的时间和不同的肌群上进行力量训练。
- 遵循经典的训练原则。
- 参与 / 协调比赛计划 / 周期。
- 将特定运动训练整合到每个训练课程中。

感觉运动功能训练

- 在热身阶段后整合到每个训练单元中。
- 3D 精细协调，例如，攀登墙上的抓握 / 步幅。
- 来自特定运动的身体意识（图 19.31）：自身内部的误差分析，通过自身感知 / 外部感知，以及视频分析的误差进行比较，例如，在滑板上的速滑。
- 不稳定的环境，提高要求，例如，在 Haramed

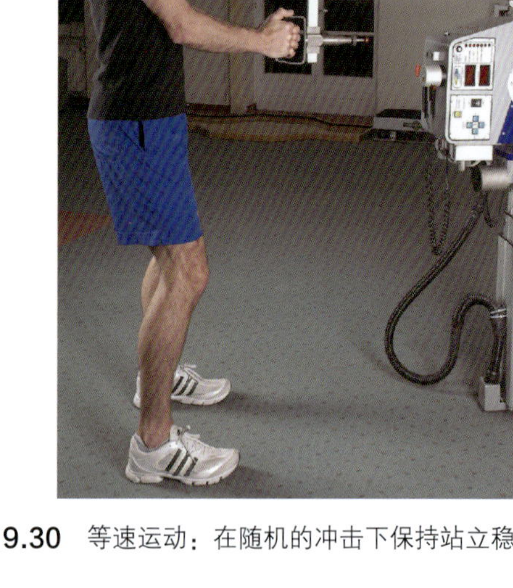

图 19.30 等速运动：在随机的冲击下保持站立稳定

上单脚屈膝练习，脚踏板划船训练同时增加干扰动作，在 Haramed 上俯卧撑练习，增加平衡板（Indo Board）的 Redcord® 训练（图 19.32）。

- 前馈训练，例如，传球 / 接球，使用不同重量或大小的球，闭着眼睛着陆或降落在未知（遮挡视觉）的表面。

力量训练

- 全范围肌肉内协调训练，6 ×（3~5）次：
  - 器械训练，例如，腿部推举，背部下拉，背部后伸。
  - 用哑铃或杠铃进行举重训练：负重躬身，高位硬拉，杠铃旋转，杠铃划船，弓步行走，深蹲。
  - 爆发负荷（正向跳跃）。
- 反应负荷（带杠铃制动）。
- 学习脊柱节段运动控制：
  - 快速伸展运动。
  - 伸展时离心旋转运动。
  - 屈曲时离心旋转运动。
- 投掷训练。
- 跳跃训练。
- 局部稳定性训练（腹横肌、多裂肌；动态功能性耐力表现，低强度高频次或者长时间的训练）。
- 通过改变各个运动的顺序而不是连续的运动来控制负荷（图 19.33）。
- 俯卧撑选项：

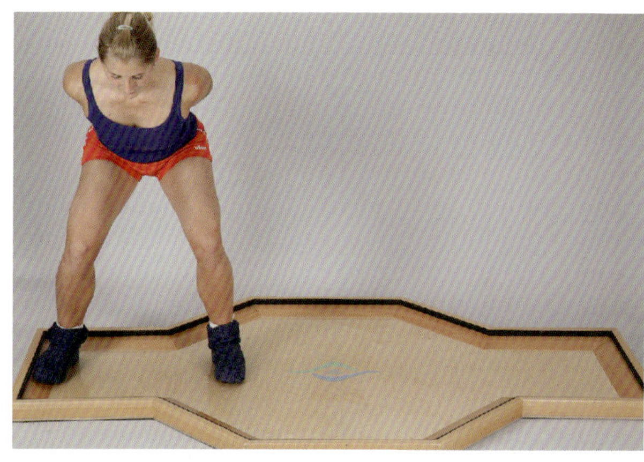

图 19.31 速滑：在滑板上模拟

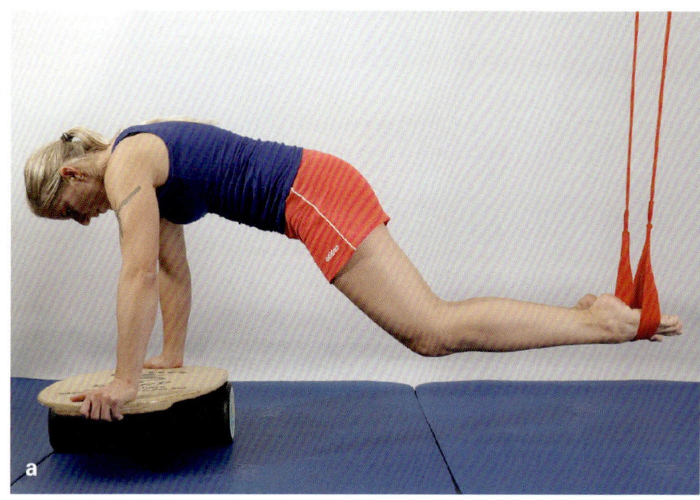

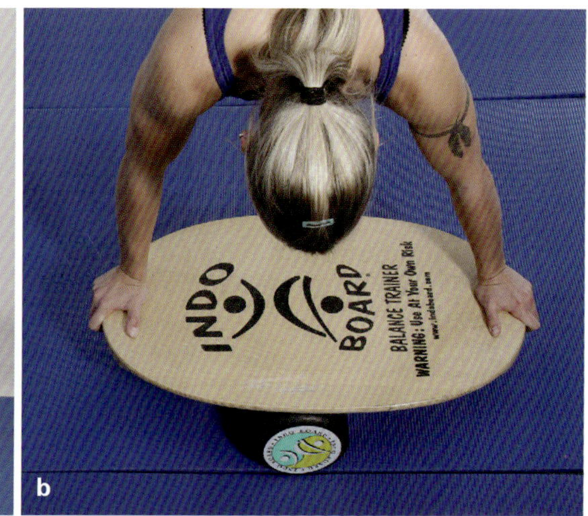

图 19.32 a、b. 不稳定的环境，提高要求：平衡板的 Redcord® 训练

19

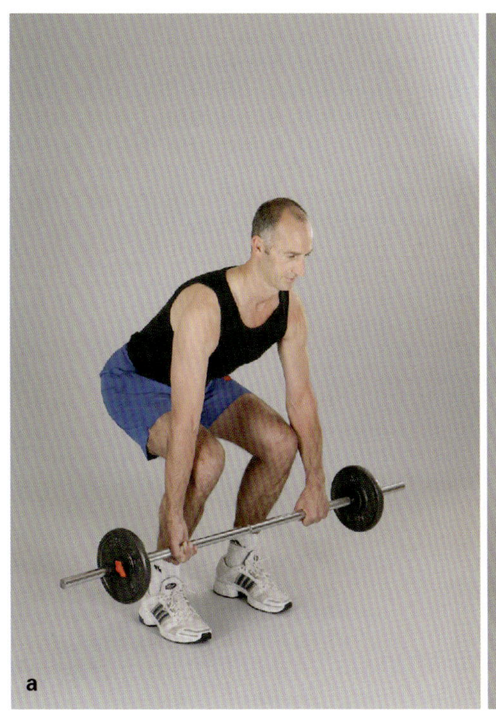
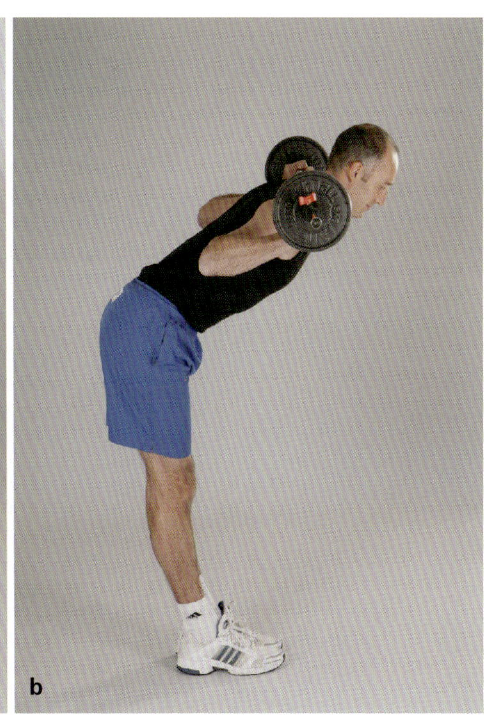

图 19.33　a、b. 通过改变各个运动的顺序来控制负荷

  - 宽或窄的手臂位置。
  - 抬起手或脚。
  - 一只手在台阶上。
  - 击掌。
- 壶铃相扑式深蹲。
- 两种重量的单腿硬拉。
- Pezzi 球 PNF 模式抬高：
  - 开始：单腿屈膝，Pezzi 球放在靠近脚的一侧。
  - 结束：直立姿势，Pezzi 球移动至身体的另一边靠近头部。
- 不同起始体位的多方向训练：
  - 不平衡下蹲（图 19.34 a、b）。
  - 躯干旋转配合 Pezzi 球做弓步动作。
  - 旋转站立稳定（图 19.34 c）。

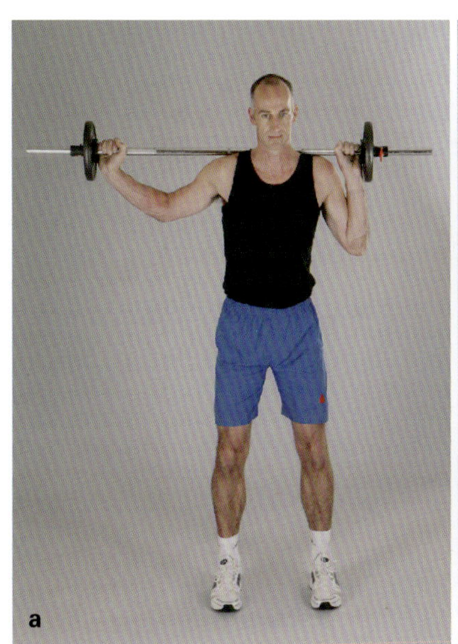
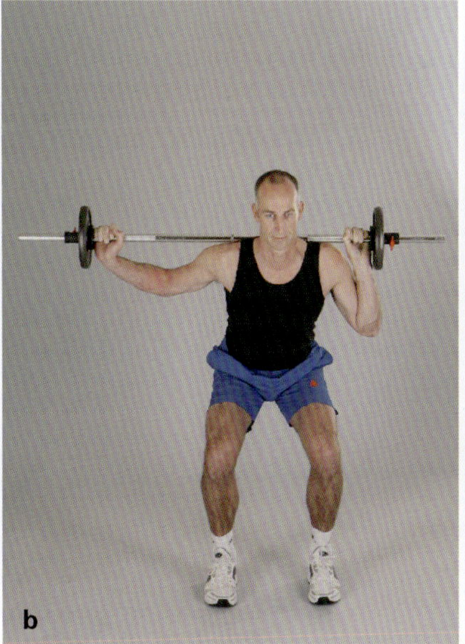
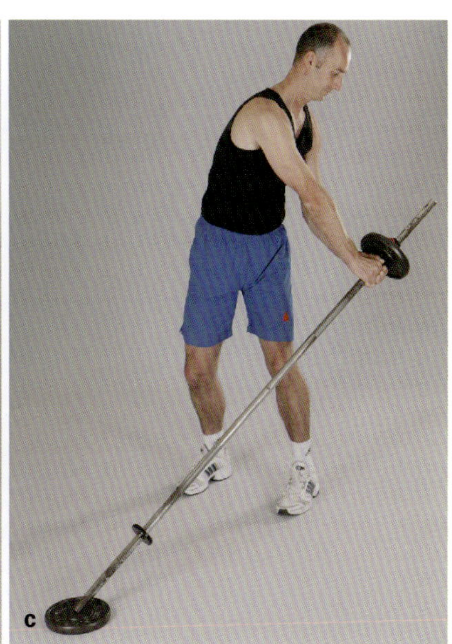

图 19.34　a~c. 不同起始体位的多方向训练。a、b. 不平衡的下蹲。c. 旋转站立稳定

- 脊柱节段调节：
  - 调节力量控制的能力（高负荷，高张力和紧张度；低负荷，低张力和柔性度）。
  - 反应性负荷，伸展－收缩周期的训练（如跳远、滑雪）。
  - 增强式训练（预拉伸＋最大收缩配合特定比赛运动项目）：
    结构：
    常规的。
    多用途目标。
    具体的。
  - 以网球运动员为例：
    单臂杠铃旋转。
    投掷和举重（停止）。
    高质量的网球发球。
- 条件变量的开发：
  - 精准控制（例如，俯卧撑时的骨盆位置）（图 19.35 a）。
  - 时间控制（例如，控制时间直到稳定为止）。
  - 情境控制（例如，对信号的响应选择）。
  - 复杂性控制（在更高要求下关注节段稳定性）（图 19.35 b、c）。

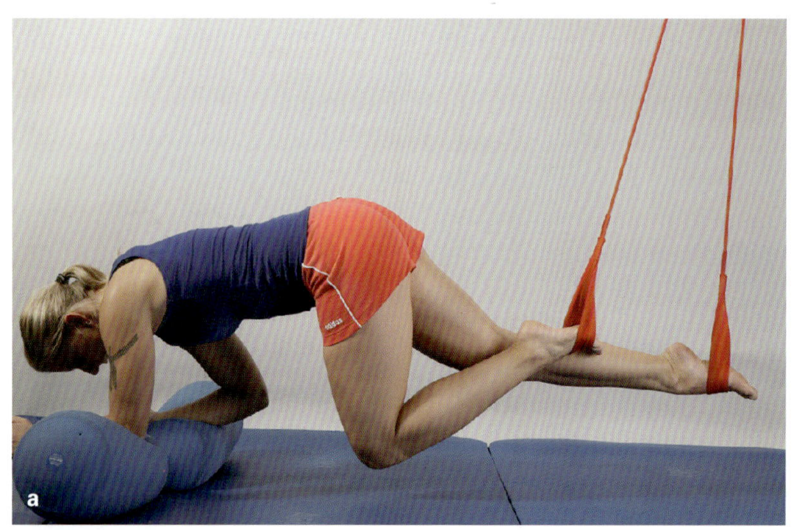
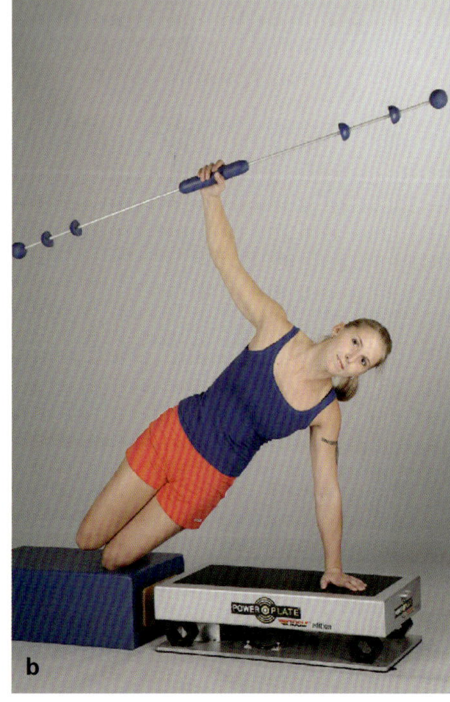

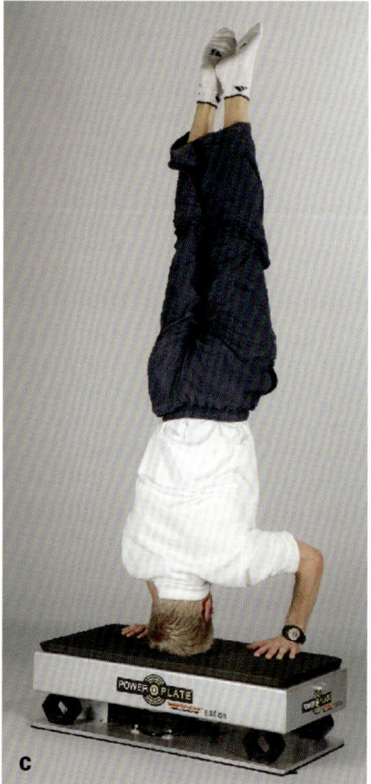

图 19.35 a~c. 条件变量的开发。a. 精确控制：俯卧撑时的骨盆位置。b、c. 复杂性控制：在更高要求下关注节段稳定性

19

治疗性攀登

- 不同难度下的多种变化的攀登训练。

在康复治疗最后进行的训练项目

正常人员

- 力量型健身：健身罗马椅，（2~3）×15 次。
- 加压训练：硬拉，3×10 次，1 RM（最大重复次数）的 30%。
- 快速离心旋转：不平衡旋转的俯身弯起，3×5 次（离心，快速，不循环，每 3 min 休息一下）。
- 增肌：单臂哑铃划船，3×5 次（爆发力，离心，不循环，左右两边）。
- 结束运动：俄罗斯扭转，腰椎不屈曲，缓慢，有控制的动作，3×（8~12）次（图 19.36）。

马拉松运动员

- 仰卧起坐，2×（10~15）次。
- 负重躬身，2×20 次 40%~50% 旋转幅度。
- 弓步前行，3×（20~30）次，左右两边。
- 左右循环踏步，台阶高 25 cm；3×（20~30）次。
- 侧拉。

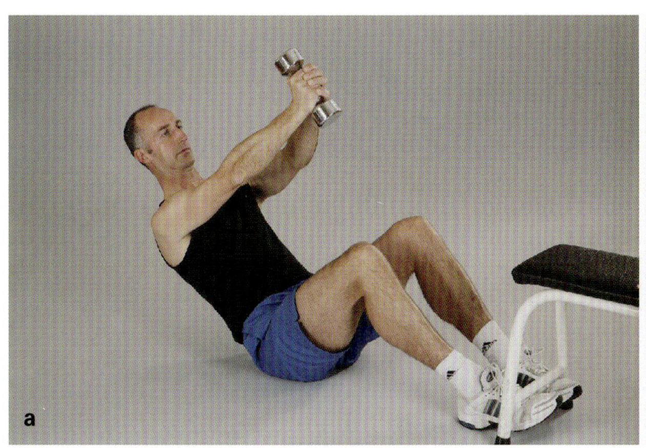

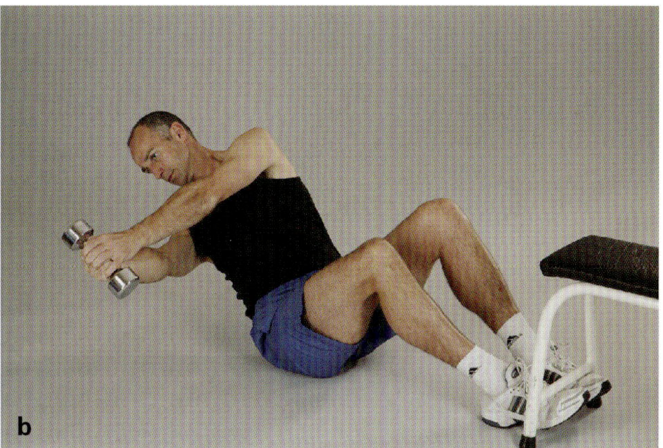

图 19.36 a、b. 结束运动：俄罗斯扭转，腰椎不屈曲，缓慢，有控制的动作，3×（8~12）次

参考文献

[1] Hallgren RC, Andary MT (2008) Undershooting of a neutral reference position by asymptomatic subjects after cervical motion in the sagittal plane. J Manipulative Physiol Ther 31(7): 547–552.

[2] Jull G, Falla D, Treleaven J, Hodges P, Vicenzino B (2007) Retraining cervical joint position sense: the effect of two exercise regimes. J Orthop Res 25(3):404–412.

[3] Jull G, Falla D, Treleaven J, Sterling M (2003) Dizziness and unsteadiness following whiplash injury: characteristic features and relationship with cervical joint position error. J Rehabil Med 35:36–43.

[4] Lee HY, Wang ID, Yao G, Wang SF (2008) Association between cervicocephalic kinestethic sensibility and frequency of subclinical neck pain. Man Ther 13(5):419–425.

[5] McKenzie R (1988) Behandle deinen Rücken selbst, 4th edition Spinal Publications, New Zealand.

[6] Piekartz-Doppelhofer D von, Piekartz H von, Hengeveld E (2012) Okuläre Dysfunktionen bei WAD: Behandlungsmöglichkeiten und Effekte neuromuskuloskelettaler Therapie. Systematischer Review. Manuelle Therapie 16:42–51.

[7] Richardson C, Hodges P, Hides J (2009) Segmentale Stabilisation LWS- und Beckenbereich. Elsevier, Munich.

第二十章　水上康复训练

Andreas B. Imhoff, Knut Beitzel, Knut Stamer, Elke Klein

20.1 水中运动康复前的准备

- 一般而言，以下适用于水中运动康复：
- 来自第Ⅰ～Ⅳ阶段的基于时间和症状的方法也仍然是水中运动康复的基础。
- 在本项目中应考虑外科医生的建议、允许的活动范围、疼痛和炎症情况，相应地对指南推荐的负荷进行适应和调整。

20.1.1 在水中进行运动的优势

- 在水中，有限或没有重量负荷的重力降低的运动可以比在陆地上更早开始。
- 静水压力可以减轻水肿和改善循环。
- 通过水温放松肌肉。
- 利用水的浮力来放松。
- 利用水的阻力和惯性控制运动训练。
- 缓解疼痛。

通过水疗来加强力量训练的作用是有限的，只有在一定程度上才有可能实现。

20.1.2 绝对禁忌证和相对禁忌证

- 存在以下情况，不得在水中治疗：
  - 头晕。
  - 发热和炎症过程。
  - 开放性伤口。
  - 传染病。
  - 尿失禁。
  - 恐水症。
  - 皮肤病。
  - 心血管疾病和肺部疾病。

20.1.3 建立完整的运动方案

- 热身。
- 在第Ⅱ～Ⅳ阶段，训练内容需要结合“活动度”“力量训练”和“协调和耐力训练”等，并强调重点关注的方面。
- 在第Ⅳ阶段，可以使用手蹼、脚蹼和牵引绳。

这些水中运动需要模拟日常和运动专项的动作。

- 陆地上完整的运动方案需要包含以下内容：
  - 解释水对人体运动的影响。
  - 告知感知身体，保存，紧张和放松。
  - 了解基本术语，例如，肩胛骨固定，肱骨头中心，腰椎节段稳定性和支持腿稳定性。
  - 辅助器具下的独立 / 不受场地限制的独立。
  - 解释任何潜在的基于医学方面的限制和“安全告知”。
  - 具体到在水中进行运动康复的具体注意事项。
- 阻力的大小部分由运动的速度控制，即运动越快，肌肉活动水平越高（速度为 30° /s~45° /s，EMP（糖酵解）肌肉活动幅度比在陆地上更低）。
- 平衡反应：当浸泡在高于胸椎 11 水平及以上的水中时，身体感受的浮力更占优势，这就需要增加患者的平衡反应。

20.2 脊柱

一般信息：

- 在可能的情况下，应该使用浮力来支撑运动。
- 开始时做 1~2 组，每组重复 10~15 次。
- 在患者可达到的关节活动范围内进行练习，确保无疼痛，同时观察患者是否学会了脊柱节段稳定性。

20.2.1 运动控制训练

- 骨盆前倾 / 后倾，以找到一个稳定的脊柱位置。
- 微蹲的静态稳定练习：
  （1）将浮板放在身体前方，抵抗水的阻力向下压（图 20.1 a）。
  （2）向前和向后移动浮板。
  （3）向下压浮板，用一只手横向引导它靠近身体并上下移动（图 20.1 b）。
  （4）在（3）的基础上，把重量转移到一条腿上，同时抬起另一条腿（图 20.1 c）。
- 腰椎稳定状态下，短杠杆站立位的髋关节活动：
  - 屈曲 / 伸展。
  - 外展 / 内收。
  - 屈髋屈膝 90°下的内旋 / 外旋。
  - 在泳池地板上写数字，例如，数字“8”，半圆形（单腿站立，用脚尖写）。
- 腰椎稳定下向前 / 向后 / 侧向行走：作为更高级的选择，双手持浮板，抵抗阻力行走（睁开或

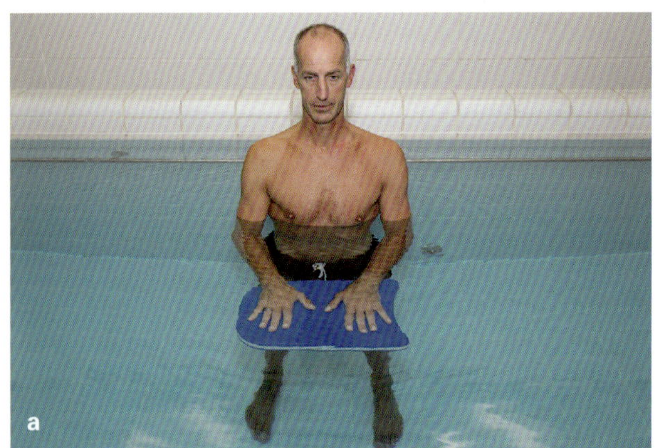

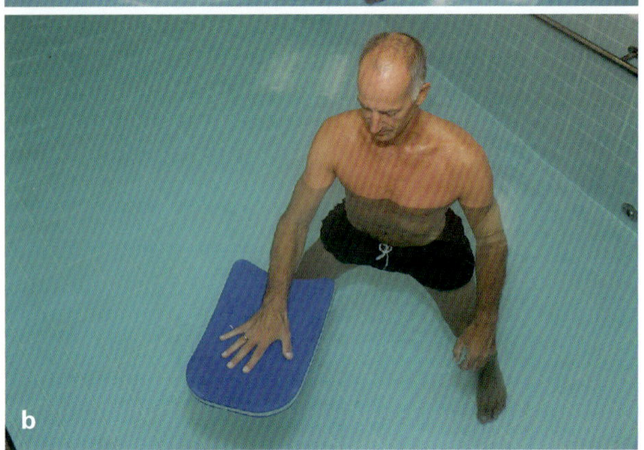

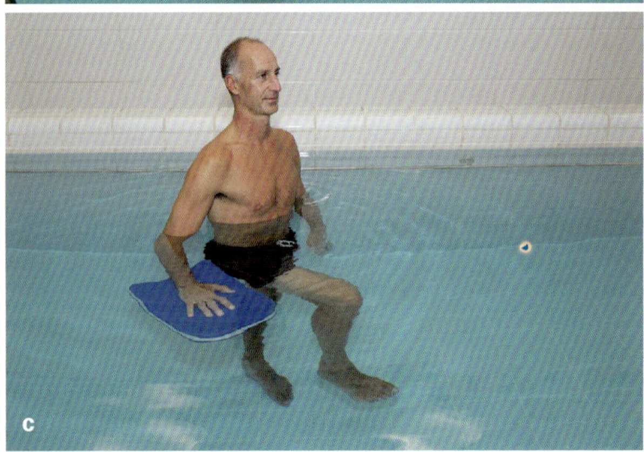

图 20.1 a~c. 微蹲的静态稳定练习。a. 将浮板放在身体前方，抵抗水的阻力向下压。b. 向下压浮板，用一只手横向引导它靠近身体并上下移动。c. 把重量转移到一条腿，同时抬起另一条腿

闭上眼睛）（图 20.2）。

- 平衡和本体感觉：
  - “一字”步前后行走：像走钢丝一样，尽可能地使足跟靠近足尖，后退时也是一样。
- 观察俯卧位时髋关节或腰椎被动伸展的活动情况：
  - 患者开始站立时反手握杆保持稳定。在体前侧屈曲双腿。在大腿之间设置 1 个浮力装置。

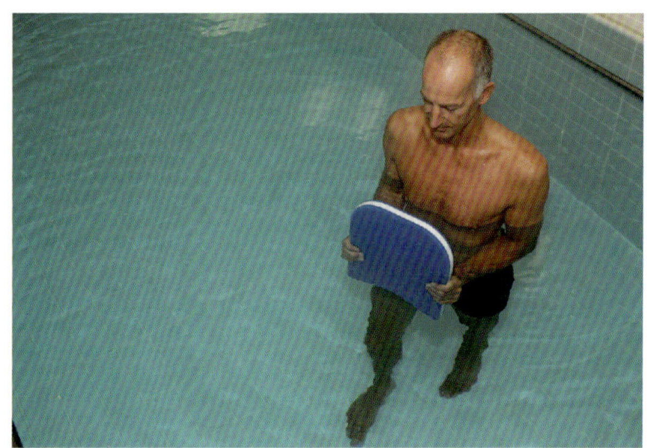

图 20.2 腰椎稳定下向前走，双手持漂板（睁眼或闭眼）

有控制地抬起双腿向后伸展。返回时卸掉浮力装置。为了加强腹部肌肉，去掉浮力装置重复进行练习。

20.2.2 活动度训练

- 髋关节向上屈曲靠近胸部：
  - 直立：手扶栏杆，单腿屈曲。
  - 更高级的：直立：手扶栏杆，两腿屈曲。
  - 患者从后方扶栏杆保持身体稳定。在双膝下方放置浮力装置：屈曲活动，在活动末端保持 1~2 s，然后回位（图 20.3）。
- 患者坐在浮力装置上，双手扶栏杆保持稳定：
  - 通过骨盆倾斜和回正进行屈伸活动。
  - 通过在坐骨结节之间的重心转移进行躯干侧屈活动。
  - 躯干旋转活动。

20.2.3 力量训练

- 腰椎稳定状态下，长杠杆站立位的髋关节活动：
  - 屈曲 / 伸展（图 20.4）。
  - 内收 / 外展。
  - 屈髋屈膝 90° 下的内旋 / 外旋。
- 站立位的 PNF 对角线训练模式。
- 单脚深蹲。
- 静态弓步（图 20.5）。
- 向前弓步，双脚与臀部同宽，双臂外展 90°。患者向前迈一大步，保持姿势 2 s，然后回到起始位置。

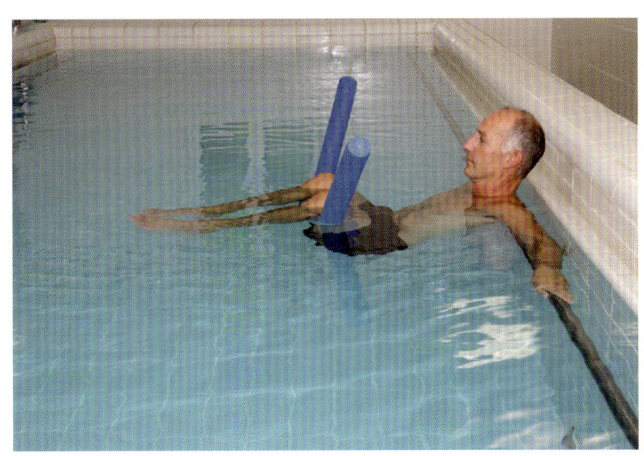

图 20.3　髋关节向上屈曲靠近胸部：患者从后方扶栏杆保持身体稳定，在双膝下方放置浮力装置

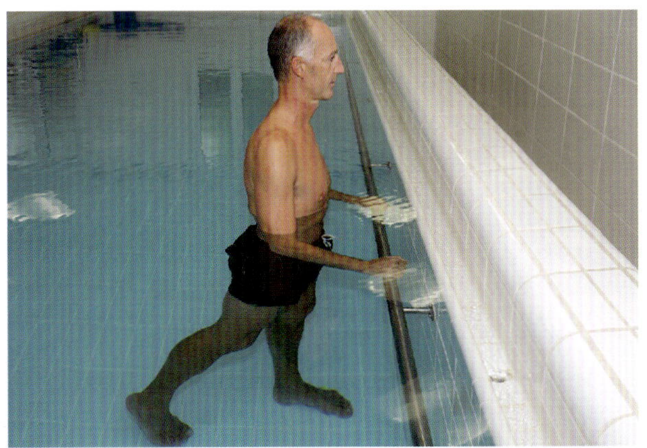

图 20.4　腰椎稳定状态下，长杠杆站立位的髋关节活动：屈曲 / 伸展

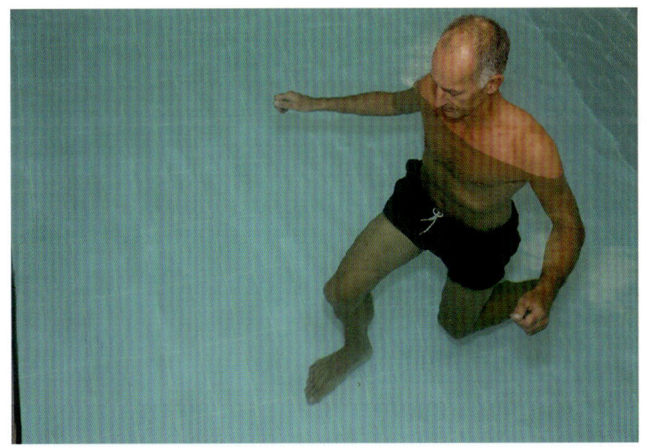

图 20.5　静态弓步

20.2.4 游泳模式和运动

- 在深水中慢跑。
- 水中自行车。
- 自由泳和仰泳技术。
- 下蹲和弓步。
- 向前和向后原地跑。

20.3 肩关节

基本原则：

- 在可能的情况下，浮力应用于支撑肩关节的运动。
- 从 10~15 次 / 组，每日 1~2 组开始。
- 在患者的个人活动范围内进行运动，确保其无痛，同时与患者的目标活动保持一致。

20.3.1 活动度训练

- 步行前行和后退，前行时可能在腋下放置浮力装置。
- 肩部环转：站立，上身前倾，然后顺时针和逆时针转动手臂。
- 和肩字母表一样，都是“大写字母”。
- 肩部屈伸活动范围至 90°（图 20.6），然后在浮力装置的支撑下缓慢增加。在俯卧位时也可使用呼吸管。
- 肩部外展和内收不超过 90°，可能需要浮力支持。
- 用哑铃进行肩部内旋和外旋，浮力装置支撑（图 20.7）。
  - 仰卧位，双脚靠墙支撑，颈部套上颈圈以方便活动，双手握住单杠，做外展 / 内展。
  - 站立：双手握住单杠以方便动作，动作为屈伸、外展和内收。
- 在中立位时，肩部内旋和外旋不超过 60°。
- 肩胛骨在水平线以下的运动：前伸、后缩、上抬、下压→肩胛骨时钟（固定端反向→活动端）可以利用潜在的手臂运动来促进肩胛骨的运动，例如划船。
- 肘关节活动：肱二头肌长头腱鞘切除术时需谨慎！
  - “交通警察”（神经调动：以最小蹲姿势站立。手臂放置在肩胛骨水平，患者进行肘关节的屈曲和伸直。
  - 背靠墙站立：双手握住杆，肩关节处于肩胛骨上部的休息位置，进行肩关节的屈曲 /

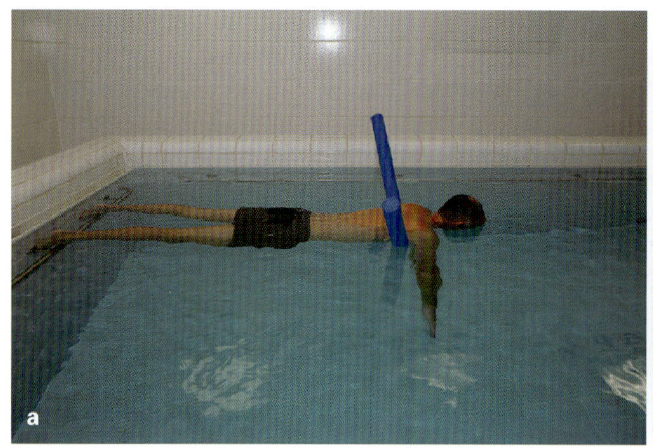

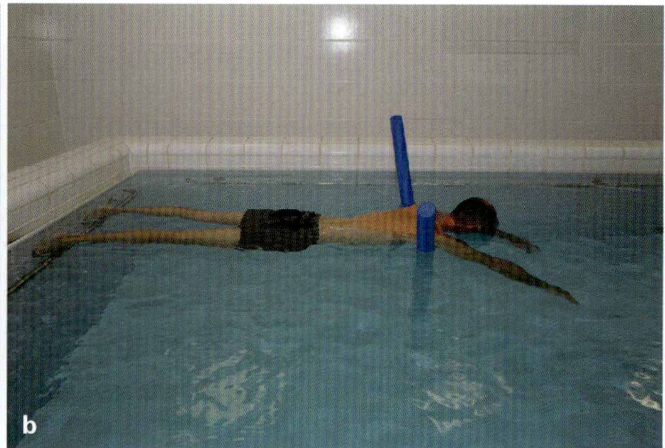

图 20.6 a、b. 肩关节。a. 屈曲。b. 伸展至 90°

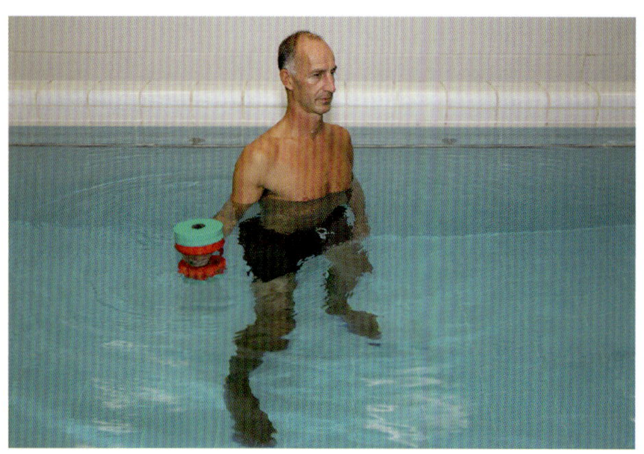

图 20.7 在浮力装置的支撑下，进行带重物的肩内旋和外旋伸展。

- 腕关节活动。

20.3.2 力量训练

- 大约术后 6 周进行开放式肩袖重建手术。
- 2~3 组，每组 10~15 次。
- 受疼痛限制的活动范围。
- 缓慢增加活动范围和速度。
- 继续强调“运动”（第 20.4.1 节）。
- 肩部字母（“大写字母”）。
- 水平肩外展和内收运动。
- 双侧臂摆。
- 对墙壁练习：
  - 起始姿势：站立在墙壁支撑的最小蹲位，肩关节的短 / 长杠：将肩关节向上 / 向后抬升至 90°，肩关节向外 / 向内展开 / 收缩至 90°。
- 8 字平板运动。
  - 起始姿势：双臂伸直放在身体前方自由站立。肩部动作是内旋或外旋，EGB 和手腕的屈伸、桡侧和尺侧偏移（在八字形中进行平板划水）（图 20.8）。
- 训练支撑功能：
  - 游泳浮板施加压力位于肩胛骨水平（图 20.9 a）。
  - 平行滑动。
  - 双侧前锯肌：双手（或前臂，用于短杠）放置在浮力装置下，背靠墙壁，最小蹲站立，对浮力装置进行离心抬升和浓缩压低（图 20.9 b）。
  - 动态居中（短杠杆 / 长杠杆）：将前臂或手放在游泳浮板上，处于中立位，利用浮力在双侧和单侧在上举 / 外展期间控制肩胛骨锁降肌的离心作用（图 20.9 d、e）。
- 修改后的 Blackburn 练习 1~5。

Blackburn 等（1990）对 ISP（肩胛下方肌）、SSP（肩胛上方肌）、SSC（肩胛下方肌）和小圆肌进行 EMG 分析，以确定增强力量的最佳位置，结果如下：这些肌肉最好在俯卧位且肩关节外旋时进行独立和加强。为了在水中提高实用性，患者应处于仰卧位，由浮力装置支撑，并且练习不是以最终动作完成的，因此需要进行修改。

  - 练习 1：肩关节外展；仰卧位，双腿放在浮力装置上方，脚踏在杠杆上；开始时双臂紧贴身体，手掌向上。然后将手臂向地面压去

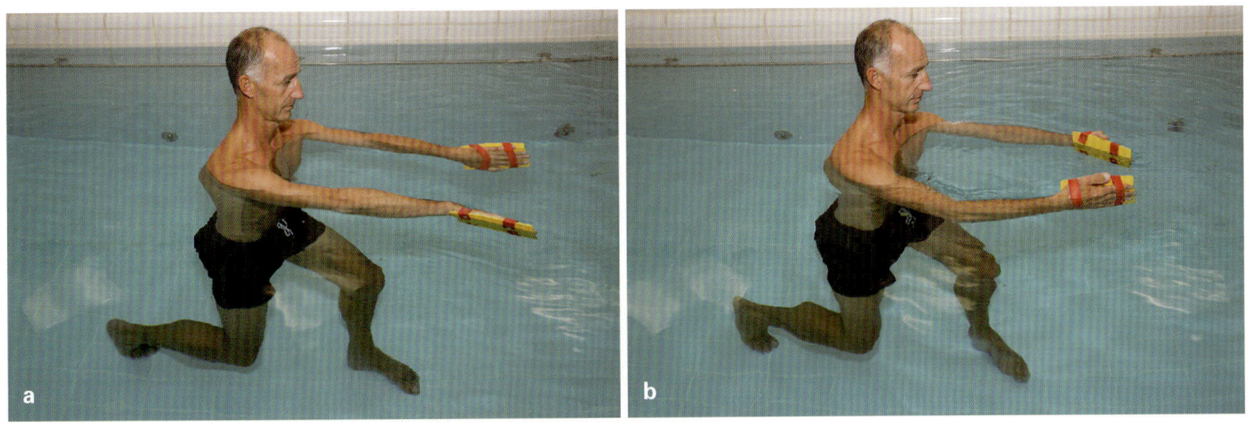

图 20.8　a、b. 8 字平板运动

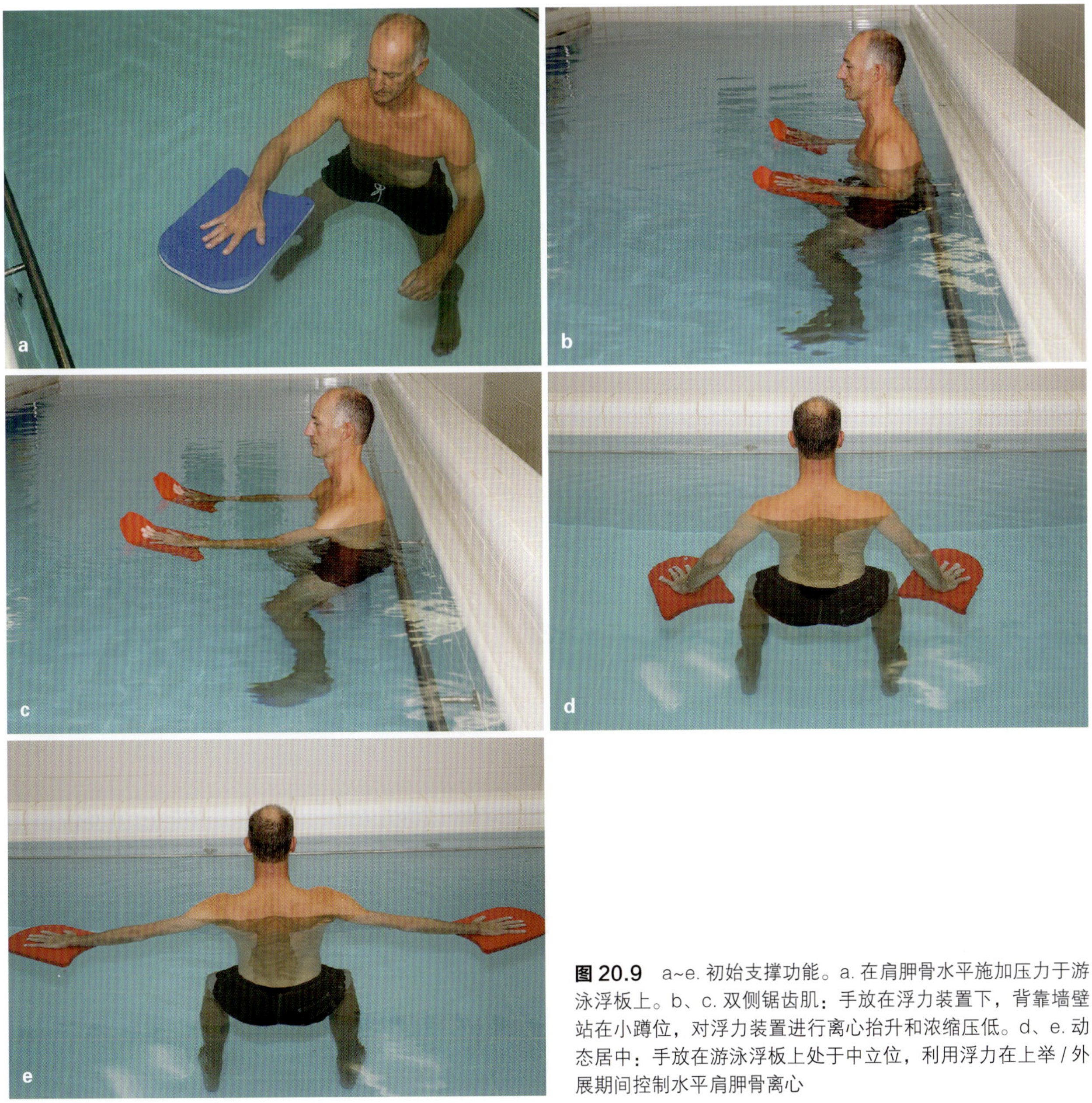

图 20.9　a~e. 初始支撑功能。a. 在肩胛骨水平施加压力于游泳浮板上。b、c. 双侧锯齿肌：手放在浮力装置下，背靠墙壁站在小蹲位，对浮力装置进行离心抬升和浓缩压低。d、e. 动态居中：手放在游泳浮板上处于中立位，利用浮力在上举 / 外展期间控制水平肩胛骨离心

（小圆肌）。
- 练习 2：在 90°水平外展：与相同的起始位置，开始时双臂水平外展，手掌朝向地面。水平外展向地面，同时进行外旋（图 20.10 a）。
- 练习 3：水平外展伴随外旋：与练习 2 相同的起始方式，但拇指朝向地面。在水平外展过程中，尽可能外旋肩关节（ISP，SSP，小圆肌）。
- 练习 4：与练习 3 类似，但肩关节外展 100°。
- 练习 5：高度外旋：仰卧位，双臂呈 90° /90°姿势，前臂脱离水面：最大限度地无痛外旋朝向水面（图 20.10 b，c）。

20.3.3 协调、耐力训练

- 术后约 8 周进行开放式重建手术。
- 继续强调“运动”（第 20.3.1 节）和“力量”（第 20.3.2 节）。
- 站立：交叉划桨臂划水。
  强化：在站立时使用划桨进行水平臂划水。
- 摆臂行走。
- 站立时进行 PNF 对角线模式，更高级的选择：双侧对称和不对称 / 对侧的臂部模式，信任和撤离（图 20.11）。
- 向前划桨（手术后 10~12 周）。
  - 向后划臂和过渡阶段起始位置：仰卧位时膝关节由浮力装置支撑，之后来在水中自由活动。
  - 强化：仰卧位，双脚向前；摆臂。
- 使用管子的练习（手术后 10~12 周）。
  - 外展伴随外旋。
  - 外展伴随内旋。
  - 中立位的内旋 / 外旋。
  - 肘关节伸展和屈曲。

20.3.4 深部感知训练

- 在浅水中，背靠墙站立在小蹲位，患者的手 / 前臂放在他 / 她面前的浮力装置上，上面放置着各种物体（例如橡皮鸭）。患者应尝试在被要求的地方闭眼“撞”到物体。

20.3.5 游泳模式和运动

- 使用管状运动带进行练习。

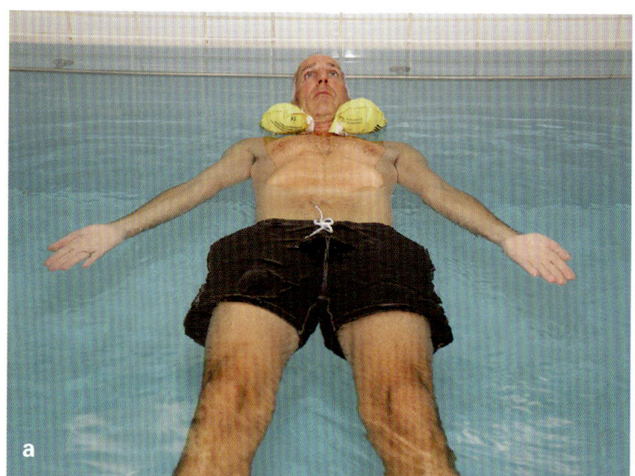

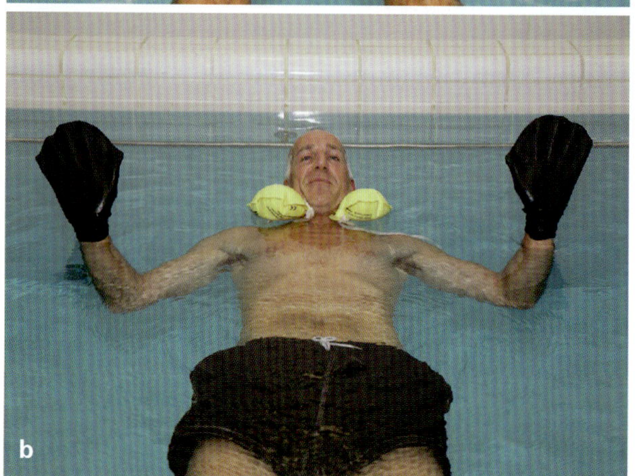

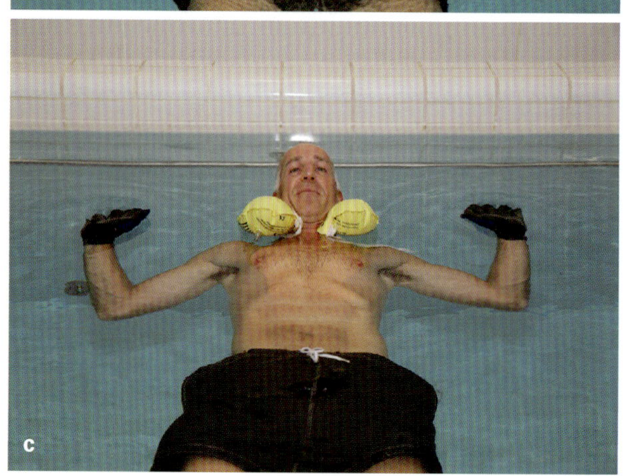

图 20.10 a~c. 修改后的 Blackburn 练习。a. 练习 2：在 90°水平外展：开始时双臂水平外展，手掌朝向地面。水平外展向地面，伴随外旋。b、c. 练习 5：高度外旋：仰卧位，双臂呈 90° /90°姿势，前臂脱离水面：最大限度地无痛外旋朝向水面

- 以蛙泳划臂动作进行慢跑。
- 水中北欧式行走（图 20.12）。
- 水中以手臂参与的深水慢跑（图 20.13）。
- 各种泳姿的游泳技术。

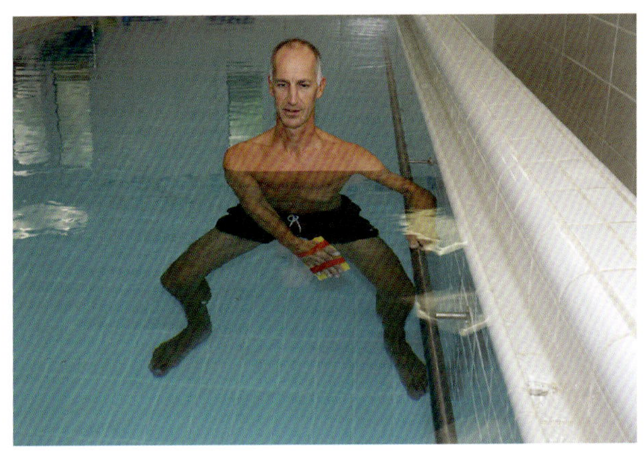

图 20.11　站立时进行 PNF 对角线模式

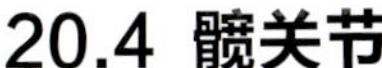

20.4 髋关节

基本原则：

- 尽量应用浮力支持髋关节运动。
- 开始时每天做 1~2 组，每组重复 10~15 次。
- 根据每位患者的目标活动，在完全无痛的范围内和个人的运动范围内进行练习。

禁忌动作（根据手术情况）：

- **前入路：避免髋关节前屈 – 外旋 – 外展运动。**
- **后路入路：避免髋关节屈曲 – 内旋 – 内收运动。**

20.4.1 活动度训练

- 向前走。
- 脚尖交替站立和抬起脚趾。
- 在允许的运动范围内，双腿深蹲。
- 髋关节外展（观察活动范围）。
- 带或不带浮力装置下髋关节屈曲（不超过 90°）。
- 稳定腰椎下髋关节伸展。
- 膝关节屈伸训练：
  - 抓着池边用下肢写数字或画特定的形状或圆圈等。
  - PNF 对角线模式。

20.4.2 深部感知训练

- 在允许的运动范围内（睁开和闭上眼睛）引导脚底下的游泳浮子向不同的方向运动（图 20.14）。
- 变体：引导一个游泳的浮子到墙上的特定点。先睁开眼睛做，然后闭上眼睛做该项动作。

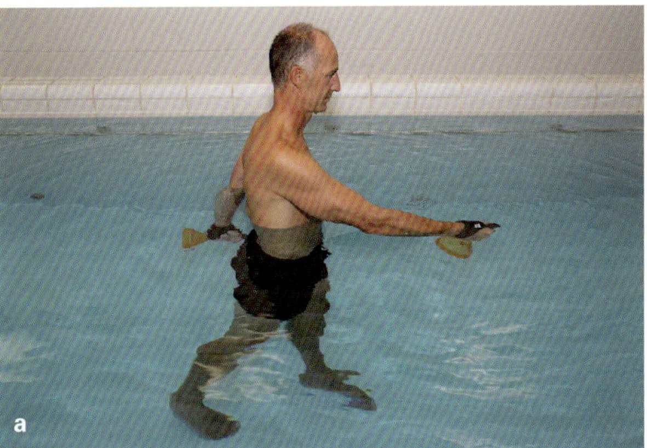

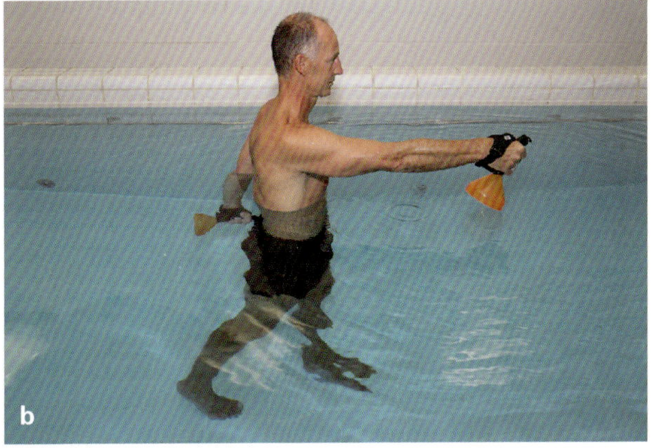

图 20.12　a、b. 水中北欧式行走

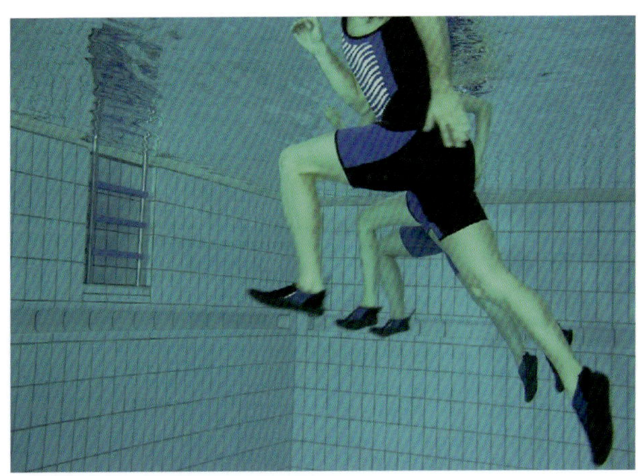

图 20.13　双臂摆动下深水慢跑

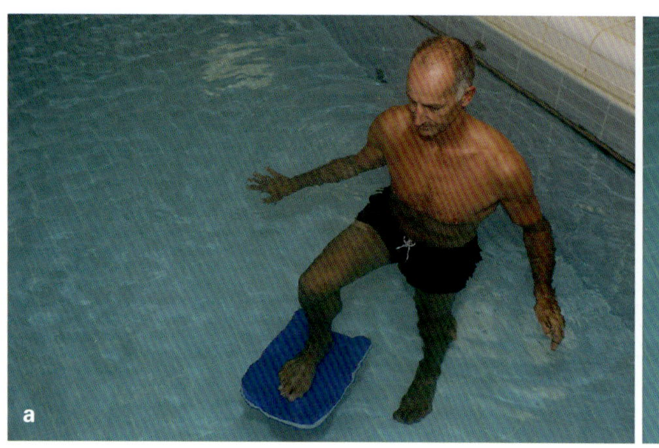
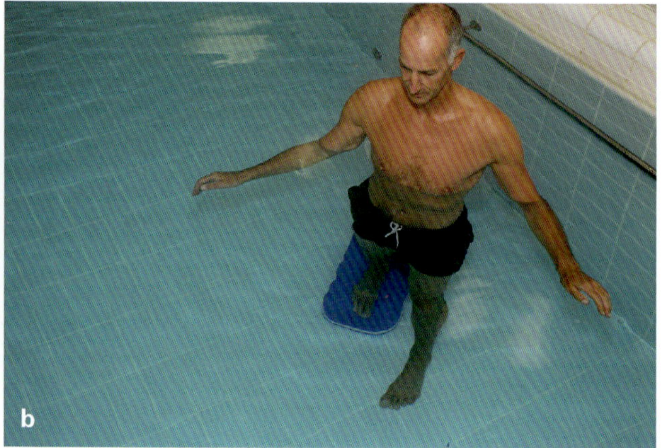

图 20.14 a、b. 在允许的运动范围内引导足下游动的浮动踏板向不同的方向运动（睁、闭眼睛情况下）

20.4.3 力量训练

- 从运动控制训练（第 20.4.1 节）和本体感觉 – 深度灵敏度（第 20.4.2 节）开始训练。
- 向前和向后移动，开始不使用浮球，然后增加到提高身体前面的浮球。
- 踮脚行走。
- 侧步走（不要交叉双腿）。
- 下蹲起立。
- 静态弓步和步行弓步。
- 上下踏步（图 20.15）。
- 背靠池边行单腿或双腿骑车动作（下肢不要超过中线）。

20.4.4 协调、耐力训练

- 基于肢体活动度（第 20.4.1 节）、本体感觉（第 20.4.2 节）和肌力训练（第 20.4.3 节）进行。
- 不抓住池边用下肢写数字或画特定的形状和圆圈。
- 踩自行车动作。
- 两条腿和一条腿蹲起，髋关节活动度递增。
- 向前走和侧步走（图 20.16）。
- 以不同的速度行走。
- 水中骑车。
- 抓住泳池边缘，确保腰椎稳定的情况下，在深水中用浮力装置行双髋画圈动作（同时将双髋向不同方向移动）。

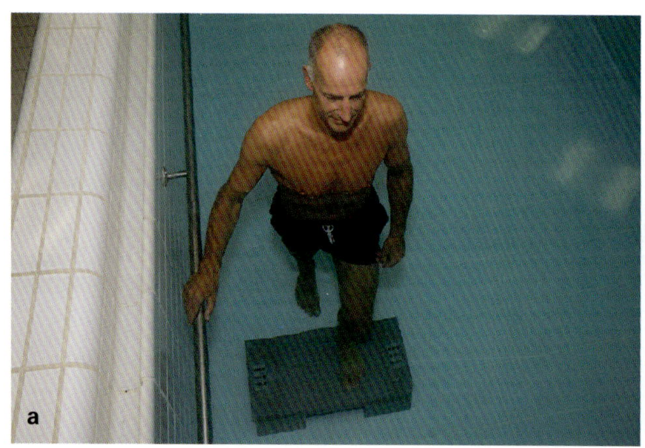
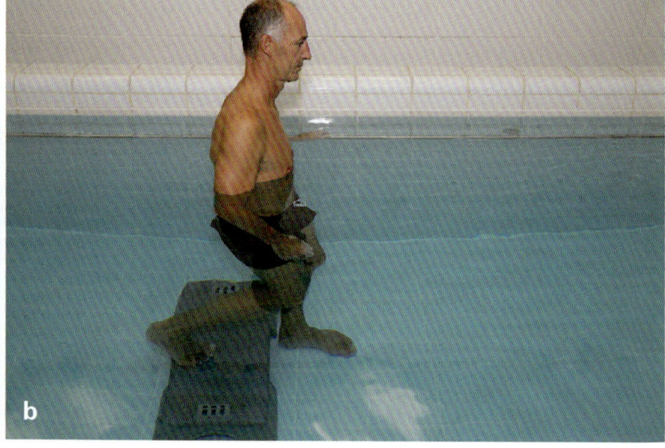

图 20.15 a、b. 上下踏步

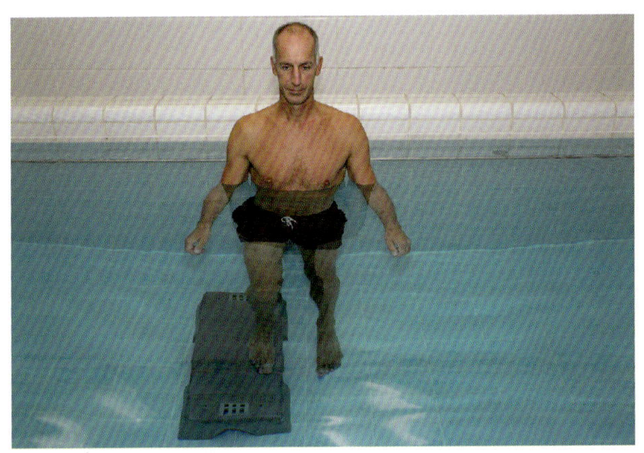

图 20.16 侧身向上

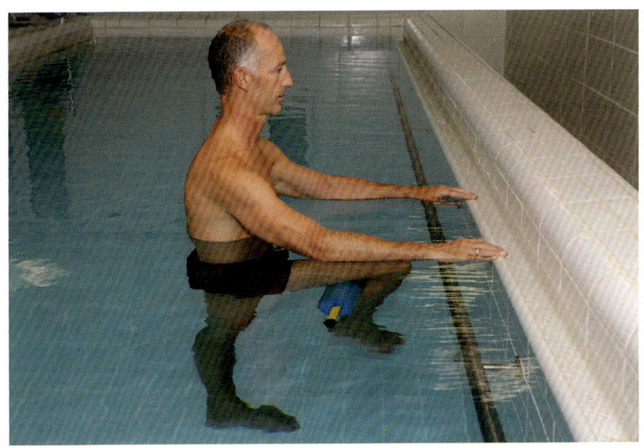

图 20.17 动态膝关节屈曲，大腿下方放置浮力装置保持髋关节屈曲（90°）

- 前后脚跳跃。
- 也可以选择：臀部跨坐。

20.4.5 游泳模式和运动

- 上下踏步。
- 骑车。
- 慢跑。
- 北欧式行走。
- 抓住泳池边缘做自由式踢腿。

20.5 膝关节

一般信息：
- 尽可能利用浮力来支撑膝关节运动。
- 开始时进行 1~2 组，每组 10~15 次重复。
- 在完全没有疼痛的范围内进行练习，考虑到个体的活动范围，与其目标活动保持一致。

20.5.1 活动度训练

- 向前行走，脚部活动。
- 站立踮起脚尖，交替抬起脚趾。
- 两腿下蹲，保持允许范围内的动作。
- 站立时膝盖屈曲和伸展。
- 动态膝关节屈曲，同时保持髋关节屈曲（90°），在大腿下方使用浮力装置（图 20.17）。
- 在保持腰椎稳定的情况下进行各个方向的髋关节运动。
- 用脚写字母或数字。
- PNF 技术对角线模式。

20.5.2 深部感知训练

- 引导游泳浮板在不同方向下移动足（闭眼和睁眼）。
- 变化：引导游泳浮板到墙上特定的点；先睁眼到达该点，然后闭眼。

20.5.3 力量训练

- 继续从“运动”（第 20.5.1 节）和“深度感知”（第 20.5.2 节）的强调中进行练习。
- 向前和向后移动，最初不使用游泳浮板，然后逐渐将游泳浮板提高到身体前面。
- 踮起脚尖行走。
- 侧步。
- 下蹲。
- 静态弓步和行走弓步。
- 上下台阶。
- 髋关节屈曲、伸展、外展和内收（图 20.18）。
- 腰部贴紧泳池边墙壁进行骑行运动：单腿或双腿。

20.5.4 协调、耐力训练

- 继续从“运动”（第 20.5.1 节）、“深度感知”（第 20.5.2 节）和“力量”（第 20.5.3 节）的强

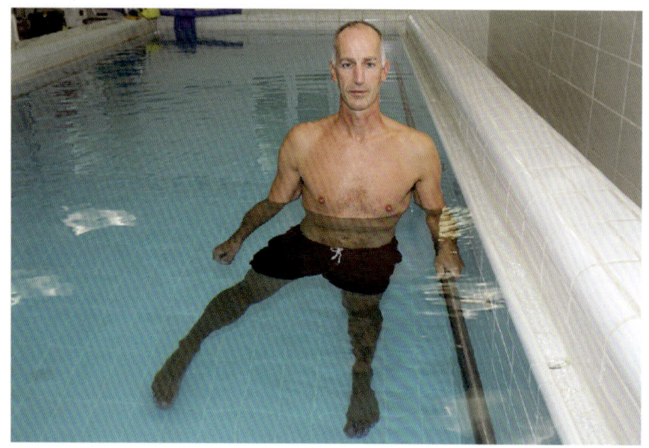

图 20.18 髋关节屈曲、伸展、外展和内收

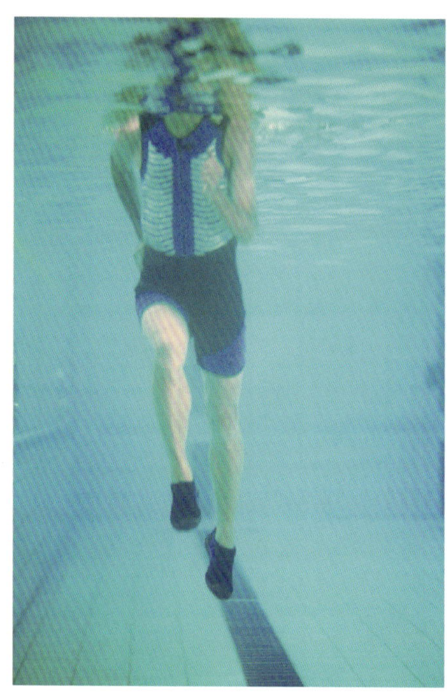

图 20.19 水中向前慢跑（Ryffel Running, www. ruffelrunning. ch）

调中进行练习。
- 在角落进行骑行运动一段时间。
- 双腿和单腿蹲。
- 向前和向侧迈步。
- 以不同速度向前行走。
- 动态侧步。
- 水中骑行。
- 在深水中使用浮力装置和抓住泳池边缘，同时让两侧髋部以不同方向运动形成髋圈，确保稳定腰椎。
- 从前脚到后脚再返回一段时间进行跳跃。
- 变化：髋部处于跨坐姿势。

20.5.5 游泳模式和运动

- 上下台阶。
- 水中骑行。
- 水中向后或向前慢跑（图 20.19）。
- 水中北欧步行。
- 自由泳或海豚式踢腿，同时抓住泳池边缘或进行游泳动作。

参考文献

[1] Blackburn TA, McLeod WD, White B, Wofford L (1990) EMG analysis of posterior rotator cuff exercises. J Athl Train 25(1):40–45.

[2] Brady B, Redfern J (2008) The addition of aquatic therapy to rehabilitation following surgical rotator cuff repair – a feasibility study. Physiother Res Int 13:153–161.

[3] Fujisawa H, Suenaga N, Minami A (1998) Electromyographic study during isometric exercise of the shoulder in head-out water immersion. J Shoulder Elbow Surg 7:491–494.

[4] Kelly BT, Roskin LA, Kirkendall DT, Speer KP (2000) Shoulder muscle during aquatic and dry land exercises in nonimpaired subjects. J Orthop Sports Phys Ther 30: 204–210.

[5] Koury JM (1996) Aquatic therapy programming – guidelines for orthopaedic rehabilitation. Human Kinetics, Champaign IL.

[6] Pantoja P, Alberton C, Pilla C, Vendrusculo, Kruel L (2009) Effect of resistive exercise on muscle damage in water and on land. J Strength Cond Res 23(3):1051–1054.

[7] Pöyhönen T, Keskinen KL, Kyrolainen H, Hautala A, Savolainen J, Malkia E (2001) Neuromuscular function during therapeutic knee exercise under water and on dry land. Arch Phys Med Rehabil 82(10):1446–1452.

[8] Speer KP, Cavanaugh JT, Warren RF, Day L, Wickiewicz TL (1993) A role for hydrotherapy in shoulder rehabilitation. Am J Sports Med 21:850–853.

术语汇编

中医推拿 Willy Penzel 50 年前基于中国传统中医治疗知识“开发”出的这种特殊的按摩方法。在传统中医观念中，一个健康的身体，其生命能量（或者气）是沿着特定的路径（经络）不断循环。这种循环有利于个人能量的提供和身体功能的维护

健步走 6~8 km/h

CPM 持续被动运动

低温运动疗法 进行低负荷运动训练（每次大约 2 min），同时交替地给与皮肤冰敷（每次大约 20 s），每个治疗单元重复 3~4 次

动态旋转 来自 PNF 概念的激活技术：主动肌和拮抗肌在 PNF 模式下交替进行同心收缩，中间没有休息阶段

EMG 肌电图

易化作用 激发运动活动

抑制作用 抑制肌肉的收缩

拮抗肌抑制 PNF 模式中对抗治疗师阻力的原动肌静态活动，目的是抑制缩短或高张力肌肉（= 相互抑制）

INIT 神经肌肉抑制技术

照射治疗 增强特定刺激的反应和神经冲动的扩散

运动链 是指一次活动中参与的身体不同部分都会受到运动的影响

负重量 一般为体重的 70%~80%，最高可为体重值

MET 肌肉能量技术

MFT 肌功能治疗

运动学习 三阶段理论（1964）:（1）认知阶段。理解任务内容及其要求。在此阶段，学习者须通过言语学习和必要的示范，了解动作的规范和要求、动作执行的顺序等重要信息。（2）联结阶段。学习将适当的身体运动反应与适当的刺激联系起来，并排除由过去经验所引起的干扰，将一系列单个动作反应组合成一个整体。（3）自动化阶段。运动技能变得越来越流畅、精确，并达到自动化。此时，动作逐步由大脑的低级中枢控制，不再需要考虑下一步的动作

MT 镜像疗法

MTT 运动康复

OAA 枕部 – 寰枢椎复合体

Overflow 溢出训练：运动的力从运动链的较强传递到较弱的部分

PKB 被动膝关节屈曲：检测膝关节、大腿和上腰椎区域相关症状的神经动力学（通过股神经向 L2、L3、L4 神经根传递动力；通过大腿外侧皮神经增加臀部伸展和内收；通过隐神经使臀部外展和外旋）

气压治疗 气压治疗是一种通过外部施加气压来治疗肢体的物理疗法

PNF 本体感觉神经肌肉促进疗法

悬吊系统 悬吊系统可用于整体积极的治疗和训练；长期改善肌肉和骨骼系统的不适（薄弱环节的训练）

ROM 关节活动度

SLAP 损伤 肩关节上盂唇的损伤

SLR 直腿抬高训练法，检测坐骨神经支配区域的运动能力；同时可髋关节内旋、足跖屈和内翻使腓深神经处于紧张状态；足背伸与外翻可增加胫神经的紧张度；足背伸和内翻可增加腓肠神经的紧张度

Slump 试验 颈椎屈曲时伴膝关节伸展的使脊柱神经处于最大的紧张度：可检查脊柱及上 / 下肢相关的神经症状，但不检查椎间盘不稳定的症状

SSC 肌肉拉长 – 缩短周期

拮抗松弛技术 治疗压痛点和触发点的技术

ULNT 上肢神经动力学测试

ULNT 1 上肢神经动力学测试（正中神经），患侧上肢从肩外展、外旋位，腕屈曲、肘屈曲 90° 开始，主动进行肘和腕关节伸展，至诱发症状停止

ULNT 2a 上肢神经动力学测试（正中神经），当患者的主动肩关节外展活动度受限时，可以采用另外一种测试方法。患侧上肢放松垂于身边，腕关节屈曲，可以引导患者看向手掌（颈椎同侧侧屈）而后头转向对侧（颈椎对侧侧屈），完成主动测试动作

ULNT 2b 上肢神经动力学测试（桡神经），从肩内旋开始，也可以引导患者看向手掌（从肩关节后方），然后完成颈椎对侧侧屈

ULNT 3 上肢神经动力学测试（尺神经），引导患者头转向患侧，完成类似手握瓶装水喝水的动作（腕关节伸展）；若有必要，可以增加颈椎对侧侧屈

VAS 视觉模拟疼痛量表

步行 1~6 km/h